L'Assurance maladie en Afrique francophone

Série : Santé, Nutrition et Population

L'Assurance maladie en Afrique francophone : Améliorer l'accès aux soins et lutter contre la pauvreté

Gilles Dussault, Pierre Fournier,
Alain Letourmy, éditeurs

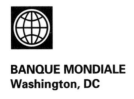

BANQUE MONDIALE
Washington, DC

Sommaire

Partie 1   Assurance maladie et financement de la santé

Partie 4   Perspectives

Avant-propos

Cet ouvrage paraît au moment où les pays africains s'apprêtent à adopter une stratégie régionale pour un financement de la santé plus équitable, plus efficient et plus pérenne[1]. Cette décision survient alors que le constat est fait que l'atteinte des Objectifs du Millénaire pour le Développement en santé exigera des ressources financières beaucoup plus importantes que celles dont les pays disposent actuellement. Il ne suffira pas d'augmenter les sommes disponibles pour la prestation de services de santé, mais aussi et surtout assurer que ces fonds soient alloués et dépensés de façon efficiente. Les pays devront d'abord appliquer l'engagement, pris collectivement à Abuja en 2001, de consacrer 15% du budget national à la santé. Pour la plupart, cela ne suffira pas à couvrir les besoins minimaux identifiés par la Commission Macroéconomie et Santé (2000), et ils devront mobiliser l'aide extérieure. Cela s'impose d'autant plus que la majorité des pays de la région font face à la fois au poids des maladies transmissibles, notamment le SIDA, le paludisme et la tuberculose, ainsi qu'au fardeau croissant des maladies chroniques pour lesquelles la capacité de réponse des services de santé n'est pas encore en place.

Si la mobilisation des fonds est incontournable, il est tout aussi impérieux qu'elle s'accompagne d'un renforcement des systèmes de santé. Les pays, et leurs partenaires internationaux, doivent s'attaquer

---

[1]A l'occasion de la 56 ème session du Comité régionale pour l'Afrique de l'Organisation mondiale de la santé, 28 Aout – 1 Septembre 2006 à Adis Abeba.

aux problèmes d'organisation et gestion des services de santé. Les défis sont grands et les solutions sont connues, mais pas facilement appliquées : les plus importants sont : (1) pallier à la fragmentation des systèmes de santé, en gérant de façon holistique leurs différentes composantes, en particulier les sous-systèmes des ressources (humaines, financières et technologiques) et de prestation des soins et services (promotionnels, préventifs, curatifs et de réhabilitation), tout en réalisant les programmes de santé prioritaires. Il faut s'attaquer particulièrement à la crise des personnels de santé, en nombre nettement insuffisant, distribués de façon déséquilibrée, et débordés par des charges de travail toujours plus grandes, souvent dans des mauvaises conditions de travail et de rémunération, conduisant à la démotivation, à l'abandon du secteur ou même à l'immigration; (2) renforcer les capacités institutionnelles et humaines des services au niveau local, assurer l'implication adéquate des communautés dans la gestion de leurs problèmes de santé, et reconnaître les rôles d'autres acteurs tels que les ONG et le secteur privé; (3) renforcer le rôle de leadership des gouvernements, promouvoir le dialogue et l'harmonisation des interventions des partenaires et donateurs en appui à la mise en œuvre des politiques et plans nationaux de santé; (4) renforcer la capacité de gestion pour une utilisation plus efficiente des ressources pour la production de résultats tangibles en termes de couverture sanitaire et d'amélioration de l'état de santé des populations, et pour que les services atteignent ceux qui en ont le plus besoin.

Ce dernier point est particulièrement critique : les pays doivent mieux dépenser les ressources qu'ils consacrent à la santé. Comme le résument Preker et Velenyi dans cet ouvrage, les pays doivent sérieusement se pencher sur les questions suivantes au moment d'utiliser leurs ressources : pour qui acheter? Que faut-il acheter? De qui acheter? À quel prix acheter? Comment payer? Cela veut dire dépenser sur les interventions dont le rapport coût-efficacité a été bien établi, et mieux aligner les dépenses et les besoins, ce qui exige un meilleur ciblage des plus pauvres. On constate que les services sont proportionnellement plus utilisés par les fractions plus aisées de la population, pour des raisons d'accès physique plus facile, parce qu'elles sont mieux informées et plus nanties. Des efforts importants seront requis pour mieux servir ceux qui sont actuellement exclus, et l'assurance est un mécanisme qui peut jouer un rôle déterminant à cet égard.

En plus de contribuer à améliorer l'accès aux soins et services de santé, la couverture du risque maladie par l'assurance peut jouer un rôle important dans la lutte contre la pauvreté. Comme l'indiquent plusieurs contributions à ce livre, les conséquences économiques de la mauvaise santé peuvent avoir un effet majeur d'aggravation de l'appauvrissement, surtout chez les populations déjà démunies ou celles vivant tout juste au dessus du seuil de pauvreté, empêchant ainsi les premières de sortir de leur état, et entraînant les secondes dans la pauvreté. Le manque à gagner engendré par la mauvaise santé qui empêche de travailler, ou pire, le décès prématuré du pourvoyeur de ressources pour la famille, de même que les coûts directs et indirects des soins, ponctionnent des ressources déjà très limitées au détriment d'autres besoins fondamentaux créant un endettement dont il devient difficile de sortir. L'assurance offre une protection sociale à peu de frais à ceux qui ont des revenus réguliers et peut être rendue accessible aux plus pauvres à travers des subventions dont les coûts sont aussi abordables.

Les auteurs de l'Assurance maladie en Afrique francophone font donc œuvre utile en proposant un état des lieux de la couverture du risque maladie par l'assurance dans les pays francophones de la Région. Ils montrent clairement que les populations, y compris les plus pauvres, consacrent une partie importante de leurs faibles revenus aux soins, sans pour autant avoir la garantie d'un accès continu, ni celle d'obtenir des soins de qualité. Le problème se pose donc de savoir comment faire en sorte que ces ressources, même faibles, soient mieux utilisées. Ce livre montre que dans plusieurs pays, des efforts sont faits en ce sens : la plupart encouragent le développement des assurances communautaires, certains ont commencé à étendre l'assurance maladie obligatoire, d'autres envisagent même le passage à l'assurance pour tous. Les résultats de ces efforts ont été modestes à ce jour, du fait même de la faible capacité financière des ménages et des États.

Mais au-delà de l'obstacle financier, il y a aussi le manque de familiarité des populations et des gouvernements avec les diverses stratégies de financement, dont l'assurance peut être un des piliers. La mise en commun des ressources est une stratégie efficace de couverture du risque maladie et de prévention des effets appauvrissants de la mauvaise santé. De nombreux pays plus riches l'ont adoptée, en général au prix d'efforts sur de longues périodes. La mise en place de ce type de protection exige à la fois des compétences techniques avancées, non encore disponibles dans la plupart des pays africains, et un fort soutien de la part des populations. Ce soutien, comme l'expérience des pays riches l'indique, n'est acquis qu'après de longues années de plaidoyer et d'appui des dirigeants politiques, tant du secteur de la santé, que d'autres secteurs-clé comme les finances, la fonction publique et la planification. Dans le contexte africain actuel, l'appui financier et technique des partenaires internationaux demeure nécessaire.

Nous recommandons aux décideurs et à leurs partenaires de lire attentivement les chapitres qui tirent les leçons des expériences internationales sur les conditions de réussite de la mise en place d'une couverture assurantielle efficace, celle qui offre un accès équitable à des services de qualité, au moment où ils sont requis. Nous recommandons aussi la lecture des chapitres qui font le bilan des expériences concrètes menées dans les pays. Il y a beaucoup à apprendre des succès et échecs passés, et c'est justement ce que la nouvelle stratégie africaine pour le financement de la santé cherche à faire. Nous avons maintenant une idée claire de ce qu'il faut faire, mais comme toujours le grand défi sera celui de la mise en œuvre. Un premier pas sera la mobilisation des professionnels qui ont commencé à s'investir dans le développement de l'assurance sous ses diverses formes. Avec eux, il faudra mobiliser le soutien des populations pour des régimes de solidarité d'un type nouveau pour elles, en construisant la confiance sans laquelle ces mécanismes ne pourront pas être pérennisés. Les conditions de cette confiance sont une gestion professionnelle, transparente et intègre, un encadrement légal et institutionnel approprié, et pendant encore un bon nombre d'années, un appui financier et technique soutenu.

Les pays africains doivent se doter de stratégies de financement de la santé efficaces selon leur réalité économique, sociale et culturelle; il faut que leurs efforts soient soutenus par les partenaires au développement, pour qu'ensemble nous contribuions à assurer aux Africains ce à quoi tous les citoyens du monde ont droit, un accès équitable aux soins de santé de qualité.

Luís Gomes Sambo
Médecin, Spécialiste de santé publique
Directeur régional de l'Organisation mondiale de la santé pour l'Afrique

Remerciements

La publication de cet ouvrage doit beaucoup à l'appui de plusieurs organisations, tout autant qu'aux contributions de nombreux collègues, à qui nous exprimons toute notre reconnaissance. Nous tenons à remercier :

- L'Institut multilatéral d'Afrique, ses directeurs qui nous ont appuyé (Michel Dessart, Michael Bauer, Karin Millet) et le personnel qui a facilité la réalisation des ateliers et autres activités qui ont conduit à la production de cet ouvrage (Bonita Freeman, Imène Kechine, Warda Grais) ;

- La Banque mondiale (Alex Preker, Mark Ingebretsen, Paola Scalabrin) qui ont soutenu ce projet et facilité sa réalisation ;

- Les gouvernements français, néerlandais, le Réseau de recherche en santé des populations du Québec, qui ont fourni une aide financière à diverses étapes de ce projet ;

- L'Organisation mondiale de la santé pour sa collaboration technique soutenue ;

- Le Réseau ESPAP du Collège des Economistes de la santé et son Secrétaire Général, Philippe Ulmann qui a été un allié précieux depuis 2004, et les membres de son équipe, Diane Maugeis de Bourguesdon et Hassan Serrier;

- Les évaluateurs, dont les commentaires et suggestions nous ont beaucoup aidé : Jean-Jacques de Saint-Antoine (Banque mondiale), Miloud Kaddar (OMS-Genève), Laurent Aventin (ministère des

Affaires Étrangères – Paris), Maryam Bigdeli (OMS Cambodge), Bruno Boidin (Université de Lille I), Yves-Antoine Flori † (Université de Bordeaux II) , Gérard Foulon (UEMOA), Christian Gericke (Université de Technologie de Berlin), Pierre Pigeon (Groupe Mutuelle Sociale Atlantique - Saintes), Hervé d'Oriano (ministère des Affaires Étrangères – Paris) ;

• Nous souhaitons exprimer des remerciements tout particuliers à nos collègues et amis Africains des 15 pays qui ont participé aux travaux qui ont inspiré ce livre. Ils sont près d'une centaine et se reconnaîtront sans que nous ayons besoin de les nommer tous. C'est à eux que ce livre est dédicacé.

Gilles Dussault, Pierre Fournier, Alain Letourmy

Acronymes

AfD :   Agence française de développement
ALD :   Affection de longue durée
AMO :   Assurance maladie obligatoire
AMU :   Assurance maladie universelle
AMV :   Assurance maladie volontaire
ASACO :   Association de santé communautaire
CERMES :   Centre de Recherche « Médecine, maladie, sciences et
            société »
CES :   Collège des Économistes de la Santé
CIDR :   Centre International Développement et Recherche
CMU :   Couverture maladie universelle
CNRS :   Centre National de la Recherche Scientifique
CSCOM :   Centre de santé communautaire
CSSP :   Centre de soins de santé de préfecture
ESPAD :   Économie de la Santé dans les Pays en Développement
FNMF :   Fédération nationale de la Mutualité française
GS :   Garantie santé
IMA :   Institut multilatéral d'Afrique
IMF :   Institution de Microfinance
IPM :   Institution de prévoyance maladie
MAE :   Ministère des Affaires étrangères (France)
NHS :   National Health Service (Service national de santé
            britannique)
OMS :   Organisation mondiale de la santé
ONG :   Organisation non gouvernementale
PED :   Pays en développement

PIB :   Produit intérieur brut
RAM :   Régime d'assurance maladie
RAMUS :   Réseau d'appui aux mutuelles de santé
SAMV :   Système d'Assurance Maladie Volontaire
UTM :   Union technique de la mutualité malienne
VIH :   Virus immunodéficitaire humain
WBI :   Institut de la Banque mondiale
WTP :   Willingness to pay (volonté à payer)

Résumé

Diane Maugeis de Bourguesdon,
Hassan Serrier et Philippe Ulmann

PARTIE 1 : ASSURANCE MALADIE ET FINANCEMENT DE LA SANTÉ

La première partie de l'ouvrage est consacrée à une présentation générale des problématiques de l'assurance maladie et du financement de la santé dans les pays d'Afrique francophone.

Le *chapitre 1* de Letourmy, qui constitue une sorte d'introduction à l'ouvrage montre que la promotion de l'assurance maladie en Afrique de l'Ouest vise l'introduction d'une activité de services nouvelle dans ces pays. Pour mener sa démonstration, l'auteur rappelle les principes généraux de l'assurance, puis les conditions particulières de son fonctionnement pour la couverture du risque de maladie. Pour tenir compte des particularités du terrain, il pose les questions de la demande d'assurance en Afrique de l'Ouest, des populations éligibles et du panier de soins à couvrir. Enfin, en fonction de la variété des formes possibles d'organisation de l'activité, Letourmy analyse les possibilités d'offre d'assurance maladie. Vu l'étroitesse du marché potentiel, ce sont les formes solidaires qui retiennent l'attention, qu'elles soient obligatoires ou volontaires.

Dans le *chapitre 2*, Letourmy aborde la question du montage pratique de régimes d'assurance maladie obligatoire et de mutuelles de santé qui constitue un défi pour les pays d'Afrique de l'Ouest. Il doit respecter certains principes généraux et permettre l'exercice de fonctions techniques nécessaires à la bonne marche de l'assurance. Ces principes et ces fonctions sont décrits en tirant les enseignements d'expériences concrètes. Les différences entre régimes obligatoires et volontaires sont examinées. La question du choix entre ces deux formes de couverture est posée. La mise en place de contrats avec les formations de soins est présentée comme une démarche inévitable pour les régimes ou les organisations de micro assurance. Enfin, Letourmy recense les facteurs de succès de la démarche de montage, en s'interrogeant en particulier sur le rôle de l'État.

Dans le *chapitre 3*, Preker et Velenyi passent en revue le rôle récent des programmes gouvernementaux d'Assurance Maladie Obligatoire (AMO) comme une des sources alternatives de financement des services de santé en Afrique. Des dépenses directes et une aide des donateurs importantes ont poussé les pays d'Afrique à expérimenter l'assurance privée volontaire et les programmes gouvernementaux d'AMO. Mais ces pays se heurtent à de nombreuses difficultés concernant les trois fonctions fondamentales du financement de la santé (collecte de fonds, gestion des risques et achat), mais aussi l'environnement institutionnel, la structure organisationnelle des fonds d'assurance maladie et les caractéristiques de gestion des fonds d'assurance maladie dans les pays à faibles revenus. Les auteurs reviennent ensuite sur l'historique du rôle de l'État : peu engagé initialement, l'État a progressivement développé une mainmise sur le financement des soins de santé, puis s'est peu à peu dégagé avec le retour du Néolibéralisme dans les années 90. Aujourd'hui l'État a un nouveau rôle d'intendance. Avec l'introduction d'un système public d'AMO, beaucoup de gouvernements espèrent pouvoir fournir un meilleur accès aux soins de santé, améliorer la protection financière face au coût de la maladie et être plus à l'écoute des besoins des populations. L'AMO est introduite soit pour une petite frange de la population qui peut se permettre de payer, soit pour une frange plus large de la population en subventionnant la prime des pauvres. Les auteurs détaillent ensuite les difficultés spécifiques aux pays à faibles revenus dont les gouvernements doivent tenir compte dans leurs choix relatifs au financement des soins de santé. Une gamme de décisions doit être prise à l'égard de quatre aspects de l'environnement institutionnel pour l'assurance maladie publique : le cadre légal, les instruments de régulation, les procédures administratives et les coutumes et pratiques formelles ou informelles. En ce qui concerne les structures organisationnelles, l'intérêt doit se porter sur la forme organisationnelle, le régime de motivations et le degré d'intégration verticale/horizontale par rapport à la différentiation du nouveau système. Dans un système d'assurance maladie fonctionnant bien il existe beaucoup d'interactions et de complémentarité entre les niveaux différents de gestion (macro ou d'intendance, meso ou de gouvernance, micro, du ménage ou de l'individu) et simultanément une division claire des responsabilités et de l'imputabilité. Les auteurs concluent sur les controverses qui entourent toujours l'introduction de programmes publics d'AMO dans le monde. C'est pourquoi l'approche multiforme combinant divers instruments semble avoir plus de chances d'atteindre les objectifs fixés, à savoir mobiliser des ressources pour payer pour les services nécessaires, protéger les populations contre le risque financier et dépenser judicieusement sur les prestataires.

Dans le *chapitre 4*, Carrin, James et Evans étudient la transition vers la couverture universelle à travers le système de financement. La couverture universelle suppose un accès équitable et une protection contre le risque financier, et repose également sur la notion de financement. Pour l'instaurer, il faut faire des choix à propos des trois éléments qui constituent le système de financement des services de santé : collecte des fonds, mise en commun des ressources, et achat. Les pays qui ont atteint la couverture universelle ont mis en place des systèmes de prépaiement qui reposent soit sur la fiscalité, soit sur un régime d'assurance maladie obligatoire, soit sur les deux à la fois. La transition vers la couverture universelle peut prendre plusieurs années, voire plusieurs dizaines d'années. Elle peut être accélérée ou facilitée par : une forte croissance économique ; l'essor du secteur structuré ; un personnel qualifié capable d'administrer un système national ; l'adhésion de la société au principe de solidarité ; la bonne gestion des affaires publiques ; et la confiance que la population fait au gouvernement. Il est rare que la totalité des dépenses de santé soient couvertes par le prépaiement. La plupart des systèmes prévoient donc, à un degré ou à un autre, la participation aux frais ou la rémunération à l'acte par les particuliers. Aucun système de financement n'est meilleur que les autres en toutes circonstances. Quel que soit le type de mécanisme retenu, des choix importants doivent être faits concernant l'efficacité administrative et la transparence, la stabilité du financement, l'équité, la mise en commun et l'achat. Le choix entre les différents mécanismes de financement se fait en fonction du contexte structurel, qui permet de s'appuyer ou non sur les institutions existantes. La situation économique est également un facteur important. Un système basé sur l'impôt semblera très indiqué quand l'économie est solide et la croissance forte. Par contre, un système d'assurance maladie obligatoire semblera mieux convenir en période prolongée de restrictions budgétaires. Pour conclure, les auteurs expliquent que le prépaiement, la mise en commun des ressources et la répartition des risques sont les principes de base pour garantir l'accès aux services et la protection financière. La couverture universelle n'est réalisable que s'il existe des institutions qui mettent en commun les fonds versés à l'avance et qui s'en servent pour fournir les services de façon efficiente et équitable. Les pouvoirs publics ont également un rôle important à jouer.

Dans le *chapitre 5*, Mathonnat et Audibert se posent la question du choix des instruments de financement extérieur (aide projet, aide programme, affectation, aide budgétaire globale) mobilisables pour apporter une aide au secteur de la santé, et des enjeux sous-jacents. Une revue de la littérature récente concernant les effets de l'aide sur la croissance permet aux auteurs d'apporter un premier éclairage sur la problématique. Les auteurs étudient ensuite les avantages et inconvénients des différents instruments de financement extérieur. L'affectation de l'aide au secteur de la santé est sujette à des critiques dont un argument essentiel concerne la fongibilité. Ce raisonnement semble toutefois plus pertinent dans les pays à revenu intermédiaire en Afrique Sub-Saharienne et hors Afrique. Bien que vivement contestée, l'aide projet présente plusieurs avantages qu'il semble important de ne pas oublier. L'aide programme est préférable à l'aide projet lorsqu'il s'agit d'intervenir au niveau des fonctions essentielles de santé publique ou lorsqu'il s'agit de réformes institutionnelles ou organisationnelles qui vont au-delà de quelques structures. L'aide budgétaire globale, elle, se présente sous la forme d'un appui budgétaire non ciblé. Son efficacité peut être remise en question si les institutions locales sont faibles, si elle ne s'accompagne pas d'une conditionnalité sectorielle ou encore lorsque le financement des dépenses de santé au moment approprié n'est plus assuré. Les auteurs se demandent ensuite s'il est préférable de financer l'appui au secteur de santé par des dons ou par des prêts. En théorie un financement par prêts est plus efficient qu'un financement par don car il possède un pouvoir incitatif. Mais aucune étude empirique ne confirme cet argument. A ces effets directs viennent s'ajouter des effets macro-économiques. L'aide serait plus volatile que les recettes fiscales, ce qui aurait pour conséquence des répercussions négatives sur le financement budgétaire des dépenses de santé. Par ailleurs, l'impact des dons sur la mobilisation des recettes fiscales diffère de celui des prêts. L'aide sous forme de dons tend à entraîner une baisse des recettes fiscales, et le fléchissement est plus prononcé dans les pays où les institutions sont les plus faibles. Il est nécessaire d'intégrer dans le choix d'un instrument d'aide au secteur santé une réflexion approfondie sur les incitations. La conditionnalité « ex-post » est globalement préférée à la conditionnalité « ex-ante ». Il apparaît toutefois judicieux plutôt que d'abandonner un procédé au profit de l'autre d'effectuer un dosage entre ceux-ci.

PARTIE 2 : COUVERTURE DU RISQUE MALADIE : ÉTAT DES LIEUX

La seconde partie de l'ouvrage permet de dresser un état des lieux du financement de la santé dans les pays d'Afrique francophone. Après un chapitre introductif présentant un bilan des différents systèmes de couvertures d'assurance maladie, une première sous-partie est consacrée à l'assurance maladie obligatoire et la seconde aux mutuelles.

Dans le *chapitre 6*, Sery et Letourmy réalisent une photographie actuelle des systèmes de couverture maladie existant en Afrique francophone. Dans cette région, l'environnement ne permet pas une mobilisation interne des ressources financières, ce qui pousse les États à recourir à l'aide extérieure et à mettre à contribution les populations de manière importante. Les systèmes de couverture maladie en vigueur dans les pays africains francophones sont divers mais ne sont pas très développés. Les régimes obligatoires ne couvrant que 15 à 30 % de la population africaine, les autres couches de la population n'ont d'autres choix que de recourir aux systèmes de couverture spontanés. Le mouvement mutualiste a ainsi enregistré des avancées notables dans certains pays comme le Mali et le Sénégal, mais se heurte toujours à certaines difficultés comme la faiblesse du niveau de financement du secteur ou le bénévolat des administrateurs des mutuelles. Les gouvernants souhaitent instaurer une couverture universelle pour favoriser une plus grande dispersion du risque et ainsi élargir la taille des régimes d'assurance à l'échelle nationale. La Côte d'Ivoire et le Gabon ont décidé de retenir l'option de l'assurance obligatoire, car selon eux le citoyen a les capacités financières pour s'acquitter d'une cotisation d'assurance, et de plus une telle assurance à l'échelle nationale pourra permettre de réduire la fraude sur les régimes existants. Tous les autres pays de la zone ont préféré faire la promotion des systèmes de prépaiement des soins, dans la perspective de l'extension de la couverture sociale à toute la population. Pour y arriver, diverses stratégies ont été mises en place, comme l'élargissement du mouvement mutualiste par la création de nouvelles mutuelles dans d'autres zones du pays, ou encore l'amélioration de l'environnement institutionnel des mutuelles dans les pays où le mouvement connaît une forte expansion. Bien que de nombreux obstacles se dressent face au développement des programmes d'assurance maladie, et que certains doutent de leur capacité de lutte contre la pauvreté, ces programmes restent souhaitables en Afrique francophone pour des questions d'équité et d'accessibilité aux soins. Pour conclure, Sery et Letourmy listent les éléments permettant à l'assurance de se développer dans un environnement institutionnel favorable, parmi lesquels on trouve : favoriser l'articulation des différentes formes de financement ; encourager des mesures spécifiques de lutte contre la pauvreté ; privilégier la progressivité dans la mise en oeuvre de la couverture universelle.

Sous-partie 2.1 : Assurance maladie obligatoire

Dans le *chapitre* 7, Letourmy et Ouattara analysent la mise en place d'un régime d'assurance maladie obligatoire (AMO) au Mali afin d'illustrer les difficultés que connaissent bon nombre de pays d'Afrique de l'Ouest pour concrétiser une démarche de protection sociale. Ils présentent tout d'abord l'origine et les orientations de ce processus. L'initiative d'un régime d'AMO est née d'un constat d'insuffisance de la couverture maladie existante au Mali. Le dispositif légal de couverture maladie est caractérisé par une série d'exemptions des tarifs qui concernent l'ensemble de la population couplée à une série d'exemptions catégorielles. Mais les auteurs montrent que ce dispositif légal n'est pas toujours appliqué dans la réalité. L'étendue pratique de la couverture correspondant aux dispositions légales a entraîné le développement de régimes d'assurance organisés par des mutuelles, de régimes d'entreprise et de quelques expérimentations associant le secteur public de soins comme le système de référence évacuation et les expériences locales de fonds de solidarité. Le fonctionnement du dispositif légal et des expérimentations amènent les auteurs à établir trois constats relatifs à la couverture qui incitent au changement : l'inefficacité du dispositif légal, les exclusions qu'il engendre, l'iniquité et parfois l'inefficience associées aux dispositifs privés. Le projet d'AMO s'inscrit au Mali dans une perspective de couverture universelle selon laquelle l'assurance obligatoire concerne le secteur formel, les mutuelles le secteur informel et le Fonds d'Assistance Médicale (FAM) la population résiduelle indigente. Les auteurs nous présentent ensuite le contenu du projet et sa gestion. Il a été lancé en 1995. Une étude a été menée en 1997 mais n'a pas été suivie d'effets immédiats, ni pour l'AMO, ni pour le FAM. Il a fallu 5 ans environ pour que le projet soit repris. L'ensemble des rapports produits permet d'avoir une idée de l'architecture et des caractéristiques du régime, tels que les effectifs de bénéficiaires qui ont été estimés autour de 1 500 000 personnes en avril 2003 et autour de 1 680 000 fin 2003. Dans une dernière partie, Letourmy et Ouattara présentent quelques éléments de réflexion concernant la faisabilité de la démarche, le jeu des acteurs (pouvoirs publics, partenaires sociaux, prestataires de soins, organismes de protection sociale et acteurs extérieurs) autour du projet d'AMO et la cohérence politique du projet. En conclusion, les auteurs insistent sur l'importance d'amener les acteurs sur des positions communes.

Dans le *chapitre 8*, Sery présente deux projets de couverture universelle en cours d'implantation en Côte d'Ivoire et au Gabon. L'Assurance Maladie Universelle ivoirienne et la Couverture Médicale Généralisée gabonaise sont basées sur des orientations stratégiques se rejoignant sur de nombreux points : une assurance maladie obligatoire, contributive pour tous les actifs et non contributive pour les personnes économiquement faibles, qui ambitionne de couvrir l'intégralité de la population sans discrimination de nationalité ; un ticket modérateur obligatoire et modulable ; un panier de soins essentiels pouvant être étoffé au fur et à mesure de l'évolution du profil épidémiologique ; une harmonisation de la nomenclature et de la tarification des actes dans le service public de santé ; une gestion centralisée et autonome des médicaments ; un système ouvert ; un financement assuré selon le mécanisme du tiers payant, au nom de la responsabilité et de la solidarité ; un contrôle et une analyse permanents des coûts, de la qualité et de la quantité et de l'effectivité des prestations servies. L'institution d'un régime de couverture universelle vise à favoriser l'accessibilité financière de l'offre de soins, à stimuler le développement du secteur privé et à favoriser l'équité dans l'accès aux soins. C'est au niveau du cadre institutionnel que les deux régimes se différencient dans leur approche. Dans le système ivoirien, trois organismes de gestion sont créés. Ce sont : la Caisse Sociale Agricole (CSA), la Caisse Nationale d'Assurance Maladie (CNAM) et le Fonds National de Régulation (FNR). Afin d'opérer une déconcentration des tâches qui incombent à ces trois organismes, différentes structures ont été conçues : au niveau central, les Services Centraux ; au niveau départemental, les Délégations ; et au niveau local, les Services Locaux de Sensibilisation. L'approche gabonaise cherche quant à elle, à renforcer l'existant pour l'amener à gérer efficacement le nouveau régime. La couverture universelle va être dirigée par trois structures de protection sociale : la Caisse Nationale de Sécurité Sociale (CNSS), la Caisse Nationale de Garantie Sociale (CNGS) et une nouvelle caisse dénommée Couverture Médicale des Agents Publics (CMAP). Sery insiste enfin sur l'importance d'adopter une démarche participative tout au long du processus afin de recueillir et de mobiliser l'adhésion des populations, de capter leurs attentes et leurs intérêts.

Le *chapitre 9*, de Carrin et al. traite de la réforme du financement de la santé au Kenya visant à mettre en place un Fonds National d'Assurance Maladie (FNAM). Ils évaluent tout d'abord la performance « attendue » de ce fond et présentent ensuite les réactions des différentes parties prenantes. Les objectifs en matière de financement de la santé sont la génération, l'utilisation optimale des ressources, et l'accessibilité financière pour tous. Afin d'évaluer les performances attendues du FNAM, les auteurs définissent des indicateurs propres à chacune des 3 grandes fonctions du financement de la santé à savoir la collecte de fonds, leur mise en commun et l'achat. Pour la collecte de fonds c'est le taux de couverture des populations et la méthode de financement qui sont évalués ; pour la mise en commun des fonds, la fragmentation de la mise en commun du risque et la gestion des fonds sont estimées ; enfin pour la fonction d'achat, il s'agit du contenu de la police d'assurance, des mécanismes de paiement au prestataire et de l'efficacité administrative. A travers l'analyse des rapports publiés par les médias et d'autres déclarations, les auteurs résument ensuite les préoccupations majeures de plusieurs organisations non gouvernementales et groupes d'intérêt. Ainsi les Organisations de Gestion des Services de Santé (HMO) craignent que l'introduction de ce système n'engendre une baisse de leurs activités. Le potentiel de corruption, le mauvais usage des cotisations recueillies au moyen de l'assurance maladie et le risque de réduction des emplois sont également pointés du doigt. La Fédération des Employeurs Kenyans craint de voir sa contribution à l'assurance maladie des employés augmenter. L'Association Nationale des Enseignants du Kenya, l'Association Nationale des Infirmières du Kenya et l'Association Médicale du Kenya évoquent le rôle futur des allocations médicales pour les fonctionnaires et les enseignants. La structure de gestion du nouveau système inquiète l'Organisation Centrale des Syndicats, l'Association des Industries du Kenya et l'Association Médicale du Kenya. Les bailleurs de fonds sont quant à eux préoccupés par la période de transition vers l'assurance universelle et la lenteur du processus de consultation des partenaires clés. En définitive, malgré toutes ces préoccupations, il semble que la plupart des partenaires autres que les HMO soutiennent le projet de loi. Les auteurs concluent en insistant sur la nécessité d'une période de transition d'une durée de plus d'une décennie. De plus, des objectifs importants devraient être reconnus dès le départ de façon à ce que des progrès constants vers une couverture universelle efficace de la population puissent être planifiés et réalisés.

Sous-partie 2.2 : Les mutuelles

Dans le *chapitre 10*, N'Diaye dresse l'état des lieux en 2003 du développement des mutuelles de santé dans les onze pays membres du réseau « Concertation sur les mutuelles de santé en Afrique » : Bénin, Burkina Faso, Cameroun, Côte d'Ivoire, Guinée, Mali, Mauritanie, Niger, Tchad et Togo. L'analyse de l'évolution récente de ces systèmes d'assurance maladie (SAM) montre que la situation est très variable d'un pays à l'autre en ce qui concerne le nombre de structures mutualistes : important au Sénégal ou au Mali, encore limité au Tchad et en Mauritanie. L'auteur nous expose ensuite les rapports existants avec les prestataires et les partenaires des mutuelles : la majorité des structures fonctionnelles ont reçu à la fois un appui financier et un appui technique, au moment de leur création et par la suite, de la part des acteurs externes principalement (ONG, partenaires du développement), En revanche le partenariat inter-mutualiste est peu répandu puisqu'il concerne moins de la moitié des SAM. Les régimes proposés par les SAM présentent quant à eux de nombreuses similitudes : adhésion volontaire avec cotisation forfaitaire individuelle ou familiale dont la valeur, bien que faible compte tenu des ressources, apparaît certainement surestimée en regard des prestations perçues. Si les garanties offertes sont propres à chaque structure, quelques traits communs peuvent cependant être dégagés : garantie unique, au premier Franc, avec un co-paiement et un système de tiers payant ; accès limité aux prestataires de soins conventionnés ; panier de soins relativement identique selon les SAM, avec une large part au petit risque. En ce qui concerne le nombre d'adhérents, il reste inférieur au millier dans la quasi-totalité des SAM bien qu'il ait doublé par rapport au moment de leur création. En plus de leur activité d'assurance maladie, plus de 60 % des SAM fonctionnels exercent d'autres activités, dont principalement la micro-finance et l'offre de soins. L'auteur évoque enfin les difficultés rencontrées par les SAM pour leur développement : principalement le faible recouvrement des cotisations ; le problème de formation du personnel, de fidélisation des adhérents et de communication. Plusieurs voies de réflexion sont proposées pour garantir la pérennité des SAM : l'effort devrait être porté sur une extension de la taille des SAM au lieu d'une multiplication des petites structures, ainsi que sur une plus grande professionnalisation du personnel et une implication effective des adhérents. Cependant, malgré un impact encore limité au niveau des populations, le développement des mutuelles paraît aujourd'hui incontestable, ce dont témoigne la dynamique à l'œuvre actuellement dans plusieurs pays.

Le *chapitre 11* de Galland propose une réflexion sur le pouvoir d'achat des ménages à faible revenu et leur volonté à payer dans le cadre des systèmes d'assurance maladie à adhésion volontaire (SAMV). Il analyse tout d'abord les contributions des ménages à travers les études menées dans quatre pays d'Afrique de l'Ouest (Bénin, Guinée, Mali et Ghana) et remarque que l'obligation d'adhésion de tous les membres à charge de l'unité familiale n'y est jamais respectée. L'auteur se base ensuite sur une étude réalisée dans la banlieue de Dakar au Sénégal pour comparer les intentions de cotisation avec les revenus déclarés par les ménages, et dont les résultats montrent que le taux d'allocation tend à décroître avec l'augmentation des revenus. L'auteur tire enfin quelques enseignements de ces observations. Tout d'abord si on recherche une portée significative des mutuelles, on doit privilégier les zones présentant des sources de revenus diversifiées et en croissance économique stable, et tenter de proposer différentes garanties bien que ce soit souvent difficile à faire accepter dans les

SAMV à gestion mutualiste. En ce qui concerne les comportements des ménages, ils semblent se heurter à un seuil de cotisation, au-delà duquel ils ont tendance à diminuer le nombre d'inscrits. Un équilibre doit donc être trouvé entre l'attractivité d'un produit d'assurance et son coût. Selon les conclusions des études précédentes, les garanties les plus complètes permettant d'obtenir les taux de pénétration les plus élevés correspondent à une prime dépassant 2 % du revenu moyen de la population cible. Par ailleurs la règle de l'adhésion obligatoire de toutes les personnes à charge de l'unité familiale permet de contrôler l'anti-sélection mais peut avoir un effet négatif sur l'adhésion. Cependant différentes solutions existent pour résoudre ce problème comme l'adhésion automatique de groupes homogènes. La réduction du coût des prestations, par la négociation avec les prestataires ou la promotion d'une offre de soins plus efficiente, est de nature à augmenter la portée des SAMV. Enfin il faut faire la distinction entre la « capacité contributive » d'un ménage, et sa volonté à payer : la première est déterminée par le niveau de ressource du ménage, et la seconde par la décision d'utiliser ou non tout ou partie de cette capacité pour l'assurance maladie. Il semble que les contributions des ménages seraient plus représentatives de leur capacité contributive. Ce serait notamment le cas pour les ménages adhérant depuis de nombreuses années et l'ayant décidé, pour qui l'utilité de l'assurance maladie est évidente.

PARTIE 3 : L'EXPANSION DE LA COUVERTURE

La troisième partie de l'ouvrage évoque l'expansion de la couverture, en particulier au travers des relations avec l'offre de soins (première sous-partie) puis du point de vue de la protection sociale et de la lutte contre la pauvreté.

Sous-partie 3.1 : Les relations de l'assurance maladie avec l'offre de soins

Dans le *chapitre 12*, Criel, Blaise et Ferette se penchent sur l'interaction entre les mutuelles de santé en Afrique et la qualité des soins. C'est la qualité des soins telle qu'elle est perçue par les adhérents qui constitue un facteur important dans la décision d'adhérer à une mutuelle. Une spirale se met en place lorsque les formations sanitaires se trouvent en difficulté : la qualité perçue par les adhérents diminue, le nombre d'adhésions décroît, les ressources se raréfient et la qualité continue donc de chuter. Pour améliorer la qualité des soins il faut tout d'abord réussir à la définir. La qualité est relative, évolutive et dynamique, et présente un grand nombre de déterminants dont les poids diffèrent selon les points de vue. Comme le contexte est très mouvant, les acteurs s'engagent dans un processus d'ajustement permanent de l'importance relative des attributs de qualité. Les mutuelles ont plusieurs leviers à leur disposition pour contribuer à améliorer la qualité des soins : un levier financier, en apportant aux services de santé des ressources supplémentaires et plus stables dans le temps ; un levier contractuel, en incluant des exigences de qualité dans ses conventions avec les formations sanitaires ; un levier de contrepouvoir, en faisant respecter les droits de leurs membres et en sanctionnant les abus ; un levier de porte-parole enfin, en représentant les usagers dans les débats et enjeux de politique de santé. Mais dans la réalité, les effets de ces leviers sont limités. En effet, il n'y a pas assez d'adhérents pour que le levier financier soit puissant. L'efficacité du levier contractuel nécessite différentes conditions : pluralité de dispensateurs entre lesquels la mutuelle fera jouer la concurrence ; capacité juridique pour les formations sanitaires de conclure des conventions avec des mutuelles ; possibilité pour la mutuelle d'obtenir, le cas échéant, l'exécution forcée de la convention par un recours au système judiciaire. L'expérience du projet PRIMA en Guinée Conakry a montré notamment que le dialogue peut se briser entre adhérents et prestataires si ces derniers n'ont pas eu une formation adaptée. Il est évidemment difficile dans ce cas de lancer une dynamique d'accroissement de la qualité des soins.

Le *chapitre 13*, traite des problématiques qui émergent dans les relations entre assureur et hôpital dans les pays pauvres. L'auteur se questionne en premier lieu sur le choix par l'assureur de la population destinataire des soins. Deux approches complémentaires existent : l'une est centrée sur l'identification de populations-cibles, l'autre sur l'identification de pathologies-cibles. Ces deux visions, qui servent des objectifs d'équité d'une part, de santé publique d'autre part, doivent être appréhendées conjointement à partir d'une bonne connaissance de la situation sanitaire et sociale par les assureurs et les pouvoirs publics. L'assureur doit ensuite opter entre plusieurs priorités non exclusives concernant l'achat des prestations à l'hôpital, à savoir : financer les soins en rapport avec les stratégies de santé publique ; couvrir les gros risques ; garantir la mission de service public essentiel de santé de l'hôpital ; contribuer à la formation des professionnels de santé ; assurer le transport des malades vers l'hôpital ; choisir l'hôpital en fonction de son efficience, de son statut privé ou public, de son niveau de soins ; moduler le panier de soins selon le niveau de soins de l'hôpital. Puis l'auteur aborde la question du mode de paiement à verser à l'hôpital, dans un contexte où l'assureur couvre une population de petite taille. La combinaison d'un paiement à l'acte et d'un paiement par capitation semble être une solution intéressante puisqu'elle associe l'incitation à la qualité de l'un avec le maintien d'un service public essentiel de santé grâce à l'autre. Le point de vue de l'hôpital est aussi important à envisager, puisque le système de paiement a des conséquences évidentes sur sa trésorerie et sa facturation. En dernier lieu de Roodenbeke s'interroge sur le montant du financement. Bien qu'actuellement une large part soit assumée par les subventions, cela ne doit pas empêcher la mise en route d'un système de paiement par l'assureur ; une solution temporaire pourrait être le partage du financement entre assureur et État : l'assureur couvre les petits risques, et les gros risques sont financés par les subventions. Enfin la mise en place du ticket modérateur s'avèrerait efficace dans le cadre du petit risque pour réduire la sur-utilisation de soins de première intention. En guise de conclusion, l'auteur rappelle le problème de la qualité et le rôle potentiel que l'assureur pourrait jouer dans sa régulation, grâce à la contractualisation d'une part, et au contrôle médical d'autre part. Et il souligne que la mission de l'assurance s'inscrit avant tout dans une logique d'amélioration de la santé.

Sous-partie 3.2 : Protection sociale, assurance maladie et lutte contre la pauvreté

Dans le *chapitre 14*, Haddad et Morestin s'interrogent sur la contribution de l'assurance aux politiques de lutte contre la pauvreté, visant les ménages pauvres mais aussi les ménages vulnérables risquant de passer sous le seuil de pauvreté. Pour étudier le rôle de l'assurance de protection contre l'appauvrissement lié aux dépenses directes de santé, les auteurs ont procédé par simulation en confrontant 3 situations fictives. La situation initiale correspondant à une absence d'assurance est comparée à deux scénarios : a) assurance communautaire aux paramètres similaires à ceux habituellement pratiqués ; b) même assurance, avec subvention de l'adhésion des ménages pauvres. L'étude des scénarios confirme que les dépenses de santé sont sources d'appauvrissement des ménages, tant en termes d'incidence que d'intensité, et ce phénomène est plus important dans les zones rurales et mal desservies. En outre, il apparaît que l'assurance ne permet pas de protéger les ménages vulnérables. Cette analyse permet aux auteurs de tirer quelques enseignements pouvant guider les stratégies publiques. Au final, l'assurance n'a qu'une faible influence sur la répartition globale entre acteurs des flux financiers de santé. Par ailleurs la prime représente une dépense importante, qui n'est pas toujours compensée par les remboursements, ce qui peut inciter les ménages à ne pas adhérer. Quand la participation à l'assurance représente un sacrifice financier trop lourd la subvention de l'adhésion s'avère justifiée. La conception de politiques ciblées sur les ménages vulnérables est freinée par la difficulté à identifier ces ménages. Enfin, les auteurs insistent sur le fait que l'assurance seule ne peut être une solution à la crise du financement des systèmes de santé.

Le *chapitre 15*, de Noirhomme et Thomé, dans lequel les auteurs proposent une alternative à la gratuité universelle des soins en Afrique actuellement prônée au niveau international pour permettre l'accès aux soins des plus pauvres : les Fonds d'Équité semblent présenter un certain nombre d'avantages, et ont rencontré un succès évident au Cambodge où cette initiative a pris forme. Les fonds d'équité cambodgiens permettent indéniablement une amélioration de l'accès aux soins pour les plus pauvres et constituent un frein aux dépenses de santé irrationnelles. Cependant ces progrès vont de pair avec la réalisation de certaines conditions : séparation des rôles des différents acteurs, avec notamment un financeur extérieur suffisamment important, adéquation des prestations financières et sanitaires au contexte local et aux besoins de la population pauvre. En outre, le problème de l'identification de la population bénéficiaire doit être envisagé ; il est préférable d'établir a priori une définition précise des critères d'inclusion, et de choisir un mode d'identification passive des individus à l'hôpital. Noirhomme et Thomé retracent ensuite leurs propres expériences en Afrique. Au Mali, deux Fonds d'Assistance Médicale ont été créés, mais ils n'ont eu qu'un impact très limité en termes d'effectif sur la prise en charge des patients bénéficiaires. Malgré la forte implication initiale des acteurs locaux et l'amplitude du projet

(17 structures pilotes) en Mauritanie, les fonds d'indigence n'ont pas rencontré le succès escompté. Ce n'est qu'à Madagascar que l'expérience, toute récente, semble porter ses fruits puisqu'un nombre significatif d'hospitalisations a concerné les bénéficiaires du fonds d'équité. Les auteurs dressent un bilan des leçons tirées de ces expériences africaines, qu'ils comparent à celles du Cambodge. Ils confirment la nécessité d'un budget significatif et l'importance de la différenciation des acteurs comme conditions incontournables de la réussite des fonds d'équité. L'échec relatif de ces structures en Afrique est aussi attribuable à la faiblesse de la coordination et du suivi local. Et cela impose de ce fait l'identification au départ d'un acteur-moteur et d'un organe de pilotage compétents. Une autre difficulté porte sur l'identification de la population-cible qui pour des raisons socio-culturelles est souvent réduite aux seuls individus exclus et ne couvre pas l'ensemble des pauvres. Quelques aspects positifs ont pu néanmoins être dégagés : la bonne représentativité des personnalités influentes dans l'organisation des fonds d'équité mauritaniens et malgache, et la véritable fonction d'assistance sociale créée à Madagascar. Nés jusqu'alors d'initiatives développées localement, les fonds d'équité font actuellement partie de programmes nationaux initiés par le gouvernement au Kenya et à Madagascar. Cette nouvelle approche pourrait permettre une sécurisation du financement des fonds, ainsi que leur intégration à des systèmes d'assurance maladie.

PARTIE 4 : PERSPECTIVES

La quatrième et dernière partie de l'ouvrage est consacrée aux perspectives du financement de l'assurance maladie dans les pays d'Afrique francophone.

Dans le *chapitre 16*, Carrin et James s'intéressent au passage à la couverture universelle par l'Assurance Maladie Obligatoire (AMO). Pour cela, les auteurs résument les différentes phases de transition que 8 pays, bénéficiant d'un régime d'AMO suffisamment documenté (Autriche, Belgique, Costa Rica, Allemagne, Israël, Japon, République de Corée et Luxembourg), ont traversées avant d'atteindre la couverture universelle. Ils notent que dans tous les pays étudiés, le mouvement vers une couverture totale par l'AMO a été réalisé de façon progressive, avec une extension systématique de la couverture durant la période de transition. Le niveau de revenu, la structure de l'économie, la répartition de la population, la capacité de gestion et le niveau de solidarité parmi les membres de la société sont autant de facteurs qui peuvent accélérer cette période de transition. La performance d'un régime d'AMO peut être évaluée en termes de « financement de la santé » pur, et en fonction de l'objectif final d'un système de santé. Les objectifs de santé, de réactivité aux attentes de la population, et d'équité dans les contributions financières sont utilisés comme bases de la structure d'analyse adoptée. Dans tout système de services de santé, il y a quatre grandes fonctions reliées entre elles : fourniture des services, création des ressources nécessaires au financement, administration générale et supervision du système. S'agissant de financement par l'AMO, il y a trois sous-fonctions corrélées : recouvrement des cotisations, mise en commun des risques et achat de services. Les indicateurs de performance proposés sont classifiés selon ces sous-fonctions. Les auteurs démontrent l'importance de la bonne conception et du réalisme des politiques d'AMO en particulier au niveau de quelques paramètres : couverture de la population, méthodes de financement, niveau de fragmentation, composition de la mise en commun du risque, panier de soins, mécanismes de paiement des fournisseurs et efficacité administrative. Afin d'identifier les secteurs nécessitant des ajustements ou des améliorations, des indicateurs de performance devront être utilisés, tels que le pourcentage de population couverte par groupe, le ratio de cotisations payées d'avance, l'existence et le bon fonctionnement de mécanismes de contrôle, l'existence de contrats bien faits et leur mise en œuvre, et enfin le pourcentage des dépenses consacrées aux coûts administratifs. Selon les auteurs, un système AMO performant tel qu'ils l'ont décrit peut non seulement contribuer à une plus grande justice dans le financement et à une meilleure réactivité, mais aussi au but ultime d'un meilleur état de santé pour toute la population.

Dans ce *chapitre 17*, Fournier et Tourigny décrivent les relations entre assurances et prestataires de soins en Afrique subsaharienne francophone. Afin de situer le contexte dans lequel elles se développent, les auteurs tracent un bref état des lieux de la situation de l'offre de soins, en revenant sur ces principales caractéristiques : l'effort mis sur l'extension géographique, la prise en compte de la qualité perçue par la population et du montant des coûts comme déterminants majeurs de l'utilisation des structures de soins, l'accessibilité aux médicaments, et enfin la forte expansion du secteur privé, dont on craint qu'elle ne soit au détriment de l'offre publique. Après ces quelques précisions, les auteurs exposent les relations entre assureurs et offreurs de soins au travers d'expériences locales rapportées et/ou issues de la littérature, en distinguant trois situations différentes : l'assureur est établi, cherche à s'établir, est étroitement lié avec l'offreur. Dans le premier cas, les difficultés rencontrées concernent la reconnaissance des bénéficiaires, le respect de la tarification, le contrôle médical et la disponibilité et la qualité de l'offre. Quand l'assureur cherche à s'établir, c'est l'offre de soins déjà existante qui est déterminante pour la réussite de son installation. Enfin la situation encore peu répandue où offre et assurance sont associées, fait preuve de résultats convaincants. Il est enfin intéressant de s'interroger sur les répercussions que peuvent avoir les assurances maladie sur les prestations de soins. Si manifestement elles sont rarement à l'origine d'une amélioration de l'offre, on note cependant quelques initiatives ponctuelles encourageantes. En revanche le rapport de forces quasi perpétuel entre assureurs et prestataires constitue certainement un frein important au développement des assurances maladies en Afrique subsaharienne. La rééquilibration des rapports en faveur des assureurs peut passer par leur regroupement afin d'augmenter leurs moyens techniques et financiers. En conclusion, Fournier et Tourigny insistent sur les liens particulièrement étroits qui unissent assurance maladie et offre de soins en Afrique subsaharienne, et donc sur la nécessité de toujours associer l'assurance aux stratégies d'amélioration du système de soins. Ils proposent dans ce cadre quelques pistes de réflexion, comme la création de réseaux assurantiels et l'intégration de la fonction de prestations de soins à celle d'assurance.

Le *chapitre 18* de Brouillet explore, en s'appuyant sur la littérature, les liens complexes qu'entretient la santé avec les facteurs du développement : croissance, lutte contre la pauvreté et les inégalités, et réduction de la vulnérabilité. L'auteur analyse tout d'abord les liens entre la croissance et les déterminants sociaux du développement. La croissance ne profite pas toujours aux pauvres, qui sont enfermés dans des « trappes à pauvreté » par une répartition inégale des actifs (économiques ou en capital humain), par des opportunités plus faibles et par les défaillances du marché. L'assurance maladie se présente dès lors comme un bon instrument de lutte contre les inégalités : d'une part elle possède un rôle protecteur plus marqué pour les pauvres en évitant les difficultés économiques liées à la maladie ; d'autre part elle permet une amélioration de l'état de santé en augmentant l'accès aux soins. Le choix des politiques d'aide est primordial car les ressources doivent être utilisées de façon appropriée et efficiente pour permettre une augmentation des résultats de santé. Les politiques d'aide de ces 15 dernières années ont été souvent critiquées pour leurs résultats décevants. Deux approches ont alors émergé. La première préconise de réserver les ressources là où l'environnement est le plus favorable, ce qui pose des problèmes éthiques. La seconde est centrée sur la lutte contre la pauvreté en obligeant les pays désireux d'obtenir un allègement de la dette de formuler une stratégie de lutte contre la pauvreté présentée dans le Document Stratégique de Réduction de la Pauvreté. L'impact de l'aide externe sur la réduction de la pauvreté est tempéré en Afrique. La palette des interventions doit être élargie. La production par le privé de biens publics ou de services à forte externalité peut être efficiente. Le secteur de la micro-assurance présente des avantages pour les agences d'aide mais doit, pour être efficace, s'appuyer sur d'autres instruments, comme les prestations d'assistance ciblées, ou des systèmes d'assurance maladie « sociale ».

Introduction

Gilles Dussault

Cet ouvrage est le fruit de plusieurs rencontres : d'abord celle d'un sujet, celui de la couverture du risque maladie par l'assurance, avec un nouveau public. En effet, si les questions d'assurance maladie font partie depuis longtemps du débat public dans les pays riches, ce n'est pas toujours le cas dans les pays les plus pauvres, parmi lesquels se retrouvent la plupart des pays francophones d'Afrique. En 2000, l'Institut de la Banque mondiale (WBI), qui offrait depuis quelques années des formations sur le thème du financement de la santé, mais en anglais et en espagnol seulement, a commencé à répondre aux besoins des pays francophones dans ce domaine et à aborder la question de l'assurance. Il y avait déjà dans ces pays un mouvement de développement des mutuelles de santé, soutenu principalement par le Bureau International du travail (BIT), et par les coopérations française et allemande. Au même moment, les gouvernements de Côte d'Ivoire et du Gabon exprimaient leur intention de mettre en place une couverture universelle et plusieurs autres pays manifestaient un intérêt pour l'assurance. Une demande d'information et de formation était donc en voie d'émergence.

Une seconde rencontre fut celle de WBI avec l'Institut multilatéral d'Afrique (IMA), qui à partir de 2002, se sont associés pour offrir une série d'ateliers et de visioconférences, et organiser une conférence régionale en 2004[1], événement qui fut aussi l'occasion d'établir une collaboration fructueuse avec le Collège des Économistes de France (dont le Secrétaire-général, Philippe Ulmann est l'âme dirigeante du processus d'édition de cet ouvrage). Ces deux organismes ont cherché et obtenu l'appui de l'Organisation mondiale de la Santé[2] (OMS), du BIT[3], et du gouvernement français qui sont devenus des partenaires dans un effort pour rendre disponible au plus grand nombre des connaissances de base sur l'assurance maladie, ses diverses modalités, les avantages et inconvénients de chacune, les conditions de leur mise en œuvre et de leur pérennisation. Ceci a été fait dans un esprit d'aide aux pays pour faire des choix éclairés, dans un domaine où les décisions ont une portée à long terme et doivent donc être prises avec grand soin. En aucun temps, les activités menées n'ont fait la promotion d'un mécanisme d'assurance au détriment des autres; elles ont plutôt cherché à rendre les participants capables de décider par eux-mêmes des options les plus réalistes pour leur pays.

La troisième rencontre a été celle d'un petit groupe de chercheurs et formateurs qui ont su mettre en commun leurs expertises diverses et travailler en synergie pendant ces quatre dernières années. La plupart font partie des auteurs de ce livre. Le noyau initial était formé de Idrissa Diop, Alain Letourmy, Pierre Fournier et Gilles Dussault, auxquels se sont joints plusieurs collaborateurs[4] au fil du temps, dont plusieurs sont maintenant des leaders du développement de la couverture du risque maladie dans leur pays et dans la région.

Une quatrième rencontre enfin, entre ces formateurs et un public de professionnels issus du milieu de la santé, de la sécurité sociale, des finances, de l'éducation, qui se sont réunis physiquement et virtuellement à plusieurs reprises pour approfondir leur compréhension des mécanismes assurantiels de couverture du coût des services de santé, comme stratégie pour améliorer l'accès aux soins en Afrique francophone. Au-delà des liens d'amitié, ils ont noué des liens professionnels qui demandent à être maintenus et renforcés, par la mise en place éventuelle d'un réseau africain francophone de professionnels de l'assurance maladie.

C'est à ces collègues africains que s'adresse d'abord ce livre, puisqu'ils en sont en partie les auteurs à travers le travail de collecte d'information et d'analyse de situation qu'ils ont poursuivi en notre compagnie. Au-delà de ce groupe déjà connu, nous souhaitons rejoindre un plus vaste public de décideurs et de professionnels intéressés à mieux comprendre comment la mise en place de l'assurance maladie est possible dans un contexte de ressources limitées.

Nous visons trois objectifs qui nous semblent complémentaires: (1) présenter de manière accessible les concepts fondamentaux de l'assurance du risque maladie, (2) faire un état des lieux de l'assurance maladie en Afrique francophone, pour mieux apprécier le chemin parcouru et les difficultés rencontrées, et (3) à la lumière de cette analyse, susciter une réflexion sur ses perspectives de développement et sa contribution potentielle à l'extension de la couverture du risque maladie. Le premier objectif, de nature pédagogique, vise à combler un vide dans la littérature professionnelle, en offrant une présentation simple, mais sans concession aucune à la rigueur scientifique, des principes fondamentaux de l'assurance maladie et des mécanismes de sa mise en place et de sa gestion. Cette introduction à la question de l'assurance maladie est écrite en ayant à l'esprit les conditions dans lesquels les pays d'Afrique sub-saharienne doivent envisager la mise en place de l'assurance.

Le second objectif permet de faire une première synthèse des avancées, laborieuses à ce jour, de l'assurance maladie dans les pays de langue française au Sud du Sahara. La base d'information utilisée est principalement une série de rapports réalisés par des équipes de travail de 15 pays, réunies à l'initiative de WBI et de l'IMA, de Février 2002 à Juin 2005 ; elle inclut aussi les inventaires des micro assurances santé réalisés par La Concertation[5] et diverses études publiées et non publiées. Le dernier objectif découle de la volonté de bien examiner les conditions dans lesquelles la couverture des risques économiques liés à la mauvaise santé peut être élargie dans la zone concernée, tant en analysant les expériences en cours dans les autres pays de la région, qu'en réfléchissant sur les facteurs critiques de cette extension.

ATTEINTE DES OBJECTIFS DE SANTÉ EN AFRIQUE : RÔLE DE L'ACCÈS AUX SOINS

La communauté internationale s'est engagée, à l'occasion de l'Assemblée du Millénaire des Nations Unies en Septembre 2000, à atteindre huit objectifs dits « objectifs de développement pour le Millénaire » (ODM). Au moins trois d'entre eux sont exprimés en termes de résultats de santé à atteindre : en prenant pour base de référence l'année 1990, réduire de deux tiers la mortalité des enfants de moins de 5 ans d'ici 2015, réduire de trois quarts la mortalité maternelle, et inverser la tendance en matière de propagation du VIH/SIDA et du paludisme. À l'échelle mondiale, des progrès ont été accomplis, grâce à l'amélioration significative des conditions de vie dans certaines régions, notamment en Chine et en Inde[6]. L'Afrique toutefois n'est pas sur la voie d'atteindre ces trois objectifs, et certains pays ont même vu leurs indicateurs de santé se détériorer, ce qui en fait une région qui requiert une attention particulière de la part des organisations qui se sont engagées à soutenir l'atteinte des OMD. Si on considère aussi les autres problèmes de santé non couverts par les OMD, comme les autres maladies transmissibles[7], les maladies chroniques et les traumatismes résultant d'accidents de la route et du travail, qui sont en rapide croissance, le fardeau de maladie de la région apparaît comme le plus lourd de toutes les régions du monde. Paradoxalement, c'est en Afrique qu'on retrouve les systèmes de soins les moins développés et les plus dépourvus à tous points de vue : ressources financières, équipements, infrastructures, consommables, personnel. Pourtant, il est bien démontré que les problèmes que visent les OMD peuvent être radicalement atténués par un accès à des interventions peu complexes et peu coûteuses comme la vaccination, la réhydratation orale, la surveillance prénatale et l'accouchement assisté, la promotion de pratiques comme l'usage de préservatifs ou de moustiquaires imprégnées. Pour ne citer qu'un seul exemple de manque criant de ressources pour offrir ces services, mentionnons celui du personnel qualifié. Il y a des variations considérables entre les grandes régions du monde du nombre de médecins, infirmiers, sages-femmes par 1000 habitants. L'Afrique sub-saharienne se détache nettement des autres régions de faible et moyen revenu qui ont des effectifs de deux à presque trois fois plus élevés. Quant aux régions plus riches, de l'Amérique du Nord et de l'Europe, elles ont des rapports personnel de santé/population jusqu'à onze fois plus élevés[8]. Bien que ses besoins soient proportionnellement, plus grands que ceux des autres régions l'Afrique a les ressources en personnel de santé, un des intrants critiques pour l'accès aux soins, de loin les plus faibles.

FINANCEMENT DES SERVICES DE SANTÉ ET ACCÈS AUX SOINS

Aussi longtemps que l'accès à des soins de qualité, en temps opportun, ne sera pas amélioré, la situation sanitaire en Afrique ne pourra que stagner ou même se détériorer. Une telle amélioration requiert qu'on consacre plus de fonds aux services de santé, et qu'on alloue ces fonds de manière plus efficiente.

C'est en Afrique qu'on observe les dépenses de santé les plus faibles : en 2002, les dépenses totales par personne en Afrique, étaient de moins de 10$ dans 10 pays, entre 10 et 20$ dans 20 pays et plus élevées dans 16 autres pays, pour lesquels des données étaient disponibles (Kirigia et al.)[9]. Alors que la dépense de santé moyenne était en 2004 de 32$ en Afrique, elle était de 63$ en Asie, 218$ en Amérique latine, et 3088$ dans les pays de l'OCDE[10]. Comme c'est en Afrique qu'on trouve les plus faibles pourcentages de dépenses publiques consacrées à la santé, c'est aussi là que les contributions des ménages, par le paiement direct, sont les plus élevées. C'est dire que la question du financement de la santé se pose à la fois en termes de volume de ressources disponibles et d'origine de ces ressources. Dans un contexte où les services gratuits sont insuffisants, et où la majorité des populations n'a pas les ressources pour payer les services privés (ou même payer les coûts indirects des services publics, comme le transport ou les frais aux usagers), l'accès aux soins est forcément limité. Comment alors penser atteindre les OMD, sans s'attaquer à la question du financement de la santé ? Car, ce sont les ressources financières rendues disponibles pour la santé, permettant l'accès aux autres ressources permettant de construire une offre de soins adaptée aux besoins des populations.

LE RÔLE DE L'ASSURANCE

Les fonds pour la santé en Afrique viennent principalement de trois sources : le budget de l'État, les contributions directes des populations, l'aide internationale. Contrairement à la plupart des autres régions du monde, le recours aux diverses modalités d'assurance pour mobiliser des fonds et protéger contre les effets appauvrissants de la mauvaise santé, n'est pas très répandu. Des régimes d'assurance obligatoire couvrent les employés du secteur public ou les salariés des entreprises de grande taille dans certains pays, mais cela ne représente jamais qu'une fraction minime de la population, compte tenu du faible développement du secteur formel de l'emploi. Des régimes d'assurance volontaire communautaire sont apparus depuis une quinzaine d'années, mais encore là, la population couverte est minime, ne dépassant jamais les 10 %, et surtout n'offrant qu'une couverture de services limitée. L'assurance volontaire commerciale est quasi inexistante et n'a pour le moment que peu de probabilité de développement, compte tenu de la faible capacité contributive des populations. Sachant que le processus d'extension de la couverture du risque maladie en est un de long terme, et que la plupart des pays qui sont parvenus à assurer une couverture universelle l'ont fait par étapes, souvent en recourant à plusieurs stratégies complémentaires, dont l'extension de l'assurance, il nous est apparu opportun de nous pencher sur l'évolution récente de l'assurance maladie et sur sa possible contribution à l'objectif d'amélioration de l'accès aux soins. Notre choix de fixer l'attention sur l'Afrique francophone part du point de vue qu'au-delà de former une communauté linguistique spécifique, l'Afrique francophone se distingue du reste de l'Afrique par des traditions administratives et juridiques qui lui sont propres. Elles sont en partie héritées du passé colonial de ces pays, et, en partie, autogénérées, mais le résultat est que les questions de financement ne sont pas abordées de la même manière, ni toujours avec le même langage. Les principes fondamentaux de l'assurance sont les mêmes partout, tout comme les concepts de base de l'économie de la santé, mais l'approche du financement de la santé, les préférences des populations pour une modalité ou une autre, leur disposition à considérer l'assurance comme un mécanisme acceptable, peuvent être déterminés par ce cadre général que constitue la communauté linguistique.

STRUCTURE DE L'OUVRAGE

Nous avons organisé les chapitres de cet ouvrage en fonction des objectifs énoncés plus haut.

La première partie propose une introduction aux notions fondamentales de la théorie de l'assurance comme elle s'applique au risque maladie (Letourmy) et un autre sur la place de l'assurance maladie dans le financement de la santé (Preker et Velenyi). Dans le même ordre d'idées, Carrin, James et Evans font un tableau général des voies vers la couverture universelle, et Mathonnat et Audibert, soulèvent quant à eux le rôle de l'aide extérieure dans ce processus. Cette partie plus conceptuelle, est suivie d'une autre plus empirique dans laquelle sont présentées des expériences récentes en matière d'assurance maladie obligatoire (cas du Mali, par Letourmy et Ouattara, ceux du Gabon et de la Côte d'Ivoire, par Séry, et du Kenya, par Carrin et collègues) et d'assurance volontaire, principalement autour du développement des mutuelles de santé (Ndiaye, Galland). Un chapitre portant sur la situation générale de la couverture du risque maladie en Afrique francophone (Séry, Letourmy) ouvre cette partie.

La troisième partie traite de l'expansion de la couverture du risque et de ses effets attendus sur la relation avec l'offre de soins, dans sa dimension qualitative (Criel et collègues), ou encore dans un secteur où elle est moins développée, celui des soins hospitaliers (de Roodenbeke). Une autre dimension importante est explorée, celle de l'effet de l'expansion de la couverture sur la réduction de la pauvreté (Haddad et Morestin, Noirhomme et Thomé).

Une dernière partie traite des perspectives et des enjeux que soulève l'objectif d'aller vers la couverture universelle du risque maladie dans le contexte Africain. Carrin et James présentent les leçons qu'on peut tirer, pour la transition vers la couverture universelle, des expériences de pays qui ont des régimes d'assurance maladie obligatoire arrivés à une telle maturité. Les options sont diverses, depuis la mise en place de régimes couvrant des populations différentes qui en viendront à se compléter et à couvrir la population entière, jusqu'à la mise en place d'emblée d'une couverture générale, quitte à réduire le paquet de services couverts. Les approches multi régimes soulèvent des problèmes d'équité, à moins qu'une régulation forte oblige les régimes à offrir une couverture minimale comparable. La solution du passage rapide à l'universalité, elle, soulève le problème de la disponibilité des services, et de la capacité de l'offre de soins à satisfaire la demande que l'accès financier ne manquera pas de créer (Fournier et Tourigny). Le dernier chapitre (Brouillet) pose la question plus générale de la contribution de l'assurance à la réduction de la pauvreté et de la place que les agences d'aide lui accordent ou même devraient lui accorder.

PRINCIPAUX MESSAGES

Cet ouvrage ne cherche pas à décourager les promoteurs de l'assurance maladie en Afrique, en dégageant une impression générale que son expansion n'est pas chose facile et peut prendre du temps dans un contexte où les ressources financières et techniques sont limitées, et où l'offre de soins est de très loin insuffisante pour répondre à la croissance de la demande que l'assurance stimulerait. Notre objectif est plutôt de jeter un regard aussi lucide que possible sur l'état des lieux, sur les contraintes à surmonter, sur les précautions à prendre, et sur les efforts à faire en termes de développement des capacités requises. À cet égard, il faut prendre en compte les exigences techniques et administratives du bon fonctionnement des régimes assurantiels : l'Afrique francophone devra se doter d'une masse critique d'actuaires, d'économistes de la santé spécialistes des questions de financement, de gestionnaires de l'assurance, de médecins-conseil, sans qui la mise en place de régimes couvrant des populations importantes est impossible. Cela suppose des programmes de formation qui préparent des cadres déjà formés qui prendront des responsabilités dans ce processus d'expansion, et surtout qui prépareront la relève qui devra assurer la pérennité des régimes. Bien que le livre ne se soit pas appesanti sur le sujet, il est clair que toute velléité d'expansion de l'assurance qui ne serait pas accompagnée d'un processus de renforcement de l'offre de soins aux plans autant quantitatif que qualitatif, non seulement serait vouée à l'échec, mais créerait des conditions défavorables à l'assurance pour des années à venir.

Les messages à retenir donc, sont que l'assurance maladie peut jouer un rôle dans l'expansion de la couverture du risque ; que le mécanisme de l'assurance volontaire, bien qu'il se développe dans la plupart des pays, ne permet que des avancées modestes et exige beaucoup de temps pour prendre de l'ampleur ; que l'assurance obligatoire offre des perspectives plus encourageantes, mais limitées du fait des difficultés de sa mise en place en dehors du marché du travail formel, qui ne représente que 15-20 % de la population active ; que l'assurance soulève un problème d'équité, du fait de l'exclusion des plus pauvres qui ne peuvent assumer les primes ; qu'en toutes circonstances, des principes fondamentaux d'organisation et de gestion doivent être respectés, pour la survie de quelque régime; que les capacités techniques doivent être disponibles, de même qu'une offre de soins adéquate.

Nous espérons donc faire œuvre utile en présentant aux décideurs, aux responsables des politiques, aux professionnels de santé, un ouvrage qui saura les aider à bien s'engager dans ce débat sur l'assurance maladie, qui ne manquera pas de se faire ces prochaines années.

NOTES

1. Voir Actes du colloque : http://www.ces-asso.org/Pages/ESPAD-ColloqueWBI-IMA-CES.html

2. Guy Carrin et Jean Perrot de l'OMS Genève, Saidou Barry, Seydou Coulibaly, de l'OMS Afrique.

3. Christian Jacquier, Christine Bockstal (Programme BIT/STEP).

4. Parmi eux : Oumar Ouattara, Innocent Gakwaya, Jean-Pierre Séry, Abdoulaye Ntiéma, Kadaï Abatcha qui ont joué un rôle de formateur ou facilitateur à diverses occasions.

5. *La Concertation* entre les acteurs de développement des mutuelles de santé en Afrique est un réseau de partage d'expériences, de compétences et d'informations sur le développement des mutuelles de santé en Afrique qui fonctionne depuis 1999. La Concentration a produit en 2004 un inventaire des mutuelles dans 11 pays francophones d'Afrique (www.concertation.org/atelier/forum2004/Plenieres/Inventaire03.pdf)

6. World Bank, Global Monitoring Report 2005 : From Consensus to Momentum, Washington, The World Bank, 2005 ; World Health Organization, Health and the Millennium Development Goals, Geneva, WHO, 2005

7. Trypanosomiase, leishmaniose, filariose, dracunculose, trachome, lèpre, schistosomiase, etc.

8. Joint Learning Initiative, 2004. Human Resources for Health : Overcoming the Crisis, Cambridge, Harvard University Press, p. 29.

9. La portion publique de ces dépenses était de moins de 10$ dans 29 pays, entre 10 et 30$ dans 5 autres et de plus de 30$ dans 12 pays (J.M. Kirigia, et al., 2005. An Overview of Health Financing Patterns and the Way forward in the WHO African Region, Organisation mondiale de la Santé, Bureau régional pour l'Afrique, non publié.

10. Source : Banque mondiale, Données et Statistiques, http://
wbln0018.worldbank.org/EXT/French.nsf/DocbyUnid/FCA23E372
C13546B85256D870053BE54?Opendocument

Assurance maladie et financement de la santé

Assurance maladie : Un cadre général d'analyse en vue de son implantation dans les pays d'Afrique francophone

Alain Letourmy

Résumé : La promotion de l'assurance maladie en Afrique de l'Ouest vise l'introduction d'une activité de services nouvelle dans ces pays. On rappelle ici les principes généraux de l'assurance, puis les conditions particulières de son fonctionnement pour la couverture du risque de maladie. Pour tenir compte des particularités du terrain, on pose les questions de la demande d'assurance en Afrique de l'Ouest, des populations éligibles et du panier de soins à couvrir. Enfin, en fonction de la variété des formes possibles d'organisation de l'activité, on analyse les possibilités d'offre d'assurance maladie. Vu l'étroitesse du marché potentiel, ce sont les formes solidaires qui retiennent l'attention, qu'elles soient obligatoires ou volontaires.

INTRODUCTION

L'assurance maladie apparaît aujourd'hui, dans les pays à faible revenu, comme une technique susceptible de favoriser l'atteinte de nombreux objectifs (Letourmy A. et al., 2005). Pour ceux qui veulent améliorer le financement et le fonctionnement du secteur de la santé, l'assurance maladie va faciliter l'accès aux soins, en réduisant la part du paiement direct des services, et solvabiliser du même coup la demande aux formations de santé. Dans le cadre de la lutte contre la pauvreté (Holzmann, Jorgensen, 2000), l'assurance maladie est un élément central de la réduction de la vulnérabilité des populations et de limitation de la pauvreté iatrogène. La création de branches d'assurance maladie est aussi un moyen d'étendre les systèmes de protection sociale. Dans la mesure où l'assurance maladie représente un financement issu des ménages, la représentation de ceux-ci au niveau de la gestion et de la gouvernance des organismes est un facteur de diffusion de la démocratie. Enfin, l'assurance maladie doit participer de l'extension du marché des assurances que certains voient comme un levier de développement des marchés financiers.

Au-delà des objectifs visés, il faut prendre conscience de ce que la mise en place de l'assurance maladie représente une innovation technique et institutionnelle très importante dans la plupart des pays à faible revenu. On y observe sans surprise que la diffusion de l'assurance maladie se heurte à de nombreux facteurs économiques, sociaux et politiques et il importe de repérer ces obstacles pour tenter de les franchir. Autrement dit, la mise en évidence de bonnes pratiques en matière de promotion, de construction et de développement de l'assurance maladie devrait être la préoccupation des personnes en charge de responsabilités au sein des secteurs concernés et de ceux qui les appuient. Dans cette perspective, réfléchir au cadre d'analyse de l'activité d'assurance maladie dans le contexte des pays d'Afrique de l'Ouest ne constitue pas une démarche superflue.

On se propose ici de rappeler dans un premier temps les caractéristiques fondamentales de l'activité d'assurance maladie. Puis, on esquisse une présentation du contexte dans lequel l'assurance maladie est appelée à se développer. On aboutit enfin à une focalisation de l'analyse sur l'activité d'assurance maladie dans un cadre non marchand, qui apparaît comme la principale voie de développement de l'activité dans les pays considérés.

CARACTÉRISTIQUES GÉNÉRALES DE L'ACTIVITÉ D'ASSURANCE MALADIE

Quatre aspects de l'assurance maladie retiendront ici l'attention. D'abord, deux types de questions qui découlent de son caractère proprement assurantiel : les bases probabilistes de l'activité et les problèmes d'information associés au marché des assurances. Puis, ce qui représente véritablement sa spécificité au sein des assurances, la nécessaire relation des assureurs avec les prestataires de soins. Enfin, on examinera certaines des conséquences de cette relation pour la gestion du risque et la viabilité des régimes.

Les bases probabilistes de l'activité

Comme tout dispositif d'assurance, l'assurance maladie fait référence à la notion de risque. D'une façon générale, le risque qualifie la possibilité d'incidence imprévisible d'un événement dont les conséquences sont dommageables pour une personne (sinistre). On lui associe une probabilité de perte monétaire pour la personne, suite à l'occurrence de l'événement indésirable. L'assurance offre à la personne exposée au risque de couvrir tout ou partie de de la perte monétaire, en contrepartie du paiement régulier d'une prime. Elle représente l'engagement d'une indemnisation, dont le mode de calcul est déterminé ex-ante. Cette indemnisation va intervenir en cas de sinistre, selon les conditions fixées par la garantie du contrat proposé par l'assureur.

Le mécanisme repose d'une part sur le besoin ressenti par la personne de se protéger face au risque. Ce besoin induit une demande de protection qui est plus ou moins substantielle selon le risque perçu, les possibilités d'atténuation des conséquences du dommage ou le niveau de revenu. D'autre part, l'assureur peut faire une offre de protection, dans la mesure où il est capable de mutualiser les risques, c'est-à-dire de compenser sur un exercice la réalisation de sinistres à forte indemnisation pour certaines personnes, par la réalisation de sinistres à faible indemnisation ou par l'absence de sinistres pour d'autres. En dépit du caractère aléatoire de la perte individuelle, la moyenne des pertes monétaires individuelles a une limite finie lorsque le nombre d'assurés tend vers l'infini et que les risques sont indépendants. Cette limite détermine la prime actuarielle qui sert de base à l'offre de l'assureur (loi des grands nombres). En outre, dans les mêmes conditions, la somme des pertes individuelles (centrée et réduite) tend vers une loi normale (théorème central limite), ce qui permet à l'assureur d'apprécier le niveau de réserves souhaitable pour la viabilité de son activité (Henriet D. , Rochet J. Ch., 1991).

Ces rappels élémentaires indiquent d'abord que les effectifs de personnes disposées à payer une prime constituent une donnée essentielle pour le bon fonctionnement de l'assurance. C'est un paramètre fondamental en matière de mutualisation du risque et de viabilité de l'activité. Par ailleurs, l'indépendance des risques est également à prendre en considération. En cas d'épidémie, de catastrophe naturelle, les résultats généraux évoqués ci-dessus ne sont plus valables. Plus généralement, tout risque n'est pas assurable, dans la mesure où l'appréciation de la perte associée est très incertaine. Enfin, la capacité d'estimation de la perte monétaire et de la probabilité d'occurrence du sinistre est évidemment indispensable pour mener à bien l'activité, bien qu'il ne soit pas toujours aisé de déterminer ces éléments au moment de son lancement ou en fonction de l'évolution du contexte.

On peut alors comprendre que la pratique de l'assurance doive composer avec les conditions réelles d'occurrence du risque et de son coût et c'est bien cette adaptation qui est au cœur du métier. Concrètement, l'assureur cherchera en permanence des parades à la taille des effectifs, à l'augmentation du risque, à l'incidence de sinistres entraînant des pertes hors normes. A l'assurance directe seront ajoutés des mécanismes visant à partager le coût du risque entre divers opérateurs. La réassurance permettra de se décharger d'une partie du risque sur un assureur plus robuste, la co-assurance organisera un partage de l'indemnisation entre plusieurs opérateurs. Le partage du risque sera également envisagé avec les assurés eux-mêmes. Cela en liaison directe avec les problèmes d'information inhérents à l'activité.

Les problèmes d'information associés au marché de l'assurance

La nature contractuelle de la relation entre assureur et assuré est évidente et, au minimum, trois clauses consubstantielles aux contrats[1] expriment cette relation. En premier lieu, les deux parties s'entendent sur un objectif commun : la protection de la personne contre les conséquences d'un sinistre. Ensuite, elles s'accordent sur un principe de réciprocité qui s'applique à des devoirs et à des droits. La garantie représente l'engagement principal de l'assureur et le versement de la contribution celui de l'assuré. L'assureur est en même temps fondé à contrôler la réalité de l'occurrence du risque à couvrir et l'assuré à exiger l'application stricte de la garantie. En cas de litige, il doit exister une instance susceptible de régler le conflit sur le plan du droit. Ce recours est prévu ex-ante et constitue le troisième élément contractuel de la relation entre régime et assuré.

Dans le cadre de l'adhésion à des régimes privés commerciaux volontaires, les traits contractuels de l'assurance sont explicites. Pour les régimes publics obligatoires, les aspects contractuels sont implicites, mais il n'y a pas de contrat au sens juridique du terme, on est plutôt dans le domaine du « contrat social ». Pour les régimes privés à but non lucratif volontaires (mutuelles) les assurés adhèrent d'abord à un organisme avant de contracter une police d'assurance. Toutefois, les aspects contractuels de l'adhésion sont explicites et ont un caractère juridique.

Du point de vue de l'économie, le contrat d'assurance, explicite ou non, se caractérise par une asymétrie d'information entre les deux parties. Deux formes d'asymétrie sont à prendre en considération, l'une relative à l'état d'exposition au risque de l'assuré, que l'assureur connaît imparfaitement ; l'autre à l'action de l'assuré par rapport au risque que l'assureur ne peut maîtriser.

On parle de sélection adverse (ou d'anti sélection) lorsque la demande d'assurance est la conséquence directe d'un niveau de risque élevé, connu de l'assuré, mais pas de l'assureur. De façon plus générale, les économistes ont pris l'habitude d'utiliser la notion de sélection adverse pour traiter de toutes les relations d'agence avec asymétrie d'information, lorsque les caractéristiques de l'Agent susceptibles d'avoir un effet sur la relation sont imparfaitement connues du Principal. Une solution est pour ce dernier de mettre en place des mécanismes obligeant l'agent à la révélation de cette information[2].

On parle d'aléa moral ou hasard moral, lorsque le fait d'être assuré augmente le risque en raison d'une plus grande négligence de la personne. Là aussi les économistes ont pris l'habitude d'utiliser la notion de hasard moral de façon plus générale, pour traiter de toutes les relations d'agence avec asymétrie d'information. Il y a hasard moral lorsque la décision de l'Agent qui affecte le bien-être du Principal n'est pas parfaitement observable par ce dernier. Le Principal cherche alors à agir à son profit sur l'action de l'Agent par le biais d'incitations. Dans le cas de l'assurance, l'incitation passe par un partage du coût du risque. L'assureur impose une franchise ou un co-paiement à l'assuré pour stimuler sa vigilance en matière d'exposition au risque.

Les problèmes liés à l'information mettent en question les résultats de la théorie microéconomique qui reposent sur une hypothèse d'information parfaite. Ainsi l'équilibre concurrentiel des marchés d'assurance n'est pas automatiquement atteint en cas de sélection adverse ou de hasard moral et un équilibre de marché n'est pas forcément un optimum. De même, les contrats avec asymétrie d'information ne sont pas forcément optimaux ou efficaces. Ainsi, le marché des assurances fournit un prototype de marché imparfait, ce qui justifie la recherche d'optimum de second rang, éventuellement l'intervention de l'État.

En pratique, assurés et assureur vont essayer d'obtenir le contrat le plus intéressant et vont développer des comportements stratégiques, qui peuvent entraîner le déficit de l'activité pour l'assureur ou l'exclusion d'une partie des personnes potentiellement assurables. L'intervention du régulateur devient alors légitime, par exemple au profit des assurés, en cas de sélection des risques par l'assureur, jugée excessive au regard du besoin d'assurance de la population. Symétriquement, l'assureur sera autorisé à introduire un délai de carence entre le moment où l'assuré commence à cotiser et celui où il peut bénéficier de la garantie ou encore à appliquer des franchises particulières, lorsque le niveau de risque de certaines catégories d'assurés est élevé, pour faciliter l'équilibre technique de l'assurance. Par exemple, la franchise appliquée aux jeunes conducteurs est admise en assurance automobile.

La relation avec les prestataires de soins

La spécificité de l'assurance maladie tient à ce qu'elle est fondée sur l'identification de la maladie à un risque assurable. La démarche paraît aller de soi, mais elle peut se révéler assez difficile à mettre en œuvre en pratique. L'assimilation de la maladie à un risque ne souffre pas de contestation, mais ne suffit pas à fonder son « assurabilité ». Il faut qu'une définition objective de la situation de maladie permette la reconnaissance de l'occurrence et de la nature du sinistre, pour servir de base à la construction d'un contrat et la mise au point d'une garantie. La question du constat objectif de l'incidence d'un risque et de la nature du sinistre se retrouve pour toutes les formes d'assurances, qu'elles s'appliquent à des biens ou à des personnes. Face à de nombreux risques, l'assureur tend à avoir la maîtrise entière de sa résolution et ce sont ses experts qui sont chargés d'attester que tel accident ou sinistre est intervenu, puis de chiffrer ses conséquences pour l'assuré.

La situation de maladie, du fait de l'urgence qu'elle crée et de la représentation liée à la souffrance et la mort qu'elle véhicule, pose deux types de problèmes à cet égard. D'une part, elle est d'abord ressentie et reconnue par la personne elle-même. Si cette reconnaissance ne peut être considérée comme la définition objective de l'incidence du risque, elle donne lieu généralement au recours à un thérapeute. Celui-ci prescrit un traitement qui constitue un des coûts entraînés par la maladie. D'autre part, il est admis qu'une définition objective de la maladie est disponible lorsqu'il y a recours à la médecine et énonciation d'un diagnostic. Même s'il a ses propres médecins experts, l'assureur ne peut généralement pas faire autrement que de s'en remettre a priori au thérapeute que la personne a consulté pour produire le diagnostic médical et prescrire un traitement. Il lui confère alors un pouvoir très important qui est de participer à la fois au constat du sinistre et d'en fixer une partie des conséquences financières. De ce fait l'assurance maladie se distingue d'emblée de la couverture d'autres risques par le rôle privilégié qu'elle donne au prestataire de soins et par le potentiel de conflits ou de tensions qui en découle.

Un premier type de conflit renvoie à la nécessité pour l'assureur de lever une série d'ambiguïtés, qui sont en fait consubstantielles à la maladie elle-même. Le résultat est que l'assureur ne va pas considérer que toute situation de maladie donne lieu au déclenchement de la garantie, ni que toute intervention médicale, justifiée du point de vue de la santé à des fins de prévention ou de traitement, correspond à une situation de sinistre couvert par la garantie (voir encadré 1).

Un deuxième type de conflit découle de la situation triangulaire entre assureur, assuré et prestataire, qui rend plus complexe la gestion des problèmes d'information et, plus généralement, la gestion du risque.

La gestion du risque maladie et la viabilité de l'assurance maladie

L'équilibre de l'activité d'assurance dépend de la mise en œuvre des diverses techniques de gestion du risque destinées à contrôler l'écart qui va intervenir entre le coût du risque estimé et le coût du risque réel.

Cet écart provient :

- des aléas associés aux phénomènes morbides, à la survenue d'épidémies ou d'accidents collectifs par exemple ;

- de l'augmentation du coût des soins qui peut intervenir au cours d'un exercice sans avoir été entièrement anticipée

- des comportements stratégiques des assurés et des professionnels.

Encadré 1 : Exemples de la différence entre situation de maladie et risque couvert par l'assurance maladie.

Ces exemples correspondent à des pratiques réelles, dans des circonstances particulières qui seront revues plus loin. En premier lieu un certain nombre de situations de maladie avérée pourront être exclues par l'assureur du bénéfice de la garantie. Il s'agira par exemple de maladies coûteuses, telles que les affections à VIH ou plus généralement les maladies chroniques qui n'ont qu'une possibilité de stabilisation et aucune chance de guérison. Dans ce cas, l'exclusion est éventuellement justifiée par le souci de viabilité de l'activité d'assurance.

En deuxième lieu, toute une série d'actes médicaux pourront être considérés par l'assureur comme hors du champ d'intervention de l'assurance maladie, car ils visent la réparation de situations qui ne correspondent qu'imparfaitement à la conception de la maladie comme événement aléatoire indésirable. En fait les situations exclues seront provoquées par les personnes elles-mêmes et, résultant de leur volonté, ne seront pas assimilables à un risque subi. L'exemple classique est celui de la chirurgie esthétique, dont la plupart des régimes d'assurance maladie estiment qu'elle relève de la décision individuelle et pas de l'occurrence d'un risque. De même les actes qui sont prévisibles seront exclus ou mal couverts : actes programmables, pathologies liées de façon inexorable au vieillissement (cas des lunettes).

En troisième lieu, l'assureur refusera de prendre en considération les actes et les thérapies dont l'utilité et l'efficacité ne sont pas reconnues. Par exemple, dans les pays développés, toute une série de thérapies douces, ou encore la cure de psychanalyse, pourront être rejetées. Dans les pays en développement, c'est tout le champ des thérapies traditionnelles qui sera en débat.

La gestion du risque doit résoudre le dilemme de l'assurance maladie qui est de maîtriser le risque et, en même temps, de contribuer à faciliter l'accès aux soins. Elle repose sur un suivi rigoureux des sinistres et des soins qu'ils entraînent et sur une analyse des prestations servies. On se contentera ici d'évoquer les moyens de limiter les comportements stratégiques des assurés et des professionnels.

La sélection adverse et le hasard moral constituent en effet des facteurs de mise en péril des régimes d'assurance maladie. Ils sont justiciables de traitements différents, qui impliquent plus ou moins les professionnels de soins. En outre, la gestion du risque doit aussi prendre en compte le comportement des professionnels de santé, qui, pris individuellement, n'ont pas pour vocation de contribuer à l'équilibre de l'activité d'assurance.

La sélection adverse disparaît lorsqu'on supprime la liberté de choisir l'adhésion à l'assurance maladie. Les régimes obligatoires, de type

Enfin, une partie des actes de prévention sont traditionnellement exclus, puisqu'ils ne correspondent pas à une intervention consécutive à un état morbide.

Ces exemples montrent à la fois les limites que l'assurance impose à l'assimilation de la maladie à un risque assurable, ce qui se comprend du point de vue de la viabilité de l'activité elle-même, et le caractère arbitraire, voire scandaleux de certaines exclusions.

Par exemple, on comprend que les affections à VIH ne puissent relever d'un risque assurable, mais c'est bien un cas dans lequel l'intervention de l'assurance maladie prend tout son sens, car les coûts des soins dépassent la capacité financière individuelle. S'agissant de chirurgie esthétique, il convient de rappeler la faible distance existant entre des interventions dont la nécessité organique n'apparaît pas, celles qui deviennent pour un individu un besoin psychologique fort et celles qui relèvent de la chirurgie réparatrice d'un état non imputable à une personne et lui créant des dommages (fente labiale du nouveau-né par exemple). S'agissant des coûts de santé a priori prévisibles, on peut aussi discuter en fonction de l'état des connaissances et il n'est pas forcément inefficient de ne pas attendre l'incidence d'un état pour l'améliorer. La question de l'efficacité des actes peut souvent être discutée, notamment dans des domaines comme celui de la maladie mentale où la médecine moderne n'a pas toujours d'excellentes performances et a tendance à exclure ce qui n'est pas académique. Enfin, pour la prévention, il est évident que l'assureur a intérêt à l'encourager dans un grand nombre de cas. Il suffit de songer aux vaccinations et à toute la prévention primaire. Pour la prévention secondaire, il est discutable de prendre en charge des dépistages de maladies qu'on ne sait pas soigner, mais là aussi l'intervention précoce est souvent efficiente.

assurance sociale ou de type assurance de groupe en entreprise, réalisent automatiquement la compensation des risques. Ils constituent le meilleur antidote contre l'antisélection. En cas d'adhésion volontaire, l'assureur a deux moyens classiques d'éviter que la surreprésentation des mauvais risques ne mette en danger son activité : la tarification sélective fondée sur une information médicale, la mise en place d'un ticket d'entrée plus ou moins élevé.

La possession d'une information sur l'état de santé des assurés est pour l'assureur une ressource stratégique, et il est prêt à payer pour l'obtenir. Au moment de l'adhésion, l'assureur posera comme condition du contrat d'avoir une idée de l'état de santé de chaque assuré potentiel, soit en lui faisant remplir un questionnaire médical où l'assuré engagera sa responsabilité par rapport aux renseignements qu'il fournit, soit en lui faisant passer un examen médical par un médecin agréé. Avec cette information, l'assureur pourra ajuster la prime au risque, éventuellement refuser d'assurer la personne (en cas de pathologie particulière comme le VIH par exemple). Ainsi l'assureur sera enclin à proposer des contrats différents aux personnes demandeuses, selon leurs caractéristiques de santé. Mais, comme cela a été annoncé de façon générale, il sera limité dans cette démarche par la puissance publique. Celle-ci sera ici d'autant plus vigilante qu'il s'agit de santé.

La sélection adverse est combattue aussi par la mise en place non sélective d'un ticket d'entrée, qui s'appliquera à tous les nouveaux assurés. Le ticket d'entrée se présente sous des formes diverses. Classiquement, l'assureur impose une période de stage (ou délai de carence) de quelques mois où l'assuré paie la prime ou la cotisation sans avoir accès à la garantie. Cela évite en principe que les personnes attendent d'être malades pour adhérer. Dans le cas particulier de la prise en charge de la grossesse, une période de stage de 9 mois est une des conditions d'adhésion dans la plupart des régimes volontaires. L'assureur peut aussi faire payer un droit d'entrée, destiné officiellement à couvrir les frais d'enregistrement, mais qui peut s'avérer dissuasif. Un autre dispositif de type « ticket d'entrée » est le supplément de cotisation imposé, lorsque la personne a attendu pour adhérer, alors qu'elle avait la possibilité de le faire plus tôt. Par exemple, les fonctionnaires qui repoussent l'adhésion à une mutuelle après leur date d'intégration à la fonction publique seront pénalisés. Enfin, pour combattre les comportements de passager clandestin, l'assureur utilisera la radiation, lorsqu'une personne décide de ne plus cotiser sans motif valable. Elle ne peut alors obtenir sa réintégration ultérieurement.

La question du risque moral est assez délicate en assurance maladie et cela explique qu'elle ait donné lieu à des discussions conceptuelles, autour de la relation entre assurance maladie et demande de soins. L'aléa moral bien connu des assureurs, quel que soit le risque considéré, désigne une moindre préoccupation à l'égard du risque. Ainsi un conducteur de voiture assuré serait moins attentif au risque d'accident que celui qui doit payer par lui-même les réparations. Une personne assurée contre la maladie n'aurait plus de raison de ne pas consulter et elle pourra le faire pour un oui ou pour un non. L'assureur sera ainsi amené à prendre en charge toute une série d'actes qui auraient été évités en cas de non assurance. La démonstration de l'existence de ce comportement est sujette à discussion. En effet, on retrouve ici ce qui a été dit de la difficulté de définir la maladie comme risque assurable. Cette notion de hasard moral sous-entend qu'il y aurait des consultations médicales évitables et des consultations légitimes, ce qui ne repose sur aucune référence. Mais certains économistes (Pauly, 1968) parlent aussi de hasard moral pour traiter de l'effet prix de l'assurance sur la demande de soins. Il est incontestable que l'assurance maladie est destinée à abaisser la barrière financière des soins. Le fait d'être assuré ne se traduit pas seulement par une réduction de la vigilance à l'égard du risque, dont le coût est plus faible (hasard moral ex-ante), il doit entraîner, toutes choses étant égales par ailleurs, un recours plus élevé aux soins (hasard moral ex-post). Selon Pauly, trop d'assurance entraînerait ainsi une perte de bien-être en éliminant le rôle incitatif du prix comme régulateur de la demande. On voit que le débat entraîne sur le terrain de l'élasticité-prix de la demande de soins et de la substitution qui s'opère entre une consommation de soins devenue gratuite et la consommation d'autres biens et services.

Quoi qu'il en soit, les régimes mettent en place des dispositifs destinés au départ à limiter les effets du hasard moral. Ils reviennent tous à responsabiliser l'assuré, en lui imposant une tarification rendant compte de son recours effectif aux soins ou un partage du coût du risque. Dans les assurances privées, la tarification ajustée selon le niveau de risque constaté constitue une réponse au hasard moral ex-post. Le prix de l'assurance vient se substituer au prix des soins comme régulateur du comportement. Cette pratique qui s'apparente à un système de bonus/malus met en question la fonction de l'assurance comme facilitateur de l'accès aux soins.

Le partage prend éventuellement plusieurs formes : la franchise prévoit la prise en charge du coût au-delà d'un certain montant, le ticket modérateur ou co-paiement laisse au malade la charge d'une partie de chaque coût médical, le plafond limite le montant total du remboursement à un certain montant. Ces dispositifs, définis en amont du recours aux soins, reviennent à limiter le risque réellement couvert, puisqu'ils réalisent un partage du risque plus favorable à l'assureur.

Ils sont plus ou moins efficaces pour réguler la charge financière de l'assureur et ont des conséquences variables pour l'assuré en cas de maladie. Leur caractère aveugle et inique peut alors être critiqué. Aveugle, parce qu'ils vont s'appliquer à toutes les situations de maladie

Encadré 2 : Le risque moral ex-post

Les économistes de la santé ont raffiné la notion de hasard moral, bien connue des assureurs. Ils distinguent les comportements de négligence par rapport au risque (hasard moral ex-ante) de la surconsommation liée à l'existence de l'assurance, qui réduit ou élimine l'effet prix (risque moral ex-post). Pauly a émis l'idée que le risque moral ex-post diminuait le gain que l'assurance apporte à la collectivité (Pauly, 1968). A état de santé donné, un assuré va dépenser plus qu'un non assuré et, selon Pauly, le bien-être collectif s'en trouve réduit. L'origine de la perte de bien-être vient de ce que la dépense est supportée par l'ensemble des assurés qui voient leurs primes augmenter. Chacun gagne individuellement, mais l'allocation des ressources est contestable du point de vue collectif.

Cette analyse repose d'une part sur un constat empirique consensuel : les assurés consomment plus que les non assurés ; d'autre part sur une hypothèse : il existe une demande de soins, caractérisée, comme pour la plupart des autres biens et services par une élasticité-prix négative. Le constat empirique relatif à l'effet de l'assurance est en fait plus complexe que la simple augmentation de la dépense. Elle peut aussi entraîner une augmentation du prix des soins et une amélioration de la qualité (Bardey et al., 2002). Or, la réduction de bien-être évoquée par Pauly ne prend en compte que l'effet volume et repose sur l'équivalent monétaire de la satisfaction tirée de la consommation. Il faut admettre que le niveau de la consommation de soins détermine le niveau de consommation, mesurable par le surplus exprimé en monnaie. Il faut aussi admettre que l'élasticité prix de la demande de soins est négative, ce qui a été vérifié empiriquement dans un grand nombre de cas, mais on sait aussi que la valeur de cette élasticité est sujette à d'importantes variations selon les études. La perte de bien-être ne peut donc être évaluée de façon consensuelle. Corrélativement, les mesures à prendre pour réduire l'effet du risque moral ex-post sont discutables. Le principe général est que la couverture assurantielle complète est néfaste et qu'il faut imposer des co-paiements pour revitaliser l'effet-prix. En pratique, le ticket modérateur doit-il être appliqué uniformément ou bien doit-il être

et peuvent réguler l'accès aux soins au-delà des effets de l'aléa moral. Inique car ils augmentent le coût pour le malade et vont donc frapper les assurés les moins favorisés.

Dans les régimes d'assurance sociale, ces inconvénients retiennent l'attention et l'on y met en place des antidotes à l'iniquité : en plafonnant le ticket modérateur sur une période donnée, en définissant de façon différentielle les co-paiements. On proposera aussi des tickets modérateurs fondés sur l'état de santé ou sur les ressources de l'assuré. Pour certaines pathologies, le ticket modérateur sera supprimé. Cela sera classique dans le cas des pathologies chroniques, réputées longues modulé selon le type de soins ? Certains avancent qu'il y a consensus pour dire que cette problématique s'applique mieux aux prothèses dentaires qu'aux soins hospitaliers, dont le demande serait moins sensible aux prix (Bardey D. et al., 2002). On peut discuter ce genre de jugement.

Le problème de fond lié au risque moral ex-post est la façon d'interpréter la « surconsommation ». Pour Pauly, la responsabilité du patient assuré est en cause. Pour d'autres économistes, la notion de demande de soins doit être analysée de façon plus spécifique. En fait, la relation médecin malade donne un poids important au médecin et l'on est à nouveau dans une relation d'agence avec asymétrie d'information. Mais le hasard moral est alors le fait du médecin. On va parler plutôt de demande induite. La responsabilité serait placée du côté de l'offre et les mesures à prendre seraient de type « régulation des pratiques médicales ». Une littérature abondante a été consacrée à la demande induite, sans que les tests économétriques aient été décisifs. Cette théorie de la surconsommation est aussi plausible que la précédente et il est d'ailleurs intéressant de poser la question de l'effet de l'assurance du patient sur la demande induite (Bardey D., Lesur R. , 2004). Cette approche débouche sur des mesures mixtes, combinant ticket modérateur et contrôle des prescriptions.

Si l'on veut transposer ce débat dans les pays en développement, on doit pouvoir répondre à deux questions. En premier lieu, quand y a t-il sur-consommation ? En second lieu, comment bénéficier de l'apport de l'assurance comme facilitateur de l'accès aux soins sans ouvrir la porte à des excès de consommation ? Il faut admettre que personne n'a de réponse quant au niveau optimal de consommation de soins au sein d'une collectivité. Il faut observer aussi que le problème des pays en développement est la faiblesse de la consommation de soins médicaux et qu'on est très loin de la situation des pays industrialisés. Les questions liées au risque moral doivent être prises au sérieux lorsqu'on met en place l'assurance maladie en Afrique de l'Ouest. La dépense de soins doit néanmoins être encouragée, eu égard aux besoins sanitaires des populations. Toute la question est de savoir si l'on est dans une problématique de demande ou dans une problématique de besoins.

et coûteuses. Cela revient à définir une option d'assurance dite par exemple en France « régime des affections de longue durée » (ALD). Pour les ALD, les soins sont gratuits, mais ils ne le sont pas pour les pathologies intercurrentes, qui ne sont pas supposées être liées à l'affection chronique (cas de la rhinopharyngite du diabétique). De même pour certaines personnes justifiant de faibles ressources, le ticket modérateur sera supprimé, ces droits étant révisés chaque année.

Le comportement des professionnels fait partie aussi des éléments qui imposent une gestion rigoureuse du risque. L'existence de comportements d'assurés conduisant à une surconsommation de soins en cas d'assurance correspond éventuellement aux possibilités d'ententes explicites ou implicites avec le prestataire de soins. Mais, d'une manière générale, le prestataire dont les actes sont pris en charge par un régime d'assurance est, comme l'assuré lui-même, tenté de ne pas restreindre sa démarche. Il est plus enclin à prescrire et à faire revenir le patient, dès lors qu'il sait que celui-ci est bien couvert financièrement. Ce que les économistes appellent la « demande induite de soins » n'est, sur le fond, pas différente du hasard moral et renvoie d'ailleurs à un problème d'asymétrie d'information. Le comportement du prestataire peut être autonome et la surconsommation se faire à l'insu du malade assuré. L'entente est également possible et, à la limite, prendre une forme frauduleuse, prestataire et assuré se partageant le montant facturé illégalement au régime. Face à ce type de pratique, l'assureur se doit de contrôler les dépenses qui sont à sa charge. Il le fera en mettant en place un suivi très précis des actes et un contrôle médical effectué par un médecin conseil attaché au régime.

La gestion du risque est un facteur essentiel de viabilité de l'assurance maladie, mais l'assureur ne peut exclure les situations exceptionnelles d'indemnisation et il doit être capable d'y faire face. Pour cela, il met en réserves tout ou partie des excédents d'exploitation des exercices bénéficiaires. Le montant des réserves varie selon le type d'organisme. Lorsque l'assurance est obligatoire et bénéficie de la garantie de l'État, on admet qu'il est suffisant de disposer de trois mois de prestations. En assurance volontaire, il est plutôt conseillé de disposer de 9 mois à un an de prestations. En règle générale, la marge de solvabilité d'un assureur est imposée par les pouvoirs publics dans le cadre de la réglementation des assurances et il convient à la tutelle de produire les estimations adaptées au risque maladie dans chaque contexte national. L'assureur dispose aussi d'outils contribuant à garantir sa solvabilité en cas d'aléa. Par exemple, il pourra adhérer à un fonds susceptible de lui prêter des ressources de trésorerie en cas de besoin. Il aura aussi pu se prémunir contre l'éventualité d'indemnisations élevées liées à des situations particulières en cédant une partie du risque à un organisme de réassurance. Cette disposition ne crée évidemment pas de ressources, puisque la cotisation de réassurance sera incluse dans la prime payée par l'assuré. Mais elle acquiert un caractère indispensable lorsque l'assureur ne peut réunir qu'un effectif modeste de contributeurs ou qu'il inclut dans la garantie la couverture de soins techniques hospitaliers qui peut entraîner une indemnisation unitaire considérable.

LE CONTEXTE DE L'AFRIQUE DE L'OUEST

Au moment de lancer l'assurance maladie en Afrique de l'Ouest, un constat s'impose. Le marché de l'assurance y est très étroit (Thierry J.-Ph., 2005). Corrélativement, le segment de l'assurance maladie ne concerne que très peu de compagnies et seulement une frange très aisée de la population dans la plupart des pays. Du point de vue de l'offre, la prudence est de mise. Les assureurs ne travaillent qu'avec des professionnels libéraux ou avec des cliniques ou hôpitaux extérieurs et proposent des contrats dont les niveaux de primes excluent d'emblée 95 % de la population. D'une façon générale, cette assurance ne concerne que quelques entrepreneurs, quelques employés du secteur des services ou les personnels étrangers expatriés. La demande effective est donc extrêmement réduite. S'il est utile de s'interroger sur la demande potentielle et la population éligible à l'assurance maladie, c'est pour envisager une offre alternative à celle du secteur privé de l'assurance.

Quelle demande d'assurance maladie en Afrique de l'Ouest ?

L'état de santé des populations africaines ne fait pas douter de l'importance du risque réel de maladie dans ces pays. Faut-il alors, en appliquant les principes de la décision individuelle en avenir incertain, associer la demande d'assurance maladie en Afrique de l'Ouest à une très faible aversion pour le risque de la part des populations ?

On observe parallèlement que le recours aux soins primaires dans le secteur public est lui-même très faible (environ 0,3 contact par personne et par an), alors que le prix des services imposé par le recouvrement des coûts, ne semble pas un facteur dissuasif. La demande de services ne reflète donc pas non plus le besoin de soins, tel qu'on peut l'apprécier par l'incidence de la maladie ou la mortalité.

L'analyse de la demande d'assurance maladie doit intégrer la faible propension à se soigner, alors que la morbidité appellerait une fréquentation élevée des formations de santé. Les africains de l'Ouest sont peut-être risquophiles, ils sont de toute façon conscients de l'apport limité de la garantie de l'assurance maladie, lorsque les prestations de soins sont médiocres. Prix de l'assurance, aversion pour le risque et prestations désirées constituent le triptyque à prendre en considération pour analyser la demande. La notion de volonté à payer permet une approche globale de celle-ci.

La volonté à payer des populations en matière d'assurance maladie
L'analyse de la volonté à payer peut se développer en prêtant autant
attention aux paramètres classiques de la demande (prix, revenu) qu'à
des facteurs qualitatifs ou consubstantiels à la mentalité des populations concernés.

Dans le cas de l'assurance maladie dans les pays en développement,
on peut dire que la volonté à payer a au moins quatre composantes qui
renvoient :

- aux ressources effectives des ménages eu égard aux tarifs des
  assureurs ;

- à leur conception de la prévoyance ;

- à la priorité donnée à la couverture du risque maladie ;

- à l'appréciation qu'ils font de l'offre de soins, en termes d'accessibilité, de confiance, de qualité perçue.

Les ressources mobilisables pour l'assurance Il existe un niveau de
prime au-delà duquel aucune demande substantielle ne se manifeste,
même lorsque la population cible a des ressources régulières. On peut
le voir en fonction de l'échec des « low cost options » en Afrique du
Sud (Letourmy A., 2005) et la faible diffusion de l'option privée de
l'UTM (Union technique de la mutualité malienne). Toutefois, la
demande d'assurance maladie ne dépend pas que des ressources monétaires des populations. En tout cas, la relation n'est pas simple. On a des
exemples de mutuelles rurales qui s'adressent à des populations plutôt
pauvres et qui se sont surtout développées apparemment grâce à des
catégories de revenu intermédiaire (mutuelles du Borgou au Bénin).
Autrement dit, l'impression prévaut que, dans certains contextes, les
ménages les plus riches estiment pouvoir payer les prestataires en cas de
maladie, alors que l'assurance est trop chère pour les pauvres.

L'analyse de l'élasticité revenu de la demande d'assurance maladie
est difficile à étudier, car les outils d'enquête qui permettent de le faire
dans les pays développés sont difficiles à transposer dans des contextes
où les ressources ne sont pas seulement monétaires et où les échanges
donnent une place importante au troc. Les enquêtes auprès des
ménages sont néanmoins utiles pour indiquer la part que les ménages
consacrent à la santé. Cette dépense couvre toute une série de postes,

qui ne sont pas destinés à être intégrés dans une garantie d'assurance, mais elle donne le plus souvent une place de choix au médicament, dont la prise en charge peut relever en partie de l'assurance. On observe ainsi que les ménages dépensent de 7 à 10 % de leur budget en soins assurables. On peut alors supposer qu'ils ne seront pas près à aller au-delà de ce seuil et qu'il est plus réaliste d'envisager une contribution de l'ordre de 5 % des ressources, ce qui est d'ailleurs un chiffre usuel dans le cadre des régimes publics. Ce ratio donne une idée de la faiblesse des primes envisageables et ensuite de l'étendue de la garantie qui peut être proposée dans des pays ou une rémunération mensuelle de FCFA 400 est usuelle.

La prévoyance, la conception du risque et la hiérarchie des risques sociaux

La prévoyance ne fait pas partie des valeurs qui sont systématiquement intégrées dans la culture des populations des pays en développement. Cela pourrait s'expliquer à la fois par la dureté des conditions de vie qui y prévalent et par la relative brièveté de la durée de vie moyenne. D'une part, il faut consacrer tous ses efforts à survivre ou à faire vivre les siens à court terme. D'autre part, la probabilité de profiter d'une quelconque épargne des ressources est faible. Aussi peut-on parler de préférence pour le présent ou de faible incitation à investir à moyen ou long terme.

Cette disposition ne facilite pas l'acceptation du concept de risque, dans la mesure où la conception du risque oblige à se projeter dans l'avenir et à envisager un ensemble de possibles au sein duquel existent des événements défavorables. De fait on a pu relever, au sein de populations rurales, un certain nombre de réticences à accepter qu'une situation néfaste ait une certaine probabilité de survenir et en particulier l'idée qu'il était maléfique de faire cette hypothèse. En ce sens, et pour certains groupes, l'assurance porterait malheur au lieu d'avoir une fonction de compensation des conséquences d'un sinistre. Par exemple, l'adhésion à l'assurance maladie générerait une atteinte à la santé et serait donc peu recommandable. Le refus de concevoir le risque comme fait objectivable n'est pas forcément le produit d'une représentation du malheur, mais il indique que l'assurance contre un risque social ne va pas de soi et exige donc une sensibilisation particulière dans certains contextes. En ce sens, une partie de la population des pays concernés n'est pas risquophobe.

Pour les populations qui ont une activité économique au sein du secteur formel, on n'observe pas un tel rejet de l'assurance. En revanche, il existe des priorités dans l'assurance contre les risques, qui renvoient aussi au contexte culturel et social des pays en développement. Par exemple, en Afrique de l'Ouest, les fonctionnaires vont systématiquement privilégier la couverture du risque vieillesse et du risque alimentaire plutôt que le risque maladie. Cette attitude renvoie souvent à la faiblesse des pensions légales et aux dysfonctionnements constatés dans le service de pensions ou dans le paiement de la solde. Dans la mesure où le fonctionnement des régimes de retraite des fonctionnaires et de la trésorerie publique peuvent s'améliorer, elle ne devrait pas empêcher une évolution des préférences. En revanche, l'intérêt marqué des ménages pour la couverture des risques sociaux particuliers que sont la survenue d'un mariage, d'un baptême, d'un décès a peu de chances de disparaître à court terme. Cela signifie que, lorsque les ménages sont prêts à épargner ou à s'assurer, ils vont souvent préférer le faire pour se prémunir d'une rupture de ressources dans ces situations plutôt qu'en cas de maladie.

Le risque maladie fait l'objet d'une perception différentielle, aussi bien en termes de population que de contenu. Cela signifie par exemple que l'assurance n'a pas le même intérêt en ville et en milieu rural, en secteur formel et en secteur informel ; ou encore que certains risques tels que le risque obstétrical ou le petit risque sont valorisés différemment selon les contextes.

L'appréciation de l'offre Le faible recours des populations au secteur public de soins (soins de base et soins hospitaliers de tous niveaux) est observé de façon récurrente en Afrique de l'Ouest. Il a été montré à de multiples reprises que la qualité des services était le facteur déterminant de la fréquentation. Cela étant, l'offre de services de soins n'est pas homogène au sein d'un même pays et l'on observe que la disposition des populations à s'assurer augmente considérablement d'un endroit à l'autre, lorsque l'appréciation des formations de santé est bonne. Selon que l'assurance maladie donne accès à des établissements appréciés ou non de la population, elle fait l'objet d'une attention plus ou moins marquée[3]. Réciproquement, l'impossibilité de trouver, dans une zone donnée, des formations prisées par la population est un facteur de faible diffusion ou de rejet de l'assurance[4].

La qualité des prestations auxquelles l'assurance donne accès est un prérequis de l'assurance, au sens où, sans elle, il n'y aura pas de demande. Mais la qualité ne doit pas être définie selon les critères utilisés pour évaluer les soins dans les pays industrialisés. Ce qui est en cause est la qualité telle qu'elle est perçue par les usagers. A cet égard, trois éléments sont importants :

• l'accueil des malades par les personnels ;

• la disponibilité du médicament ;

• la somme demandée dans les formations en contrepartie des soins.

Le premier élément est particulièrement sensible à l'hôpital (Jaffré Y., Olivier de Sardan J.P., 2003) où les patients arrivent en très mauvais état et ne font pas forcément l'objet de considération de la part du personnel. Les familles sont très présentes et pallient les insuffisances du service rendu (en matière d'hébergement et de nourriture notamment), mais ont rarement accès à une information correcte sur la situation de leur parent. Le médicament constitue un objet privilégié de la relation des populations aux soins médicaux et sa non disponibilité est considérée comme un facteur de mauvaise prise en charge. En outre certaines catégories de personnel ont leur propre stock de produits qu'ils monnayent aux patients. Enfin, alors que la tarification des établissements est en principe adaptée aux ressources locales, les personnels demandent des suppléments pour traiter les malades, quand ils ne font pas du paiement préalable une condition de prise en charge.

Dans ces conditions, la préférence des populations pour le secteur privé est générale dans les pays en développement quand celui-ci existe et est abordable. Le secteur privé caritatif est souvent très prisé, en raison de la qualité de l'accueil, relativement personnalisé, et de l'absence de surtarification (Letourmy A., 1999). Corrélativement, le rejet du secteur public est très fréquent pour les raisons évoquées ci-dessus. Malgré tout, il n'est pas systématique. Ainsi, en Guinée forestière les mutuelles se sont développées en s'appuyant sur les hôpitaux publics.

La demande en termes de prime et de couverture

Niveau de la prime et modalités de paiement Si les ressources mobilisables pour adhérer à l'assurance maladie sont faibles, l'aménagement des modalités de paiement de la prime permettent d'envisager le recrutement d'effectifs plus importants. La demande d'assurance reflète comme partout l'adaptation du produit à la cible.

L'expérience montre qu'en Afrique de l'Ouest on peut construire une couverture minimale pour un groupe, si la disponibilité des ménages qui le composent est de 500 FCFA par mois. On observe que, selon que la prime dépasse ou non ce niveau, une partie plus ou moins importante du groupe sera exclue. Les modalités de paiement constituent une variable d'ajustement essentielle entre le niveau de la prime et les ressources mobilisables. La mise en place d'une formule de cotisations collectives, dites solidaires, permet de combiner les mécanismes de solidarité traditionnelle avec l'exigence de contributivité. Selon cette formule, c'est le versement du montant total des cotisations d'un groupe, qui ouvre les droits pour toutes les familles qui le composent, indépendamment de la manière dont ce montant a été obtenu. En pratique, cela permet à certaines familles, momentanément gênées, de continuer à adhérer à un régime, grâce à une avance faites par les autres, mais sans que le régime ait à y voir. Lors du versement suivant, la famille débitrice régularisera sa situation à l'égard du groupe.

La saisonnalisation du paiement permet aussi de tenir compte du moment des rentrées d'argent. Il s'agit d'organiser le paiement de la cotisation lorsque les ménages vendent leurs produits. Ce dispositif est particulièrement adapté aux ménages ruraux vivant de cultures de rente, telles que le coton, le riz ou le café. Ainsi la cotisation sera payée une fois ou deux fois dans l'année et pas tous les mois comme dans la plupart des régimes des pays développés. Cela pose évidemment le problème de la gestion de l'argent et de son placement pour l'organisme gestionnaire. Lorsque l'assurance est mise en place dans un cadre intégré où des formules de crédit fonctionnent, le couplage du paiement de la cotisation avec le remboursement du crédit est souvent organisé.

S'assurer pour couvrir quel risque ? La couverture offerte par l'assurance maladie peut évidemment être variable d'un régime à l'autre. Mais dans le contexte des pays pauvres, elle correspond à un mode nouveau de financement qui présente un intérêt particulier par rapport aux autres formes existant dans ces pays. Ce sont en effet les limites du paiement direct qui ont fortement incité à faire la promotion de l'assurance, pour ouvrir l'accès des populations à l'ensemble de la palette de soins, en particulier aux soins les plus coûteux dispensés en milieu hospitalier. Selon cette conception, largement partagée par les experts, l'assurance maladie abaisse la barrière financière des soins et dans la mesure où la fréquence des recours aux soins coûteux est assez faible, la viabilité des régimes est plus facile à atteindre. Avec cet argumentation, c'est le gros risque qui doit être atteint de façon privilégiée grâce à l'assurance. Corrélativement on peut dire que l'assurance maladie offre un financement spécifique, le paiement direct restant valable pour l'accès aux soins primaires.

En Afrique de l'Ouest, cette conception se heurte d'une part aux attentes des personnes elles-mêmes et d'autre part aux conditions empiriques d'application du paiement direct. Les populations sont intéressées par l'assurance à partir du moment où elle leur permet d'accéder aux formations de santé les plus proches et elles n'acceptent de payer une cotisation que s'ils en voient concrètement le retour d'investissement. Les soins hospitaliers sont pour elles un événement rare et elles savent qu'en cotisant uniquement pour se prémunir du gros risque, elles ont une probabilité forte de cotiser plusieurs années sans obtenir de prestations. Par ailleurs, l'évaluation de l'Initiative de Bamako a montré que le paiement direct excluait beaucoup de personnes et on peut en déduire que la couverture du petit risque présente également de l'intérêt. Le dilemme « gros risque versus petit risque » ou l'opposition « experts contre population » n'ont donc probablement pas lieu d'être. La flexibilité de l'assurance maladie est une de ses qualités et l'on n'a pas de raisons sérieuses de limiter son application au financement des soins coûteux. En pratique, les mutuelles couvrent tout ou partie du petit risque dans la majorité des cas et, moins souvent, le gros risque[5].

Toutefois, il faut tirer les conséquences de la nature du risque à couvrir pour définir la garantie et mettre en place une gestion du risque assez rigoureuse. Si la prise en charge du petit risque par l'assurance est attractive, elle conduit à une cotisation relativement élevée. Il y a un danger de faible viabilité des régimes, si l'on ne place pas de garde-fous à l'accès aux soins et au médicament (tickets modérateurs, franchises). Les populations doivent donc aussi être informées de ce danger et en assumer les conséquences.

La population « éligible » à l'assurance maladie

L'analyse de la demande potentielle d'assurance maladie conduit à apprécier la possibilité de mettre en place l'assurance maladie de façon différente selon les groupes de population. En outre, tous les types de régime ne sont pas adaptés aux diverses catégories et l'assurance maladie a un intérêt variable selon la protection existante.

Les salariés du secteur moderne et les fonctionnaires sont a priori éligibles à l'assurance maladie, dans la mesure où ils bénéficient de revenus réguliers qui sont au-dessus de la moyenne du pays. Ils se disent généralement intéressés, pour eux-mêmes et leurs familles, par une couverture en cas de besoin de soins. Il est aujourd'hui admis dans de nombreux pays de la région qu'ils doivent être assujettis à des régimes obligatoires, lorsque ce n'est pas déjà le cas.

Toutefois, la situation de ces deux catégories n'est pas identique, ni par rapport à l'assurance maladie en général, ni par rapport à l'assurance maladie obligatoire.

Les fonctionnaires constituent dans chaque pays un ensemble bien circonscrit, relevant d'un employeur unique. Leur demande dépend de la protection maladie dont ils disposent, en théorie et en pratique. Souvent, l'État accorde à ses agents des prestations maladie non contributives, dont le prototype est la couverture partielle de la couverture des frais d'hospitalisation (Sénégal, Mali). Si cette couverture est effective, la demande d'assurance va correspondre à des prestations complémentaires (Sénégal). Si la couverture ne se traduit pas par une véritable prise en charge des dépenses (Mali), l'assurance obligatoire est attendue et, lorsqu'il faut du temps pour sa mise en place, les fonctionnaires s'organisent par groupes et sont alors intéressés par une assurance volontaire de type mutualiste (Mali, Burkina).

Les employés du secteur privé constituent un ensemble moins homogène et d'ailleurs plus difficile à circonscrire que les agents de l'État. La limite entre secteur privé de l'économie formelle et secteur privé informel est assez floue et la demande d'assurance maladie est différente selon que l'on considère les grandes entreprises, les petites entreprises bien recensées par l'administration et les entreprises connues, mais échappant au contrôle administratif. Les employés des grandes entreprises sont intéressés par l'assurance maladie, lorsqu'ils ne disposent pas déjà d'une couverture maladie, contributive ou non, dans le cadre professionnel. Cette couverture peut prendre la forme d'un accès privilégié à un centre de santé, voire à une clinique, qui font partie de l'entreprise ; ou d'une subvention de l'employeur à une caisse sociale interne gérée par les délégués du personnel et destinée à couvrir toute une série de risques sociaux ; ou d'une prise en charge directe par l'employeur des frais en cas de maladie (Mali, Guinée). L'existence de cette « couverture maison » n'incite pas à chercher une autre forme de protection. Dans un certain nombre de cas, « la couverture maison » prend d'ailleurs la forme d'un régime d'assurance organisé par l'employeur et les employés ne sont pas intéressés à obtenir une autre forme d'assurance (mutuelle, assurance obligatoire), à moins qu'elle soit beaucoup plus avantageuse. On peut comprendre qu'en pratique, ces « régimes maison » constituent plutôt un frein à l'implantation de l'assurance maladie obligatoire pour tout le secteur privé.

Dans les petites entreprises, la demande d'assurance maladie est conditionnée par l'attitude de l'employeur. Certains employeurs peuvent favoriser l'adhésion de leurs employés à des mutuelles interprofessionnelles, mais, d'une façon générale, les employés de ce segment du secteur privé seront rarement attirés par l'assurance maladie, sauf à avoir reçu une information extérieure (Mali). On observe d'ailleurs que, lorsqu'il existe un régime obligatoire au niveau national, de nombreux employeurs se soustraient à l'obligation en ne déclarant pas leur personnel (exemple : IPM pour les stations services).

Dans le milieu des artisans, commerçants ou autres travailleurs indépendants, qui constitue une frange aisée qui relève autant de l'ensemble précédent que du secteur informel urbain, le même type de constat est faisable. Rares sont les « petits patrons » qui seront enclins à donner une protection maladie à leurs employés, dans la mesure où ceux-ci travaillent généralement dans un cadre qui ne respecte pas le code du travail. Pour eux-mêmes, artisans et commerçants sont plutôt attentistes en matière d'assurance maladie, même si certains groupes professionnels ont été associés au développement mutualiste dans divers pays. Lorsqu'ils sont informés de la possibilité d'adhérer à des régimes volontaires, ils préfèrent vérifier comment le système fonctionne avant de cotiser eux-mêmes. On observe ainsi une croissance assez lente des mutuelles d'artisans

(Mali) ou bien une adhésion tardive (Mutuelle de l'UNACOIS au Sénégal).

Plus on considère des personnes appartenant au secteur informel, plus l'expression de la demande d'assurance maladie est tributaire de l'existence d'une de forme cohésion sociale et de facteurs extérieurs. Le principal facteur de révélation de la demande est l'accès à l'information qui peut être donné dans le cadre des campagnes de sensibilisation organisées par exemple par les projets de développement mutualiste.

On note ainsi une demande émanant de groupes de femmes déjà organisées dans des petites structures de micro crédit, d'associations diverses ou de professions qui ont pu aussi être contactées par des promoteurs de mutuelles (au Bénin : les zemidjans, taxis en mobylette).

En milieu rural, la demande d'assurance maladie est essentiellement dépendante des efforts faits pour la révéler. Les villages où sont créées des mutuelles font en réalité partie de projets exogènes. On observe d'ailleurs que la demande issue de personnes vivant dans un village n'entraîne pas une demande équivalente dans le village voisin. Des facteurs locaux tels que le centre de santé désigné pour le service des prestations ou la personnalité des responsables traditionnels sont alors les principaux déterminants de la demande, alors que les paramètres économiques (ressources) de celle-ci ou le niveau du risque semblent équivalents. L'adhésion du milieu rural peut être facilitée par des conditions liée à l'activité économique : groupement de producteurs en cas de culture de rente ou incitation d'une entreprise liée aux exploitants (cas du coton). Enfin, la relation avec les pays du Nord par le truchement des émigrants (Mali, Sénégal) peut être un facteur d'augmentation de la demande d'assurance maladie.

QUELLE OFFRE D'ASSURANCE MALADIE POUR L'AFRIQUE DE L'OUEST ?

Le contexte des pays d'Afrique de l'Ouest indique que le développement de l'activité d'assurance maladie, aussi souhaitable soit-il, se heurte à une série d'obstacles économiques et sociologiques. Il est évident que les compagnies privées ne sont pas prêtes à proposer une offre de produits adaptée à la demande potentielle d'une fraction importante de la population. En Afrique de l'Ouest aujourd'hui, l'offre d'assurance maladie ne peut être que non marchande, ce qui a des implications sur les caractéristiques techniques de l'activité. Pour autant, un large choix est ouvert pour ce qui est de l'organisation celle-ci.

Le choix de l'assurance solidaire

Parler d'assurance non marchande introduit l'idée que le profit des organismes ne doit pas être le moteur du développement. Le principe d'efficacité ne doit pas pour autant être oublié et l'activité doit être capable de dégager des excédents compte tenu de la nécessité de constituer des réserves. La question est d'améliorer l'offre du point de vue de l'équité en élargissant la population qui peut y avoir accès à l'assurance maladie. La voie à explorer correspond à une perspective plus solidaire de l'assurance maladie ou, si l'on veut, plus sociale[6]. Mais l'association entre solidarité et assurance ne va pas de soi.

Assurance et solidarité Pour les théoriciens de l'assurance, les mécanismes de l'assurance relèvent, du point de vue technique, d'une approche différente des mécanismes de solidarité. Les mécanismes de solidarité correspondraient à une modalité de couverture des dommages déclenchée après réalisation du sinistre, sans qu'aient été mises de côté les ressources nécessaires, ni défini le montant de l'indemnisation. Les mécanismes assurantiels correspondent au contraire à une estimation préalable du montant des dommages et à un pré-paiement. Les mécanismes de solidarité peuvent être mobilisés au sein de réseaux particuliers (famille et proches, communauté, groupe professionnel), alors que l'assurance est une activité relevant d'un organisme *ad hoc* réalisant la compensation des risques.

Cette distinction est importante, mais l'opposition est excessive. Historiquement, les caisses de solidarité ont évolué dans le sens d'un recueil préalable des ressources et ont introduit à cette occasion le principe d'une cotisation « selon les moyens ». C'est ce principe qui a été repris à la fois dans les régimes volontaires des mutuelles et dans l'assurance sociale obligatoire. L'assurance solidaire se caractérise ainsi par un souci de redistribution, plus ou moins important selon les modalités de définition des cotisations.

L'idée de solidarité s'accorde avec les valeurs attachées à la santé, qui interviennent souvent dans le débat:

- le caractère inacceptable de l'exclusion en cas de maladie et de mauvaise santé ;
- la représentation négative des mécanismes de marché appliqués à la santé ;
- l'opposition entre l'individualisme d'une part, les conceptions de santé publique et les considérations d'éthique d'autre part.

Toutefois, sur ces points, la notion d'intérêt collectif reste non consensuelle, si bien que les acteurs de terrain auront à gérer de façon pragmatique le problème des indigents, se résoudront à donner aux prestataires privés motivés par le profit une place non négligeable et tiendront compte de toute façon de toute une série d'intérêts particuliers. En d'autres termes, la solidarité associée à l'assurance maladie a un caractère restreint dès lors que la contributivité est le principe essentiel de l'adhésion ou de l'assujettissement. Qu'il s'agisse de régimes volontaires ou obligatoires, l'assurance maintient une différence entre ceux qui paient la cotisation et qui acquièrent des droits et ceux qui ne paient pas et qui relèvent ailleurs d'autres formes de protection. La différence disparaît uniquement lorsque l'assurance maladie réalise la couverture universelle et que les régimes sont équivalents.

Spécificité de l'assurance solidaire En théorie, l'assurance solidaire va se caractériser par une volonté de non exclusion et par une tarification susceptible de favoriser la redistribution. En outre, elle va tabler sur le sens de la responsabilité des adhérents.

Non exclusion L'assurance maladie solidaire ne cherche pas à écarter les mauvais risques. Elle va s'interdire la sélection, proposer systématiquement une garantie vie entière et ne pas ajuster la cotisation au risque individuel. Autrement dit, toute personne payant sa cotisation peut adhérer et rester adhérent, aux conditions proposées à l'ensemble des membres. En pratique, la non exclusion à l'entrée doit être compatible avec l'équilibre de gestion du régime. Si les personnes ne sont pas exclues, elles ne seront prises en charge que dans le cadre de la garantie, qui opère nécessairement des choix, en particulier vis-à-vis de certaines pathologies coûteuses. Dans le même esprit, le régime devra contrer la sélection adverse avec les procédures s'appliquant à tous (période de carence) sans empêcher l'adhésion.

La tarification La formule usuelle pour l'assureur consiste à tarifer la prime selon le risque individuel, c'est-à-dire à ajuster la prime au risque estimé pour une personne. En pratique, le risque n'est pas ajusté à chaque personne, mais à des groupes homogènes en termes de niveau de risque. Des facteurs comme l'âge, le sexe, les conditions d'exposition professionnelle, la présence d'une pathologie chronique ou d'un facteur de risque pour ces pathologies seront des variables permettant de constituer les groupes, de façon plus ou moins sophistiquée. La formule la plus simple d'application de ce principe consistera à augmenter la prime avec l'âge.

Dans le cadre de l'assurance solidaire, ce mode de tarification, qui pénalise les personnes les plus fragiles, sera écarté au profit d'une tarification au risque moyen ou d'une tarification selon le niveau de ressources. Dans le premier cas, la redistribution horizontale (entre malades et bien portants) est plus importante et dans le second, on introduit une redistribution verticale (entre riches et pauvres) qui joue à plein si l'occurrence du risque est correctement répartie entre les catégories de revenu.

Ces modalités de tarification ne doivent pas pénaliser l'équilibre du régime et être consensuelles. Cela implique d'une part que l'évolution des cotisations doit suivre le coût du risque, indépendamment du mode de tarification, d'autre part que les membres acceptent le partage du coût du risque associé à celle-ci. Dès lors que les adhérents refusent de payer plus que ce qu'ils estiment être leur niveau de risque, ils rejettent le principe de solidarité, mais s'exposent du même coup aux fluctuations de leur cotisation correspondant à leur morbidité.

La responsabilité des adhérents

L'assurance maladie solidaire doit faire face au risque moral et, à ce titre, l'organisme gestionnaire doit mettre en œuvre les procédures de co-paiement déjà évoquées. Mais la contrepartie du principe de solidarité est que les membres d'un régime sont conscients de l'intérêt collectif et ne doivent recourir aux soins qu'à bon escient. Dans ce schéma idéologique la limitation, voire la suppression, des co-paiements est légitime. C'est ce qui explique la possibilité de régimes volontaires complémentaires aboutissant à la suppression de ceux-ci[7]. En pratique, la responsabilité des adhérents ne peut s'exercer qu'au sein de petits groupes et n'est plus observable dès que la taille des régimes augmente. Comme l'assurance tire sa viabilité des effectifs couverts, on peut dire que les régimes solidaires doivent accepter les principes de gestion usuels de l'assurance et amener leurs adhérents à la modération en recourant aux incitations monétaires et au contrôle médical.

Les choix d'organisation

Si les pays d'Afrique de l'Ouest ne peuvent développer l'assurance maladie que sous la forme de régimes solidaires, ils ont le choix entre des politiques centrées sur les régimes obligatoires ou sur des régimes volontaires. Ils peuvent aussi moduler les options d'organisation de ces régimes. On rappelle dans l'encadré 3, les principaux types d'organisation de l'assurance maladie. On présente ensuite les principales options relatives à l'organisation de régimes obligatoires et volontaires.

L'assurance publique obligatoire L'assurance maladie publique à caractère obligatoire naît de l'initiative du pouvoir étatique et est censée contribuer au bien-être général, même lorsqu'elle ne s'applique qu'à une fraction de la population. Dans tous les cas de figure, elle participe de la construction d'une couverture universelle et a des implications politiques et sociétales importantes. Si, d'un point de vue technique, elle met en œuvre les principes de l'assurance et fait mettre en pratique les mécanismes évoqués ci-dessus, sa gestion relève d'une catégorie intermédiaire, qui se nourrit autant de gestion du risque que de gestion politique.

Les considérations politiques interviennent à trois niveaux au moins pour définir l'architecture des régimes : au niveau de la définition de la couverture, de la liaison entre cotisation et garantie et en vue d'opérer une redistribution entre catégories de ménages. La couverture relève le plus souvent d'une couverture complète, au sens où tous les niveaux de la pyramide de soins font l'objet d'une prise en charge. En revanche elle se veut basique, au sens où ce sont les soins dispensés dans le secteur public qui seront privilégiés. L'ajustement des ressources au risque et à la garantie est indirect, dans la mesure où les cotisations seront fondées sur les revenus salariaux, seront dépendantes de la masse salariale et de l'état général de l'économie, alors que les dépenses refléteront bien le recours aux services, donc plutôt les besoins de la population contraints par l'offre disponible. Enfin, la redistribution opérera par le mode de détermination des cotisations individuelles, proportionnées aux ressources. Les hauts salaires paieront plus que les bas salaires, ce qui provoquera en principe une redistribution verticale, si les niveaux de consommation sont équivalents.

Les problèmes des régimes publics découlent de l'incidence de ces considérations politiques sur les paramètres techniques. La régulation de la dépense sera souvent le premier problème à régler, car les dépenses auront une tendance naturelle à croître plus vite que les ressources, surtout en période de croissance moyenne ou basse. L'influence de l'État sur les régimes se traduira alors souvent par des orientations de rationnement. L'organisation des régimes obligatoires est souvent hiérarchisée, avec une tendance forte à la centralisation en cas de régime de Sécurité sociale. Toutefois, la délégation de la gestion à des organismes ad hoc de type caisse centrale (voir encadré 4) gérés paritairement pourra contrebalancer cette tendance, sans forcément donner de solution en matière de régulation.

Toute une série de questions se greffent sur la gestion des régimes publics qui sont généralement un élément central des systèmes de santé. La question de la tarification, l'équilibre entre secteurs public et privé, le financement des hôpitaux et les réformes impliquent toujours les régimes publics en première ligne.

Les configurations observables les mieux représentées sont les suivantes:

- Régime d'assurance maladie public obligatoire centralisé, dont la gestion est effectuée par une Caisse d'assurance maladie, dont la gouvernance est le plus souvent professionnelle dans les faits, car les représentants des assurés qui peuvent être les détenteurs du pouvoir sont des professionnels de la gestion des organismes d'assurance sociale ;

- Régime d'assurance maladie public obligatoire décentralisé : on a cette fois des caisses locales autonomes et la gouvernance reste à dominante professionnelle, bien que la participation des représentants des assurés soit plus forte

Encadré 3 : La variété des régimes d'assurance maladie

Régimes publics et privés

On parle de régimes publics dans le cas de régimes organisés par l'État, mais dont la gestion revient soit à l'administration soit à des mandataires privés. Les régimes privés sont au contraire des régimes créés suite à une initiative privée et gérés dans un cadre privé, mais avec des objectifs variables, à but lucratif ou non.

Régimes complémentaires

L'assurance au premier franc signifie que l'assureur intervient dès qu'une dépense de soins correspondant au risque couvert est à la charge de l'assuré. Les régimes obligatoires privilégient ce type d'intervention, sauf lorsqu'une franchise est imposée sur certains types de soins pour contrer les effets de l'aléa moral. Les garanties qu'ils proposent correspondent à un panier de soins de base, en principe complet en termes de niveaux de soins (primaire, secondaire et tertiaire), mais éventuellement limité en termes de prise en charge financière, la couverture du niveau tertiaire (soins hospitaliers spécialisés) étant en principe supérieure à celle du niveau primaire.

La complémentarité offerte par les régimes volontaires peut correspondre à trois types différents d'intervention. La première consiste à couvrir les co-paiements laissés par les régimes obligatoires. Cette forme de complémentarité permet aux assurés d'avoir une meilleure couverture, mais elle annule l'effet recherché au niveau du régime obligatoire (contrecarrer l'aléa moral). Comme il s'agit de régimes volontaires auxquels les groupes les plus favorisés pourront plus facilement adhérer, cette complémentarité introduit un élément d'iniquité dans les régimes obligatoires. Le deuxième type de complémentarité consiste à proposer des prestations que les régimes obligatoires ne couvrent pas. Par exemple, si les soins dentaires sont exclus d'un régime obligatoire, un régime volontaire pourra proposer une garantie qui les couvre. Cette complémentarité n'a pas d'effet sur les caractéristiques des régimes obligatoires, mais elle ne va profiter qu'aux catégories qui peuvent ou veulent adhérer aux régimes volontaires. Enfin, le troisième type de complémentarité consiste à offrir des prestations éventuellement incluses dans la garantie des régimes volontaires, mais à rendre possible le service de ces prestations par des prestataires exclus des conventions du régime obligatoire. Par exemple, lorsqu'un régime obligatoire n'intervient que dans le cas de soins délivrés par le secteur public, un régime volontaire peut offrir à ses adhérents l'accès au secteur privé. A nouveau cette complémentarité ne modifie pas les caractéristiques du régime obligatoire, mais elle ne va profiter qu'aux plus favorisés. Si elle intervient dans une situation de mauvaise qualité du service public de soins, elle introduit une couverture « à deux vitesses », particulièrement inéquitable.

Régimes obligatoires et volontaires

Les régimes obligatoires sont le plus souvent le résultat d'une initiative étatique. Historiquement les premiers régimes obligatoires d'assurance maladie ont été créés par l'État et liés au statut de travail salarié des personnes (régimes de Sécurité sociale de type bismarckien). Le principe est que toutes les personnes salariées doivent être assurés en étant affiliés à une caisse agréée (unique ou non). Les régimes de Sécurité sociale illustrent cette situation. Mais l'obligation peut aussi découler du contrat de travail, sans que l'État ait imposé l'affiliation de tous les salariés. On a ainsi des régimes d'entreprises, réservés aux employés d'une même compagnie. Ces formules existent pour une couverture au premier franc, lorsqu'il n'y a pas de protection maladie publique, comme dans les pays en développement. Elles existent aussi, dans les pays industrialisés, en complément des dispositifs légaux de Sécurité sociale. Les régimes complémentaires d'entreprise comprennent en général plusieurs branches et la protection maladie est couplée avec des formules de prévoyance. Par opposition on parle de régimes volontaires, lorsque l'adhésion relève du libre arbitre de chacun. Les exemples traditionnels de régimes volontaires sont fournis par les mutuelles, par les institutions de prévoyance et par les dispositifs privés proposés par les compagnies commerciales d'assurance. Dans les pays en développement, on utilise le terme de micro-assurance de santé pour désigner des régimes volontaires mis en place au sein de petits groupes ou de communautés[8]. Les régimes d'assurance créés à l'initiative des formations de santé et intégrées à elles sont aussi des régimes volontaires.

Régimes autonomes et régimes intégrés

Par régime autonomes ou indépendants, on désigne les régimes qui sont inclus dans des organismes qui n'ont qu'une seule activité économique, l'activité d'assurance. Ils représentent la majorité des régimes d'assurance maladie. Ils réalisent la séparation payeur/fournisseur de soins et, à ce titre, doivent négocier avec des formations pour le service des prestations en nature.

Les régimes intégrés sont ceux qui font partie d'organismes dont l'activité économique principale est autre que l'activité d'assurance. Par exemple, c'est le cas lorsque l'offre de soins organise un régime d'assurance maladie comme prolongement du service proposé. On notera d'ailleurs qu'on peut aussi avoir une offre intégrée à un régime d'assurance maladie, dans le cas de certaines mutuelles. Un autre exemple classique est l'intégration de l'assurance dans une entreprise de services financiers : micro-assurance intégrée à la micro finance ou « bancassurance ». (Letourmy A. et A., 2003)

Régimes à gouvernance professionnelle et à gouvernance profane

La gouvernance désigne l'organisation du pouvoir et fixe le processus de décision. Il existe des régimes dont la gouvernance est profane. Ce sont les représentants des assurés, de la communauté cible qui ont le pouvoir de décision. On peut parler aussi de gouvernance participative. Mais le modèle classique en assurance correspond à une gouvernance professionnelle. C'est une ONG, une administration ou encore la technostructure salariée qui exercent les fonctions de décision.

Encadré 4 : Caisse d'assurance publique

Dans le cas des régimes obligatoires, l'organisation de caisses publiques d'assurance maladie constitue la modalité d'implantation la plus répandue. L'obligation conduit plus facilement à une taille de population élevée, ce qui présente un certain nombre d'avantages. En matière de gestion du risque, on n'a pas à se préoccuper d'anti-sélection. En revanche, le hasard moral a des effets qu'il est peut-être moins facile à contrer. Pour y faire face, la mise en place d'un contrôle procédural est inévitable et conduit à la mise en place d'un service administratif de médecine, dit de contrôle (ou médecins conseils).

La sécurité financière des régimes est a priori garantie, dans la mesure où c'est l'État qui en a la responsabilité. Si l'engagement de l'État est effectif, il prendra le cas échéant les mesures qui permettent au régime de payer les prestations en cas de difficulté de trésorerie et il entreprendra les réformes nécessaires si l'équilibre des comptes est durablement menacé. Le corollaire de cet engagement est la mise en place d'un contrôle externe du fonctionnement de la caisse.

Il n'est pas très simple de dire à qui revient la décision dans les caisses publiques. En théorie, l'État a la tutelle du régime et il a en fait la possibilité d'imposer à la caisse de prendre les mesures qu'il juge utiles. Toutefois, cette participation à la décision n'intervient pas de manière continue et les caisses sont généralement dirigées par un conseil d'administration qui délègue la décision courante à des professionnels. En outre, au sein de ce conseil, un noyau de dirigeants composé généralement de membres issus des groupes socio-professionnels concernés par le régime (salariés, agriculteurs, professions libérales) supervise le fonctionnement courant. Ces personnes sont des administrateurs permanents qu'on doit aussi considérer comme des professionnels, même s'ils sont théoriquement censés représenter les assurés. Aussi vaut-il mieux parler de gouvernance professionnelle, ce qui pose un problème de confiance des assurés et de contrôle des objectifs du régime.

Une caisse publique est en position de faire pression sur l'offre de soins pour obtenir le type de services offerts par la garantie du régime. Elle tire cet avantage de la taille de la population couverte et de sa proximité avec les pouvoirs publics qui entretiennent une relation hiérarchique ou tutélaire avec l'offre de soins.

Les régimes obligatoires se caractérisent par la possibilité qu'ils ont d'offrir un service d'assurance équitable et d'opérer une redistribution entre groupes d'assurés.

En matière de gestion, rien ne garantit la rigueur et la qualité au sein des caisses publiques. Au contraire les exemples ne manquent pas de gaspillage et de détournement de ressources à différents niveaux de l'organisation.

L'assurance maladie volontaire

Les principales configurations observables Les configurations observables les mieux représentées sont les suivantes:

- Mutuelles de santé fédérées : il s'agit de régimes privés volontaires, dont la gouvernance est théoriquement profane ;

- Ensemble de régimes privés volontaires sans lien entre eux issus d'expérimentations : (micro-assurance, mutuelles isolées, régimes d'assurance maladie intégrés à l'offre, à une institution financière), dont la gouvernance est généralement à dominante professionnelle (en cas d'intégration), mais avec une participation des assurés (micro assurance et mutuelles isolées).

Mutuelle de santé Les mutuelles de santé représentent une forme d'implantation très répandue de régimes volontaires. De par leur mode de constitution, elles sont menacées par la sélection adverse et n'ont pas forcément la possibilité d'atteindre une taille de population conséquente. Il s'ensuit que le montage de mutuelles doit traiter avec attention le problème de la sensibilisation des adhérents potentiels et se traduire par une grande prudence au niveau de la couverture proposée.

En théorie, la gouvernance d'une mutuelle est profane par définition, ce qui doit faciliter la confiance des adhérents et le contrôle des objectifs. En pratique, la croissance (donc le succès d'une mutuelle) rend plus difficile le maintien de ce principe. L'organisation de la décision se rapproche alors de celle d'une caisse publique, mais le pouvoir laissé à l'assemblée générale constitue tout de même une particularité importante.

Comme dans tout régime d'assurance, l'équilibre d'une mutuelle est soumis au hasard moral. A côté des mesures relevant de la gestion du risque, un contrôle de l'accès aux soins et des dépenses doit y être mis en place. Ce contrôle peut être qualifié de relationnel dans les petits groupements, car il est fondé sur la connaissance mutuelle que les adhérents ont les uns des autres. Avec la croissance des effectifs, les mutuelles n'échappent évidemment pas au contrôle procédural.

La sécurité financière et la qualité de gestion sont à organiser et, en cette matière, l'autonomie de la mutuelle est complète. En principe le promoteur est a priori conscient du problème et doit s'employer à le régler. En pratique, c'est la compétence des responsables qui va être l'élément déterminant. En ce qui concerne la gestion, les formations données aux administrateurs doivent leur permettre d'avoir une vision correcte des tâches à accomplir et, sinon de les réaliser eux-mêmes, de les confier à des professionnels qu'ils seront en mesure de contrôler. En ce qui concerne la sécurité financière, le processus de fédéralisation donne une solution satisfaisante, avec la mise en place d'un fonds de garantie et d'une caisse de réassurance.

Les mutuelles sont soumises à un double contrôle externe. D'abord celui qui leur est imposé par les dispositifs légaux et réglementaires et qui les oblige à faire certifier leurs comptes. Ensuite, par le truchement de la tutelle étatique.

La pression d'une mutuelle sur l'offre de soins est a priori faible, dans la mesure où ses effectifs sont modestes. Elle augmente avec la fédéralisation. On note toutefois que l'indépendance par rapport à l'offre est essentielle et permet le développement de contrats qui sont efficaces s'ils sont noués dans un environnement propice, où existent notamment des possibilités de recours juridique. La relation des mutuelles avec l'offre de soins nécessite généralement une aide experte, car les responsables mutualistes ne sont ni des spécialistes des questions médicales, ni des connaisseurs des coûts de production des soins.

L'équité associée aux mutuelles est partielle car elle découle d'une solidarité restreinte. La redistribution est généralement faible, sauf s'il y a la possibilité de fixer des cotisations en portion des ressources des assurés, ce qui est assez rare dans les pays pauvres.

Régimes d'assurance maladie intégrés à l'offre La population couverte par ce type de régime est plus ou moins importante. Elle est en fait limitée à la zone de chalandise de l'établissement. Ainsi elle sera faible pour un centre de santé et éventuellement importante pour un hôpital. Le problème de sélection adverse menace un régime de ce type, comme les mutuelles, mais il peut être plus facilement maîtrisable dans la mesure où les prestataires de soins contrôlent l'assurance.

La gestion du régime doit être indépendante de celle de la formation de soins sur le plan de la comptabilité, mais elle doit aussi bénéficier de l'intégration. Il y a d'une part un gain équivalent à un effet d'échelle, d'autre part un appui au démarrage de la mutuelle, car la structure de gestion est déjà en place.

En matière de sécurité financière et de nécessité de contrôle externe, les problèmes sont minorés, du fait de l'intégration. L'établissement de soins a tout intérêt à ce que la mutuelle apporte un supplément d'activité et de ressources et non des difficultés supplémentaires.

Le régime est soumis a priori au hasard moral, mais il y a là un rôle positif de l'établissement qui est capable de maîtriser la demande et de soigner les assurés en proportion de leurs problèmes de santé.

Le régime ne peut évidemment exercer aucune pression sur l'offre, puisque celle-ci est dominante. Cela suggère que le régime est peu efficient du point de vue de la collectivité, car il va fonctionner au profit de la formation de soins. On peut imaginer que les mêmes prestations pourraient être offertes à un niveau de cotisation moindre.

La qualité des soins est, pour le régime, un atout lié à l'intégration. En fait il dépend de la formation de soins. Si la qualité est insuffisante, le régime n'attirera aucun cotisant.

Dans ce type de régime fonctionnant sur une base territoriale et avec une cotisation généralement forfaitaire, les conditions d'équité et de redistribution sont faibles mais a priori limitées.

CONCLUSION : LES POLITIQUES RELATIVES AU CHAMP DE L'ASSURANCE MALADIE

Compte tenu des conditions à remplir pour développer l'assurance maladie, il est difficile de renvoyer à une démarche standardisée de définition des populations éligibles. En pratique, la décision doit plutôt relever d'une approche pragmatique, qui tire parti des opportunités locales et qui tienne compte des contraintes dont il est provisoirement difficile de s'affranchir. Ce jugement s'appuie sur l'histoire des systèmes d'assurance maladie qui ont été mis en place dans les pays industrialisés. Même si des principes généraux y ont été appliqués, il faut remarquer qu'ils se sont appuyés sur la légitimité de l'État, sur un appareil de soins efficace selon les normes de l'époque et sur une croissance économique relativement dynamique. Cela étant, l'extension aux différentes catégories de population s'est faite sur une durée longue et a bénéficié de la maturation que les populations ont effectuée en adhérant à des dispositifs solidaires volontaires, comme les mutuelles.

Dans la plupart des pays en développement, les politiques tireront profit de s'appuyer sur un cadre national, en lançant toute une série d'expérimentations locales ou bien circonscrites qui auront valeur de test auprès de la population. Si l'objectif de couverture universelle, c'est-à-dire de couverture maladie appliquée à tous les résidents du territoire, est défendable sur le long terme, il paraît assez peu réaliste d'envisager que l'assurance maladie permette d'atteindre l'universalité dans des délais courts. Le principe de contributivité laissera toujours de côté une frange plus ou moins importante de la population en-dehors de l'assurance et certaines catégories apparemment solvables obtiendront de retarder leur adhésion. Les politiques devront donc toujours intégrer un volet relatif à l'exclusion.

NOTES

1. Sur la notion de clause contractuelle, voir Brousseau (1993.)

2. Une variante de comportement de sélection adverse consiste à ne s'assurer que lorsqu'on a besoin de compenser une perte et à cesser de cotiser lorsque le sinistre a peu de chances de se produire (free rider ou passager clandestin).

3. Voir le cas des mutuelles du Borgou au Bénin et la mutuelle de Bwamanda (Criel 1999)

4. Situation de la mutuelle Kénéya Sow au Mali (Letourmy 2005)

5. Voir le chapitre 10 , consacré à l'Inventaire de la Concertation dans cet ouvrage.

6. La conception d'une assurance solidaire correspond à ce que l'on désignera en anglais comme Social Health Insurance. En français, parler d'assurance sociale renvoie à l'assurance publique obligatoire. L'offre dont il est question ici englobe à la fois des régimes publics (généralement obligatoires) et des régimes privés volontaires à but non lucratif.

7. Le système français est caractéristique de cette générosité qui déclenche l'incompréhension des spécialistes de l'assurance.

8. Sur la micro-assurance de santé, voir Dror et et Jacquier, (1999) et Letourmy et Letourmy (2003)

BIBLIOGRAPHIE

La bibliographie qui suit est réduite par rapport au nombre de publications intéressantes sur le sujet. On a privilégié les textes en français et ajouté quelques références qui n'ont pas été citées dans le texte, notamment sur les mutuelles de santé et la micro-assurance. On trouvera de toute façon des bibliographies volumineuses dans un certain nombre de documents référencés ci-dessous.

Bardey, D., A. Coufinhal, et M. Grignon. 2002. « Trop d'assurance peut-il être néfaste ? Théorie du risque moral ex post en santé ». *Questions d'économie de la santé* 53 (juin).

Bardey, D., et R. Lesur. 2004. « Régulation optimale du système de santé dans un contexte de demande induite et de risque moral ex post ». Paris : Groupe de recherche en économie mathématique et quantitative (GREMAQ).

Bennett, S., A. Creese, et R. Monash. 1998. « Health insurance schemes for people outside formal sector employment ». ARA Paper 16. Genève : World Health Organization, Division of Analysis, Research, and Evaluation.

Brouillet, P., M. Wade, M. Kambe, et M. Ndao. 1997. « Le développement des systèmes de prévoyance volontaire du risque maladie : Emergence des mutuelles de santé en Afrique ». *L'Enfant en milieu tropical* 228 : 40–54.

Brousseau, E. 1993. *L'économie des contrats : Technologies de l'information et coordination interentreprises.* Économie en liberté, Paris : Presses universitaires de France (PUF).

Carrin, G. 2001. « L'assurance maladie : Un chemin parsemé d'obstacles pour les pays en développement », dans J.D. Rainhorn et J.M. Burnier *La santé au risque du marché : Incertitudes à l'aube du XXIè siècle.* Paris : Nouveaux Cahiers de l'IUED, PUF, pp. 199–214.

Criel, B., et al. 1999. « The Bwamanda hospital insurance scheme : Effective for whom ? A study of its impact on hospital utilization patterns ». *Social Science and Medicine* 48 : 897–911.

Dror, D.M., et C. Jacquier. 1999 « Micro-insurance : Extending health insurance to the excluded ». *International Social Security Review* 52 (1) : 71–97.

Dror, D.M., et A.S. Preker. 2003. *Réassurance sociale : Stabiliser les micro-assurances de santé dans les pays pauvres.* Genève : O.I.T., World Bank, Editions Eska.

Evans, R.G., M.L. Barer, et T.R. Marmor (sous la direction de). 1996. *Etre ou ne pas être en bonne santé; biologie et déterminants sociaux de la santé.* Montréal : Presses de l'U-niversité de Montréal, JohnLibbey Eurotext.

Foirry, J.P., et al. 2000. « Etude sur l'extension des assurances sociales obligatoires du risque maladie dans les pays de la Z.S.P. : Bilan et perspectives ». Paris : Ministère des Affaires Etrangères.

Hardeman, W., W. van Damme, M. van Pelt, I. Por, H. Kimvan, et B. Meesen. 2004 « Access to health care for all ? User fees plus a Health Equity Fund in Sotnikum, Cambodia ». *Health Policy and Planning* 19 (1) : 22–32.

Hinrichs, K. 1996. « L'assurance de soins de longue durée : Une innovation institu-tionnelle de la politique sociale allemande », dans *Comparer les systèmes de protection sociale en Europe,* volume 2, *Rencontres de Berlin.* Paris : MIRE, Ministère du Travail et des Affaires Sociales, pp. 299–330.

Holzmann, R., et S. Jorgensen. 2000. « Gestion du risque social : Cadre théorique de la protection sociale ». Document de travail n°006 sur la protection sociale. Washington DC. : World Bank.

Huber, G., J. Hohmann, et K. Reinhard. 2003. « Mutual health organisation (MHO)-Five years experience in West Africa. Concerns, controversies and proposed solu-tions ». Berlin : Eschborn, Deutsche Gesellschaft für Technische Zusassurance Maladiemenarbeit (GTZ).

ILO/STEP. 2001. *La micro-assurance de santé en Afrique : guide en gestion administrative et financière des mutuelles de santé.* Dakar : BIT/STEP.

———. 2000. *La micro-assurance de santé en Afrique : Guide d'introduction à la mutuelle de santé.* Genève, ILO/STEP.

Letourmy, A. 1997. « Vingt ans d'assurance-maladie au Sénégal », dans J. Brunet-Jailly (Dir.), *Innovations dans la pratique médicale et dans le financement de la santé en Afrique.* Paris : Karthala, pp. 341–366

———. 1999. « Les mutuelles de santé en Afrique : Une protection sociale sans l'État ». *Revue Française des Affaires Sociales* (3–4) : 77–95.

———. 2000. « Les mutuelles de santé en Afrique : Conditions d'un développement ». *Afrique Contemporaine,* numéro spécial, 3è trimestre (195) : 230–240.

———. 2000. *La démarche d'appui aux mutuelles de santé : Retour d'expériences.* Paris : Association pour le développement et la coordination des relations interna-tionales-Ministère des Affaires Etrangères.

―――. 2000 « Les politiques de santé en Europe : Une vue d'ensemble ». *Sociologie du travail* 42 (1) : 13–30.

Letourmy, A, et A. Letourmy. 2003. *La micro-assurance de santé dans les pays à faible revenu : Vue d'ensemble, analyse d'expériences et apport au développement social.* Rapport à l'Agence Française de Développement (AFD), Cermes-CNRS, octobre.

MIRE. 1995. *La transformation des systèmes de santé en Europe : Vers de nouveaux contrats entre prestataires, payeurs et pouvoirs publics ?.* ENSP-MIRE.

Pauly, M. V. 1968. « The Economics of Moral Hazard ». *American Economic Review* 58 : 531–537.

STEP/CIDR. 2001. *Guide de suivi et d'évaluation des systèmes de micro-assurance de santé.* 2 volumes. Genève : BIT.

Thierry, J.-Ph. 2005. « L'offre d'assurance dans les pays en développement : Bilan et perspectives ». *Risques* 63 (juillet-septembre) : 93–99.

Waelkens, M.-P., et B. Criel. 2004. *Les Mutuelles de Santé en Afrique Sub-Saharienne. État des lieux et réflexions sur un agenda de recherche.* Anvers : Département de Santé Publique, Institut de Médecine Tropicale.

CHAPITRE 2

Aspects pratiques du montage et du fonctionnement de l'assurance maladie en Afrique francophone

Alain Letourmy

Résumé: *Le montage pratique de régimes d'assurance maladie obligatoire et de mutuelles de santé constitue un défi pour les pays d'Afrique de l'Ouest. Il doit respecter certains principes généraux et permettre l'exercice de fonctions techniques nécessaires à la bonne marche de l'assurance. Ces principes et ces fonctions sont décrits ici en tirant les enseignements d'expériences concrètes. Les différences entre régimes obligatoires et volontaires sont examinées. La question du choix entre ces deux formes de couverture est posée. La mise en place de contrats avec les formations de soins est présentée comme une démarche inévitable pour les régimes ou les organisations de micro-assurance. Enfin, on recense les facteurs de succès de la démarche de montage, en s'interrogeant en particulier sur le rôle de l'État.*

Dans ce chapitre, on amorce une réponse à un certain nombre de questions pratiques posées par l'implantation et le fonctionnement initial de régimes d'assurance maladie. On se situe en aval de décisions proprement politiques comme le choix du financement assurantiel de la santé ou le choix de régimes obligatoires ou volontaires. Il s'agit de trouver des dispositions concrètes pour traduire les notions générales présentées dans le chapitre précédent et pour tenir compte des mécanismes généraux qui ont été exposés. On rappelle d'abord les traits distinctifs de l'assurance obligatoire et de l'assurance volontaire.

Puis, on présente les aspects principaux du montage d'un régime obligatoire et d'une mutuelle de santé. Enfin, on revient sur deux points importants pour le bon fonctionnement des régimes : la contractualisation avec les prestataires de soins et le rôle de l'État.

ASSURANCE OBLIGATOIRE ET ASSURANCE VOLONTAIRE : TRAITS DISTINCTIFS

Pour aborder la question de l'implantation concrète de régimes obligatoires et volontaires, il est utile d'avoir en mémoire les traits pratiques qui distinguent ces dispositifs. Le tableau 1 ci-dessous les présente sommairement, sachant que le mode d'adhésion est à la base des différences indiquées.

La différence entre ces deux types de régimes provient moins de la mise en œuvre des principes et des techniques de l'assurance maladie que de la relation entre les acteurs qui les font fonctionner : adhérents, gestionnaires, prestataires de soins et État.

Par exemple, l'attestation des droits des bénéficiaires, la gestion du risque, les modalités de contractualisation avec les prestataires, le paiement des prestations font l'objet de mesures très voisines. En revanche, la nécessité pour les régimes volontaires de rassembler des effectifs importants implique qu'ils développent une véritable activité de marketing, qui n'a pas lieu d'être au sein d'un régime obligatoire. De même, leur caractère privé et leur indépendance impliquent la mise en place de mécanismes de sécurité financière spécifiques très rigoureux. Pour les régimes publics, l'équilibre doit être un impératif, mais l'existence d'une garantie étatique crée une situation très particulière et réduit de fait la responsabilité des gestionnaires. Dans ce cas, il s'agit moins de mettre en place des dispositifs spécifiques de sécurité financière (système de garantie, réassurance) que de veiller à la bonne gestion dans un contexte relativement sécurisé. La tentation de négliger les principes de contrôle des droits et de surveillance des comportements des professionnels de soins est grande et doit être contrôlée. Aussi les régimes obligatoires doivent-ils faire l'objet d'un montage qui permette un suivi strict de la gestion courante et qui se traduise par un bon équilibre entre la nécessité de la régulation étatique et la décentralisation des fonctions de gestion.

Tableau 1 : Traits pratiques distinguant régimes obligatoires et volontaires d'assurance maladie

	Régime obligatoire	Régime volontaire
Mécanismes de gestion du risque	• Élimination de l'antisélection • Hasard moral appelant des mécanismes de co-paiement et un contrôle médical • Nécessité d'un suivi du risque	• Période de stage et contrôle de l'antisélection • Hasard moral appelant des mécanismes de co-paiement et un contrôle médical • Nécessité d'un suivi du risque
Sécurité financière	• Constitution de réserves grâce au délai de carence • Garantie de l'État (trésorerie et exploitation)	• Constitution de réserves grâce au délai de carence • Besoin d'une garantie de trésorerie • Besoin de réassurance
Modalités de gestion et d'organisation	• Centralisation usuelle, caisse publique • Décentralisation et délégation de gestion possibles • Tutelle et régulation de l'État	• Organisation et gestion décentralisées • Opérateurs privés à but non lucratif régis par une législation spécifique, • Fédéralisation • Gouvernance : adhérents ou ONG ou administration
Champ d'application en termes personnels	• Prioritairement : salariés du secteur moderne, agents de la Fonction publique • Autres catégories selon le contexte	• Salariés du secteur moderne, agents de la Fonction publique • Secteur informel, milieu rural
Nature de la garantie	• Assurance au premier franc • Panier de base couvrant l'ensemble des besoins	• Assurance au premier franc ou complémentaire • Panier de soins adapté aux attentes des adhérents
Relation avec les prestataires	• Contractualisation avec les prestataires publics de règle • Contractualisation avec les prestataires privés selon le contexte	• Contractualisation avec les prestataires sélectionnés
Rôle de l'État	• Initiative, législation • Régulation • Tutelle	• Législation • Tutelle et contrôle • Facilitation du développement et du fonctionnement

MODALITÉS DE CONSTRUCTION ET D'IMPLANTATION D'UN RÉGIME OBLIGATOIRE D'ASSURANCE MALADIE

Il serait présomptueux d'indiquer, en toute généralité, comment construire un régime obligatoire d'assurance maladie. L'exemple des pays industrialisés montre qu'il y a divers chemins pour y arriver, selon le contexte national et les rapports de force entre acteurs concernés (Letourmy A., 2003). Il montre aussi que la création d'un régime obligatoire est l'ouverture d'un grand chantier qu'il convient de suivre en permanence, en faisant évoluer les institutions qui lui sont attachées, les modes de gestion et les paramètres de l'assurance elle-même. En outre, les montages de régimes de Sécurité sociale effectués pour couvrir des risques tels que la vieillesse, les maladies professionnelles et les accidents du travail ou encore la famille dans les pays d'Afrique de l'Ouest à l'image des dispositifs français ou plus généralement bismarckiens n'ont guère été concluants. Ainsi une étude (Foirry et al., 2000) suggère que l'extension de la couverture au risque maladie dans les pays à faible revenu n'a pas forcément intérêt à être réalisée à partir des régimes existants.

Ces éléments plaident en faveur de démarches originales adaptées aux pays qui veulent se lancer dans l'entreprise. On ne cherchera ici qu'à dégager les principes de construction et d'implantation des régimes obligatoires. On essaiera de concilier deux idées : l'importance du rôle de pilote qui revient à l'État et le respect des mécanismes d'assurance maladie au niveau de la gestion courante. Après avoir présenté les principes généraux de construction et les fonctions essentielles d'un régime obligatoire, on évoquera les facteurs de succès du montage.

Aspects généraux du processus de construction et d'implantation d'un régime obligatoire d'assurance maladie

La décision de rendre obligatoire l'adhésion de la population ou d'une fraction de celle-ci à un régime d'assurance maladie obligatoire revient exclusivement à l'État. Elle entraîne son engagement sur la pérennisation du régime. Il en résulte que la construction et l'implantation du régime donnent nécessairement lieu à un processus de pilotage par les pouvoirs publics. Pour cela, ceux-ci ne peuvent éviter de constituer une équipe de projet et d'effectuer un suivi politique du processus.

L'équipe de projet peut être un bureau existant déjà au sein du ministère compétent et qui va consacrer tout son temps au processus. Cette contrainte de disponibilité amènera plutôt le ministère à créer une cellule en son sein (option retenue par exemple en Côte d'Ivoire avec la Cellule d'ingénierie de protection sociale, créée pour piloter la mise en place de l'AMU) ou bien une mission *ad hoc* placée à l'extérieur (solution envisagée au Mali pour la mise en place de l'assurance maladie obligatoire au sein du secteur de l'économie formelle). L'équipe aura de toute façon un mandat exclusivement technique, à distinguer de l'action politique qui revient au ministère lui-même ou de celle d'éventuelles commissions que le ministère créerait pour l'aider dans ses décisions ou pour faire le lien entre les divers acteurs qu'il faut consulter à l'occasion de la création du régime.

Le processus doit être de toute façon l'occasion d'échanges et de concertation permanents de l'équipe de projet et de sa référence politique (ministère chargé de la mise en place du régime) avec divers acteurs :

• le groupe cible qui fait l'objet du régime

• les professionnels et les établissements de santé concernés (secteur public et privé)

• les administrateurs du régime lorsqu'ils apparaissent explicitement avec un rôle pratique.

L'apparition des administrateurs du régime est liée à la mise en place des textes législatifs créant le régime. L'analyse du processus de mise en place d'un régime obligatoire montre que ces textes n'ont pas de raison d'être produits d'emblée, en particulier tant que l'équipe de projet n'a pas bien avancé dans sa mission technique. Aussi ces administrateurs peuvent-ils être ignorés dans un premier temps. On notera d'ailleurs que la précipitation en matière législative risque d'être un handicap pour le montage du régime.

Le processus de construction et d'implantation du régime peut être défini comme le déroulement simultané d'une démarche technique et d'une démarche socio-politique qui se nourrissent mutuellement. La première comprend notamment une collecte d'information, des analyses, des études, des simulations. La seconde se compose d'opérations de communication, d'organisation de débats et évidemment de prises de décisions.

On comprend alors que le processus va s'étaler sur une durée assez longue (quelques années), variable selon la situation de départ et le caractère novateur de la réforme.

Par exemple, le degré d'acceptation du groupe cible vis-à-vis de l'assurance maladie obligatoire peut ne pas être très élevé, sauf si l'existence de régimes volontaires a pu le préparer utilement à l'adhésion en lui montrant les avantages de l'assurance. L'existence d'autres dispositifs d'assurance sociale déjà mis en place par l'État pour la même population cible peut aussi être un facteur qui va influencer la longueur du processus. Si ces régimes fonctionnent bien, la création de l'assurance maladie peut être rapide, car il suffit de mettre en place une nouvelle branche qui bénéficiera des moyens et des procédures déjà éprouvés. A l'inverse, si ces régimes fonctionnent mal, l'assurance maladie a peut-être intérêt à être bâtie sur des bases nouvelles. Cela sera plus long et entraînera éventuellement des conflits de compétence. Enfin, il faut avoir en tête qu'un régime d'assurance maladie doit nécessairement évoluer dans le temps et se donner les moyens de le faire aussi harmonieusement que possible. Le soin que mettra l'État à mettre en place les conditions d'évolution du régime est un élément de la longueur de la phase initiale de sa construction et de son lancement.

Pour donner une idée des aspects du processus de construction et d'implantation, on s'attachera d'abord à définir le contenu d'une première phase technique type qui mène jusqu'au stade législatif. Cette phase initiale comprend :

1° *l'explicitation des grandes orientations du régime.* Elle se fait traditionnellement en utilisant un certain nombre de références existantes, qu'on trouve avec des exemples étrangers ou d'autres régimes existant dans le pays. Elle procède aussi à des cadrages démographique, géographique et macroéconomique de l'assurance obligatoire.

Il s'agit notamment de circonscrire la population couverte et de définir les ayants droit. Il s'agit aussi d'orienter le régime en termes de soins médicaux couverts. Quel panier de biens et services retenir ? Quels prestataires, publics ou privés ? Seront-ils conventionnés ?

2° *l'analyse de la faisabilité des options les plus pertinentes dans la situation de création du régime.* Elle donne lieu à une esquisse des paramètres du régime et de son architecture institutionnelle. Des questions comme la centralisation ou la décentralisation de l'organisation du régime, comme la définition des organismes gestionnaires, comme l'impact macroéconomique admissible du prélèvement ou comme les conditions de conventionnement des prestataires sont traitées à ce niveau et analysées en envisageant diverses options.

La réalisation d'une étude actuarielle est classique à ce stade. Il s'agit de préciser le niveau de la cotisation et le degré de viabilité du régime. Deux remarques s'imposent à ce sujet. Lorsque la population assujettie est bien circonscrite, l'apport de l'étude actuarielle est intéressant. C'est le cas lorsque d'autres risques ont été couverts par un régime obligatoire et que l'assurance maladie constitue une extension de la protection sociale. Inversement, lorsque la population à couvrir est mal définie (critère d'éligibilité flou, absence d'information sur les ayants droit), l'étude produit des chiffres entachés d'une grande incertitude et elle doit être renouvelée ultérieurement. En second lieu, la situation financière de l'assurance maladie est dépendante de la fréquentation des formations de soins et du coût des biens et services. S'il n'existe pas de référence sérieuse dans le pays pour estimer ces paramètres, l'étude actuarielle produit une information sujette à controverses, qui peut ralentir le processus. Par exemple, si l'étude conduit à fixer la cotisation à un niveau assez élevé, certains acteurs pourront en prendre prétexte pour repousser le lancement du régime. Ainsi l'intérêt de l'étude actuarielle au tout début du processus doit être apprécié soigneusement. Lorsque le régime fonctionne et qu'il produit des chiffres de fréquentation et de coût du risque, la situation est très différente.

3° l'analyse des fonctions techniques et la première détermination des principaux paramètres : niveau des cotisations, champ de la couverture en termes de population et de prestations.

C'est la prolongation de la démarche précédente, mais on va envisager plus concrètement l'organisation des fonctions techniques. A partir de l'évaluation des effectifs de bénéficiaires, des choix faits sur le panier de biens et services couverts, de données relatives à la tarification et de prévisions de recours aux soins, le niveau de cotisation peut être calculé.

Les fonctions de base à assigner au régime

Quatre grandes fonctions doivent être remplies par un régime obligatoire et doivent donc être prévues par les textes qui le créent :

- L'établissement des droits des personnes qui doivent être assurées

- La fixation et la collecte des cotisations

- La mobilisation des ressources collectées en vue du paiement des prestations

- Le paiement des prestataires qui sont impliqués dans la distribution du panier de biens et services garanti.

Ces quatre fonctions peuvent être exercées par des acteurs ou institutions distinctes. Il convient alors de prévoir la coordination de ces acteurs ou de ces institutions. Ainsi l'existence d'autres régimes de Sécurité sociale peut être un atout, dès lors que ces régimes ont déjà prévu le recensement des bénéficiaires et organisé la collecte de cotisations sociales. Mais les organismes correspondant ne sont pas nécessairement les meilleurs pour gérer le risque maladie. Une institution particulière pourra alors être créée, à moins que la gestion du risque maladie soit confiée à un opérateur ayant déjà une compétence dans la relation avec les prestataires de soins. On voit alors qu'il faudra coordonner ces différents organismes[1].

L'établissement des droits renvoie à l'ensemble des personnes qui sont obligées de s'assurer de par la décision publique de créer le régime. La base de l'exercice de cette fonction est l'identification univoque des personnes qui vont cotiser et de leurs ayants droit. Elle est réalisée à travers l'immatriculation des assurés qui cotisent, sous la forme d'un numéro unique et portable, au sens où ils le conserveront dans tout dispositif d'assurance maladie, même en cas de changement de régime.

Les droits doivent être rendus visibles pour un tiers (en particulier pour les prestataires de soins) et vont se matérialiser par une carte d'assuré sur laquelle vont figurer les éléments nécessaires à la prise en charge de l'assuré et de ses ayants droits. La carte est, au minimum, une carte en papier renforcé sur laquelle figurent les identités et les photos des bénéficiaires, ainsi que les dates de validité des droits. Au mieux, c'est une carte à puce contenant ces informations et, éventuellement d'autres en relation avec les recours aux soins et l'état de santé des personnes assurées.

Les droits sont définis par les dispositions générales du régime, qui fixent notamment le délai de carence, durée pendant laquelle l'assuré va cotiser sans pouvoir prétendre aux prestations, ainsi que les conditions de prise en charge (ou tickets modérateurs). Ils sont définis aussi par les dispositions particulières qui s'appliquent à tel ou tel assuré. Par exemple, l'exemption du co-paiement en cas de longue maladie ou en fonction d'une caractéristique de l'assuré (âge, exemption spéciale, etc.) fait partie de l'ensemble des dispositions spéciales qui seront mentionnées sur le document attestant les droits de l'assuré.

Les bénéficiaires sont définis par les textes relatifs au régime. C'est généralement le ou les conjoint(e)s quand ils (elles) ne sont pas directement assuré(e)s, les enfants jusqu'à l'âge légal (18 ans ou 20 ans en général, sauf s'ils sont étudiants et/ou eux-mêmes assurés directement). Il est rare que les ascendants soient ayants-droit dans le cadre d'un régime d'assurance maladie obligatoire.

La visibilité des droits est d'abord au profit de l'assuré, pour lui permettre de bénéficier des garanties du régime, notamment lorsqu'il a recours à un prestataire conventionné. Mais c'est aussi un moyen de contrôle pour le régime et pour ces prestataires ayant passé des contrats avec lui. Les fraudes consistent le plus souvent à faire valoir des droits que l'on n'a pas, soit avec la complicité d'un prestataire de soins, soit avec celle d'un véritable assuré, soit en falsifiant le document valant attestation de droits. Ce type de fraude entraîne en principe l'exclusion du régime (ou de la convention) du ou des coupables.

C'est à partir de l'identification des assurés et des bénéficiaires que le régime est en mesure d'effectuer le suivi des recours aux soins et des dépenses, qui est essentiel pour gérer le risque maladie.

La fixation de la cotisation résulte en général d'une alchimie subtile lorsqu'il s'agit d'assurance maladie obligatoire. La relation de la cotisation au risque n'est pas le seul élément à prendre en considération et des facteurs comme l'importance du prélèvement, soit pour les employeurs, soit pour les cotisants, peuvent être déterminants. Ainsi, la charge en termes de coût salarial ou le rapport entre la cotisation et les ressources du ménage sont aussi importants que les éléments techniques découlant du risque maladie lui-même pour déterminer le niveau de cotisation. Toutefois, les cotisations doivent assurer l'équilibre du régime, après imputation d'un chargement de gestion. En Afrique francophone, le taux de chargement de 20 % est couramment admis.

Les procédures permettant la collecte des cotisations sont fondamentales pour le bon fonctionnement d'un régime. Elles peuvent être assez variées, selon que les cotisations sont individualisées ou non. Lorsque les cotisations sont individualisées et liées à la rémunération du travail (salaire) ou à une prestation sociale (pension de retraite), le prélèvement à la source, au moment du paiement du salaire ou de la pension constitue le moyen le plus simple de collecter la part due par l'assuré. Celle-ci est complétée par la part due par l'employeur, qui règle le tout de façon régulière, tous les mois ou tous les trimestres. En cas d'individualisation, mais lorsque la cotisation est liée à un revenu non salarial (professions indépendantes), le prélèvement à la source est plus difficile à mettre en place et il est d'usage de collecter les cotisations à l'occasion de la collecte de l'impôt qui porte sur les mêmes éléments. Lorsque les cotisations ne sont pas individualisées, la collecte doit se faire lorsque le flux de ressources correspondant à l'assiette est connu. C'est le cas lorsque des cotisations sont liées à la valeur d'une récolte ou d'un revenu d'activité non salariale[2].

Les mécanismes de la collecte conditionnent le traitement des impayés. En cas de prélèvement à la source, la réaction en cas d'impayé peut être rapide et, par exemple, entraîner une opposition du régime lorsqu'il y a une liquidation d'entreprise. De toute façon, le traitement des impayés doit constituer un service particulier au sein du régime, pour des raisons à la fois incitatives et pratiques.

Les facteurs de succès

Il existe des conditions générales[3] favorables à l'implantation de l'assurance maladie obligatoire. Du côté des assurés, les ressources mobilisables au sein d'un groupe (niveau de revenu par tête), son potentiel de développement économique, le statut des cotisants (salariat notamment) sont des facteurs positifs. Du côté des prestataires de soins, la présence de prestataires sur tout le territoire et la qualité des services sont particulièrement importants. Enfin, la crédibilité des pouvoirs publics, au niveau du centre et de la périphérie et la capacité de l'État à justifier la création du régime conditionnent l'acceptation de l'assurance par la population. L'obligation d'adhésion et le prélèvement, imposés par l'État, doivent avoir une contrepartie pour la population concernée : la qualité et l'efficience du service rendu par le régime en termes d'accès aux soins. Le régime obligatoire doit finalement recueillir l'adhésion de toutes les parties concernées : assurés, cotisants, prestataires de soins, gestionnaires. Faute de quoi, il apparaîtra comme une décision étatique au profit de groupes particuliers et une forme de clientélisme. Il entraînera des réactions de rejet, qui mettront en péril son efficacité. Par exemple, certains prestataires de soins s'estimeront contraints d'accepter des conventions iniques et ne dispenseront pas des services de niveau suffisant ; certains employeurs refuseront de cotiser car ils estimeront que les prestations sont inexistantes.

Mais la décision d'implantation d'un régime doit tenir compte des forces et des faiblesses pratiques de l'assurance maladie, qui renvoient à des facteurs comme :

- Les caractéristiques de la population assurée : sa taille, sa solvabilité

- Les dispositions de bonne gestion : compétences, rigueur, etc.

- L'existence de mécanismes de sécurité

- La mise en place et l'efficacité d'un contrôle externe, notamment de l'État

On peut classer les facteurs pratiques de succès en facteurs structurels, fonctionnels et institutionnels.

Les facteurs structurels de succès. Les facteurs structurels se situent au niveau de l'architecture du régime, c'est-à-dire des éléments relatifs à la population assujettie, à la cotisation, au contenu de la garantie qu'il offre et à son organisation en termes institutionnels.

La population assujettie doit évidemment être solvable et identifiable. Elle doit accepter cet assujettissement et il doit exister un degré de redistribution au sein des groupes qui la composent, s'il existe d'importantes disparités de ressources notamment. L'objectif d'égalité de traitement doit être visé. Ce point doit être traité en liaison avec le mécanisme de cotisation et avec le nombre d'ayants droit.

Le niveau de la cotisation doit être en rapport avec le niveau de ressources de la population assujettie. En clair, la cotisation demandée à un ménage ne doit pas représenter un pourcentage trop important du revenu disponible (moins de 10 %). Lorsque l'obligation d'assurance est liée au statut professionnel, la question du partage de la cotisation entre l'assuré et l'employeur doit être posée et résolue de façon consensuelle.

La nature des prestations et leur efficacité en termes de santé publique sont un facteur de succès. Le choix du panier de biens et services et les conditions d'accès à ce panier doivent concilier les attentes de la population, les exigences de viabilité du régime et l'efficacité en termes de résultats de santé. L'exemple des IPM du Sénégal est intéressant à cet égard. Les employés des entreprises ont généralement souhaité pouvoir consulter des médecins libéraux et se procurer des médicaments sous forme de spécialités dans les officines privées. Le niveau de cotisation doit être adapté à cette exigence, faute de quoi le régime est en péril, les prestataires ne sont plus payés et refusent les soins aux assurés (Letourmy, 1997).

L'organisation institutionnelle du régime est définie d'abord par le degré de centralisation de la gestion. Celle-ci est-elle exercée en direct par l'administration de l'État ou un mandat de gestion a-t-il été donné à un opérateur ad hoc ou existant ? Quels sont les statuts des gestionnaires ? La gestion est-elle participative ? Sous quelle forme : paritarisme, représentation directe des assurés, etc. ?

Les facteurs fonctionnels de succès. Les facteurs fonctionnels de succès renvoient à la performance du régime vis-à-vis des fonctions qu'il exerce. Indiquons quelques questions cruciales :

- Collecte des cotisations : A-t-on mis en place un contrôle des contributeurs et un traitement équitable des impayés ?

- Établissement des droits : les conditions d'immatriculation donnent-elles accès à l'ensemble de la population assujettie (connaissance des ayants droit) ? La visibilité et la portabilité des droits sont-elles suffisantes pour que la garantie ait une validité correcte et conforme aux objectifs annoncés lors de la création du régime ? Les fraudes peuvent–elles être détectées et donner lieu, éventuellement, à exclusion ? Le suivi des bénéficiaires découle-t-il de l'établissement des droits, grâce à l'informatique notamment ?

- Mobilisation des ressources : les modes d'affectation des ressources du régime sont-ils corrects, là où l'on a besoin des fonds ? La cotisation d'assurance maladie va-t-elle à l'assurance maladie ? La souplesse d'utilisation des ressources est-elle suffisante ? Y a-t-il une bonne adéquation de l'allocation des ressources avec le parcours du malade (ou bénéficiaire) ? Autrement dit, l'argent suit-il le malade ? La trésorerie de la caisse centrale ou celle des caisses décentralisées ou déconcentrées sont-elles assurées ?

• Paiement des prestataires : Comment la contractualisation avec les prestataires est-elle réalisée ? Y a-t-il un dispositif de tiers payant ? La régularité des paiements est-elle assurée ? Comment le co-paiement est-il réglé par l'assuré : au moment des soins, a posteriori par prélèvement automatique effectué par le régime, par paiement de l'assuré au régime ?

• Gestion du risque et gestion courante : quelle est la nature du système d'information permettant d'établir et de suivre le coût du risque (voir encadré 1) ? Quelles sont les procédures participant au contrôle des bénéficiaires et des prestataires ? Comment les procédures mises en place concourent-elles à une gestion rigoureuse et transparente ?

Les facteurs institutionnels de succès. Ils sont relatifs à la pertinence et à la continuité de l'action de l'État. Lors du processus de création, l'État doit prendre en charge la sensibilisation de tous les acteurs concernés : assurés, cotisants, prestataires, gestionnaires. Il doit régler les aspects juridiques et politiques de la création du régime : argumentaire politique, loi et décrets, mécanismes de financement, etc.

Il doit ensuite procéder à l'organisation pratique du régime, à l'organisation et à la mise en fonctionnement de la tutelle (désignation du ministère chargé de la tutelle, des organes de liaison entre la tutelle et le régime). Il doit veiller à la régulation de la dépense et à l'évolution du régime, en faisant varier si nécessaire le niveau des cotisations et celui des prestations. Il doit exiger un compte rendu régulier de la gestion courante, pour réagir vite aux problèmes éventuels.

Enfin, le comportement des pouvoirs publics à l'égard du régime obligatoire doit être exemplaire. Ils doivent respecter la mission du régime, ne pas lui imputer des charges indues, traiter le plus vite possible le déficit éventuel et assurer la disponibilité de trésorerie. Sur ces questions, l'observation des régimes obligatoires des pays industrialisés constitue une source d'enseignements intéressants pour les pays d'Afrique de l'Ouest, à défaut de fournir des modèles à suivre.

Encadré 1 : Suivi du risque

Le suivi du risque consiste à relever les caractéristiques des sinistres et à analyser leur occurrence. Il suppose la mise en place d'un système d'information destiné à analyser les sinistres. Ce système sera déduit de la garantie offerte et tous les types de soins (nature et identité de la formation prestataire) correspondant à cette garantie.

En pratique, on relèvera le volume de la consommation de chaque acte de soins inclus dans la garantie et la dépense correspondante. Le principal objectif de ce relevé d'informations est d'évaluer le risque moyen réel, son coût et son évolution. Autant que possible, le relevé de l'ensemble de la dépense de soins, c'est-à-dire aussi des sommes dépensées en-dehors de la couverture maladie, sera effectué simultanément. L'intérêt de cette information est fondamental pour avoir les moyens de modifier facilement la garantie. Toutefois, le coût du système permettant ce relevé en continu peut être prohibitif. Un dispositif d'enquête ponctuelle ad hoc pourra alors lui être préféré.

Un objectif second (et en fait aussi important que le premier) sera d'utiliser l'information sur la dépense pour rapporter le risque aux caractéristiques des assurés, c'est-à-dire de répondre à la question : qui consomme quoi ? Le problème posé par la production de ce type de donnée est d'abord son coût, qui découle de la mise en place d'un dispositif de recueil et d'enregistrement assez complet. Un aspect accessoire, mais entraînant dans certains contextes de grandes difficultés, est la nécessité de la confidentialité des informations d'origine médicale. Elle peut entraîner des réticences de la part des soignants à produire l'information et aussi des contraintes légales pour le stockage des données.

Les retombées du suivi du risque sont importantes pour le régime. En premier lieu le suivi permet de calculer et d'analyser le ratio prestations/cotisations ou taux de

MODALITÉS DE MONTAGE D'UNE MUTUELLE ET DÉVELOPPEMENT DES RÉGIMES VOLONTAIRES

Comme pour le montage de régimes d'assurance maladie obligatoire, il est hasardeux d'indiquer de façon rapide comment on peut monter une mutuelle ou, plus généralement, un régime d'assurance maladie volontaire. De fait, la variabilité des expériences rangées sous les labels de mutuelle de santé ou de micro-assurance de santé rend un peu illusoire la mise en évidence de modalités standard de montage d'organismes dont les traits communs sont parfois difficile à présenter de façon unifiée (Letourmy A. et A., 2003). Ces dispositifs visent des groupes de populations souvent issus du secteur de l'économie informelle. Le contexte joue un rôle déterminant pour configurer l'organisme à mettre en sinistralité, qui conditionne l'équilibre technique du régime. Ce taux ne doit être ni trop élevé, ni trop bas. S'il est trop élevé, disons supérieur à 85 %, le régime doit avoir des frais de gestion très contrôlés et les chances d'obtenir un excédent sont plus faibles. Si le taux est trop faible, c'est en général que la cotisation a été fixée à un niveau incorrect par rapport au risque. Sans doute cette situation contribue-t-elle à fournir des ressources au régime, en vue d'autres utilisation que la couverture du risque (réserves, gestion plus souple, autres dépenses en faveur des assurés, etc.), mais elle constitue aussi un frein à l'adhésion. L'utilisation de l'information tirée du suivi sera donc d'abord une adaptation de la tarification au risque.

L'autre utilisation de l'information issue du suivi du risque sera le repérage des comportements stratégiques des assurés, qui se traduisent par une consommation volumineuse, dont la justification n'apparaît pas de prime abord. Cette analyse débouche sur une révision des paramètres de gestion du risque qui visent à limiter ces comportements (voir ci-dessous). Éventuellement, des alliances entre assurés et prestataires pourront également être mises en évidence. Le caractère frauduleux de ces relations entraînera le décongestionnement des formations de santé et l'exclusion des assurés indélicats.

Si le régime le souhaite et a les moyens de développer un système d'information performant, le suivi du risque s'intégrera dans un dispositif de « managed care », permettant la seule prise en charge des services efficients. Pour cela, le régime devra au préalable passer des conventions détaillées avec les prestataires et fixer aux assurés des règles de recours aux soins très précises. A chaque épisode de soins correspondra en principe un plan de prise en charge correspondant à l'état des techniques disponibles localement. Le système de suivi du risque sera configuré de façon à vérifier que ce plan est bien respecté.

place. Par ailleurs, les mutuelles ou organismes de micro-assurance sont le fruit d'initiatives très diverses, le statut des différents promoteurs imprime aussi sa marque au processus de montage. Enfin, il faut tenir compte du fait que peu de mutuelles se montent sans un appui extérieur, qu'il vienne de l'étranger ou du pays lui-même (ONG locales). La méthodologie de l'opérateur d'appui constitue un autre facteur de variabilité qu'il est difficile de neutraliser, mais qui est déterminant.

Deux aspects du montage des mutuelles vont retenir l'attention. D'abord on s'intéressera à la conduite d'un projet individualisé de mutuelle de santé. On a choisi ici de privilégier l'entrée par la démarche d'appui pour donner un aperçu de cette question de montage d'une mutuelle (Letourmy, 2000b). Ensuite on traitera de la politique de développement de la mutualité.

La conduite d'un projet de montage de mutuelle de santé[4]

On considère ici le montage d'une mutuelle ou d'un organisme de micro-assurance de santé comme un projet auquel collaborent un opérateur et le groupe qui doit bénéficier du régime volontaire d'assurance. Cette orientation est particulièrement adaptée aux pays d'Afrique de l'Ouest, où il s'agit de faire la promotion de concepts comme l'assurance ou la mutualité qui sont des innovations techniques et sociales pour les groupes auxquels on s'adresse. On ne préjugera pas de la nature de l'opérateur, ni de son origine, ni des caractéristiques du groupe à mutualiser. En s'attachant à analyser le processus de montage au prisme de la démarche d'appui, on pourra mettre en évidence ses étapes essentielles et les activités qui s'y rattachent. Même si une mutuelle ou un organisme de micro-assurance se montent sans aucun appui, elles ont à parcourir ces étapes et réaliser ces activités.

Il est utile de distinguer différentes phases au sein du processus de montage d'une mutuelle de santé, dans lequel le rôle d'un opérateur d'appui est important. Pour fixer les idées, on en retiendra quatre :

1) une phase d'analyse de la situation initiale

2) une phase de lancement du projet

3) une phase de développement

4) une phase de transfert.

Phase 1: l'analyse de la situation initiale. Cette phase consiste à analyser la situation de départ en fonction de la présence, de l'implication et des relations de 5 types d'acteurs qui vont forcément participer au montage, à des titres et à des moments divers :

1° Les mutualistes pressentis

2° Les prestataires de soins liés à la mutuelle

3° Les financeurs du projet

4° Les opérateurs d'appui

5° Les acteurs de l'environnement, administratif et politique principalement.

Cette phase d'analyse initiale débouche quant à elle sur une décision : est-il ou non pertinent de lancer le projet de création de mutuelle ?

Phase 2: le lancement du projet. La phase de lancement regroupe toutes les opérations destinées à apprécier la faisabilité du montage et à préparer le montage proprement dit[5].

Elle suppose l'existence d'un promoteur susceptible de mener les études et d'établir les relations qui caractérisent cette phase. Le promoteur est celui qui souhaite la création de la mutuelle, en fonction de motivations diverses. La phase de lancement comprend notamment :

- l'identification de la (ou des) population(s) cible(s) en fonction des besoins estimés ou exprimés, de la capacité contributive, de la sensibilité aux principes mutualistes de divers groupes sociaux

- le repérage éventuel de leaders au sein de cette (ces) population(s) cible(s)

- l'inventaire de l'offre disponible, en mettant l'accent sur la qualité des services dispensés, les tarifs pratiqués, les conditions d'une future collaboration avec des mutuelles

- l'analyse du contexte administratif et politique (législation, promoteurs publics éventuels, politique de santé, etc.).

- l'analyse de la viabilité de la création de mutuelles et des conditions à remplir pour le lancement (étude de faisabilité).

A partir de ces éléments, le promoteur doit être en mesure de définir un projet qui peut être plus ou moins extensif (micro projet ou programme de développement multicentrique) et de contenu variable (par exemple : mise en place d'une offre de soins mutualiste, mise en place d'un financement et d'une offre, mise en place d'une formule assurantielle), de concevoir un dispositif d'appui, d'estimer les coûts de l'appui et le budget externe correspondant, de proposer un calendrier et un chemin de développement.

La phase se clôt avec l'identification (éventuellement nécessaire) des opérateurs d'appui et des financeurs, puis avec la mise en forme du projet. Dans certaines situations, le promoteur va jouer à la fois un rôle d'opérateur d'appui et de financeur. Par exemple les systèmes de micro-assurance montés au Bangladesh par de grandes ONG entrent dans cette catégorie (Letourmy A. et A., 2003). A notre connaissance, dans les projets montés en Afrique de l'Ouest, les rôles d'opérateur et de bailleur de fonds sont tenus par des acteurs différents.

Cette phase de lancement du projet nécessite un certain nombre d'études et de contacts qui impliquent généralement les futurs opérateurs d'appui.

Phase 3 : le développement. La phase de développement constitue le cœur du processus de montage et représente le moment où les différentes formes d'appui sont essentielles. Elle commence avec l'affinement du projet : achèvement de la formation initiale des responsables, définition plus précise de scénarii de prestations/cotisations, engagement éventuel de négociations avec les prestataires existant.

Un certain nombre d'opérations sont à réaliser très tôt :

- définition précise des prestations et des cotisations par un travail commun entre opérateurs d'appui et responsables ;

- mise en place de procédures minimum de fonctionnement à déléguer aux responsables à partir d'une formation légère : procédures d'adhésion, mise en conformité avec la législation, organisation de l'accès aux prestations ;

- mise en place des bases du fonctionnement statutaire (Assemblée Générale constitutive, bureau, textes statutaires) ;

- définition d'un programme d'information et de sensibilisation destiné à accroître les effectifs, qui doit être réalisé majoritairement par les responsables mutualistes.

- mise en place d'outils de gestion et d'un système d'information, principalement par l'opérateur d'appui.

Le développement de la mutuelle se réalise avec un appui important destiné à :

- faciliter l'apprentissage des responsabilités et de l'utilisation des outils par les élus, au respect des procédures statutaires ;

- produire les résultats d'activité, les présenter régulièrement et les analyser ;

- maintenir les relations avec les prestataires et l'administration ;

- accompagner la montée en charge de l'organisation (emploi de personnels, notamment rémunérés par la mutuelle) ;

- évaluer le processus et le corriger éventuellement.

Chemin faisant, des démarches sont à entreprendre pendant cette phase, en vue de :

- transférer petit à petit à la mutuelle tous les coûts de fonctionnement ("internalisation" des coûts pris en charge par le projet)

- donner une sécurité à la mutuelle (organisation d'un fonds de garantie par exemple)

- donner un contenu formel au mouvement (constitution d'unions de mutuelles, fédéralisation)

- obtenir des pouvoirs publics une attention plus grande ou une reconnaissance (production d'un code spécifique par exemple).

Phase 4: le transfert. Le projet de mutuelle arrive à sa fin lorsque l'on est au niveau :

- de l'explicitation des conditions de viabilité, à travers « l'internalisation[6] » de tous les coûts ;

- du contrôle de l'existence de toutes les compétences requises au sein de la mutuelle ;

- de la mesure de l'impact du développement mutualiste.

Le montage d'un système de garantie devra être finalisé. Il est souhaitable aussi que les bases d'un mouvement mutualiste (fédération) aient été posées. Le transfert peut s'accompagner de la mise en place de formes de parrainage qui maintiendront le lien avec l'opérateur d'appui.

En Afrique de l'Ouest, peu de mutuelles sont arrivées à ce niveau d'évolution. Par exemple, l'UTM, après six ans de fonctionnement, est autonome techniquement, mais pas financièrement. Les mutuelles béninoises appuyées par le CIDR depuis une dizaine d'années, envisagent le transfert après une dernière période de développement financée par la Coopération suisse.

Définir une politique de développement de la mutualité

Il faut adapter le schéma précédent à chaque contexte et notamment au cadre dans lequel s'inscrit chaque projet : s'agit-il d'un projet isolé ? D'un projet conçu au niveau d'une région ? d'un projet d'ambition nationale ? Cela fait aborder la définition d'une politique de promotion des mutuelles ou de la micro-assurance de santé. En fonction des observations qu'on peut faire en Afriquee francophone, on peut retenir trois types de politiques de développement.

La première relève d'une démarche ascendante. Il existe dans le pays une série d'initiatives de création de mutuelles, donnant lieu à des projets indépendants. L'idée est de structurer ces projets pour donner plus de solidité au développement de la mutualité de santé.

Il faut en effet rappeler que les petits organismes ne sont pas viables et n'ont pas par eux-mêmes les moyens de leur croissance. Une mutuelle isolée a toutes les chances de péricliter, si elle n'est pas subventionnée durablement. Un projet local, même régional a peu d'avenir, si ces diverses composantes ne se réunissent pas d'une façon ou d'une autre. Le problème crucial est de se mettre ensemble pour disposer d'outils communs donnant plus de force à chaque élément, en lui coûtant un minimum de ressources. Les outils communs les plus utiles sont :

- une caisse de réassurance

- un service de communication

- un service de formation

- un service de contrôle de gestion

- un service de contrôle médical.

Aucune mutuelle isolée n'a les moyens de se payer ces services et n'en a d'ailleurs qu'une utilisation partielle. Il s'agit alors de se fédérer et de créer des unions ou des fédérations qui auront elles la possibilité de créer ces outils communs. Il existe plusieurs exemples de fédéralisation de mutuelles élémentaires : en Guinée, l'Union des Mutuelles de Guinée forestière, au Bénin, l'Alliance des Mutuelles de santé du Borgou, au Sénégal, les coordinations géographiques de Dakar et de

Thiès. Ces entités ont commencé à se doter d'outils communs, mais ne disposent pas de l'ensemble évoqué ci-dessus.

Les unions de mutuelles ont aussi un rôle de représentation politique, plus ou moins important selon l'attitude des pouvoirs publics. On peut noter que dans plusieurs pays (Guinée, Bénin) la mise en place de plate-forme de représentation réunit des projets différents, appuyés par des bailleurs ou des opérateurs variés.

La deuxième politique de développement consiste à appliquer une démarche descendante. Il s'agit alors de créer une structure centrale de développement, de la doter des outils communs cotés et de la charger de la promotion des mutuelles dans le pays. L'exemple typique est celui du Mali où l'Union technique de la Mutualité malienne (UTM) a illustré le modèle d'agence de développement de la mutualité proposé dans ce pays. L'UTM est à la fois structure d'appui au développement, lieu d'hébergement des outils communs et de définition de la stratégie de développement et représentation des mutuelles adhérentes. C'est une entité mutualiste de droit privé, indépendante de pouvoirs publics, mais c'est l'acteur principal du développement des mutuelles de santé dans le pays.

La démarche descendante (du centre vers la périphérie) peut impliquer directement l'État, qui va jouer alors le rôle de l'agence de développement. Cette configuration s'observe au Rwanda où c'est l'administration de la santé qui sensibilise les populations, les aide à créer et à gérer les mutuelles locales (Musango L. , 2005).

Enfin, certains pays adoptent une démarche hybride, avec une action descendante menée par l'État et une action ascendante renvoyant aux promoteurs privés. La Guinée illustre ce cas de figure. Le ministère de la Santé a lancé des mutuelles couvrant le risque obstétrical et a fortement incité certaines communautés à créer leur mutuelle en liaison directe avec les formations publiques de soins. Parallèlement, des programmes de développement sont appuyés par des opérateurs extérieurs (Guinée forestière, Fouta Djallon) et ont commencé à se structurer.

Sans porter de jugement sur l'intérêt respectif de ces démarches, il faut remarquer que les conditions de leur réussite, c'est-à-dire de la mutualisation du plus grand nombre sont différentes. La démarche ascendante prend du temps et pose des problèmes relationnels entre différents projets. La démarche descendante apporte d'emblée une structuration au mouvement et une représentation politique homogène, mais elle est plus coûteuse et demande un appui financier extérieur continu.

LA CONTRACTUALISATION ENTRE LES RÉGIMES D'ASSURANCE MALADIE ET LES FORMATIONS DE SOINS

Quelle que soit la nature d'un régime d'assurance maladie, il n'a de sens que s'il ouvre à ses membres l'accès à des formations de soins. Cette ouverture peut se faire par deux voies.

La première consiste pour le régime à avoir un lien exclusif avec une offre de services. En fait il y a deux situations symétriques : le régime crée son offre (centre de santé, clinique, hôpital) ou le régime est créé par l'offre (assurance intégrée à un établissement), qui sont ici équivalentes[7].

La seconde voie consiste à travailler avec une offre autonome et à passer avec les prestataires correspondants des contrats définissant les conditions d'accès des assurés. C'est cette démarche de contractualisation qu'il s'agit maintenant d'aborder[8]. Il faut rappeler toutefois que les deux voies qui viennent d'être indiquées ne sont pas exclusives l'une de l'autre. Un régime peut pour partie donner accès à une offre de soins « maison » (c'est-à-dire dont il est propriétaire) et, pour partie, passer des contrats avec des prestataires indépendants.

La relation avec l'offre : de l'accord au contrat

Le point de départ du contrat est l'accord effectif (ou envisagé) entre un régime et une formation de santé. Cet accord repose sur une volonté commune de partenariat, c'est-à-dire un objectif partagé et l'idée que chacun va trouver avantage à la collaboration. Le constat apparaissant à la négociation de l'accord ou au moment de sa mise en œuvre est que des problèmes subsistent ou sont anticipés. C'est généralement le régime qui va proposer une procédure de traitement de ces problèmes, car, à ce moment, soit il est plus dépendant de la formation que l'inverse car il a besoin de fournir des prestations de santé, soit il est en position de force car il est déjà à un stade avancé de développement. Cette solution est un contrat négocié et écrit engageant les deux parties.

Le contrat comporte une série de clauses qui supposent un environnement particulier pour que sa mise en œuvre soit effective et durable.

En premier lieu, il faut qu'existe un système d'information qui va permettre le suivi des clauses contractuelles. Ce système reposera souvent en partie sur un partage de données entre prestataires de soins et assurance.

En deuxième lieu, il faut que le contrat donne l'occasion d'une évaluation qui permettra de vérifier son adaptation aux objectifs communs et spécifiques chaque partenaire.

Enfin, il faut qu'un environnement juridique (général ou particulier à la santé) permette un recours de chaque partie en cas de litige et de conflit. On doit insister sur cet environnement qui scelle la valeur juridique du contrat. En situation de litige non susceptible de règlement, la sanction sera plus ou moins à la discrétion du régime selon le rapport de forces. Au minimum, le régime ne travaillera plus avec le prestataire. Mais s'il en a les moyens, le régime obtiendra le changement du comportement du prestataire et poursuivra la relation.

Le contenu du contrat : variantes possibles

Le contenu du contrat va varier en fonction des objectifs du payeur et des possibilités qu'il a de les faire reconnaître par les formations de soins.

Le contrat simple va organiser le tiers-payant, fixer la tarification et mettre en place les procédures de reconnaissance des bénéficiaires. Il ne met pas en cause le fonctionnement des formations de soins, ni ses modalités de rémunération. Il l'oblige éventuellement à établir un circuit de gestion particulier pour les bénéficiaires. Ce type de contrat n'a pas pour vocation d'améliorer les services rendus par la formation de santé.

Lorsqu'il y a une ambition commune d'améliorer les prestations, le contrat va être un vecteur commode de ce projet. On construira ainsi des contrats avec des clauses de qualité. Par exemple, la formation s'engagera à rendre le médicament disponible ou bien de rembourser le bénéficiaire si celui-ci doit acheter en-dehors de la formation les produits prescrits. Pour généraliser la démarche, une charte de qualité sera annexée au contrat et devra être respectée par les deux parties. La procédure de contractualisation avec plusieurs formations publiques et privées engagée au Mali par l'UTM illustre cette approche. L'hygiène, l'accueil du malade, la disponibilité du médicament faisaient partie de la charte, en contrepartie d'un appui des mutuelles aux formations de soins.

Un autre type de contrat va engager plus avant les deux parties dans le partage du risque. Il s'agit alors d'établir un mode de tarification qui incite les assurés et le prestataire à une prise en charge efficiente. Par exemple, une mutuelle pourra négocier un tarif à la capitation avec un centre de santé (cas de la mutuelle de Nouna au Burkina Faso). Il y a une garantie de ressources pour le centre. En contrepartie, l'accès aux soins est gratuit et la gestion du risque est très simple pour la mutuelle. Un autre exemple est le contrat passé au Bénin entre les mutuelles du Zou et un centre de santé de référence (Ouessé). Après une étude des coûts de production, des tarifs forfaitaires sont établis pour la prise en charge des mutualistes. On évalue ensuite l'avantage des deux parties. On a ai ainsi observé un gain pour le centre et une disparition de la surtarification pour les mutualistes. Le contrat est bien « gagnant-gagnant ».

Il reste que la contractualisation n'a de sens que dans la durée.

Le devenir des contrats entre mutuelles et formations de santé

Deux des contrats cités ci-dessus illustrent une démarche de mutuelles face à des établissements qui, de leur propre chef, n'auraient pas cherché à passer des contrats avec des payeurs de soins. De ce point de vue, on peut dire qu'ils représentent une évolution imposée à l'offre, qui ne peut être durable que si le rapport de force est favorable aux mutuelles. Les suites des relations entre l'UTM ou les mutuelles béninoises et les formations partenaires indiquent que les conditions de la contractualisation doivent être améliorées dans un certain nombre de pays.

Au Mali, les mutualistes sont satisfaits des services reçus dans les centres de santé, mais ont quelques motifs d'insatisfaction dans les hôpitaux. En particulier, l'accueil qui leur est réservé n'est pas toujours excellent et, surtout, les médecins ont tendance à prescrire les médicaments sous la forme de spécialités, qui ne sont pas couvertes par la garantie. A l'insatisfaction des mutualistes, les professionnels répondent que les personnes assurées ont des exigences très fortes et demandent des privilèges qu'il ne serait pas équitable de leur accorder. Sur la question du refus de prescrire des médicaments sous forme générique, c'est encore l'expression d'une méfiance des médecins à l'égard de ces produits qui prévaut. Les tensions ne sont pas faciles à apaiser, dans la mesure où les mutualistes ne sont pas assez nombreux et ne représentent pas une part de clientèle suffisante dans les hôpitaux. La solution serait l'intermédiation des autorités sanitaires, mais celles-ci hésitent apparemment à affronter les médecins hospitaliers.

Au Bénin, le changement de médecin-chef dans le centre de référence a été fatal au contrat. Les agents de santé ont repris leurs habitudes de facturation parallèles et ont fait mauvais accueil aux mutualistes. Le dispositif d'évaluation du contrat est tombé en désuétude. Les mutuelles n'ont plus eu que la possibilité d'éviter le centre. A nouveau, les effectifs des mutuelles et la difficulté de mobiliser les autorités sanitaires ont montré que le rapport de force était défavorable à l'une des parties du contrat et que celui-ci ne pouvait être prolongé dans les mêmes conditions, en dépit de son intérêt.

L'importance de l'environnement des contrats constitue la leçon principale de ces exemples. Dès lors que la contractualisation se heurte à des attitudes et à des comportements hostiles au sein des formations de santé, il importe que l'environnement juridique et institutionnel puisse fournir les moyens de résoudre les conflits qui apparaissent. Si les pouvoirs publics ne s'impliquent pas dans la démarche, il faut du temps aux mutuelles pour créer un rapport de forces favorable. Cela fait comprendre d'une part que la sensibilisation à la démarche doit aller au-delà des parties intéressées (payeurs et prestataires de soins) ; d'autre part que les autorités de santé soient d'autant plus efficaces pour accompagner la contractualisation qu'elles se dotent d'outils et de personnes compétentes. L'idée qui se répand de monter au sein du Ministère chargé de la santé d'une cellule d'appui à la contractualisation va dans ce sens.

LES RELATIONS PRATIQUES DE L'ÉTAT AVEC L'ASSURANCE MALADIE

Les relations de l'État avec les régimes d'assurance maladie sont de deux ordres. D'une part, l'État est en charge de définir une politique de financement en donnant à l'assurance maladie une place plus ou moins importante, en imposant la création de régimes obligatoires et en faisant la promotion de régimes volontaires. D'autre part, lorsque des régimes sont créés, l'État doit accompagner leur fonctionnement et leur développement. C'est en ce sens qu'on peut parler des relations pratiques de l'État avec l'assurance maladie, pour les différencier des premières qui relèvent du choix.

Ces relations pratiques sont essentielles pour plusieurs raisons. La première est que la pérennisation des régimes d'assurance maladie n'est pas seulement une question technique et dépend de façon significative des acteurs et des institutions qui en seront les promoteurs et les supports. Cette remarque ne vise pas à minimiser l'importance des aspects techniques de l'assurance maladie, ni des formations qui sont organisées pour faire connaître les problèmes posés par sa mise en place et les solutions généralement préconisées pour les résoudre. Sur ces points, les pays africains doivent bénéficier d'un transfert de savoir-faire et plusieurs disposent déjà d'un vivier de professionnels susceptibles de gérer les régimes obligatoires ou volontaires. Il reste que ces ressources humaines doivent être mobilisées dans des institutions et en fonction de principes d'organisation qui résultent de l'interaction de nombreux acteurs. L'histoire des régimes d'assurance maladie des pays du Nord est là pour attester de la complexité et de la longueur du processus. De même les difficultés rencontrées par les régimes obligatoires ou volontaires des pays en développement pour atteindre un niveau de fonctionnalité et d'efficacité correct suggèrent le poids de rapports sociaux et l'importance du jeu d'acteurs qui se déroule autour de l'assurance maladie.

Une deuxième raison pour traiter du rôle de l'État comme partie prenante du processus de développement de l'assurance maladie est qu'il y représente, dans tous les cas de figure, un acteur important, voire fondamental. C'est à peu près évident lorsqu'il s'agit de régimes publics à caractère obligatoire ; ce l'est peut-être moins lorsqu'on parle de régimes privés volontaires, comme ceux qui sont organisés par les mutuelles de santé. Il est d'ailleurs nécessaire de tirer toutes les conséquences de ce que le rôle de l'État est variable selon le type de régime, public ou privé, tant du point de vue des fonctions que l'administration doit assurer que de la façon de les exercer. Dans les pays industrialisés, on peut dire que ce rôle est aujourd'hui assez bien codifié, car il y a eu plusieurs décennies de relations entre l'État et les régimes d'assurance maladie publics ou privés. La situation est assez différente dans les pays en développement et particulièrement en Afrique de l'Ouest.

C'est précisément la troisième raison de traiter du rôle pratique de l'État, pour s'intéresser à la spécificité des pays africains. La question se pose en effet de l'adaptation de l'organisation de l'assurance maladie aux sociétés des pays en développement. Constater que l'État ne conçoit pas son rôle de la même manière que dans les pays du nord débouche sur deux types de considérations : d'une part des considérations de type normatif qui conduisent à s'interroger sur les conséquences de cette différence, en termes d'efficacité du fonctionnement de l'assurance maladie ; d'autre part, des considérations plus analytiques, visant à comprendre pourquoi il en est ainsi et quelle relation de l'État à l'assurance maladie est cohérente avec l'organisation sociale et politique des pays africains.

Par rapport à un régime d'assurance maladie, l'État a plusieurs domaines possibles d'intervention dans les pays en développement. Ils ont trait :

• à la création du régime

• à la définition de sa configuration

• à l'appui à sa mise en place

• à son fonctionnement à et sa régulation

• à la tutelle et au contrôle

Le rôle en matière de création et de définition de la configuration d'un régime

En vue de la création d'un régime, l'État peut prendre des initiatives et être en quelque sorte le promoteur d'un produit, d'un dispositif d'assurance ou d'un organisme qui en sera le support.

Il doit aller plus loin, en définissant la configuration originale des régimes obligatoires. Dans ce cas, il fixera les paramètres fondamentaux de ce régime, en indiquant quelles seront les personnes couvertes, les risques couverts et la garantie. Par exemple, il assignera au régime l'objectif de couverture des seules personnes officiellement actives qui cotiseront, de leurs enfants et conjoints qui seront leurs ayant droits, des retraités de cette catégorie qui continueront à cotiser et de leurs ayants droit. Il limitera les prestations du régime à la prise en charge des soins hospitaliers avec hébergement et imposera un co-paiement par jour d'hospitalisation. Il pourra aussi indiquer selon quelle organisation sera géré le régime, comment les cotisations seront collectées et comment seront rémunérés les prestataires de soins qui passeront convention avec le régime.

Pour les régimes volontaires son rôle d'initiateur est discuté. L'État intervient en tout cas très activement en Guinée et au Rwanda. Au Sénégal, il a aussi un rôle de pilotage assez important.

Le rôle d'appui à la mise en place

La mise en place d'un régime d'assurance maladie demande de suivre une démarche dans laquelle l'appui de l'État est important.

En premier lieu, il s'agit de fixer dans la loi les caractéristiques du régime. Pour un régime obligatoire, il s'agira d'une loi cadre, comme, par exemple, la loi ivoirienne portant création de l'AMU, puis de décrets d'application. Pour les régimes volontaires, le cadre législatif et réglementaire renverra soit à un corpus général existant (par exemple, un code des assurances), soit à des dispositions particulières (par exemple un code de la mutualité comme celui du Mali). Le cadre législatif et réglementaire est un élément essentiel pour la mise en place et le développement d'un régime. Il fixe les droits et obligations respectifs des assurés et des organismes assureurs, évitant ainsi que la démarche contractuelle qui va être mis en œuvre entre eux se développe de façon incohérente et au détriment de l'une des parties. Des questions comme l'agrément des organismes gestionnaires, la viabilité financière du régime, les obligations d'information des assurés ou de comptes-rendus aux cotisants et aux pouvoirs publics ne sont définies systématiquement que dans ce cadre, ce qui indique bien le caractère stratégique de cette fonction régalienne de fixation du Droit dans ce domaine. En outre, la promulgation de textes juridiques est en soi un élément de promotion des régimes d'assurance maladie. C'est la manifestation la plus directe de la volonté d'encourager le financement assurantiel de la santé. Manifestation qui peut découler d'un engagement de campagne électorale, comme en Côte d'Ivoire, mais qui peut aussi représenter un signe fort comme dans le cas du Mali, où le code de la Mutualité a été l'expression claire d'une incitation à développer des mutuelles de santé.

L'État a aussi la possibilité de fournir des ressources économiques aux régimes qui se mettent en place et cette mise à disposition de moyens est un élément d'incitation et de faisabilité du projet. La démarche la plus directe consiste à subventionner le régime. Dans le cas d'un régime obligatoire, l'État va prévoir des lignes budgétaires permettant d'effectuer les divers investissements qui vont permettre de rendre le régime fonctionnel (Côte d'Ivoire). La durée de vie de ces lignes est variable et fait partie des paramètres qui auront été définis au moment du lancement. Ainsi l'État peut adopter le principe d'une dotation permanente au régime, mais il peut aussi envisager que le régime soit autonome et ne fournir qu'une subvention de montage de l'institution. Dans le cas d'un régime volontaire, le second cas de figure est communément envisagé, mais certaines situations peuvent entraîner un soutien sous forme de fourniture de locaux gratuits et de personnel mis à disposition (Mali). A côté de l'appui financier direct, l'État peut utiliser l'outil fiscal pour favoriser le fonctionnement et le développement d'un régime. Cette utilisation correspond à la reconnaissance de l'utilité publique de l'assurance maladie et consiste à donner aux assurés un avantage qui est en même temps un manque à gagner pour l'État. Pour les régimes obligatoires, les cotisations seront entièrement ou partiellement déductibles du revenu des personnes. Pour les régimes volontaires, la cotisation ou la prime ne seront pas taxées, ce qui permettra de fournir le service d'assurance à un prix moindre.

En dernier lieu, l'action facilitatrice de l'État va s'exercer au niveau des relations entre les régimes et les prestataires de soins. En d'autres termes, l'État peut jouer un rôle décisif dans le processus de contractualisation entre les organismes d'assurance et les professionnels et les formations de santé. Cette action est différente selon qu'il s'agit de prestataires de soins du secteur public ou du secteur privé, de régimes obligatoires ou volontaires.

Dans le cas d'un régime obligatoire, le secteur public des soins peut difficilement ne pas passer convention avec l'assureur et le rôle de l'État est apparemment simple. Il reste toutefois aux pouvoirs publics à avoir une action cohérente et équilibrée à l'égard d'institutions qui sont, plus ou moins directement, sous son autorité. En revanche la relation du régime obligatoire avec les prestataires de soins privés peut être facilitée par l'intermédiation des pouvoirs publics, qui peut notamment accorder aux professionnels des avantages financiers s'ils acceptent de passer convention avec un régime.

Dans le cas d'un régime volontaire, c'est l'intervention de l'État auprès des professionnels du secteur public des soins qui peut constituer son apport essentiel. Alors que ces derniers peuvent refuser les exigences du régime volontaire, s'il est de statut privé, l'État peut appuyer ce régime lorsque ses exigences vont dans le sens de la politique qu'il veut mettre en œuvre au sein des formations publiques. L'exemple type est celui de l'intermédiation de l'État entre les mutuelles et les agents des formations publiques qui refusent de respecter la tarification négociée ou d'atteindre le niveau de qualité des services que les mutualistes attendent.

L'intervention de l'État sur le fonctionnement des régimes, les rôles de régulation, de tutelle et de contrôle

L'État peut être le gestionnaire d'un régime, soit directement, soit indirectement à travers une délégation à un opérateur public ou privé. Il intervient alors dans le fonctionnement courant du régime, de façon plus ou moins étendue.

Il a aussi la possibilité, sans intervenir vraiment dans le fonctionnement d'un régime, de le réguler en modifiant sa configuration ou son mode d'organisation. On retrouve là les fonctions exercées lors de la création du régime.

De toute façon, l'État a en général un droit de regard global sur les régimes auxquels l'autorisation de fonctionner a été donnée, en référence aux textes législatifs et réglementaires qui les régissent. La tutelle de l'État peut néanmoins être plus ou moins étendue. Au minimum, il s'agit de vérifier a priori la conformité aux textes de la configuration et du fonctionnement d'un régime et sa viabilité. Cette procédure tutélaire se concrétise au moment de donner l'agrément au régime. Mais il s'agit ensuite de vérifier que les engagements pris à l'égard des assurés sont tenus et que la gestion du régime est conforme aux normes légales. La tutelle prend alors la forme de procédures de règlement du contentieux et de contrôle a posteriori.

L'action de l'administration publique en matière de gestion des régimes volontaires fait débat. Là où elle paraît efficace (Rwanda), elle n'est pas contestable. Si elle limite la participation sociale, elle est probablement nuisible.

Relations avec l'offre de soins

La nature, obligatoire ou volontaire, d'un régime d'assurance maladie influence ses relations avec l'offre de soins. Un régime obligatoire a en général une certaine capacité de pression sur les producteurs de soins, liée à sa taille et à son caractère public. En revanche, un régime volontaire privé isolé a peu de chances de peser sur un hôpital qui refuse les conditions contractuelles que le régime souhaite obtenir. C'est pourquoi les régimes privés ont plus de mal à passer des conventions avec les établissements du secteur public et pourquoi ils ont intérêt à se regrouper, par exemple dans un système fédéral, comme ce qui est la règle pour les mutuelles.

La qualité des prestations de soins est un enjeu considérable pour les régimes d'assurance maladie, obligatoires ou volontaires. A cet égard, la possibilité qu'a un régime de procéder à une sélection des prestataires conventionnés est le moyen qu'elle a de peser sur la qualité des soins. Cette sélection se présente différemment pour les deux types de régimes, dans la mesure où les formations de soins partenaires doivent accepter certaines formes de contrôle de la qualité par les régimes d'assurance. Les régimes privés peuvent n'avoir qu'un choix réduit et être amenés à écarter certaines formations publiques, peu enclines à modifier leurs pratiques, ou privées, peu disposées à baisser leurs tarifs. Les régimes publics sont a priori mieux placés, mais, à la réflexion, ils sont soumis aussi à des contraintes difficiles à gérer. En premier lieu, leur caractère obligatoire peut les obliger à offrir des prestations sur un territoire étendu et ils n'auront pas partout la possibilité de choisir leurs prestataires. En second lieu, leur caractère public rend difficile d'écarter les prestataires publics de l'ensemble des formations conventionnées, ce qui suppose qu'ils aient la capacité de demander aux établissements publics d'améliorer leurs services, si ceux-ci mécontentent les assurés. La médiation ou l'appui des pouvoirs publics devrait leur être acquis en l'espèce. L'expérience montre qu'il n'en est pas toujours ainsi, ce qui signifie que les régimes obligatoires se trouvent pénalisés face à un secteur public de soins impossible à faire évoluer.

Les relations des régimes avec l'offre de soins sont d'autant plus harmonieuses que des compétences techniques existent en leur sein pour négocier avec les professionnels de santé. Les compétences requises sont médicales et médico-économiques de façon à pouvoir apprécier non seulement les techniques et les protocoles de soins, mais aussi leurs coûts de production et la rémunération que demandent les établissements. La mise en place au sein d'un régime (ou d'une union ou fédération de régimes) d'une équipe de médecins conseils constitue la meilleure démarche pour le doter de ces compétences. Cette équipe sera d'autant plus efficace qu'elle disposera d'un système d'information extensif, qui lui permettra de comparer les pratiques, d'expliquer les facteurs de variabilité et d'opposer aux plus médiocres prestataires les résultats obtenus par les meilleurs (benchmarking).

Avant même d'aborder les questions de qualité et d'efficience, les régimes devront être à même d'éviter les abus et d'opérer un contrôle des prestations et des factures présentées par les producteurs de soins. A nouveau les médecins conseils seront indispensables et devront souvent opérer au sein même des établissements. Les régimes obligatoires, qui sont le plus souvent à la tête d'un budget de gestion plus conséquent que les régimes volontaires seront relativement privilégiés pour mener à bien ces missions. Comme précédemment, il faut tout de même indiquer : premièrement que la constitution d'unions techniques et de fédérations représente pour les régimes privés (et/ou décentralisés) la démarche permettant d'acquérir ces moyens de contrôle ; deuxièmement que le fait de faire partie du secteur public peut constituer une contrainte pour les régimes obligatoires en matière de contrôle des pratiques d'acteurs bénéficiant de protections à divers niveaux.

CONCLUSION

Si les régimes obligatoires et volontaires ont des conditions différentes de fonctionnement et d'organisation, la complémentarité des deux formules doit probablement être retenue pour définir une politique de couverture maladie de la population. Les régimes obligatoires ne peuvent être mis en place que dans des contextes particuliers, où les régimes volontaires sont plus adéquats. Mais ceux-ci présentent des limites techniques et financières qui interdisent qu'ils réalisent à eux seuls la couverture universelle.

Les régimes volontaires constituent de ce point de vue une étape importante. Ils permettent un apprentissage de l'assurance maladie pour la population et représentent et forme transitoire indispensable en vue de la généralisation de la couverture maladie. Sur ce point, les pays pauvres ont peut-être quelques leçons à tirer de l'histoire dans les pays industrialisés.

Il reste que la promotion des régimes volontaires, et notamment des régimes à gestion participative comme ceux des mutuelles de santé est, pour un gouvernement, un choix politique non anodin. Elle donne une plus grande place à la société civile et fait émerger de celle-ci des leaders qui peuvent faire valoir leur légitimité en fonction de l'efficacité de leur action de terrain.

NOTES

1. Le chapitre 7 sur l'assurance maladie obligatoire au Mali dans le présent ouvrage illustre ce point

2. Cette situation était prévue en Côte d'ivoire pour l'AMU

3. Voir par exemple Ensor T. (1999), Bennett S. et al. (1998)

4. Sur divers points traités ici, on se reportera à Huber G. et al. (2003), ILO/STEP (2000 et 2001), Waelkens M.P. et B. Criel (2004)

5. Voir sur la question de la faisabilité : ILO/STEP (2005)

6. Il y a internalisation quand l'agent économique qui génère les coûts est aussi celui qui les supporte. Il y a externalisation dans le cas où ce sont d'autres agents qui supportent ces coûts.

7. La création d'une offre mutualiste a été observée au Bénin (projet appuyé par la Coopération française) et au Mali (projet du CIDR à Mopti). La création d'une mutuelle adossée à l'offre renvoie au « modèle » de Bwamanda (Criel B. 1999)

8. Voir MIRE (1995) pour un aperçu de la démarche de contractualisation engagée dans les systèmes de santé européens il y a une dizaine d'années

BIBLIOGRAPHIE

La bibliographie qui suit est réduite par rapport au nombre de publications intéressantes sur le sujet. On a privilégié les textes en français et ajouté

quelques références qui n'ont pas été citées dans le texte, notamment sur les mutuelles de santé et la micro assurance. On trouvera de toute façon des bibliographies volumineuses dans un certain nombre de documents référencés ci-dessous.

Bennett, S., A. Creese, et R. Monash. 1998. « Health insurance schemes for people outside formal sector employment ». ARA Paper 16. Genève : World Health Organization, Division de l'analyse, recherche et évaluation.

Brouillet, P., M. Wade, M. Kambe, et M. Ndao. 1997. « Le développement des systèmes de prévoyance volontaire du risque maladie : Emergence des mutuelles de santé en Afrique ». *L'Enfant en milieu tropical* 228 : 40–54.

Carrin, G. 2001. « L'Assurance maladie : Un chemin parsemé d'obstacles pour les pays en développement », dans J.D. Rainhorn et J.M. Burnier, *La santé au risque du marché : incertitudes à l'aube du XXIè siècle*. Paris : Nouveaux Cahiers de l'IUED, PUF, pp. 199–214.

Criel, B., et al. 1999. « The Bwamanda hospital insurance scheme : Effective for whom ? A study of its impact on hospital utilization patterns ». *Social Science and Medicine* 48 : 897–911.

Dror, D. M., et A. S. Preker. 2003. *Réassurance sociale : Stabiliser les micro-assurances de santé dans les pays pauvres*. Genève : O.I.T., World Bank, Editions Eska.

Ensor, T. 1999. « Developing health insurance in transitional Asia ». *Social Science and Medicine* 48 : 871–880.

Foirry, J. P., et al. 2000. « Etude sur l'extension des assurances sociales obligatoires du risque maladie dans les pays de la Z.S.P. : Bilan et perspectives ». Paris, Ministère des Affaires Etrangères.

Huber, G., J. Hohmann, et K. Reinhard. 2003. *Mutual health organisation (MHO)—five years experience in West Africa. Concerns, controversies and proposed solutions*. Berlin : Eschborn, Deutsche Gesellschaft für Technische Zusassurance Maladiemenarbeit (GTZ).

ILO/STEP. 2001. *La micro-assurance de santé en Afrique : Guide en gestion administrative et financière des mutuelles de santé*. Dakar : BIT/STEP.

———. 2000. *La micro-assurance de santé en Afrique : Guide d'introduction à la mutuelle de santé*. Genève : ILO/STEP.

———. 2005. *Health micro-insurance schemes : Feasibility study guide* (vol 1 : Procedure, vol 2 : Tools). Genève : BIT.

Musango, L. 2005. Les mutuelles au Rwanda, Clermont-Ferrand. Communication au Colloque du CERD (http://www.cerdi.org/colloque/FSPD2005/).

STEP/CIDR. 2001. *Guide de suivi et d'évaluation des systèmes de micro-assurance de santé*, 2 volumes. Genève : BIT.

Waelkens, M.-P., et B. Criel. 2004. *Les Mutuelles de Santé en Afrique Sub-Saharienne. État des lieux et réflexions sur un agenda de recherche.* Anvers : Département de Santé Publique, Institut de Médecine Tropicale, 176p.

CHAPITRE 3

Expansion des programmes gouvernementaux d'assurance maladie obligatoire en Afrique de l'Ouest : Possibilités et contraintes[1]

Alexander S. Preker, E.V. Velenyi

Résumé : *La réalisation des objectifs de développement pour le Millénaire relatifs à la santé (ODM) exigera la mobilisation d'importantes ressources financières additionnelles pour le secteur de la santé, une meilleure gestion du risque financier et une meilleure utilisation des rares ressources disponibles, en plus d'avoir à s'attaquer aux déterminants intersectoriels de la maladie. Il existe maintenant des interventions connues et accessibles pour faire face à beaucoup d'aspects de la crise du VIH/SIDA, ainsi qu'au défi continu posé par le paludisme et d'autres maladies infectieuses. Mais le coût pour les ménages est imprévisible et peut appauvrir même les familles à revenu moyen qui ne sont pas assurées ; par ailleurs, beaucoup d'interventions sont inefficaces. Des ressources additionnelles pourraient être mobilisées en augmentant la part du financement gouvernemental allouée au secteur de la santé. Mais l'élargissement de l'assiette fiscale pourrait avoir des répercussions macro économiques négatives dans beaucoup de pays à faible revenu et augmenter la part du secteur de la santé dans le financement aux dépens des dépenses publiques consacrées à d'autres programmes parmi lesquels certains peuvent aussi contribuer à l'amélioration des états de santé. Ces deux aspects sont difficiles à réaliser politiquement. Ce chapitre passe en revue le rôle récent des programmes gouvernementaux d'assurance maladie obligatoire comme une des sources alternatives de* *financement dans le cadre d'une approche de financement des services de santé en Afrique à partir de plusieurs sources. La recherche ayant servi à l'élaboration de ce chapitre est basée sur une étude plus extensive entreprise par la Banque mondiale et portant sur les programmes gouvernementaux d'assurance maladie obligatoire dans les pays à faible revenu.*

VUE D'ENSEMBLE

La réalisation des objectifs de développement pour le Millénaire concernant la santé (ODM) exigera la mobilisation d'importantes ressources financières additionnelles pour le secteur de la santé, une meilleure gestion du risque financier et une meilleure utilisation des rares ressources pour des soins de santé efficaces, en plus d'avoir à s'attaquer aux déterminants intersectoriels de la maladie et d'avoir à améliorer la performance des systèmes de prestation de service. Bien qu'en soi l'amélioration du financement ne réponde pas aux défis institutionnels, organisationnels et de gestion liés à une meilleure performance du système de santé, elle peut y contribuer significativement en assurant que les facteurs financiers ne soient pas une contrainte et qu'il y ait un environnement stimulant une bonne performance.

Performance des systèmes de santé et financement de la santé en Afrique subsaharienne

Bien que le 20ème siècle ait été le théâtre de plus grandes avancées en matière de résultats de santé que toute autre moment de l'histoire, les améliorations en Afrique ont été plus lentes que dans n'importe quelle autre région. En fait, certains des pays de cette région ont connu une dégradation. Pour dix-neuf pays africains, le taux de mortalité chez les moins de cinq ans s'est en réalité accru, et l'espérance de vie dans la région a chuté entre 1980 et 2000 (Banque mondiale, 2004). Actuellement, beaucoup de pays africains sont loin d'atteindre la plupart des indicateurs fixés par les objectifs de développement pour le Millénaire (Wagstaff et Claeson, 2004 ; OMS AFRO 2003). L'espérance moyenne de vie en Afrique subsaharienne est aujourd'hui au même niveau que la moyenne mondiale de 1950, avec quelques pays comme la Sierra Leone présentant même des niveaux plus bas.

Faire face à ces problèmes exige plus d'argent et une meilleure protection contre le risque financier. La corrélation entre un revenu plus élevé, des dépenses de santé plus élevées et de meilleurs résultats de santé est bien connue. Toutefois, les grandes variations si on étudie la corrélation entre le taux de mortalité chez les moins de cinq ans (U5MR) et les dépenses publiques de santé par personne qui indique qu'un accroissement des dépenses – bien que trés nécessaire – est en soi insuffisant pour réaliser de bons résultats de santé (ESA NHA Network, 2001; Banque mondiale 2003). Il est aussi nécessaire de s'assurer que les rares ressources sont dépensées sur des services de santé efficaces et répondent aux défis de santé les plus critiques auxquels sont confrontés les ménages (Soucat, Van Lerberghe et al., 2002). Il est nécessaire d'entreprendre des actions parallèles qui répondent à d'autres déterminants intersectoriels importants de la mauvaise santé. À cet égard, les systèmes de santé de beaucoup de pays d'Afrique subsaharienne (ASS) fonctionnent mal (OMS, 2000)[2].

État actuel des programmes gouvernementaux d'assurance maladie obligatoire (AMO) en Afrique

Les dépenses directes de santé des ménages représentent toujours jusqu'à 80 pour cent de l'ensemble des dépenses de santé dans beaucoup de pays africains, avec des mécanismes d'assurance formels demeurant rudimentaires dans la plupart des pays de la région. L'aide des donateurs – avec la volatilité et la fongibilité qui lui sont associées – constitue souvent une part significative de l'ensemble des ressources publiques des pays à faible revenu, atteignant parfois jusqu'à 50 pour cent ou plus des ressources totales disponibles dans quelques pays à faible revenu. C'est dans ce contexte que quelques pays ont commencé à expérimenter l'assurance privée volontaire (basée sur les communautés et les entreprises) et les programmes gouvernementaux d'assurance maladie obligatoire (Preker et Carrin, 2005; Preker, Scheffler et Bassett, 2006). Cela en complément à d'autres formes de financement de la santé comme les paiements directs, l'aide des donateurs, le financement par le budget de l'État et l'assurance maladie volontaire.

Historiquement, l'Afrique de l'Est a hérité de systèmes de financement de la santé qui sont plus proches du modèle national de Sécurité

Sociale britannique. La plupart des pays comptent sur le financement public d'un réseau de services de santé appartenant à l'État et géré par lui. Récemment quelques pays dans cette sous-région, comme le Ghana, le Kenya, le Nigeria et la Tanzanie, ont mis en place des programmes nationaux gouvernementaux d'assurance maladie pour une partie de leur population. En Afrique Australe, des pays comme l'Afrique du Sud, la Namibie et le Zimbabwe ont déjà une longue tradition en matière d'assurance maladie volontaire pour la partie de leur population travaillant dans le secteur formel. En Afrique de l'Ouest, le modèle national de Sécurité Sociale est aussi prédominant bien qu'il existe des petits fonds mutuels d'assurance maladie dans beaucoup de pays. De plus, la plupart des pays de l'Afrique de l'Ouest envisagent une certaine forme de système gouvernemental d'assurance maladie pour étendre la protection financière à une plus grande partie de la population.

Les premières esquisses de programme national d'assurance maladie ont été lancées au Nigeria dès 1962 et au Kenya en 1965. Le premier programme obligatoire africain a vu le jour au Kenya en 1966. Suite à ces premières expériences, d'autres pays africains ont commencé à envisager la possibilité de mettre sur pied des programmes gouvernementaux d'assurance maladie obligatoire. Le premier Programme National d'assurance maladie au Nigeria a été introduit dans les années 1980. Le Ghana[3] a monté son premier programme en 1985. La Tanzanie a commencé à préparer un début de programme au milieu des années 1990. L'Ouganda a entrepris des études de faisabilité portant sur l'extension du système de paiement par anticipation pour les employés des secteurs tant formels qu'informels. Bien que faibles en termes de couverture, la Guinée, la Côte d'Ivoire le Kenya, le Mozambique, l'Afrique du Sud et la Tanzanie ont tous aujourd'hui des programmes qui couvrent une petite partie de leur population. Quelques pays comme le Nigeria et le Ghana en sont aux premières étapes de mise en oeuvre, tandis que d'autres – notamment en Afrique de l'Ouest comme au Cap Vert, au Mali et au Sénégal – ont mis sur pied des comités parlementaires qui doivent élaborer une nouvelle législation sur l'assurance maladie qui devra être mise en oeuvre plus tard (Carrin, Korte et al., 2003; ministère de la Santé, 2003; ministère Fédéral de la Santé du Nigeria, 2004; Preker, Rose et al., 2004; Thomas et Gilson, 2004).

POINTS ESSENTIELS

Comme indiqué ci-dessus, les pays à faible revenu comptent souvent lourdement sur le financement public et les paiements directs pour financer les soins de santé. Dans les toutes premières étapes du développement économique, le rapport entre les paiements par anticipation et les paiements directs au niveau du financement de la santé est souvent aussi bas que 20 : 80 en faveur des dépenses directes. Pour les pays à revenu élevé ces proportions sont complètement inversées, à l'avantage des paiements par anticipation qui désormais représentent 80 %. Les pays sur une trajectoire optimale de développement progresseront du rapport 20 : 80 à celui de 80 : 20. Malheureusement, beaucoup de pays à faible revenu en état de déliquescence en Afrique sont sur une trajectoire de développement sub-optimal plus lente conduisant vers un ratio de 40 : 60 plutôt que 80 : 20. Sans un changement significatif dans les politiques et dans la mise en œuvre, ce phénomène fera qu'une grande part des dépenses totales de santé continuera à provenir des dépenses directes, laissant ainsi beaucoup de ménages exposés à l'appauvrissement et la privation financière, malgré le niveau élevé de dépenses publiques consacrées aux soins de santé.

Dans beaucoup de pays où le développement est sous-optimal, une grande partie du financement gouvernemental vient des donateurs plutôt que de sources intérieures de financement, rendant ainsi ces pays vulnérables aux financements extérieurs, à la volatilité des flux financiers et à la fongibilité sans addition nette dans les ressources financières. En outre, dans beaucoup de ces pays faiblement performants en termes de revenus, une grande partie des dépenses directes se font sous la forme de paiements informels dans le secteur public et de dépenses dans le secteur privé, exposant ainsi les ménages aux coûts du marché local, quels que soient leurs niveaux.

Beaucoup de raisons expliquent pourquoi les décideurs, dans leur tentative d'améliorer le financement de la santé par l'introduction d'une assurance maladie volontaire ou publique et obligatoire, éprouvent des difficultés à réaliser des progrès sur le chemin d'un développement optimal qui ferait passer les proportions de financement de 20 : 80 à 80 : 20.

Un premier lot de questions porte sur le comportement des trois fonctions fondamentales du financement de la santé (collecte de fonds, gestion des risques financiers et achat de services auprès des fournisseurs) dans les situations de faible revenu. En ce qui concerne l'efficacité en matière de collecte de fonds, les pays qui tentent d'introduire des dispositifs d'assurance maladie font face aux défis suivants dans la mobilisation de ressources financières adéquates à partir des contributions des ménages :

- Inscription
  - Recensement incomplet des populations (limitant la capacité d'identifier des membres potentiels)
- Choix
  - Vaste secteur informel (limitant la partie de la population que l'on peut obliger à se joindre à un programme obligatoire; d'autres doivent être incités à se joindre)
- Niveau de Paiement par anticipation
  - Faible taux de participation des travailleurs au secteur formel (limitant les contributions qui peuvent être retirées à la source dans le cadre d'un programme obligatoire pour les employés)
  - Le manque de familiarité avec l'assurance et l'aversion au risque (limitant la volonté de payer)
  - Une grande partie de la population occupant des emplois mal payés ou au-dessous du seuil de pauvreté avec des demandes concurrentes pour les rares ressources du ménage (limitant la capacité de payer)
- Progressivité des contributions
  - Manque de données précises sur le revenu (limitant l'information pouvant être utilisée pour mettre en place des échelles de paiements progressifs)

Pour ce qui est de l'efficacité dans la gestion du risque financier, les pays essayant de mettre sur pied des dispositifs d'assurance maladie font face aux défis suivants en matière de redistribution efficace et équitable des ressources :

- Taille et nombre de bassins de risque
  - Croissance spontanée de beaucoup de petits fonds (limitant la taille et augmentant le nombre de bassins volontaires)
  - Diversité sociale en termes d'emploi, domicile et autres facteurs sociaux locaux (limitant la taille et augmentant le nombre de bassins volontaires)
  - Manque de confiance dans les programmes gouvernementaux ou nationaux (limitant la taille et le nombre de bassins obligatoires)
  - Faible capacité de gestion et faible capacité institutionnelle (limitant la taille et le nombre de bassins obligatoires)

- Partage du Risque
  - Seule une faible part de la marge fiscale disponible est allouée au secteur de la santé (limitant les ressources publiques disponibles pour subventionner des groupes de population inactifs)
  - Le manque de solidarité sociale nationale (limitant la volonté d'effectuer des subventions croisées des riches vers les pauvres, des bien portants vers les malades et des travailleurs vers les chômeurs et autres personnes inactives)

- Couverture
  - Existence de système national de santé pour le grand public (limitant le besoin de fournir une couverture universelle aux populations ou un ensemble complet de services par le biais de l'assurance)

Dans le cas d'allocation des ressources et d'achat efficaces, les pays essayant de mettre sur pied des dispositifs d'assurance maladie font face aux défis suivants quand ils veulent dépenser leurs rares ressources :

- Pour qui acheter ?
  - Le manque de bonnes données sur l'importance de l'adhésion (limitant la capacité d'identifier les groupes vulnérables)

- Que faut-il acheter ?
  - Le manque de bonnes données sur la rentabilité (limitant la capacité d'obtenir de bons rapports qualité-prix)
- De qui acheter ?
  - Le secteur ambulatoire est dominé par les fournisseurs privés et le secteur des hospitalisations par les hôpitaux publics (limitant ainsi le choix de fournisseurs)
- Comment payer ?
  - La faible capacité en matière de gestion et en matière institutionnelle (limitant la sophistication des systèmes de paiement basés sur la performance et opérationnels)
- À quel prix acheter ?
  - Le manque de bonnes données sur les coûts (limitant la transparence dans les prix chargés par les fournisseurs publics et privés)

Le deuxième lot de questions a trait à l'environnement institutionnel dans lequel évoluent les fonds d'assurance maladie dans les pays à faibles revenus. La capacité institutionnelle est souvent faible, le cadre légal sous-jacent incomplet, les outils de régulation inefficaces ou non appliqués, les procédures administratives rigides et les coutumes et pratiques informelles et difficiles à changer.

Un troisième lot de questions touche à la structure organisationnelle des fonds d'assurance maladie dans les pays à faibles revenus. Dans des pays où il y a beaucoup de petits fonds communautaires, il y a à la fois un problème d'échelle et de portée de la couverture en termes d'assurance et des prestations qui peuvent être fournies. Bien qu'en théorie beaucoup de programmes gouvernementaux d'assurance maladie aient le statut d'agences semi-autonomes, ils souffrent souvent des mêmes structures d'incitation hiérarchiques et rigides que les systèmes de santé appartenant à l'État et gérés par lui. C'est particulièrement vrai dans les pays où les structures d'assurance ont, au fil du temps, fait l'acquisition des vastes réseaux de leurs propres fournisseurs, sapant ainsi les bénéfices d'une séparation entre fournisseur et acheteur. Dans d'autres pays, les fonds d'emploi multiple ne profitent souvent pas des pressions compétitives, mais souffrent de tous les défauts des bassins de risque et des dispositions d'achat fragmentés (l'échec des marchés d'assurance, les fortes dépenses d'administration, l'asymétrie de l'information etc.).

Un quatrième lot de questions touche aux caractéristiques de gestion des fonds d'assurance maladie dans les pays à faibles revenus. La capacité de gestion est souvent faible en termes d'intendance, de gouvernance et de services aux clients). Il y a peu d'employés possédant des compétences en gestion de systèmes d'assurance obligatoire. Les assureurs de santé, agents à la fois du gouvernement, des services de santé et des fournisseurs, doivent servir beaucoup de maîtres en même temps. Cela génère des motivations et des structures de récompense contradictoires. Et finalement, les outils de gestion nécessaires au bon fonctionnement d'un programme d'assurance maladie manquent souvent en termes de technologie de l'Information, de communications et autres systèmes nécessaires pour assurer l'efficacité de la gestion financière, de la gestion des ressources humaines, la traçabilité des informations de santé, les analyses de l'utilisation, etc).

OPTIONS DE RÉFORME

Les cinq objectifs techniques suivants sont souvent cités comme motifs par les pays essayant d'introduire des réformes d'assurance maladie : (a) protection financière contre le coût de la maladie ; (b) couverture des populations ; (c) accès aux soins de santé requis ; (d) fonction de marché du travail ; et (e) lissage de la consommation non-médicale.

En réalité, cependant, les motifs sous-jacents de la plupart des décideurs sont un tableau complexe d'objectifs politiques et sociaux en plus de considérations économiques et techniques énoncées. Il y a souvent des motivations politiques et idéologiques cachées. Les réformes d'assurance maladie font souvent partie d'une tentative plus large de rééquilibrer le rôle relatif de l'État et des acteurs non-gouvernementaux dans le financement de la santé. Le fait qu'il y ait presque toujours des gagnants et des perdants est une partie inhérente de réformes qui impliquent la redistribution des ressources d'une partie de la société à une autre. Les réformes de l'assurance maladie impliquent toujours une telle redistribution en termes de transfert de

Encadré 1 : Motifs sous-jacents à la réforme

Les mécanismes de financement existant font face à des problèmes dont les suivants que les pays espèrent surmonter par l'introduction d'un système public d'assurance maladie obligatoire (Preker et Dror 2003, Preker et Carrin 2005), (Preker et Langenbrunner 2005, et Preker, Scheffler et Bassett 2006) :

• *L'inadéquation du système actuel de génération de revenus pour mobiliser suffisamment de ressources afin de financer le secteur de la santé par une combinaison de subventions du gouvernement, de paiements par les utilisateurs et d'aide internationale.* D'abord, la capacité des gouvernements à mobiliser des fonds grâce à la fiscalité est très limitée lorsque les revenus sont faibles en raison d'une pléthore de raisons qui seront passées en revue plus tard. Dans certains pays, aussi peu que 5 pour cent du produit intérieur brut passent par le trésor. Deuxièmement, l'allocation budgétaire faite par l'État au secteur de la santé est souvent faible – typiquement moins de 5 pour cent des revenus totaux du gouvernement dans la plupart des pays les plus pauvres de la région. Finalement, les ministères de la Santé ne reçoivent souvent qu'une petite partie des fonds alloués par le gouvernement au secteur de la santé – dans certains cas, moins de 50 pour cent de l'enveloppe budgétaire visée.

Dans le cas des paiements directs, la plupart de ces fonds sont collectés directement par des fournisseurs privés ou comme des paiements informels illicites au personnel travaillant dans les hôpitaux publics et les cliniques. La capacité et la volonté de payer ne se traduisent pas par des ressources additionnelles qui peuvent être utilisées pour financer des services publics. Quand les patients sont à court d'argent pendant un épisode de maladie, c'est l'hôpital public et la clinique qui doivent absorber le coût. Malgré les efforts pour garantir plus d'engagement à moyen terme de la part des donateurs, les flux d'aide restent extrêmement volatiles et imprévisibles. Puisque l'argent est fongible, les flux d'aide se substituent souvent aux sources domestiques de financement plutôt que de les compléter. L'accroissement net est donc souvent faible. Même quand l'argent des donateurs fournit des ressources financières complémentaires marginales, les priorités changeantes de la communauté des bailleurs de fonds internationaux ont en grande partie empêché la plupart des programmes de recevoir un financement durable à moyen terme en provenance de sources externes. Finalement, le financement par les donateurs externes est souvent associé à des conditions rigoureuses qui doivent être respectées avant que les décaissements ne soient autorisés et à des procédures de passation de marchés compliquées. Cela rend les flux de revenus très volatiles même après que le financement a été entièrement garanti.

- *Inadéquation des dispositions courantes de financement à assurer une protection financière contre le coût de la maladie.* En principe, l'accès libre et universel aux services publics financés par les recettes générales devrait être capable de protéger les individus face au coût élevé de la maladie. Depuis *la Déclaration d'Alma Ata* sur la « Santé Pour Tous en l'An 2000 » en 1978, beaucoup de pays ont essayé de garantir l'accès aux services de santé de base et à une protection financière contre les effets appauvrissants de la maladie en encourageant les pays à mettre sur pied et à gérer des services de santé financés par l'État sous la responsabilité de leurs Ministères de la Santé ou des autorités locales dans le cas des systèmes de prestation décentralisés. Malheureusement, dans le cadre de cette politique, des contraintes de ressource ont bientôt forcé la plupart des pays à réduire le paquet de services de base à sa plus simple expression de telle sorte que la majorité de la population, y compris les pauvres, a dû chercher à se soigner en payant directement, même pour des conditions de base pour lesquelles elle est censée avoir droit à recevoir des soins gratuitement. En outre, même dans le cas où les services sont disponibles, les contraintes de ressources mènent souvent à une détérioration tellement forte de la qualité des soins fournis que les patients préfèrent chercher à se soigner chez des prestataires privés bien qu'ils aient droit à des soins gratuits dans les institutions publiques.

  L'extension de la couverture par des mécanismes de financement volontaire (qu'ils soient communautaires ou mis en place par des entreprises privées) s'est jusqu'ici révélée décevante bien qu'elle semble profiter aux populations qui joignent de tels systèmes. Dans la plupart des cas, le paiement par les usagers ne protège pas les individus contre les effets d'appauvrissement engendrés par des épisodes catastrophiques ou des maladies chroniques

- *Inadéquation des méthodes d'allocation des ressources dans les principaux systèmes de prestations de services des ministères de la Santé.* Malgré des tentatives récentes d'introduire des mécanismes de paiement basés sur la performance, l'achat stratégique de services prioritaires et d'autres formes de nouvelles techniques de gestion du secteur public dans le cadre d'un financement intégré et de systèmes de prestation fournis par les services publics, les résultats de ces réformes ont été décevants en raison de leur détournement par la bureaucratie. En fin de compte, le détournement par la bureaucratie mène à un recul.

- *Rigidités institutionnelle, organisationnelle et administrative.* Dans le cadre du financement intégré et des systèmes de prestations de services de santé, les décideurs espèrent voir surmonter ces rigidités par un mécanisme d'agence dans le financement.

ressources financières du plus aisé au pauvre, des individus sains qui contribuent, mais ne procurent pas d'avantages à ceux qui sont en moins bonne santé et ont besoin des avantages que procure le système, et de la population active qui est capable de donner une partie de ses revenus pour couvrir les segments inactifs de la population qui pourraient avoir à compter provisoirement ou dans le moyen terme sur des subventions croisées. Finalement, les réformes de l'assurance maladie impliquent des changements majeurs au niveaux institutionnel, organisationnel et administratif pour gérer des ressources financières significatives versées au secteur de la santé. Gérer l'argent signifie le pouvoir. Les réformes de l'assurance maladie menacent souvent les anciennes parties prenantes qui contrôlaient ces ressources dans l'ancien système, les remplaçant par de nouvelles parties prenantes qui contrôlent le système d'assurance. Il n'est, par conséquent, pas étonnant de voir que de telles réformes font souvent face à une forte résistance de la bureaucratie en place qui se sent menacée et sont accompagnées d'un vigoureux plaidoyer de la part des nouveaux centres de pouvoir qui ont le plus à gagner.

Changement de la perception du rôle de l'État

Avant de regarder des options spécifiques pour réformer le financement de services de santé dans la région Afrique, il est utile de passer en revue la nature des réformes qui ont eu lieu dans d'autres domaines du secteur public et des entreprises publiques au cours des 20 dernières années. Une façon de comprendre les options pour la réforme des finances publiques est de voir les différents systèmes d'incitations dans lesquels la collecte de revenus peut être réalisée. Des cellules budgétaires (des départements du gouvernement), des unités autonomes, des unités d'entreprise et des unités privatisées sont quatre modalités organisationnelles communes qui couvrent ces systèmes d'incitations dans le secteur de la santé[4]. Le secteur public à proprement parler se trouve au centre (d'habitude le ministère des Finances ou le Trésor). À l'extérieur de ce secteur public central, la collecte des revenus peut aussi être effectuée dans le secteur public plus large par différentes formes d'agence comme les fonds nationaux d'assurance. Finalement, une partie des revenus peut être collectée directement par le secteur privé. Les mécanismes utilisés pour gérer les risques et dépenser des fonds sur les services qui profitent au public peuvent être considérés de la même manière que ces dispositifs de collecte des revenus.

Le secteur public à proprement parler est caractérisé par une rigidité dans les processus hiérarchisés, les processus de commande et de contrôle. Le secteur public plus large se distingue par la flexibilité relative du régime de gestion financière et par la liberté donnée aux gestionnaires dans le recrutement et les promotions. Ce secteur peut inclure des agences à but spécial, des agences autonomes et, à la limite, des entreprises publiques. Au-delà du secteur public se trouve le domaine du marché et de la société civile. Les services peuvent être fournis par des organisations à but lucratif ou non, ou par des organisations communautaires. Les motivations à produire des services plus efficaces sont plus élevées quand on se déplace vers la périphérie où la prestation de services est plus efficace

Rôles gouvernementaux et non gouvernementaux dans le financement des soins de santé

Le financement de la santé reflète ce cadre de compréhension des finances publiques en général. Encore une fois, le secteur public à proprement parler se trouve au centre. Les pays qui ont des systèmes de financement qui utilisent le secteur public à proprement parler pour toutes les trois sous-fonctions de financement – la collecte des revenus, la gestion du risque et les dépenses – comptent sur des processus hiérarchisés, des processus de commande et de contrôle. L'argent rassemblé par le Trésor ou le Ministère des Finances est alors transféré directement à un autre ministère (le ministère de la Santé ou des Affaires Sociales). Le contrôle est hiérarchique et direct. L'équité et l'efficacité dans la collecte des revenus reflètent la structure fiscale générale et la composition des revenus consolidés.

Aucune technique spécifique n'est utilisée pour gérer le risque financier. La redistribution repose sur les subventions croisées indirectes qui ont lieu par le biais du système fiscal consolidé. En conséquence, les pays qui ont des systèmes de taxation progressifs auront un financement progressif de leur secteur santé. Ceux avec des systèmes de taxation régressifs, comme c'est souvent le cas dans les pays à faible niveau de revenus, auront un financement régressif du secteur santé. Les politiques sectorielles sont impuissantes face à l'inéquité structurelle sous-jacente au système fiscal. La part des revenus totaux du gouvernement alloués au secteur de la santé dépend de négociations politiques complexes entre les nombreux ministères et les agences publiques qui sont en concurrence pour l'ensemble des ressources fiscales consacrées au secteur public. Dans les pays à faible niveau de revenus, le secteur de la santé est souvent en mauvaise position de négociation face aux ministères de la Défense, de l'Énergie, de l'Agriculture des Entreprises Publiques, etc.

En plus d'être financé par de tels mécanismes publics à proprement parler, le secteur de la santé dans beaucoup de pays est aussi financé par une certaine forme d'assurance publique qui est organisée sous la forme d'une agence fonctionnant avec des fonds d'assurance maladie semi-autonomes ou fonctionnant comme une entreprise. Bien que les retenues salariales puissent être collectées en même temps que les impôts sur le revenu, elles sont souvent présentées comme des catégories explicites sur les fiches de salaires des employés du secteur formel et peuvent même avoir une structure de contribution différente de celle du système fiscal général. Dans beaucoup de pays le système de retenues salariales pour les retraites et l'assurance maladie est complètement séparé du système fiscal général avec un système de collecte et une administration parallèles. Dans certains cas, il y a des subventions croisées explicites. Dans d'autres cas, ces processus sont cachés et ne sont pas entièrement pris en compte explicitement. Il y a un grand débat relatif à l'inclusion ou la non-inclusion d'un tel financement dans le budget.

Finalement, le financement peut aussi provenir directement des ménages sous la forme d'assurance maladie privée ou de paiements directs aux prestataires, contournant ainsi tous les mécanismes intermédiaires de pré-paiement. Les mécanismes utilisés pour gérer les risques et dépenser des fonds sur les services qui profitent au public peuvent être considérés de la même manière que ces dispositifs de collecte des revenus.

Typiquement les pays dont le secteur santé est dominé par des mécanismes de Service National de Santé comptent plus sur des motivations hiérarchiques pour toutes les trois fonctions de financement – la collecte des revenus, la mise en commun des risques et l'allocation des ressources/l'achat de services. Les dispositifs de financement basés sur l'assurance maladie gouvernementale obligatoire ont tendance à incorporer des motivations hiérarchique, d'agence et du marché à travers les trois fonctions de financement, tandis que l'assurance maladie volontaire privée compte beaucoup plus sur les pressions du marché et, dans une moindre mesure, sur les mandats du gouvernement qui délèguent certaines fonctions du secteur public au secteur privé. Finalement, les dépenses directes des ménages sont plus exposées aux pressions du marché bien que les structures des honoraires et une partie du comportement des prestataires puissent toujours être un peu régulées par le secteur public.

Comme dans le cas des réformes du secteur public, la récente réforme dans le financement des soins de santé a cherché à s'éloigner du centre du cercle pour aller vers des contrats plus libres avec des organisations publiques et privées pour le financement des soins de santé. L'autonomie accrue ou la « corporisation » – créant un déplacement du centre du cercle vers les extrêmes – exigent les mécanismes de responsabilité qui reposent sur un contrôle indirect plutôt que direct. Ces mécanismes de contrôle indirects reposent souvent sur l'information, la règlementation et les contrats. Jusqu'où les pays peuvent pousser les activités vers les environnements d'incitations dans les cercles extérieurs dépend de la nature des services impliqués et leur capacité à créer la responsabilité pour des objectifs publics à travers des mécanismes indirects comme la réglementation, les contrats et l'information. D'habitude le gouvernement veut conserver la responsabilité sur les décisions stratégiques que l'on mettrait d'habitude dans la fonction d'intendance et l'environnement institutionnel, tandis que la responsabilité de choisir la meilleure structure organisationnelle, les dispositifs de gestion et les infrastructures peut, sans risque, être déléguée aux agences publiques ou au secteur privé.

D'un engagement minimaliste

Ce débat et les changements récents de points de vue sur le rôle approprié de l'État dans le financement des soins de santé ne sont pas nouveaux. Depuis le début de l'histoire écrite, le pendule s'est balancée dans les deux sens entre une forte mainmise de l'État dans le financement des soins de santé (le financement exclusif par le gouvernement à proprement parler) et une approche minimaliste (le secteur privé).

Dans l'antiquité, les individus ont utilisé des remèdes maison et des guérisseurs privés quand ils étaient malades. Cependant, dès le deuxième millénaire A.J., il est prouvé qu'Imhotep, un médecin, prêtre et fonctionnaire à la cour en Egypte antique, a proposé un système de soins de santé fournis par l'État avec des guérisseurs payés par la communauté[5].

Cette première expérience de services organisés de santé n'a pas survécu à l'épreuve du temps. *Le Code Hammurabi* (1792–50 A.J.) a fixé un système de paiement direct d'honoraires, basé sur la nature des services rendus et la capacité de payer du patient[6]. Pendant les trois mille années qui ont suivi, l'engagement de l'État dans les soins de santé a tourné principalement autour de la mise en application des règles de rémunération pour des blessures personnelles et la protection de la confrérie médicale autonome[7].

Au mieux le financement, l'organisation et la fourniture de services de santé étaient limités aux cours des rois, des empereurs et à d'autres nobles qui pouvaient avoir un médecin parmi leurs employés pour leur utilisation personnelle et pour leurs troupes au moment de la bataille. Les masses se débrouillaient avec guérisseurs locaux, sages-femmes, remèdes naturels, apothicaires et charlatans.

. . . à une mainmise de l'État

À la différence de ces premières expériences[8], les gouvernements ont joué, pendant la plupart du vingtième siècle, un rôle central autant dans le financement que dans la prestation de services de santé. Aujourd'hui, la plupart des pays riches ont réalisé l'accès universel aux soins de santé par un mélange de financement public et privé et de dispositifs de prestation de services.

Les partisans d'un tel engagement du secteur public dans les soins de santé ont défendu leur approche par des raisons autant philosophiques que techniques. Dans la plupart des sociétés, on considère qu'offrir des soins aux malades et aux handicapés est une expression de valeurs humanitaires et philosophiques.

Mais il n'est pas nécessaire de recourir aux principes ou arguments moraux sur l'État providence pour garantir l'intervention collective dans le domaine de la santé. Le siècle passé est riche d'exemples montrant comment le secteur privé et les forces du marché n'ont pas réussi à garantir l'efficacité et l'équité dans le secteur de la santé.

La théorie économique fournit suffisamment de justification pour un tel engagement, pour des raisons aussi théoriques que pratiques pour garantir :

• *l'efficacité* – comme il existe d'importantes imperfections du marché dans le secteur de la santé (asymétries de l'information ; biens publics; externalités positives et négatives; déformation ou pouvoir monopolistique sur le marché de beaucoup de prestataires et producteurs; absence de marchés fonctionnels dans certains secteurs; et présence fréquente de coûts de transaction élevés)[9].

* *Équité* – comme les individus et les familles échouent souvent dans leur tentative de se protéger adéquatement contre les risques de maladie et d'incapacité sur une base volontaire pour des raisons culturelles (décisions basées sur le court terme) et des faiblesses caractéristiques de l'assurance maladie privée (le risque moral et la sélection adverse)[10].

En grande partie inspirés par le Service de Santé National britannique (NHS) et pour éviter les insuffisances connues des marchés d'assurance, plusieurs pays à revenus faibles et intermédiaires ont introduit, au cours des quelques décennies passées, des systèmes de soins de santé intégrés verticalement et financés par l'État.

... et à un retour au Néolibéralisme des années 1990

Pendant les années 1980 et 1990, le pendule a commencé à se balancer dans la direction opposée. Pendant l'ère Reagan-Thatcher[11], le monde a été témoin d'une volonté croissante d'expérimenter des approches de marché dans les secteurs sociaux (santé, éducation et protection sociale). Ce fut le cas même dans des pays comme la Grande-Bretagne, la Nouvelle-Zélande et l'Australie – les bastions historiques de l'approche basée sur l'État providence dans la politique sociale.

Comme pour la montée de l'implication de l'État, le récent refroidissement vis-à-vis de l'engagement de l'État dans le financement des soins de santé et l'enthousiasme pour des solutions privées a été motivé par des arguments tant idéologiques que techniques.

L'impératif politique qui a accompagné la libéralisation dans beaucoup d'anciens États socialistes et les chocs économiques en Asie de l'Est et en Amérique Latine ont certainement contribué à générer un sens global de l'urgence de réformer la bureaucratie inefficace et démesurée, et d'établir des gouvernements plus petits et plus responsables[12].

Il serait cependant trop facile de blâmer l'idéologie et la crise économique pour la poussée récente dans les tentatives de réformer le financement de soins de santé en exposant la bureaucratie publique aux forces du marché concurrentiel, réduisant les effectifs du secteur public et augmentant le financement par le secteur privé[13].

En fait, l'approche de l'État-providence a échoué dans sa tentative de répondre aux besoins de santé des populations à travers le monde[14]. D'où le dilemme de décideurs dans le monde entier : bien que l'engagement de l'État dans le secteur de la santé soit vraiment nécessaire, il est typiquement contraint par l'échec de l'offre de services par le secteur public[15].

. . . vers un nouveau rôle d'intendance pour l'État

Aujourd'hui, les gouvernements réévaluent partout quand, où, comment et dans quelle mesure intervenir ou s'il faut laisser agir les forces du marché par la demande des patients.

Le consensus grandissant est que faire face à ce problème exige une meilleure intégration entre les rôles de l'État et du secteur privé et leurs capacités respectives. Dans la plupart des pays, cela signifie rééquilibrer un mélange déjà complexe de rôles publics et privés dans le financement du secteur de la santé[16].

Pour améliorer l'efficacité ou l'équité, les gouvernements peuvent faire des choix parmi une vaste gamme d'actions. Celles-ci incluent :

- l'information pour encourager des changements de comportement nécessaires à l'amélioration des résultats de santé

- la politique et la règlementation pour influencer les activités des secteurs public et privé

- mandater ou acheter des services de prestataires publics et privés

- les subventions pour payer des services directement ou indirectement

- les services préventifs et curatifs (production interne).

Dans beaucoup de pays, pour des raisons autant idéologiques que pour la faible capacité du public à traiter l'asymétrie de l'information, la conclusion de contrats et les problèmes de régulation, les gouvernements essayent souvent de trop faire – particulièrement en termes de subventions publiques pour des services de production interne – avec trop peu de ressources et peu de capacité à répondre aux attentes dans ces secteurs.

Parallèlement à un tel financement et une telle production par le secteur public, les mêmes gouvernements bien intentionnés ne réussissent souvent pas à :

- développer des politiques efficaces, rendre disponible l'information sur l'hygiène personnelle, les styles de vie sains et l'utilisation appropriée des services de santé, et réglementer et signer des contrats avec les prestataires disponibles du secteur privé

- s'assurer qu'un financement additionnel est mobilisé à partir d'autres sources ;

- fournir des subventions ciblées pour s'assurer que les populations pauvres ne sont pas exclues ; et

- financer des biens publics sujets à d'importantes externalités dans les cas où la volonté de payer des consommateurs est sous-optimale.

Voies de la Réforme en Afrique de l'Ouest

Beaucoup de pays d'Afrique de l'Ouest font face à des pressions financières croissantes, déclenchées par des engagements dans des programmes mondiaux, des coûts médicaux croissants, des pénuries dans les systèmes d'intrants et des appels pour l'élimination de redevances payées par les utilisateurs, pour n'en mentionner que quelques-uns. La volatilité du financement fourni par les donateurs et la marge fiscale limitée ont contribué à accroître le scepticisme envers la confiance excessive portée aux solutions du gouvernement central et ont rendu urgent le besoin de garantir une source de financement plus durable pour le secteur de la santé (Beattie, Doherty et al. 1998 ; Banque mondiale, 2004 ; OMS, 2005). En outre, des transformations politiques et socio-économiques à travers l'Afrique Subsaharienne ont commencé à sensibiliser les gouvernements sur la nécessité d'être plus attentifs aux besoins de leurs citoyens. En conséquence, beaucoup de gouvernements essayent d'améliorer la performance de leur secteur santé (OMS, 2000) en introduisant un système public d'assurance maladie obligatoire dans l'espoir que ceci pourra leur permettre de fournir un meilleur accès aux soins de santé demandés, d'améliorer la protection financière face au coût de la maladie et d'être plus sensible aux attentes des populations.

Dans la démarche de développement tendant à étendre le financement par pré-paiement en Afrique de l'Ouest, aucun mécanisme unique ne va probablement fournir la solution à tous les défis politiques rencontrés dans le financement des services de santé. C'est plutôt par une approche basée sur plusieurs piliers et combinant divers mécanismes de financement et divers dispositifs opérationnels que l'on a plus probablement des chances de réussir.

La plupart des pays ont déjà essayé de faire le saut qui permet de passer d'une absence de financement collectif à la couverture universelle en introduisant un modèle de service de santé national qui promettait de payer tout pour tout le monde. Dans la plupart des cas, cette approche n'a pas fonctionné (Abel-Smith, 1986). Cela a eu pour résultat de créer une situation où l'argent public a été légèrement saupoudré à tant de personnes qu'à la fin personne n'a accès à des services adéquats, même au niveau des soins de santé de base.

Deux approches alternatives sont à la base des récents efforts d'expansion de la couverture sanitaire par des mécanismes basés sur l'assurance. Dans la première approche, l'assurance maladie obligatoire est introduite pour une petite frange de la population qui peut se permettre de payer, et pour laquelle il est facile pour les employeurs de collecter des impôts à la source; il s'agit d'habitude de fonctionnaires et d'employés du secteur formel. Dans le cadre de ce modèle, les pauvres et les employés percevant de faibles revenus dans le secteur informel continuent à être couverts par le biais d'un accès aux hôpitaux publics et aux cliniques ambulatoires subventionnés. Bien qu'à première vue cette option semble favoriser les riches dans la mesure où seuls ceux qui sont formellement employés ou qui ont la capacité de payer peuvent y participer, elle libère l'argent public pour subventionner les soins des pauvres et des employés du secteur informel. Elle permet donc un ciblage indirect des ressources budgétaires limitées disponibles au Ministère de la Santé, s'il n'y a aucune subvention indirecte importante pour les assurés ou des concessions fiscales régressives. Le Nigeria, la Tanzanie et le Mozambique ont récemment introduit de tels systèmes d'assurance maladie. La Guinée et le Mali sont en train de considérer des réformes semblables

Dans la deuxième approche, l'assurance maladie obligatoire est introduite pour une frange plus large de la population en payant pour ou en subventionnant la prime des pauvres et des employés du secteur informel percevant de faibles revenus. Cela permet une expansion plus rapide de la couverture, en utilisant les ressources qui sont libérées par la partie de la population qui contribue pour subventionner la prime des pauvres et des employés du secteur informel percevant de faibles revenus plutôt que les prestataires de service qu'ils utilisent. L'avantage de cette approche consiste en ce qu'elle permet de façon plus directe d'atteindre les ménages pauvres que les subventions à l'offre décrites dans l'exemple précédent. Le Ghana a récemment introduit un tel système d'assurance maladie.

Dispositifs de mise en oeuvre

Le succès ou l'échec dans le financement des soins de santé dépendent souvent autant des contraintes pendant la mise en oeuvre que des choix entre des facteurs publics ou privés. Il y a de nombreux exemples de systèmes de financement public et privé qui fonctionnent bien mais il y a aussi de nombreux exemples de systèmes de financement tant public que privé qui ne fonctionnent pas bien. Comprendre « ce qui » marche bien et « pourquoi » dans des contextes différents est important, mais comprendre « comment » et « avec quel degré de réussite » le programme est mis en oeuvre est encore plus important. Pendant la mise en oeuvre d'un nouveau programme d'assurance maladie obligatoire ou pendant l'extension d'un programme existant, des options politiques et des dispositifs institutionnel, organisationnel et administratif efficaces sont nécessaires pour chacune des dimensions décrites dans le tableau 1 ci-dessous.

Les fonctions du financement

La collecte des revenus, leur mise en commun et les dépenses peuvent être effectuées par le secteur public central, des agences du secteur public et le secteur privé. Plusieurs facteurs rendent les options politiques du financement des soins de santé en Afrique Subsaharienne et dans d'autres pays à faibles revenus différentes de celles des pays à revenus intermédiaires ou élevés. Les décideurs qui songent à introduire l'assurance maladie publique obligatoire doivent être prêts à faire face à ces différences pendant la mise en oeuvre (Carrin, 2004 ; DFID, 2002 ; Griffin, 1996 ; Hsiao, 1995 ; Preker 2006, à venir ; Schieber, 1997 ; Banque mondiale, 2004) .

Tableau 1 : Dispositifs de mise en œuvre pour les programmes publics d'Assurance maladie obligatoire

Fonctions du financement

Mécanismes de collecte des revenus
- Niveau de paiement par anticipation (intégral ou partiel avec un un peu de partage des coûts ou un co-paiement)
- Degré de progressivité (élevé ou taux fixe)
- Affectation des revenus (générale ou contributions ciblées)
- Choix (obligatoire ou volontaire)
- Inscription (Sans restriction ou restrictions dans l'admissibilité, les périodes d'attente et les possibilités de changement de régime)

Mise en commun des revenus et partage des risques
- Taille (petit ou grand)
- Nombre (un ou plusieurs)
- Égalisation de risque (de riche à pauvre, sain à malade, et lucrativement employé à inactif)
- Couverture (de base ou supplémentaire, de substitution, ou duplicative)
- Évaluation du risque (évaluation basée sur groupe / communauté ou individu)

Les dispositifs d'Allocation des Ressources et d'Achat (RAP) à proprement parler
- Pour qui acheter (membres, pauvres, malades, autre ?)
- Quoi acheter, sous quelle forme et que doit-on exclure (question 2 sur l'offre) ?
- De qui acheter [public, privé, organisation non gouvernementale] (question 1 sur l'offre) ?
- Comment payer [– quels mécanismes de paiement utiliser] (question 2 sur les motivations) ?
- À quel prix [– prix du marché concurrentiel, prix fixés, prix subventionnés] (question 1 sur le marché) ?

Environnement Institutionnel

- Cadre légal
- Instruments de régulation
- Procédures administratives
- Coutumes et pratiques

Collecte des Revenus

Une grande partie des populations des pays à faibles revenus vit souvent en milieu rural ou est employée dans le secteur informel, ce qui limite ainsi significativement la capacité des gouvernements à collecter des taxes ou des impôts sur les salaires (Banque mondiale, 2003). La taille de l'économie informelle varie de 78 pour cent dans les sociétés agricoles rurales à 61 pour cent dans les zones urbaines, et 93 pour cent dans les nouveaux secteurs d'emploi (Charmes, 1998). La volonté et la capacité des individus – même les pauvres – de payer pour des soins de santé sont

Tableau 1 (*suite*)

Structures organisationnelles

- Formes organisationnelles (configuration, échelle et portée des fonds d'assurance ?)
- Le système de motivation (du public au privé en termes de hiérarchies ou agence ou motivations de marchés dans les droits de décision, la responsabilité financière, la responsabilité et la couverture des fonctions sociales ?)
- Les liens (niveau d'intégration horizontale et verticale ou séparation entre prestataire et acheteur ou fragmentation)

Attributs de gestion

- Niveaux de gestion (intendance, gouvernance, gestion hiérarchique, services aux clients)
- Habiletés de gestion
- Motivations de gestion
- Outils de gestion (ressources financières, humaines, information sanitaires)

Indicateurs de Résultat Possibles	*Efficience*	*Équité (essentiellement impact sur la pauvreté)*

Protection financière
Envergure
Consommation du ménage
Accès à services médicaux
Effets de marché du travail

Adapté de Preker et Langenbrunner (éditeurs), 2005

beaucoup plus grandes que la capacité de leur gouvernement à mobiliser des revenus par la taxation, y compris les impôts sur les salaires. Il n'est pas étonnant que dans la plupart des pays d'Afrique Subsaharienne la part relative des dépenses de santé financée directement par les ménages puisse atteindre 60 à 80 pour cent (OMS, 2002; OMS, 2004).

Des choix importants doivent être effectués pour faire face à ces contraintes pendant la conception et l'administration du système de collecte des revenus pour un programme gouvernemental d'assurance maladie obligatoire. En termes du niveau de pré-paiement, un choix doit être fait entre un pré-paiement intégral et un pré-paiement partiel avec un peu de partage des coûts ou un co-paiement. Le pré-paiement intégral fournit une meilleure protection financière, mais peut être associé au risque moral et à une perte d'efficacité. Les co-paiements et le partage des coûts peuvent limiter l'utilisation excessive, mais ils sapent la protection financière fournie par cette méthode. De même, des décisions doivent être prises quant aux niveaux de subventions croisées allouées aux populations à faibles revenus pour une subvention partielle ou totale de leurs primes.

De la même manière, des choix doivent être effectués en termes de la progressivité du niveau des contributions. Un programme de contributions fortement progressif améliore l'équité, mais nécessite des informations sur le revenu réel qui souvent ne sont pas disponibles. À ses niveaux inférieurs, un mécanisme progressif pourrait toutefois ne toujours pas être accessible pour les indigents ou les populations dont les revenus sont très faibles tandis qu'à ses niveaux supérieurs il peut être excessivement coûteux. Pour cette raison, beaucoup de pays fixent un plancher et un plafond. Aux seuils inférieurs, les ménages dont les revenus sont faibles sont exemptés de contributions (l'État peut payer à leur place) et aux seuils supérieurs il peut y avoir un plafond. Une prime basée sur un taux fixe est régressive, mais beaucoup plus simple à gérer. Des subventions et des exemptions peuvent être utilisées pour s'assurer que les pauvres ne sont pas omis. Il faut aussi tenir compte dans les choix politiques du fait que la collecte de revenus peut être basée sur des revenus généraux non affectés (appelé un prélèvement d'assurance maladie dans des pays comme l'Australie) ou sur un impôt sur les salaires affecté à la santé comme en Allemagne ou en France.

La possibilité de choisir de devenir membre ou pas et celle de choisir entre différents régimes (s'il y en a plusieurs) sont d'autres éléments importants que l'on doit considérer en concevant le système de collecte des revenus. L'adhésion obligatoire avec des primes déduites à la source par les employeurs est une façon de forcer tous ceux qui devraient payer à contribuer. Mais dans des pays avec une petite participation de main-d'œuvre formelle, la pénétration d'une telle adhésion obligatoire peut être très faible. En outre, cette formule repose sur le fait que les employeurs déclarent leurs employés, ce que plusieurs ne font pas à cause de la responsabilité fiscale que cela implique. L'adhésion obligatoire avec une collecte à la source ne confère donc pas une plus grande couverture lorsque l'on est confronté à de faibles niveaux de revenus. L'adhésion volontaire repose sur la volonté et la capacité de payer. Les membres doivent vouloir adhérer et cette formule d'assurance doit prouver sa valeur. Elle repose sur la confiance que les primes payées aujourd'hui mèneront à des bénéfices demain.

À de faibles niveaux de revenus, les ménages pauvres des zones rurales peuvent ne pas avoir confiance en un programme d'assurance national à cause des expériences négatives passées, ou ils peuvent préférer prendre le risque de ne pas être couvert par une assurance. L'inscription peut être ouverte à tout moment à tous ceux qui sont éligibles ou il peut y avoir des restrictions quant à l'admissibilité (l'employé et sa famille proche) ou une période d'attente (l'écart de temps entre l'inscription et le moment où les réclamations peuvent être faites) ou des limites sur les possibilités et la fréquence des changements de plans d'assurance.

Mise en commun des revenus

La mise en commun des revenus collectés présente un autre lot de problèmes lorsque le niveau de revenu est faible. A de faibles niveaux de revenus, l'urgence de satisfaire les besoins immédiats dépasse souvent le souci pour l'avenir (OIT, 2002; Banque mondiale, à venir). Les individus sont plus intéressés à payer pour des soins dont ils sont certains qu'ils auront besoin dans les mois à venir (risques prévisibles ou non assurables) que pour un événement incertain qui pourrait se matérialiser dans l'avenir. Il n'est pas étonnant que le pourcentage des dépenses totales de santé qui se fait par le canal d'une forme de pré-paiement soit faible dans les pays à faibles revenus. Et les ménages dont les revenus sont faibles et qui sont exposés aux chocs financiers liés au coût de la maladie tombent souvent au-dessous du seuil de pauvreté. Toutefois, l'expérience montre que dans des pays comme le Ghana, la Tanzanie, l'Afrique du Sud et en Afrique de l'Ouest, les contributions des ménages peuvent être canalisées avec succès à travers des mécanismes d'assurance et que des subventions gouvernementales peuvent être utilisées pour aider à payer les primes pour les pauvres afin qu'ils ne soient pas exclus du processus.

Des choix importants doivent être faits à l'égard de la conception et de l'administration des pools de revenus et les dispositifs de partage des risques. L'égalisation des risques peut être réalisée de différentes façons dont trois prédominent dans le financement des soins de santé – par des subventions, par l'assurance et par l'épargne. L'effet de ces trois instruments de financement sur les objectifs politiques liés à l'égalisation des risques dépend de l'instrument utilisé. Par exemple les subventions peuvent être un meilleur instrument pour atteindre l'équité, tandis que l'assurance peut être une meilleure protection contre des variations de dépenses, et l'épargne peut être un meilleur instrument de lissage des revenus. Des politiques qui visent à réaliser des objectifs d'équité peuvent être plus efficacement mises en œuvre

Graphique 1 : Options pour l'égalisation des risques

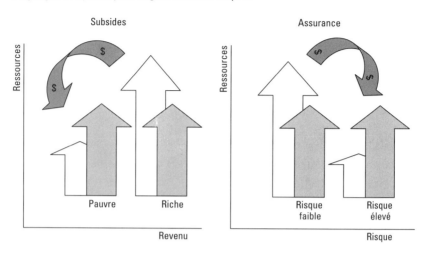

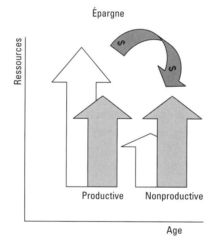

par des subventions dans le cadre de la fonction de collecte des revenus que par l'utilisation de l'assurance et de l'épargne dans le cadre des fonctions de dépenses ou de mise en commun des revenus. Les politiques qui visent à réaliser la protection financière peuvent être plus efficaces pour la réalisation de la protection contre les variations de dépenses dans le cadre de la fonction de mise en commun des revenus que les subventions et l'épargne dans le cadre de la fonction de collecte de revenus ou celle de dépenses. Finalement, les politiques qui visent à réaliser le lissage des revenus au cours du cycle de vie peuvent être plus efficaces lorsque l'on utilise l'épargne plutôt que des subventions et l'assurance dans le cadre des fonctions de mise en commun des revenus ou de collecte.

Cependant, dans les dispositifs de financement de la santé, ces trois instruments de financement et sous-fonctions sont souvent fusionnés dans les mêmes dispositifs organisationnels. Pire que cela, dans certains pays, le financement de la santé, les pensions et d'autres bénéfices liés à la protection sociale sont tous fondus en un seul dispositif de sécurité sociale, sans essayer de faire correspondre les instruments aux objectifs ou distinguer la fonction de financement dans laquelle ils présentent la plus forte probabilité d'être efficaces. Des preuves s'accumulent désormais à l'effet que l'utilisation de cette approche de « taille unique » engendre d'importants problèmes pendant la mise en oeuvre et empêche l'atteinte d'objectifs politiques spécifiques. En outre, à de faibles niveaux de revenus où il existe d'importantes contraintes en termes d'espace fiscal disponible pour le secteur de la santé, les ressources qui peuvent être utilisées pour des subventions peuvent être assorties de contraintes draconiennes. Dans le cadre d'une approche de financement des soins basée sur plusieurs piliers, les ménages profiteraient de la mise en place de plusieurs mécanismes de financement qui, ensemble, permettraient d'atteindre les objectifs d'équité, de gestion du risque et de lissage des revenus.

La taille et le nombre de bassins affectent le niveau d'égalisation du risque qui peut avoir lieu dans n'importe quel bassin donné, et la probabilité de sélection adverse et d'autres problèmes inhérents aux marchés d'assurance. Mieux vaut quelques grands bassins qu'une multitude de petits bassins.

Mais quelques grands bassins peuvent aussi être préférables à seul bassin fonctionnant comme un monopsone, et qui devient souvent insensible aux changements dans les besoins et dans les attentes des consommateurs. Et la fonction de mise en commun peut fournir une couverture primaire complète, ou elle peut fournir une couverture partielle supplémentaire, de substitution et duplicative. Ces points sont importants puisqu'ils affectent le coût du paquet de biens et services qui sera fourni et, par conséquent, le montant de la prime.

Les évaluations du risque peuvent être basées sur l'expérience du groupe ou de la communauté ou sur les profils de risque individuels. Bien que dans le passé, il y ait eu une préférence pour des primes basées sur le groupe et la communauté pour éviter d'imposer un fardeau financier excessif à ceux qui sont perçus par les assureurs comme souffrant de profils de morbidité élevés ou de sélection adverse. Quelques pays, comme les Pays-Bas, essayent de surmonter ces problèmes en subventionnant les fortes primes individuelles basées sur le risque. Cela élimine la motivation pour les assureurs de s'engager dans la sélection adverse et rend les primes d'assurance accessibles aux individus souffrant de maladies chroniques et onéreuses. De telles subventions pour des fortes primes individuelles basées sur le risque ne traitent pas du problème de risque moral ; mais ce problème ne serait pas plus important dans le cadre de ce mécanisme que dans celui d'un programme dont les taux seraient basés sur le groupe ou la communauté, ou dans le cadre d'un accès à un système national de santé gratuite. Un des inconvénients de cette approche dans des situations de faibles revenus est qu'elle est très exigeante en données, données qui peuvent ne pas être disponibles.

Dépenses (Allocation des ressources ou achat)

Finalement, les études sur l'incidence des avantages des dépenses de santé lorsque les niveaux de revenu sont bas montrent qu'elle est souvent pro-riches même dans les pays où d'importants efforts ont été effectués pour cibler les dépenses publiques sur les pauvres (Castro-Leal, Dayton et autres, 2000; Gwatkin, 2002; Banque mondiale, 2004). Sans recours à l'assurance, les seuls moyens pour les structures sanitaires d'augmenter leurs revenus est d'imposer le paiement aux utilisateurs. *De facto*, cela donne aux groupes à revenus élevés un meilleur accès aux infrastructures sanitaires subventionnées par l'État. Malgré ses ressources publiques limitées, l'Afrique présente les biais les plus prononcés de dépenses pro-riches (Gwatkin, 2001).

La gestion efficace et efficiente des rares ressources des services de santé est une partie importante de l'histoire des programmes publics d'assurance maladie obligatoire. L'expérience a montré que sans une politique claire de dépenses et des mécanismes de paiement efficaces de tels mécanismes ne sont pas très différents (dans la réalisation des objectifs sous-jacents) du financement par le budget central du gouvernement. Les pauvres sont souvent omis.

Le passage d'une situation où le secteur public recrute son personnel et produit « lui-même » des services, à une situation d'achat stratégique auprès de fournisseurs non gouvernementaux – *la sous-traitance* – a été récemment au centre d'un vif débat sur le financement collectif des soins de santé. Le principe sous-jacent est qu'il est nécessaire de séparer les fonctions de financement de la production de services pour améliorer la performance du secteur public et sa responsabilisation. Cette expérience est maintenant en cours d'extension au secteur de la santé, et notamment aux programmes publics d'assurance maladie obligatoire dans beaucoup de pays pauvres.

Au cours du passage d'une situation de budgétisation passive dans le secteur public à une situation d'achat stratégique ou de contractualisation de services chez des prestataires non-gouvernementaux, les décideurs et les managers doivent se poser cinq questions fondamentales : pour qui acheter, que doit-on acheter, de qui acheter, comment payer et à quel prix ? Pour s'attaquer à ces questions, ils sont forcés de s'interroger sur le rôle des questions organisationnelles, institutionnelles et administratives dans la performance des dépenses publiques de santé, questions qui seront discutées dans les sections suivantes.

Environnement institutionnel

Beaucoup de pays d'Afrique sont confrontés : (a) à de sévères contraintes économiques, avec une croissance annuelle par personne aussi faible que 0,5 à 1,2 pour cent pour la moitié de l'Afrique (Banque mondiale, 2003) ; (b) à des conflits et/ou une instabilité politique, avec 26 conflits qui ont éclaté entre 1963 – et 1998, affectant plus de 60 pour cent de sa population (Banque mondiale, 2004), ce qui détourne du secteur de la santé les rares ressources et perturbe les services ; (c) à l'absence de bonne gouvernance, avec le plus faible score du monde en matière d'index régional d'Evaluation Institutionnelle et Politique de Pays (CPIA)[18] ; (d) à une corruption généralisée (Hodess, Banfield et autres, 2001) ; (e) à une quasi-absence de mécanismes formels de protection sociale pour les populations vulnérables (OIT, 2001) ; et, (f) à une capacité inadéquate de régulation et de surveillance du secteur de la santé qu'il soit formel ou informel.

Une gamme de décisions doit être prise à l'égard de quatre aspects de l'environnement institutionnel pour l'assurance maladie publique. Ceux-ci incluent : le cadre légal, les instruments de régulation, les procédures administratives et les coutumes et pratiques formelles ou informelles.

Un indice composé qui capture le niveau de gouvernance, les capacités administratives et les capacités de gestion est le CPIA[19] de la

Encadré 2 : Limites associées aux principaux mécanismes de financement des soins de santé

Aucun mécanisme de financement ne va à lui seul vraisemblablement intégrer tous les objectifs, de là le besoin d'une approche basée sur plusieurs piliers

- *La Fiscalité* : En partie sous l'influence de l'héritage idéologique colonial et en partie par *étatisme* post-colonial ou socialisme, les pays africains ont, entre les années 1960 et les années 1980, mis un accent plus important sur des services de santé fournis et financés par l'État. Cependant, la dépendance sur la taxation n'a pas été une réussite, étant donnée le faible niveau de revenus recueillis, qui est typiquement au-dessous de 15 % en ASS. Malgré la croissance économique et des budgets de santé améliorés, le financement public reste secondaire par rapport aux dépenses privées et s'élève, à aussi peu que 20 à 30 % des totales dépenses de santé du Nigeria, 40 % au Ghana et 42 % au Kenya (OMS, 2004).

- *Subventions et Aide des Donateurs* : L'aide étrangère au secteur de la santé en Afrique est déjà exceptionnellement élevée comparée à d'autres régions. Une moyenne de 35 % des dépenses du secteur de la santé est financée par l'aide des donateurs, avec des niveaux atteignant 50 % et plus dans le cas de certains pays, comme le Mozambique (Banque mondiale, 2003). Bien qu'une telle aide soit absolument nécessaire à court terme, les décideurs ont commencé à reconnaître le besoin urgent de commencer à construire et renforcer les organisations et les institutions qui sont nécessaires pour garantir un financement plus durable pour l'avenir (Beattie, Doherty et autres, 1998 ; Banque mondiale, 2004 ; Heller, 2005 ; OMS, 2005).

- *Assurance maladie Publique Obligatoire* : Étant donné que l'Assurance Maladie Obligatoire (AMO) est basée sur les retenues salariales, les flux de revenu dépendent fortement de la part de l'emploi dans le secteur formel, qui est typiquement faible en Afrique Subsaharienne (ASS) (Charmes, 1998; Blunc, Canagarajah et autres, 2001; Djankov, 2003). Des enquêtes sur les ménages dans certains pays entre 1997 et 1999 montrent que les moyennes nationales sur l'emploi dans le secteur formel en proportion de la main-d'oeuvre totale s'élèvent à 17 % au Mozambique et à 27 % au Kenya, avec de forte différence entre les villes et les campagnes (Banque mondiale, 1996). Aujourd'hui, dans la plupart des pays de l'ASS, l'AMO est limitée au secteur public et au secteur privé formel, ce qui peut créer des problèmes d'équité (Griffin et Shaw, 1996 ; Hsiao, 1997 ; OIT, 2001). Les déductions à la source, considérées comme un autre fardeau fiscal, génèrent typiquement une résistance des syndicats et des employés, par exemple au Nigeria et en Tanzanie, etc. (Cutler et Zeckhauser, 2000 ; OIT, 2001). Les contributions, combinées à d'autres impôts, peuvent être prohibitives ou entraîner des distorsions où la crainte qu'un tel fardeau fiscal excessif poussent les individus vers l'informel est réelle et peut ainsi créer des distorsions sur le marché du travail (OIT, 2001; Banque mondiale, à venir). Si elle n'est pas contrôlée par des mesures de retenue des coûts et des mécanismes de paiement aux prestataires, l'AMO est associée à une escalade des coûts et à un biais accru de la prestation de services vers le curatif. Le développement d'un système d'AMO est un processus intensif en ressources qui exige un important renforcement institutionnel, organisationnel et administratif (Griffin et Shaw, 1996 ; Banque mondiale, 2004). Les pays d'Afrique Subsaharienne qui se sont embarqués dans des réformes d'AMO ont passé des années ou des décennies de préparation pour créer un environnement favorable à l'introduction de ce mécanisme.

L'expansion de l'AMO à une couverture universelle (c'est-à-dire l'assurance maladie nationale) est une stratégie à long terme, qui exige une conception technique solide, une bonne capacité de mise en oeuvre et de bonnes habiletés politiques (Abel-Smith, 1986; OIT, 2001). Le succès à long terme dépend de la stabilité politique et est sensible à la croissance économique, ce qui malgré les tendances positives récentes, laisse cet instrument vulnérable à de tels chocs exogènes.

- *Assurance maladie Privée :* Même si la prolifération du financement communautaire (mutuelles) par exemple au Ghana, au Sénégal et en Tanzanie[17] (Banque mondiale, 2003), indique que l'on considère le financement de la santé par les communautés comme un premier pas important vers le paiement par anticipation et la mise en commun des risques, des limitations telles que les faibles niveaux de participation, le risque financier élevé, la dépendance envers les subventions gouvernementales et l'exclusion des plus démunis font qu'il est nécessaire d'agrandir les bassins de risque par le biais d'une augmentation proportionnelle ou la jonction de différents mécanismes par la réassurance ou en les connectant par motivations dans le système de sécurité sociale (Arhin-Tenkorang, 2001; Jakab et Krishnan, 2004). L'assurance commerciale privée s'est étendue, ce qui implique une plus grande volonté et une plus grande capacité de payer pour l'assurance (Preker, 2006 à venir). Cet instrument est perçu comme favorisant les riches, se concentrant sur les soins curatifs et forçant une escalade des coûts. L'assurance commerciale privée sert autant comme assurance primaire que comme complément aux avantages reçus par d'autres moyens.
- *Redevances payées par les usagers*[20] : Une dépendance excessive envers les redevances payées par les utilisateurs, jusqu'à 70 % dans certains cas, a des effets d'appauvrissement significatifs pour les sociétés où 50 à 70 % de la population vit au-dessous du seuil de pauvreté (Banque mondiale, 2001; OMS, 2004). Des dépenses directes élevées peuvent avoir des effets catastrophiques sur les non-pauvres (Wagstaff, Watanabe et autres, 2001). Les redevances payées par les utilisateurs sont un moyen régressif de mobilisation des ressources. Cette formule fait renoncer aux avantages que procure le partage des risques et n'incite pas à améliorer l'efficacité dans la production des services de santé.

Banque mondiale (Banque mondiale, 2003), qui classe les pays. Ces chiffres laissent voir que le Nigeria et le Kenya sont particulièrement prédisposés à l'échec. Cependant, les gouvernements ont de plus en plus montré leur engagement à améliorer la gouvernance, comme le reflète les DSRP qui incluent des mesures spécifiques pour améliorer l'environnement régulateur et cibler explicitement l'amélioration de la gouvernance et la réduction de la corruption comme mesures prioritaires pour stimuler la croissance. Les documents de politique des pays, comme le « Nigeria National Economic Empowerment Development Strategy (NEEDS, 2004) » présentent la gouvernance comme principale priorité de leur ordre du jour pour atteindre la croissance économique et le développement social (Federal Government of Nigeria, 2004).

L'Indicateur de Gouvernance Composé du GRICS classe la performance selon 6 dimensions (Kaufmann, Kraay et autres, 2003). Parmi les pays étudiés, certains des plus performants, comparés au point de référence régional, sont l'Afrique du Sud, le Sénégal et le Ghana. La Tanzanie et le Mozambique se trouvent sur la médiane tandis que le Nigeria et le Kenya restent en bout de peloton. Cependant, les engagements en faveur d'une amélioration de la gouvernance ont apporté des améliorations et ainsi, avec le temps, on s'attend à ce que cela améliore la faisabilité et la pérennité de l'AMO.

Structures organisationnelles L'introduction de l'AMO en Afrique exige non seulement un renforcement des institutions existantes, mais aussi la création de nouvelles structures organisationnelles. Des décisions relatives à plusieurs variables doivent être prises à cet égard : la forme organisationnelle, le régime de motivation et le degré d'intégration verticale/horizontale par rapport à la différentiation du nouveau système.

La forme organisationnelle se rapporte principalement au nombre et à la taille des organisations qui seront utilisées. L'éventail des options varie entre deux extrêmes. D'une part, il peut y avoir un fonds d'assurance maladie unique qui alloue l'argent à un seul réseau de prestataires (appartenant parfois au système d'assurance maladie lui-même). Cela conduit à une situation de monopsone-monopole. À l'autre extrême, il peut y avoir beaucoup de fonds plus petits qui achètent des services d'un plus large éventail de fournisseurs (public et privé). Cela mène à un environnement compétitif plus ouvert. Entre ces extrêmes, il existe plusieurs options qui peuvent impliquer un seul acheteur et plusieurs prestataires ou plusieurs acheteurs et un seul prestataire.

Dans son essence, le régime de motivations fait référence aux marges de décision de ceux dirigent les organisations. Les managers du fonds d'assurance maladie ont le droit de prendre des décisions portant sur la gestion financière, les ressources humaines, l'infrastructure, les systèmes d'information etc. De telles décisions sont-elles prises au centre par le ministère de la Santé ou par un département d'un autre ministère central ? D'autres aspects importants du régime de motivations touchent au degré d'exposition au marché. S'il y a plus d'un fonds et plus d'un prestataire, leur permet-on d'entrer en compétition ? Parfois, même quand il y a plus d'un fonds et plus d'un prestataire, on ne leur permet pas de rivaliser. Qui décide de ce que l'on fera des profits et qui est responsable des déficits ? Quels sont les dispositifs mis en place pour amener les intéressés à rendre compte ? Comment traite-t-on les prestations sociales (explicitement ou de façon indirecte) ?

Troisièmement, les fonds d'assurance maladie peuvent intégrer ou fragmenter les fonctions de sous-financement des soins de santé d'une multitude de façons (Londono et Frenk, 1997). D'un côté, en termes d'intégration verticale, tout le financement de la santé (la collecte, la mise en commun des revenus et l'achat) et la prestation de services peuvent être entièrement intégrés dans le cadre d'une seule entité d'assurance. Cela se produit quand le système d'assurance collecte lui-même ses primes et possède ses propres prestataires. Beaucoup de Fonds nationaux d'Assurance maladie sont configurés de cette façon. De tels fonds se comportent de manière très semblable à un ministère de la Santé unifié ou à une Sécurité Sociale nationale. Dans d'autres cas, il peut y avoir plusieurs degrés de séparation des fonctions d'achat et de prestation ou la séparation entre les sous-fonctions de collecte des revenus, de mise en commun de ces revenus et d'achat qui seraient confiées à différentes organisations. Les fonds d'assurance maladie qui sont modelés sur les fonds de maladie allemands ou hollandais ont souvent ce type de différentiation fonctionnelle.

Attributs de gestion

Finalement, il y a des aspects de la gestion d'un système d'assurance maladie qui diffèrent beaucoup de la gestion d'un service national de

Encadré 3 : Modèle de transition du financement de la santé

« Le pluralisme structuré » est un modèle centriste qui transmet la recherche d'un terrain d'entente entre les dispositions extrêmes qui ont gêné la performance des systèmes de santé (Londono et Frenk, 1997). 'Le pluralisme' évite les extrêmes que sont le monopole dans le secteur public et l'atomisation dans le secteur privé. 'Structuré' évite les extrêmes des procédures de commande-et-contrôle autoritaires dans le gouvernement et l'absence anarchique de règles du jeu transparentes pour corriger des échecs du marché.

Dans ce modèle, la *modulation* (c'est-à-dire l'intendance) est la mission centrale du ministère de la Santé, qui se retire de la fourniture directe de services de santé (séparation entre le financement et la fourniture de services). *Le financement* est la fonction principale des instituts de Sécurité sociale, qui doit être graduellement étendu pour couvrir toute la population (l'assurance maladie nationale). La fonction *articulation*[21] (Londono et Frenk, 1997 ; Chernichovsky 2002) est rendue explicite en favorisant l'établissement ' d'organisations pour l'articulation des services de santé' (la création d'agences), qui exécutent une série d'activités cruciales, y compris l'inscription de populations dans des plans de santé en échange d'une capitation ajustée au risque, de la spécification de paquets explicites de bénéfices ou d'interventions, de l'organisation de réseaux de prestataires afin de structurer les choix des consommateurs, la conception et la mise en oeuvre de motivations aux prestataires par des mécanismes de paiement et la gestion de la qualité des soins. Finalement, *la fonction prestation* est ouverte au pluralisme (contractualisation; partenariats public-privés) qui serait adapté aux besoins différentiels des populations urbaines et rurales (Preker, Velenyi et al., à venir).

santé en termes de niveau de gestion (l'intendance, la gouvernance, la gestion hiérarchique, les services aux clients), d'habiletés de gestion, de motivations et d'outils de gestion nécessaires (ressources financières et humaines, information sanitaire) (Allen, 2002). Lors de l'étude des besoins de gestion d'un système d'assurance maladie, il est utile de faire la distinction entre quatre niveaux de gestion différents, dont chacun a un objectif spécifique :

• Niveau macro ou d'intendance (gestion de politiques stratégiques et d'institutions au niveau national, provincial/d'État ou régional du système de soins de santé) (Saltman et Ferroussier-Davis, 2000 ; Organisation Mondiale de la Santé, 2000).

• Niveau meso ou de gouvernance (gestion exécutive de grandes organisations ou de réseaux de programmes de santé, d'hôpitaux et de cliniques publics,) (Wilson, 1989; Williamson, 1991 ; Milgrom et

Roberts, 1992 ; Osborne et Gaebler, 1993) (Pointer et Orlikoff, 2002) (Pointer et Orlikoff, 1999 ; Orlikoff et Totten, 2001).

• Niveau micro ou opérationnel (gestion hiérarchique des services aux clients)

• Niveau du ménage ou de l'individu (gestion clinique des patients)

Dans un système d'assurance maladie fonctionnant bien il y a beaucoup d'interaction et de complémentarité entre ces niveaux différents de gestion, et simultanément une division claire des responsabilités et de l'imputabilité. Ceci est aussi vrai dans les pays à revenus faibles et intermédiaires. Dans des systèmes d'assurance maladie fonctionnant mal, il y a des lacunes et des chevauchements importants. Ainsi, les catégories décrites ci-dessus ne sont pas mutuellement exclusives, ni nécessairement d'importance égale aux différents niveaux du système de soins de santé. Au niveau macro, les

Graphique 2 : Type et objectifs de gestion

• Type	• Objectifs
– Pilotage	– Politiques/Stratégies
– Gouvernance	– Coordination
– Direction	– Production
– Gestion clinique	– Soins et services

Graphique 3 : Type et cibles de gestion

Type de gestion	Macro Institutionnel	Meso Organisationnel	Micro Opérationnel	Ménages Individus
Pilotage	●	•		
Gouvernance	•	●	•	
Direction		•	●	•
Gestion clinique			•	●

dirigeants d'un grand système national d'assurance maladie peuvent être submergés par des décisions de niveau micro associées à un grand nombre de travailleurs de la santé qui sont des fonctionnaires, ou à des problèmes d'acquisition de fournitures ou de gestion des dépôts nationaux de médicaments. Au niveau micro, les cliniciens et les directeurs d'installations locales peuvent être submergés par les tâches supplémentaires imposées par les procédures bureaucratiques excessives qui ont peu de liens avec les soins cliniques qu'ils essayent de fournir aux patients ou avec la gestion locale de la structure sanitaire dans laquelle ils travaillent.

Comme dans le cas de services de santé, il y a plusieurs approches différentes à la gestion des programmes d'assurance maladie :

- Gestion par commande hiérarchique et contrôle dans le secteur public central

- Application dans le secteur privé des méthodes modernes de gestion des écoles de commerce; et

- Nouvelle gestion du secteur public hors du secteur public central (secteur public dans son sens large)

Ces styles de gestion tirent leurs origines des différentes approches au rôle des secteurs public et privé décrites plus tôt (Preker et Harding, 2003). Les frontières entre les trois styles de gestion sont souvent rendues floues avec le secteur public adoptant des techniques de la gestion moderne et le secteur privé exerçant un certain niveau de commande et de contrôle.

Des bonnes pratiques de gestion de l'assurance maladie dans le contexte d'aujourd'hui reposent sur une gamme d'outils de gestion qui n'étaient pas disponibles aux générations précédentes de managers (Rose, 2000). Cela inclut la disponibilité de la technologie de l'information qui permet aux managers d'avoir accès « en temps réel » à des données et à de l'information fiables et d'utiliser la réglementation et les contrats comme de puissants instruments de gestion. Par-dessus tout, cela signifie la capacité de surmonter les problèmes, de penser avec créativité à des solutions et utiliser l'information et la technologie plutôt que d'en être un otage (Rasiel, 1999; Rasiel et Friga, 2001).

FAISABILITÉ D'UNE EXTENSION DES PROGRAMMES PUBLICS D'ASSURANCE MALADIE OBLIGATOIRE

Les programmes publics d'assurance maladie obligatoire ont connu un regain d'intérêt dans la Région Afrique au cours de ces dernières années (Griffin et Shaw, 1996). La majeure partie ce cet intérêt tire son origine de la transition vers l'urbanisation vécue par les sociétés rurales des pays de la région Afrique transition dans laquelle les dispositifs traditionnels de partage des risques ne sont plus perçus comme adéquats. Ceci a conduit à un changement d'orientation qui a vu le passage de mécanismes informels peu étendus comme l'épargne familiale et la micro-assurance à des programmes publics plus globaux d'assurance maladie obligatoire (Bailey 2004). Malgré cette évolution, la majorité des populations rurales, continue à être exclue de ces programmes (OIT, 2001 ; Banque mondiale, 2004). La vitesse de diffusion peut prendre des décennies, selon le rythme de croissance économique, la formalisation de l'économie et les améliorations en matière de gouvernance, de capacités institutionnelles et de capacités de gestion (Griffin et Shaw, 1996 ; Ensor, 1999 ; OMS, 2005).

Pour mieux comprendre le rôle et l'influence de facteurs qui peuvent faire réussir ou échouer l'assurance maladie, Griffin et Shaw (1996) ont développé une méthodologie[22] pour évaluer et classer la faisabilité de l'assurance maladie dans quarante-sept pays d'Afrique Subsaharienne. Cet exercice régional de recherches exploratoires a généré des valeurs variant entre –3 et +3 pour les pays de l'Afrique Subsaharienne. En ce qui concerne les pays étudiés dans ce livre, le Mali et l'Afrique du Sud se sont le mieux classés avec une valeur de +2; le Ghana, le Nigeria et le Sénégal ont obtenu +1; le Kenya 0; le Mozambique et la Tanzanie se retrouvant au bas de l'échelle avec –1. Les variables macro utilisées pour calculer cet indice composé et le classement complet des pays d'Afrique Subsaharienne figurent dans le tableau ci-dessous (Tableau 2).

Une approche différente a été utilisée dans une étude qui a comparé les systèmes d'assurance maladie basés sur la sécurité sociale qui se sont développés depuis les années 1930 en Amérique latine avec le développement de l'assurance maladie dans l'Asie en transition.

Dans le cadre de cette étude, les résultats de l'indice de faisabilité d'Ensor ont porté sur un échantillon de 78 pays à travers les sept régions

Encadré 4 : Ghana : Du système «Cash and carry» à l'AMO hybride – Conception de mécanismes innovateurs pour étendre la couverture

Le chemin du développement menant du système « cash and carry » (par le biais de mécanismes communautaires volontaires) à l'assurance sociale universelle obligatoire est compatible avec le chemin de développement typique au financement de la santé observé ailleurs (Abel-Smith, 1988 ; Preker, 1998). Une telle évolution de trés petits bassins vers des bassins plus vastes reflète une meilleure protection financière (Carrin, Zeramndini et al., 2001). L'échec total des mesures destinées à garantir le financement adéquat de la santé et les défis inhérents au manque d'équité du recouvrement des coûts ont engendré des initiatives communautaires pour combler l'énorme fossé en matière de protection sociale entre les individus couverts par des mécanismes formels et ceux sans protection et exposés aux effets d'appauvrissement causés par le système de paiement par les usagers (Arhin-Tenkorang, 1995).

Cependant, ayant reconnu que le financement communautaire est une étape essentielle, mais non suffisante à l'expansion de la protection sanitaire, le gouvernement a élaboré sa vision ultime. Un programme d'assurance maladie a été conçu pour assurer l'accès équitable et universel pour tous les résidents du Ghana à un paquet de soins de santé essentiels de qualité acceptable. L'objectif, en termes de politiques, a été que « dans les cinq prochaines années (2002 – 2006), chaque résident du Ghana soit membre d'un programme d'assurance maladie qui le protège adéquatement contre le besoin d'effectuer des paiements directs (OOPs) au point de traitement afin d'avoir accès à un paquet de biens et services pré-définis et de qualité acceptable » (Ministère de la Santé, 2004). La conception est cohérente avec le GPRS (Stratégie de Réduction de la Pauvreté du Ghana), dont l'une des composantes principales est de fournir des soins financièrement et matériellement accessibles à tous les résidents, avec un accent spécial sur les pauvres et les populations vulnérables. Ce lien illustre le fait que la méthode de financement est perçue comme un déterminant essentiel de l'accessibilité matérielle et financière aux soins de santé.

Le gouvernement s'est investi dans le développement d'un mécanisme hybride unique, qui répond le mieux au besoin de la population et réduit la segmentation grâce à un concept innovateur (Ministère de la Santé, 2004). En conséquence, le nouveau Mécanisme de Mutuelle d'Assurance maladie de District (DMHIS) est une fusion des deux concepts – l'assurance sociale (SHI) traditionnelle pour le secteur formel et la mutuelle (MHO) traditionnelle pour le secteur informel. Le principe est de rendre l'assurance maladie obligatoire, mais par le biais d'un système de motivations plutôt que par des mesures punitives et de rendre possible le choix du mécanisme. Cette réforme est une tentative d'étendre les aspects positifs du financement communautaire à de plus grands segments de la population. Ceci est aussi compatible avec les recommandations internationales pour étendre le financement communautaire au niveau national par des subventions accrues et bien ciblées pour payer les primes des populations à faible revenu; expansion du bassin d'assurés et utilisation de la réassurance pour protéger contre les fluctuations de dépenses; utilisation de techniques de prévention efficaces et de techniques de gestion de cas pour limiter les fluctuations; assistance technique aux mécanismes locaux; et renforcement des liens avec les réseaux formels de financement et de prestataires (Preker, Rose et al., 2004).

Encadré 5 : Réforme des combinaisons de Financement en Tanzanie

En Tanzanie, un pays particulièrement pauvre avec un petit secteur formel et une capacité limitée, le gouvernement s'est fortement investi dans la fourniture de services sociaux de base, comme le reflète l'accent accru mis sur les services de soins de santé primaires et les changements positifs d'orientation pour accroître l'accès aux pauvres des régions rurales. Cependant, ces fortes orientations font face aux obstacles représentés par le manque de ressources et les difficultés de financement. Pour répondre à cette dissonance, le Gouvernement de Tanzanie (GOT) s'est embarqué dans de vastes réformes du financement de la santé pour améliorer l'efficience et l'efficacité dans l'utilisation des fonds. Le programme de financement des soins de santé, qui comporte la mobilisation et l'allocation des ressources, inclut les domaines clefs suivants : 1. Renforcement du cadre budgétaire (Revue des Dépenses Publiques, CMDT, Comptes Nationaux de la Santé) ; 2. La mobilisation des ressources financières (augmentation du budget du GOT consacré aux SSP, des fonds des donateurs, ainsi que l'utilisation d'instruments complémentaires incluant (i) le partage des coûts par un système de redevances payées par les usagers ; (ii) des fonds de santé communautaire ; (iii) un Fonds national d'Assurance maladie – NHIF ; et (iv) la capitalisation des pharmacies des hôpitaux et des fonds médicaux en boucle. (Banque mondiale, 2003).

Tableau 2. Classement de Faisabilité selon Griffin et Shaw (1996)

Variables Macro pour le Classement de la Faisabilité de l'AM		Mandataire	Score de Faisabilité de l'AM dans l'Étude Régionale pour l'Afrique Subsaharienne
Côté de l'Offre	• Densité de la Population • Population Urbaine • Main-d'oeuvre dans l'Industrie ou le Secteur Formel • Flux d'Aide à la Santé[23]	• Baisser les Coûts d'Administration • Réduire la sélection adverse et le Risque Moral • Engagement des donateurs	3 Zimbabwe 2 Mali, Afrique du Sud 1 Ghana, Nigeria, Sénégal, Niger, Soudan, Zaïre, Botswana 0 Kenya, Côte-d'Ivoire, Guinée, Zambie
Côté de la Demande	• Revenu par habitant • Dépenses Privées Médicales • Offre de Médecins • Lits d'Hôpital / 1,000	• La volonté et la capacité de payer et élasticité-revenu positive • Capacité du Secteur Privé	Guinée-Bissau, Lesotho, Gambie, Namibie -1 Mozambique, Tanzanie, Ouganda -2 Malawi -3 Ethiopie

(Ensor, 1999)[24]. Bien que son étude ait étendu le cadre analytique qualitatif (Encadré 6/ Tableau 3), il a utilisé une méthodologie simplifiée d'analyse de faisabilité adaptée de celle de Griffin et Shaw (1996). Il a classé les pays selon quatre des variables structurelles (la densité de la

---

Encadré 6 : Facteurs qui déterminent la faisabilité et les possibilités de pérenniser l'assurance maladie (Ensor 1999)

Les trois groupes de facteurs qui servent de variables explicatives pour prévoir la faisabilité et le caractère durable de présenter l'assurance maladie sont :

1. les dispositifs de transition qui incluent des facteurs comme la structure de l'économie et les tendances du marché de l'emploi (par exemple en raison de la privatisation, l'urbanisation et du changement du poids relatif des secteurs public et privé dans la prestation de services, etc) ; la récession économique et le déclin dans la protection sociale suite à la transition ; problème de droit (universalité nominale et problèmes d'écarts entre les contributions et les avantages qu'elles procurent).

2. les caractéristiques structurelles qui déterminent la faisabilité pour un pays de collecter des revenus par le canal des retenues d'impôts à la source, comme la densité de la population, la taille de la population urbaine et la proportion d'employés servant dans le secteur industriel, le niveau de revenu (le produit intérieur brut) et la croissance du revenu (le taux de croissance du produit intérieur brut). Tandis que les trois premiers servent de mandataires pour la facilité d'enregistrement et ainsi pour les dépenses administratives, les deux derniers représentent l'accessibilité et le caractère durable. Pour évaluer la faisabilité de la mise en oeuvre de l'assurance maladie, Ensor a utilisé les quatre premières de ces variables pour classer les pays en fonction de leur déviation composée par rapport à la moyenne. (Voir les Variables de Score de Faisabilité dans le Tableau 3).

3. les caractéristiques spécifiques aux pays qui incluent la capacité d'empêcher l'utilisation inopportune/frauduleuse de fonds, mesurée par le degré de contrôle, la comptabilité et la capacité d'effectuer des audits pour assurer le contrôle de la fraude; et, même quand les fonds sont utilisés convenablement, des défis techniques, pouvant être regroupés en trois grandes catégories, gênent le succès des mécanismes adoptés. Ce sont : (a) des questions administratives (par exemple, un mécanisme de collecte sous-développé et des coûts administratifs excessifs) ; (b) gestion financière (par exemple, calcul actuariel inadéquat et déséquilibre entre les avantages perçus et les taux de contribution; investissement inopportun des réserves avec de faibles taux de rendement spéculatifs) ; et (c) achat inefficace, c'est à dire quand le fonds d'assurance joue la fonction limitée de collecteur de contributions, agissant plutôt comme l'acheteur actif responsable de décisions avec de bons rapports qualité-prix.

Tableau 3 : Les Facteurs de Faisabilité de l'assurance maladie (Ensor 1999)

Groupes	Facteurs de Faisabilité	Rôle / Importance
1. Dispositifs de transition	• structure de l'économie • tendances du marché de l'emploi • poids relatif des secteurs public et privé • récession économique et programmes sociaux • problème de l'écart entre les contributions et les avantages perçus	Contexte Global - Potentiel « Retardateurs ou Catalyseurs »
2. Caractéristiques structurelles **Variables de Score de Faisabilité i-iv**	• FSV i : densité de la population • FSV ii : taille de la population urbaine • FSV iii : proportion d'emplois industriels • FSV iv : niveau de revenu (produit intérieur brut par personne) • croissance économique (croissance du produit intérieur brut par personne)	Déterminants Fondamentaux - « Bloqueurs » Potentiels • Les trois premiers facteurs représentent la faisabilité administrative. • Les deux derniers facteurs représentent la faisabilité financière et le caractère durable.
3. Caractéristiques spécifiques au pays	• contrôle de la fraude • capacité administrative • gestion financière • achat	Cadre - « Aider à trouver des solutions » • Aspects Institutionnels et Organisationnels

population, le taux d'urbanisation de la population, le pourcentage de main-d'œuvre employée dans l'industrie et le revenu par habitant). L'indice composé a été tiré de la déviation composée de la moyenne des quatre variables. Un score plus élevé suggère que l'assurance maladie serait relativement facile à mettre en oeuvre, tandis qu'un score plus bas suggère que ce serait extrêmement difficile et que ces pays feraient peut être mieux d'abandonner l'idée d'introduire l'assurance.

Ensor a calculé des scores de faisabilité pour deux lots d'échantillons de pays (Tableau 5 colonnes a – b). Le premier lot a couvert 81 pays, incluant plus de pays à revenu intermédiaire et de pays industrialisés hautement performants comparés au deuxième lot, qui lui a couvert 78 pays. Cette dissimilitude dans les types de pays composant les deux lots est à l'origine des différences dans les scores de faisabilité des pays étudiés dans les premier et deuxième classements. Essentiellement, la plus forte moyenne et l'écart-type plus faible ont rendu la notation plus sensible et ont créé une plus grande dispersion des notes comme illustré ci-dessous, qui varient de 2 à – 4 (Tableau 4 colonne a). Les deux variables macro qui, pour la plupart des pays, ont négativement affecté l'évaluation étaient le revenu par personne et la part de la main d'œuvre employée dans l'industrie.

En comparant les scores de faisabilité pour l'ASS obtenus par Griffin et Shaw à ceux d'Ensor, il est évident que la plus grande homogénéité de l'échantillon régional et les variables macro additionnelles de demande appliquées par Griffin et Shaw sont à la source de la majeure partie de la différence de score. En vertu d'une plus grande homogénéité, l'évaluation régionale fournit un classement plus fin. Quant aux variables additionnelles portant sur l'offre, étant donné que le secteur privé joue un rôle de plus en plus important dans beaucoup de ces pays, l'omission de ces variables biaiserait le classement à la baisse. De cela nous pouvons conclure que, pour s'approcher d'une faisabilité et d'une pérennité réelles, l'homogénéité de l'échantillon et la composition de variables macro utilisées (par exemple l'inclusion de variables portant sur l'offre et liées au secteur privé) doivent être soigneusement considérées. On s'attend à ce que ces aspects augmentent la validité du score de faisabilité.

Tableau 4 : Tableau Comparatif : Score de Faisabilité de l'assurance maladie en Afrique Subsaharienne (ASS). Colonnes a et b : (Ensor, 1999); Colonne c : (Griffin et Shaw, 1996)

A Score de Faisabilité de l'AM en ASS, Étude Globale (n = 81) – Ensor	B Score de Faisabilité pour l'AM en ASS, Étude Globale, Sans les pays hautement performants (n = 78) – Ensor	C Score de Faisabilité de l'AM en ASS Étude Régionale – Griffin et Shaw
2 Afrique du Sud -1 Botswana, Namibie, Ghana	1 Afrique du Sud 0 Botswana, Côte-d'Ivoire, Ghana, Guinée, Namibie, Nigeria, Zambie, Zimbabwe, Zaïre	3 Zimbabwe 2 Mali, Afrique du Sud 1 Ghana, Nigeria, Sénégal, Niger, Soudan, Zaïre, Botswana
-2 Sénégal, Côte-d'Ivoire, Nigeria	-1 Kenya, Sénégal	0 Kenya, Côte-d'Ivoire, Guinée, Zambie, Guinée – Bissau, Lesotho, Gambie, Namibie
-3 Éthiopie, Gambie, Guinée, Kenya, Lesotho, Malawi, Ouganda, Zambie, Zimbabwe, Zaïre -4 Guinée – Bissau, Niger, Soudan, Tanzanie	-2 Éthiopie, Gambie, Guinée – Bissau, Lesotho, Malawi, Niger, Tanzanie, Ouganda	-1 Mozambique, Tanzanie, Ouganda -2 Malawi -3 Ethiopie

Tableau 5 : Classement de Faisabilité Composé

Pays	A Lot Global 1	B Lot Global 2	C Lot Régional	D Composé	E Classement
Ghana	–1	0	1	0	2
Kenya	–3	–1	0	–4	5
Nigeria	–2	0	1	–1	3
Afrique du Sud	2	1	2	5	1
Sénégal	–2	–1	1	–2	4
Tanzanie	–4	–2	–1	–7	6

Le tableau ci-dessus classe les pays choisis selon un score composé basé sur les trois classements de faisabilité (Tableau 5).

Le premier lot de score de faisabilité pour l'Afrique Subsaharienne tendrait à appuyer l'idée que l'introduction de l'assurance maladie dans les pays à faible revenu d'Afrique est une entreprise à haut risque et, probablement, prématurée. En réalité, comme on le voit, un certain nombre de pays africains à faible revenu se sont engagés dans de complexes réformes d'assurance-maladie, y compris des composantes d'assurance maladie privées et publiques obligatoires. Les cas qui se prêtent à l'introduction ou l'expansion de l'AMO sont le Ghana, le Kenya, le Lesotho, le Malawi, le Mali, le Mozambique, le Nigeria, le Sénégal, la Tanzanie et la Zambie. Certains pays semblent avoir surpassé l'allure attendue et la portée des réformes d'assurance-maladie. Un exemple notable est celui du Fonds National d'Assurance maladie (NHIF) de Tanzanie.

Même si on se retrouvait avec le classement le moins favorable, il est possible de justifier que des pays se trouvant dans la queue gauche de la distribution avec des scores de faisabilité entre –4 et –2 veuillent introduire l'assurance maladie.

• Leur développement socio-économique peut avoir permis d'introduire des réformes plus complexes.

• Ils peuvent percevoir l'assurance maladie comme un instrument indispensable (inévitable) qui exige une vision stratégique à moyen ou à long terme et le renforcement des capacités et que l'on perçoit aussi comme moteur de développement par des renversements positifs qui proviendraient de la nature avant-gardiste de la réforme.

CONCLUSION

Beaucoup de controverse entoure toujours l'introduction de programmes publics d'assurance maladie obligatoire dans le monde entier. Les pays riches sont divisés en trois camps – ceux qui comptent toujours sur des dispositifs de financement hiérarchiques, ceux qui comptent sur une entente du type « agence » et ceux qui comptent sur un système basé sur le marché. Ceux qui comptent sur un système national de Sécurité Sociale financé hiérarchiquement par l'impôt général incluent des pays comme le Royaume-Uni, les pays nordiques, l'Italie, l'Espagne, la Grèce, le Portugal, etc. Ceux qui comptent plus sur un mécanisme d'agence d'assurance sociale financé par un impôt sur les salaires incluent des pays comme l'Allemagne, la France, les Pays-Bas, etc. Et ceux qui comptent plus sur un marché d'assurance maladie privée financé par des primes incluent des pays comme l'Irlande, la Suisse et les États-Unis d'Amérique.

Au fil du temps, le pendule a balancé dans les deux sens. La plupart des pays d'Europe centrale et d'Europe de l'Est sont passés, à partir de 1990, d'un système hiérarchique basé sur l'impôt général à un système d'agence d'assurance sociale financé par un impôt sur les salaires. Les pays scandinaves, le Canada et l'Australie ont pour leur part suivi le chemin inverse, passant du système d'agence d'assurance sociale à celui financé par un impôt général. Les décideurs en Suisse et aux États-Unis ont plusieurs fois essayé sans succès de passer de l'assurance maladie privée à un système public d'assurance maladie obligatoire.

La communauté des donateurs internationaux reste également partagée. Il y a ceux qui préconisent fortement l'approche consistant à mettre en place un système d'assurance maladie, ceux qui sont assis sur la touche et ceux qui s'y opposent fortement. Dans certains cas où les décideurs proposent des systèmes publics d'assurance maladie obligatoire dans des pays à faible revenu ou à revenu intermédiaire, certains donateurs essayent d'étouffer le développement de tels programmes. Et il existe aussi des cas où certains autres donateurs essayent d'encourager des pays à faible revenu à adopter une telle politique contre leur volonté

Ces positions extrêmes sont probablement circonvenues. Le système public d'assurance maladie obligatoire pourrait plutôt être, pour des pays à faible revenu comme en Afrique de l'Ouest, une composante importante d'une nouvelle approche de financement des soins de santé reposant sur plusieurs méthodes. Il est probable qu'aucun mécanisme n'ait de chance de réussir tout seul à garantir l'atteinte de tous les objectifs d'un système de financement de la santé : mobiliser des ressources pour payer les services nécessaires, protéger les populations contre le risque financier et dépenser judicieusement sur les prestataires. Une approche multiforme combinant divers instruments – comme des subventions, des mécanismes d'assurance, de l'épargne contractuelle et des paiements par les usagers – a plus de chances de réussir à atteindre ces objectifs.

NOTES

1. Traduit de l'Anglais par Aly B. Sy

2. Classement Général selon la Performance : Sénégal – 59 ; Ghana – 135; Kenya – 140 ; Tanzanie – 156 ; Mali – 163 ; Afrique du Sud – 175 ; Mozambique – 184 ; Nigeria – 187 (OMS 2000).

3. Rappel : Le Ghana aspire à devenir un pays à revenu intermédiaire (PRSP). Cela va de pair avec des aspirations de Sécurité sociale dans un cadre de revenu intermédiaire. D'autres pays hautement performants en terme de processus de PRSP et des pays avec un niveau plus élevé de sensibilité sociale inhérente ont aussi adopté le système d'assurance maladie obligatoire comme une option dans le cadre de la réforme du système de santé.

4. Voir A.S. Preker et A. Harding (éditeurs). 2001. Innovations in Health Service Delivery : Corporatization in the Hospital Sector Washington : Banque mondiale. Dans d'autres parties du secteur public, de telles unités autonomes et incorporées sont aussi différemment mentionnées sous les vocables d'agences publiques ou d'exécution, d'organisations publiques indépendantes (OPI), d'organisations non gouvernementales quasi-autonomes (ONGQA) et d'entreprises publiques (EP). Il n'y a aucune distinction fonctionnelle standard entre ces différentes modalités organisationnelles.

5. Les Papyri sont d'antiques tablettes d'argile égyptiennes. J. K. Mason et R. A. McCall Smith. 1987. Law and Medical Ethics, 2ème

édition, Londres : Butterworths, 1987, p. 4, citant A. Castiglioni. 1947. A History of Medicine, traduit et édité par E.B. Krunbhaar, 2ème édition.

6.   Dans ce célèbre code légal cunéiforme de la première Dynastie babylonienne, 9 des 282 lois portent sur les services de guérisseurs. Les lois 215-17 et 221-23 traitent des lois régissant les honoraires devant être perçus pour certains services; les lois 218-20 traitent des pénalités à infliger au guérisseur dans le cas de résultats thérapeutiques insatis-faisants et de mort. C. B. Chapman. 1984. Physicians, Law, and Ethics. New York : New York University Press, pp. 4–5.

7.   Le contrôle de l'adhésion et du secret, reflété dans le Serment d'Hippocrate, était caractéristique de toutes les professions. British Medical Association (BMA). 1984. Handbook of Medical Ethics Londres : BMA, p. 6.

8.   Aujourd'hui, les États-Unis, le Mexique et la Turquie sont les trois exceptions dans l'Organisation de Coopération et de Développement économique (OCDE) où l'accès universel n'a pas encore été garanti. Pour un examen de l'introduction de l'universalité dans l'OCDE, voir A.S. Preker. 1989. The Introduction of Universality in Health Care. Londres : IIHS.

9.   Pour une discussion complète voir R.G. Evans,. 1984. Strained Mercy. Toronto : Butterworth. Les classiques incluent : F. Bator,. 1958. « The Anatomy of Market Failure, » Quarterly Journal of Economics 72 (3) : 351–79; A.B. Atkinson et J.E. Stiglitz 1980. Lectures on Public Economics. New York : McGraw-Hill ; et R.A. Musgrave et P.B. Mus-grave. 1984. Public Finance in Theory and Practice, 4ème edition. New York : McGraw-Hill.

10.   Pour une discussion plus exhaustive voir Barer, L. M., T. E. Get-zen et G. L. Stoddart (éditeurs). 1998. Health, Health Care and Health Economics : Perspectives on Distribution. Chichester : John Wiley and Sons,; et E. Van Doorslaer, A. Wagstaff et F. Rutten (éditeurs). 1993. Equity in the Finance and Delivery of Health Care : An International Perspective. Oxford : Oxford Medical Publications. La référence clas-

sique est K.W. Arrow, « Uncertainty and the Welfare Economics of Medical Care, » American Economic Review 53 (5) : 940–73.

11. Pour un examen complet, voir P. Young. 1986 Privatization Around the Globe : Lessons from the Reagan Administration Houston : National Center for Policy Analysis; et J.S. Vickers et G.K. Yarrow 1992 Privatization : An Economic Analysis. Cambridge, Mass. : MIT Press.

12. N. Barr (éditeur) 1994., Labor Markets and Social Policy in Central and Eastern Europe. Oxford : Banque mondiale / Oxford University Press; et Banque mondiale, « Investing in People and Growth, » 1996 World Development Report : From Plan to Market, ch. 8. New York : Oxford University Press, pp. 123–32

13. Un des premiers essais faisant état de cette approche a été publié par A. Enthoven. 1978 « Consumer Choice Health Plan, » New England Journal of Medicine 298 (12) : 650–58 et 298 (13) : 709–20 ; A. Enthoven.1988. Theory and Practice of Managed Competition in Health Care Finance New York : North Holland.

14. Organisation Mondiale de la Santé, 1999. Rapport mondial sur la santé Genève : OMS, 1999 Organisation Mondiale de la Santé, 1996. European Health Care Reforms : Analysis of Current Strategies, Série No 72, Copenhague : Bureau Régional de l'OMS pour l'Europe; Banque mondiale. 1993. World Development Report : Investing in Health. New York : Oxford University Press; Banque mondiale. 1997. Sector Strategy : Health, Nutrition, and Population. Washington : Banque mondiale et UNICEF. 1999, State of the World's Children. New York : UNICEF.

15. Pour un examen des problèmes des services de santé des anciens états socialistes, voir A.S. Preker et R.G.A. Feachem 1996. Market Mechanisms and the Health Sector in Central and Eastern Europe, Technical Paper Series No. 293 Washington : Banque mondiale.

16. La plupart des économistes de la santé, même ceux favorisant une approche de marché plus compétitive, reconnaissent que le gouvernement doit jouer un rôle significatif dans le secteur de la santé. Pour une

revue récente et excellente sur ce sujet voir T. Rice. 1998, The Economics of Health Reconsidered Chicago : Health Administration
Press. Pour une discussion plus détaillée sur la théorie et les éléments
empiriques sur les rôles du public et du privé dans le financement des
services de santé, voir P. Musgrove. 1996. Public and Private Roles in
Health : Theory and Financing Patterns. Washington : Banque mondiale, et G. Schieber (éditeur). 1996. Innovations in Health Financing
Washington : Banque mondiale.

17.   Un succès en matière de Financement Communautaire : Par
exemple, en Tanzanie, les Fonds de Santé Communautaire (FSCs) ont
été mis sur pied pour puiser dans le bassin que représente la contribution des communautés, améliorer le partage des risques et l'accès et
donner plus de responsabilité aux ménages dans les décisions de
financement de la santé. On s'attendrait à ce que ces fonds accroissent
le financement pour la prestation de service, améliorent l'efficacité et la
qualité (médicaments et fournitures médicales). Le Fonds de Santé
Communautaire (FSC) a été conçu en 1995 et a fait l'objet d'une phase
pilote dans la Zone de l'Igunga en 1996. La phase pilote a fait voir un
usage impropre des médicaments, a donné la voix au pauvre dans la
prestation des soins et a amené les prestataires à écouter les clients.
Après deux ans, la phase pilote a été étendue à 9 autres districts. Une
évaluation a recommandé une nouvelle extension au reste des districts.
Le FSC est dans la ligne de mire des réformes du secteur de la santé et
de celles réformes des administrations locales. L'adhésion des ménages
n'a pas dépassé 30 %, 60 % auraient été un seuil idéal. Cependant, ce
mécanisme est une source potentielle prometteuse de mobilisation des
ressources en Tanzanie. L'expérience de mise en oeuvre a révélé une
capacité accrue en termes d'injection d'une plus grande quantité de
fonds dans le système. Capacité de mobilisation des ressources : Entre
1996 et 2002, 1.2 milliards de Tshs ont été collectés par le FSC et le
Conseil de l'Igunga a eu à gérer environ 500 millions. En moyenne,
cela se traduit par 40 millions de Tshs par an, ce qui, additionnés aux
contributions équivalentes, a permis d'atteindre 80 millions. Ceci est
substantiel en termes de flux de ressources pour un district. La couverture de 18 % pourrait être augmentée à 45 % dans l'Igunga, étant
donné son admissibilité pour la subvention globale de 150Ko (pour sa
population de 300,000). Avec cette expansion, les revenus pourraient
atteindre 198 millions. Cet accroissement effectivement enregistré a

augmenté la qualité des soins au niveau du district (fournitures, réhabilitation, formation en gestion et en planification, rationalisation de l'utilisation par l'introduction d'éléments de prix au niveau primaire, etc.). La responsabilisation est une autre fonction centrale. Le partage des risques et l'équité ont aussi été des thèmes centraux. Le FSC de l'Igunga a montré la voie pour un système durable de soins de santé au niveau du district. Il a été reconnu par les autorités législatives, les administrateurs, les managers, la communauté et les leaders communautaires. Le FSC est un outil de décentralisation du processus décisionnel et de gestion des services de santé au-delà du niveau du district, rendant des soins de santé équitables, efficients et efficaces aux communautés desservies. Dans le cadre du PRS, l'extension du FSC à plus de districts est un des indicateurs de la matrice de politiques du PRS. Ainsi, il contribue significativement à la stratégie de réduction de la pauvreté élaborée par le gouvernement. Cependant, le FSC n'est pas sans problèmes. Une faible couverture des conseils (33 %) et une faible adhésion des ménages (6 %) est loin du seuil de 60 % estimé par le ministère de la Santé en 1995. Quelques questions abordées ont été : des organes du FSC non fonctionnels, faible niveau de collecte des redevances à payer par les utilisateurs, mobilisation inadéquate des communautés et plaidoyer insuffisant, nombreux défis en matière de gestion et faiblesse de l'appui externe.

18.   Politique de Pays et Évaluation Institutionnelle (CPIA) : l'index CPIA comprend 20 indicateurs répartis en 4 grandes catégories : gestion économique, politique structurelle, politique pour l'inclusion sociale et l'équité, gestion du secteur public et institutions. Les pays sont évalués selon leur performance actuelle dans chacun de ces critères de performance, par une note allant de 1 (niveau le plus bas) à 6 (niveau le plus élevé). Cet index est mis à jour annuellement.

19.   Le CPIA et l'Indicateur de Gouvernance Composé GRICS sont deux éléments composés servant à illustrer les performances des pays étudiés en matière d'institutions et de gouvernance tant en termes de niveau que de tendances.

20.   Par exemple, la Tanzanie a introduit en 1993 le système de paiement par les usagers dans les hôpitaux du Gouvernement avec l'objectif de collecter des revenus additionnels pour l'écart causé par l'alloca-

tion insuffisante fournie par le gouvernement, améliorer la disponibilité et la qualité des soins, renforcer le système de référence et rationaliser l'utilisation mais aussi améliorer l'équité et l'accessibilité. L'absence d'études de coût pour la fourniture de services de santé a aggravé le problème qui consistait à établir des prix réalistes. L'évaluation n'était basée sur aucune étude réaliste de coûts (Banque mondiale 2003). Au Kenya, le système de paiement par les utilisateurs était basé sur l'hypothèse que la majorité des gens avaient la capacité de payer pour les soins au lieu et au moment du traitement. Ceci, cependant, n'est pas faisable dans un pays où 56 % de la population vit au-dessous du seuil de pauvreté. Le niveau élevé de dépenses payées directement par les utilisateurs, qui inclut le partage des coûts, a supporté et a renforcé la pauvreté dans les ménages kenyans. Dans ce contexte de pauvreté, il est nécessaire de réduire le fardeau des dépenses de santé des ménages, d'assurer l'équité et l'accès aux soins et d'améliorer la qualité des services. La réforme d'assurance maladie proposée doit assurer que les Kenyans payent de petites contributions régulières au Fonds National d'Assurance Maladie (NSHIF) avant d'être malade et non pas au point de service (Carrin et James 2003 ; Carrin et Korte 2003).

21. L'articulation correspond à ce que Chernichovsky (2002) appelle « l'organisation et la gestion de la consommation de soins » (fonction OMCC).

22. La méthode a noté la performance de chaque pays pour les huit variables macro. Pour chaque caractéristique, un pays a reçu +1 si la valeur était un écart-type au-dessus ou −1 si c'était un écart-type au-dessous de la valeur moyenne pour l'Afrique Subsaharienne. Avec un poids égal pour toutes les variables, le score maximal possible qu'un pays pourrait obtenir était +8, tandis que le minimum était −8.

23. Les flux de capital pourrait se référer à l'aide des donateurs mais incluent l'investissement domestique et international, etc. Pour le Nigeria, les flux de capital domestique et l'implication du secteur privé sont tout aussi appropriés.

24. Les Caraïbes sont inscrites séparément de l'Amérique latine (LAC) contrairement à la classification de la Banque mondiale.

BIBLIOGRAPHIE

Abel-Smith, B. 1986. « Funding health for all—is insurance the answer ? » *World Health Forum* 7(1) : pp. 3–32.

———. 1988. « The rise and decline of the early HMOs : Some international experiences ». *The Milbank Quarterly* 66(4) : 694–719.

Abel-Smith, B., et P. Rawal. 1994. « Employer's willingness to pay : The case for compulsory health insurance in Tanzania ». *Health Policy and Planning* 9(4) : 409–18.

Arhin-Tenkorang, D. 1995. *Rural health insurance : A viabale alternative to user fees.* London : London School of Hygiene and Tropical Medicine.

———. 2001. *Health insurance for the informal sector in Africa : design features, risk protection, and resource mobilization.* Genève : World Health Organization.

Atim, C. B., N. Crisp, J. Umukoro, et J. Egonmwan. 2005. *Report to Partnership for Transforming Health Systems (PATHS) on National Health Insurance Scheme (NHIS).* Abuja, Nigeria : PATHS.

Awosika, L. 2005. HMO operations in Nigeria. World Bank Institute and Federal Ministry of Health (FMOH) 2nd Flagship Course, Abuja, Nigeria.

Bailey, C. 2004. *Extending social security in Africa.* Genève : International Labour Organization.

Bassett, M. 2004. « A literature review of voluntary health financing : Reviewing theory and global experience to assist policy making in low and middle income countries. » Washington D.C : World Bank.

Beattie, A., J. Doherty, et al. (éditeurs). 1998. *Sustainable health care financing in southern Africa.* EDI Learning Resource Series. Washington, DC. : World Bank.

Berman, P., W.C. Hsiao, et al. 2001. « A feasibility analysis of social health insurance in Uganda ». Cambridge : Harvard School of Public Health, Institute for Public Health, Makarere University, AON Insurance.

Blunc, N.-H., S. Canagarajah, et D. Raju. 2001. *The informal sector revisited : A synthesis across space and time.* Washington, DC. : World Bank.

Brinkerhoff, E., et C. Leighton. 2002. « Decentralization and health system reform. » *Insights for Implementers* No. 1. Bethesda, Maryland : Partners for Health Reformplus (PHRplus), Abt Associates.

Business Time Online. 2003. « Health insurance fund mulls private sector. » East African Time, August 1.

Calamitsis, E. A. 1999. « Adjustment and growth in sub-Saharan Africa : The unfinished agenda ». *Finance & Development* 36 (1).

Carrin, G., and C. James. 2004. « Reaching universal coverage via social health insurance : Key design features in the transition period ». Genève :World Health Organization.

Carrin, G., C. James, et al. 2003. « National social health insurance strategy—key findings and prerequisites for implementation (Kenya) ». Genève : World Health Organization.

Carrin, G., R. Korte, B. Schramm et J. van Lente. 2003. « National social health insurance strategy—comments and suggestions of the joint WHO/GTZ mission on social health insurance in Kenya ». Nairobi, Genève : World Health Organization.

Carrin, G., R. Zeramndini, et al. 2001. « The impact of the degree of risk sharing in health financing on health system attainment ». Genève : World Health Organization.

Castro-Leal, F., J. Dayton, L. Demery, et K. Mehra. 2000. « Public spending on health care in Africa : Do the poor benefit ». *Bulletin of the World Health Organization* 78 (1).

Charmes, J. 1998. « Informal sector, poverty, and gender : A review of empirical evidence ». Washington, DC. : World Bank.

Chernichovsky, D. 2002. « Pluralism, public choice, and the state in the emerging paradigm in health systems ». *The Milbank Quarterly* 80(1) : 5.

Chernichovsky, D., et M. Chernichovsky. En préparation. Decentralization in the health care system : A framework for design and implementation.

Chou, Y. J., et D. Staiger. 2001. « Health insurance and female labour supply in Taiwan » *Journal of Health Economics* 20(2) : 187–222.

Claeson, M., C. Griffin, et al. 2001. « Health, nutrition, and population », dans *Sourcebook for the poverty reduction strategy paper*. Washington, DC. : World Bank.

Cutler, D. M., et R. Zeckhauser. 2000. « The anatomy of health insurance », dans A.J. Culyer and J.P. Newhouse, *Handbook of health economics*. Amsterdam : Elsevier.

Dau, R. K. 2003. « Extending social security coverage. Social security coverage through micro-insurance schemes in Tanzania ». Meetings of directors of social security organizations in English-speaking Africa, Banjul, Gambie, ISSA.

DFID Health Systems Resource Centre. 2002. DFID Health Insurance Workshop. London : Department for International Development (DFID).

Djankov, S. 2003. *The informal economy : Large and growing in most developing countries.* Stockholm : Swedish International Development Cooperation Agency (SIDA),

Department for Infrastructure and Economic Co-operation (http://rru. worldbank.org/Documents/PapersLinks/Sida.pdf).

Dodd, R., et E. Hinshelwood. 2002. *Poverty reduction strategy papers—their significance for health*. Genève : World Health Organization.

Duan, N., W. G. Manning Jr., C. M. Morris, et J. P. Newhouse. 1982. *A comparison of alternative models for the demand of medical care*. Santa Monica, California : The Rand Corporation.

Ensor, T. 1999. « Developing health insurance in transitional Asia ». *Social Science and Medicine* 48 : 871–879.

ESA NHA Network. 2001. « National health accounts (NHA) in eastern and southern Africa (ESA) ». Cape Town : ESA NHA Network.

Federal Government of Nigeria. 2004. National economic empowerment development strategy.

Federal Ministry of Health of Nigeria. 2004. Health sector reform program—strategic thrusts with logical framework and plan of action 2004 – 2007. Federal Ministry of Health, Nigeria.

Fuenzalida-Puelma, H., et R. Haslinger. En préparation. « Institutional environment of resource allocation and purchasing », dans A.S. Preker (éditeur), *The economics of resource allocation and purchasing of health care.*. Washington, DC. : World Bank.

Ghana. 2003. NHI Act 650.

Griffin, C., et P. R. Shaw. 1996. « Health insurance in sub-Saharan Africa : Aims, findings, policy implications », dans P.R. Shaw et M. Ainsworth (éditeurs), *Financing health services through user fees and insurance. Case studies from sub-Saharan Africa*. Washington, DC. : World Bank.

Guseh, J. S. 2001. « The public sector, privatization, and development in sub-Saharan Africa ». *African Studies Quarterly* 5(1).

Gwatkin, D. 2001. « Poverty and inequalities in health within developing countries : Filling the information gap », dans D. Leon et G. Walt (éditeurs), *Poverty, inequality, and health : an international perspective*. Oxford University Press.

Gwatkin, D.R. 2002. « Who would benefit most of the efforts to reach the Millennium Development Goals for health ? An inquiry into the possibility of progress that fails to reach the poor ». HNP Discussion Paper Series. Washington, DC. : World Bank.

Harding, A. L., et A. S. Preker. 2001. « A framework for understanding organizational reforms in the hospital sector ». Washington, DC. : World Bank.

———. 2003. « A conceptual framework for the organizational reforms of hospitals », dans *Innovations in health service delivery : The corporatization of public hospitals*. Washington, DC. : World Bank.

Heller, P. S. 2005. *Understanding fiscal space*. Washington, DC. : Intenational Monetary Fund.

Hodess, R., J. Banfield, et T. Wolfe (éditeurs). 2001. *Global corruption report 2001*. Transparency International.

Holzmann, R., et S. Jorgensen. 2000. *Social risk management : A new conceptual framework for social protection and beyond*. Washington, World Bank.

Hsiao, W. 1995. « A framework for assessing health financing strategies and the role of health insurance », dans D.W. Dunlop et J.M. Martins, *An international assessment of health care financing—lessons for developing countries*. Washington, DC. : World Bank.

———. 1997. « Revenue sources and collection modalities—a background paper and introduction to the case studies ». EDI/World Bank Flagship Course on health sector reform and sustainable financing—module 3.

Humba, E.B.D. 2005. « Development of health insurance schemes—experience of setting a health insurance scheme in Tanzania ». 2nd flagship course on health care financing, Abuja, Nigeria.

International Finance Corporation. *The climate for private sector development in Africa*. Washington, DC. : IFC.

International Labour Organziation. 2001. *Social security : A new consensus*. Genève : International Labour Organziation.

———. 2002. « Towards decent work : Social protection in health for all workers and their families—Conceptual framework for the extension of social protection in health ». ILO Socio-Economic Security Programme, Newsletter. Genève : International Labour Organziation.

Jakab, M., et C. Krishnan. 2004. « Review of the strength and weaknesses of community financing », dans A.S. Preker and G. Carrin, *Health financing for poor people—resource mobilization and risk sharing*. Washington, DC. : World Bank, pp. 53–117.

Joint Learning Initiative. 2004. *Human resources for health—overcoming the crisis*. Cambridge : Harvard University Press.

Kaufmann, D., A. Kraay, et M. Mastruzzi. 2003. *Governance matters III : governance indicators for 1996–2002 (GRICS)*. Washington, DC. : World Bank.

Kenya. 2004. NHIS Draft Bill.

Lambo, E. 2004. Memorandum from the honorable minister of health on a blueprint for the accelerated implementation of national health insurance in Nigeria. Nigeria : Federal Ministry of Health.

Lecky, M. 2005. « The role of NHIS in improving care provision and financial protection ». World Bank Institute and FMOH 2nd Flagship Course, Abuja.

Londono, J. L., et J. Frenk. 1997. « Structured pluralism : Towards an innovative model for health system reform in Latin America ». *Health Policy and Planning* 47 : 1–36.

Magariños, C. 2004.« Industrialization, environment and the Millennium Development Goals », dans *Sub-Saharan Africa : The new frontier in the fight against poverty.* Official launch of UNIDO's Industrial Development Report 2004. Vienna : UNIDO (United Nations Industrial Development Organization (http://www.unido.org/un-reform-book).

Ministry of Health. 2003. Sessional paper on national social health insurance in Kenya. Kenya : MOH.

———. 2004. National health insurance policy framework for Ghana. Ghana : MOH.

National Center for Policy Analysis, Idea House. 1997. « Privatization : Privatization trends in developing countries ». http://www.ncpa.org/pd/private/oct98ab.html.

Nigeria. 1999. National Health Insurance Scheme (NHIS). Decree 35.

Organisation for Economic Co-operation and Development (OECD). 2004. « Proposal for a taxonomy of health insurance ». Paris : OECD.

Preker, A. S. 1998. « The introduction of universal access to health care », dans S. Nitayarumphong et A. Mills (éditeurs), *The OECD : Lessons for developing countries. Achieving universal coverage of health care.* Bangkok : Ministry of Public Health, pp. 103–124.

———. 2004. « Voluntary health insurance in development. Review of role in Africa region and other selected country experiences ». Washington, DC. : World Bank.

———. 2005. « Feasibility of mandatory health insurance challenges in health care financing ». Abuja Flagship Course. Abuja, Nigeria : World Bank.

Preker, A. S. et G. Carrin (éditeurs). 2004. *Health financing for poor people—resource mobilization and risk sharing.* Washington, DC. : World Bank.

Preker, A. S., G. Carrin, et al. 2004. « Rich-Poor Differences in Health Care Financing », dans A.S. Preker and G. Carrin (éditeurs), *Health financing for poor people—resource mobilization and risk sharing.* Washington, DC. : World Bank, p. 19.

Preker, A. S. et A. L. Harding. 2003. *Innovations in health service delivery : The corporatization of public hospitals.* Washington, World Bank.

Preker, A., L. Rose, et al. 2004. « Strategic purchasing of priority health services in Ghana—issues and policy options for national health insurance ». Washington, DC. : World Bank.

Preker, A. S., E. V. Velenyi, et C. Baeza. (en préparation) « Organizational structure of resource allocation and purchasing in health care », dans A.S. Preker (éditeur), *The economics of resource allocation and purchasing of health care.* Washington, DC. : World Bank.

PRS Group Inc. 2005. *International country risk guide.* (http://www.icrgonline.com/default.aspx)

Rao, C., A. D. Lopez, et Y. Hemed. En préparation. « Causes of death in sub-Saharan Africa », dans *Disease and mortality in sub-Saharan Africa*, Second Edition. Washington, DC. : World Bank.

Saltman, R. B. 2004. « Social health insurance in perspective : The challenge of sustaining stability », dans R.B. Saltman, R. Busse, et J. Figueras (éditeurs), *Social health insurance systems in western Europe.* Maidenhead : Open University Press.

Saltman, R. B., et O. Ferroussier-Davis. 2000. « The concept of stewardship in health policy ». *Bulletin of the World Health Organization* 78(6) : 732–39.

Savedoff, W. En préparation. Mandatory health insurance in developing countries : Overview, framework, and research program. Portland, Maine.

Schieber, G. (éditeur). 1997. *Innovations in health care financing.* Discussion Paper No. 365. Washington, DC. : World Bank.

Schieber, G., et A. Maeda. 1997. « A curmudgeon's guide to health care financing in developing countries », dans G. Schieber (éditeur), *Innovations in health care financing.* Washington, DC. : World Bank.

Schmitz, A. J. 2005. Milliman Care Guidelines. World Bank Institute and FMOH 2nd Flagship Course, Abuja.

Schmitz, A. J. 2005. Milliman Health System Modeling. World Bank Institute and FMOH 2nd Flagship Course, Abuja.

Sekhri, N. 2005. Risk Management Strategies. Provider Partnerships and Claims Management. World Bank Institute and FMOH 2nd Flagship Course, Abuja.

Sekhri, N., et B. Savedoff. 2005. « Policy and practice—private health insurance : Implications for developing countries ». *Bulletin of the World Health Organization* 83 : 127–134.

Singh, A. 2003. « Building on the user-fee experience : The African case ». Genève : World Health Organization.

Soucat, A., T. Gandaho, et al. 1997. « Health seeking behavior and household expenditures in Benin and Guinea : The equity implications of the Bamako Initiative ». *International Journal of Health Planning and Management* 12 (S1) : 137–63.

Soucat, A., W. Van Lerberghe, et al. 2002. « Marginal budgeting for bottlenecks : A new costing and resource-allocation practice to buy health results ». Washington, DC. : World Bank.

Tanzania. 1999. National Health Insurance Scheme (NHIS) Act. No. 8.

Thomas, S., et L. Gilson. 2004. « Actor management in the development of health financing reform : Health insurance in South Africa, 1994–1999 ». *Health Policy and Planning* 19(5) : 279–291.

Thurston, N. 1997. « Labor market effects of Hawaii's mandatory employer-provided health insurance ». *Industrial and Labor Relations Review* 51(1) : 117–135.

United Nations Industrial Development Organization (UNIDO). 2004. *Industrialization, environment and the Millennium Development Goals. The new frontier in the fight against poverty in sub-Saharan Africa.* Vienna : UNIDO.

Wagstaff, A., et M. Claeson (éditeurs). 2004. *The Millenium Development Goals for health—rising to the challenges.* Washington, DC. : World Bank.

Wagstaff, A., N. Watanabe, et E. van Doorslaer. 2001. « Impoverishment, insurance, and health care payments ». Washington, DC. : World Bank.

WHO. 2000. *World health report 2000. Health systems : Improving performance.* Genève : World Health Organization.

———. 2001. *Macroeconomics and health : Investing in health for economic development.* Genève : World Health Organization.

———. 2002. « Selected national health accounts indicators for all members states ». *World health report 2002 : Annex 5.* Genève : World Health Organization.

———. 2004. « Selected national health accounts indicators for all members states ». *World health report 2004 : Annex 5.* Genève : World Health Organization.

———. 2005. « Achieving universal health coverage : Developing the health financing system ». Genève : World Health Organization.

———. 2005. Sustainable health financing, universal coverage and social insurance. 57th World Health Assembly, Genève : World Health Organization.

WHO-AFRO. 2003. Macroeconomics and health : The way forward in the Africa region. 53rd Session Regional Committee for Africa, Johannesburg, South Africa.

World Bank. 1986. *Financing adjustment with growth in sub-Saharan Africa, 1986–90.* Washington, DC. : World Bank.

———. 1993. *Investing in health : World development report 1993.* New York : Oxford University Press.

———. 1996. *Nigeria : Poverty in the Midst of Plenty—The Challenge of Growth with Inclusion.* A World Bank Poverty Assessment. Washington, DC. : World Bank.

———. 1997. *World development report 1997 : The state in a changing world.* Washington, DC. : World Bank.

———. 2000. *World development report 1999/2000.* Washington, DC. : World Bank.

———. 2001. *Country data : African development indicators.* Washington, DC. : World Bank.

———. 2001. MDG Database.

———. 2003. *Country policy and institutional assessment (CPIA).* Washington, DC. : World Bank.

———. 2003. Regional Health Care Financing Summaries, HNP Workshop. Nairobi : World Bank.

———. 2003. *World development indicators.* Washington, DC. : World Bank.

———. 2003. *World development report 2004 : Making services work for the poor.* Washington, DC. : World Bank et Oxford University Press.

———. 2004. « Extra government health spending is not enough—health sector strengthening is also required, and spending needs to be better targeted », dans A. Wagstaff and M. Claeson (éditeurs), *The Millenium Development Goals for health : Rising to the challenges.* Washington, DC. : World Bank.

———. 2004. « Financing Additional Spending for the Millennium Development Goals—In a Sustainable Way », dans A. Wagstaff and M. Claeson (éditeurs), *The Millennium Development Goals for health : Rising to the challenges.* Washington, DC. : World Bank.

———. 2004. « Improving health, nutrition and population outcomes through economic and fiscal policy », dans *Improving Health, nutrition and population outcomes in sub-Saharan Africa : The role of the World Bank.* Washington, DC. : World Bank.

———. 2004. Post Conflict Performance Indicators (PCIPs) 2004. Washington, DC. : World Bank.

————. 2004. « Strategic framework for assistance to Africa. IDA and the emerging partnership model ». Washington, DC. : World Bank.

————. 2004. « Strategic options for World Bank support to Africa in health, nutrition and population ». Forum Barcelona, Barcelona. Washington, DC. : World Bank.

————. 2004. « Sustainable financing of health, nutrition, and population interventions », dans *Improving health, nutrition and population outcomes in sub-Saharan Africa : The role of the World Bank*. Washington, DC. : World Bank.

————. 2005. *World development report 2005 : A better investment climate for everyone*. Washington, DC. : World Bank.

————. (en préparation). *The challenge of extending risk pooling to informal and non-salaried workers. Beyond survival*. Washington, DC. : World Bank.

Xu, K., D. B. Evans, et al. 2003. « Household catastrophic health expenditure : A multicountry analysis ». *The Lancet* 362 (July 12) : 111–117.

Yip, W., et P. Berman. 2001. « Targeted health insurance in a low-income country and its impact on access and equity in access : Egypt's school health insurance ». *Health Economics* 10(2) : 207–20.

CHAPITRE 4

Atteindre la couverture universelle : Le développement du système de financement

Guy Carrin, Chris James, David Evans

Résumé : Pour assurer la couverture universelle dans les pays qui n'y sont pas encore parvenus, il faudra développer le prépaiement tout en reposant moins sur les paiements directs et la participation financière des usagers. Cela peut être fait par un système de financement par l'impôt plus étendu et plus équitable, un régime d'assurance maladie obligatoire, ou les deux à la fois. Les principales décisions à prendre lors de la transition pour mieux assurer les fonctions de financement de la santé – collecte des fonds, mise en commun des ressources, achat ou prestation des services-sont indiquées ici.

QU'EST-CE QUE LA COUVERTURE UNIVERSELLE ET COMMENT Y PARVENIR ?

La couverture universelle[1] signifie que tous les individus, au moment où ils en ont besoin, ont accès à des soins adaptés et d'un coût abordable, qu'il s'agisse de la promotion de la santé, de la prévention, du traitement ou de la réadaptation[2]. Elle suppose donc un *accès équitable* et une *protection contre le risque financier*. Elle repose également sur la notion de financement équitable : la contribution est proportionnelle à la capacité de payer, indépendamment du fait qu'on soit malade ou non. Il en résulte qu'une grande part du financement doit provenir de contributions anticipées et mises en commun, plutôt que de frais et d'honoraires facturés au malade quand il consulte les services[3].

Pour instaurer la couverture universelle, il faut faire des choix à propos de chacun des trois éléments dont se compose le système de financement des services de santé :

- *collecte de fonds* : les contributions financières au système doivent être collectées de manière équitable et rationnelle ;

- *mise en commun des ressources* : les contributions sont regroupées afin que les dépenses de santé soient réparties entre tous les cotisants, et non à la charge de chacun d'eux quand il est malade (ce qui suppose un certain degré de solidarité sociale) ; et,

- *achat* : les cotisations sont utilisées pour acheter ou fournir des prestations adaptées et efficaces.

Les pays qui ont atteint la couverture universelle ont mis en place des systèmes de prépaiement qui reposent soit sur la fiscalité, soit sur un régime d'assurance maladie obligatoire[4]. Dans le système fondé sur l'impôt, les recettes fiscales générales sont la principale source de financement, et l'État utilise les fonds pour fournir ou acheter les services de santé. Dans le système d'assurance maladie obligatoire, les contributions émanent des salariés, des travailleurs indépendants, des entreprises et de l'État. Dans les deux cas de figure, les cotisations sont mises en commun et seuls ceux qui en ont besoin bénéficient des prestations. Les risques financiers liés aux problèmes de santé de la population dans son ensemble sont répartis entre tous les cotisants, et la mise en commun des fonds remplit donc une fonction d'assurance. Dans un système basé sur l'impôt, l'assurance est implicite (en général, le contribuable ignore quelle proportion de ses impôts sert à financer les services de santé), tandis que dans un système d'assurance maladie obligatoire, elle est explicite (les cotisants savent combien ils versent pour la santé). Mais dans les deux systèmes, les fonds sont généralement utilisés pour acheter ou assurer les services en faisant appel à la fois à des prestataires publics ou privés. En règle générale, les contributeurs individuels ont droit à un ensemble spécifique de prestations ; dans les systèmes de financement par l'impôt, les enveloppes de prestations sont également fonction du type de services disponibles ou du moment auquel ils peuvent être utilisés, mais elles ne sont pas toujours définies en détail.

Les pays ont très souvent un système de financement mixte, où certains groupes sont couverts par l'assurance maladie obligatoire et le reste de la population par les recettes fiscales générales. Dans presque tous les systèmes, les individus ou les ménages paient encore directement une partie des services dont ils bénéficient (honoraires ou participation financière pour les consultations, médicaments, examens, hospitalisation, etc.), mais ces paiements représentent généralement une faible proportion des dépenses de santé totales, alors qu'ils sont bien plus importants dans les pays qui n'ont pas encore la couverture universelle.

TRANSITION VERS LA COUVERTURE UNIVERSELLE

Au début de la transition, la couverture est encore partielle, et les groupes les plus pauvres sont souvent les moins bien protégés. Les frais et les honoraires dont doivent s'acquitter les ménages quand ils utilisent les services restent très importants. Dans les étapes suivantes, il faudra passer du paiement direct au paiement anticipé, en combinant éventuellement différentes formules de prépaiement, pour protéger la population des risques financiers tout en réunissant suffisamment de fonds pour fournir les services. Le prépaiement peut prendre la forme d'assurance maladie communautaire, de régime de type coopératif, d'assurance par l'entreprise, d'autres formes d'assurance privée, et d'une assurance maladie obligatoire pour certaines catégories de personnes. Presque toutes les formules nécessiteront le maintien d'un financement plus ou moins important par l'impôt (Graphique 1). Les mécanismes en place au stade intermédiaire ne disparaîtront pas nécessairement une fois que la couverture universelle sera atteinte. Ils peuvent même se révéler d'importants mécanismes institutionnels sur lesquels s'appuyer. Par ailleurs, dans chacun des mécanismes de la couverture universelle, on peut recourir à l'assurance maladie privée pour financer les services qui ne font pas partie de l'enveloppe universelle de prestations.

L'un des problèmes cruciaux de la transition est la fragmentation entre une multitude de petites caisses. Elles sont parfois si petites qu'elles courent un risque financier ou font faillite quand plusieurs adhérents ont besoin de soins coûteux en même temps. Les responsables politiques doivent s'assurer dès les premières étapes qu'il existe des mécanismes structurels – ou mesures de péréquation du risque – pour transférer les fonds des caisses pour lesquelles le risque est faible, à celles qui sont plus exposées. En outre, quand les caisses fonctionnent selon des critères géographiques ou sont autorisées à n'assurer que les personnes favorisées ou en bonne santé, certaines sont plus riches que d'autres ; d'où des inégalités d'accès aux services, contre lesquelles l'État se doit d'agir en réglementant l'affiliation aux caisses.

RAPIDITÉ DE LA TRANSITION

Quel que soit le mécanisme de financement qu'un pays décide d'adopter, la transition vers la couverture universelle peut prendre plusieurs années, voir plusieurs dizaines d'années. Il s'est ainsi écoulé 36 ans au Japon entre la promulgation de la première loi sur l'assurance maladie et celle qui a institué la couverture universelle. Il a fallu aussi beaucoup de temps au Royaume-Uni pour instaurer un système universel basé sur l'impôt.

La rapidité du passage à la couverture universelle dépend de plusieurs facteurs. Parmi ceux qui ont tendance à accélérer la transition figurent : une forte croissance économique, la population ayant alors les moyens de cotiser davantage au système de financement de la santé ; l'essor du secteur structuré, qui facilite l'estimation des revenus et le prélèvement des cotisations ; et un personnel qualifié capable d'administrer un système national. Les autres éléments qui facilitent la transition sont l'adhésion de la société au principe de solidarité, la bonne gestion des affaires publiques et la confiance que la population fait au gouvernement.

DEGRÉ DE PRÉPAIEMENT

Il est rare que la totalité des dépenses de santé soient couvertes par le prépaiement. La plupart des systèmes prévoient, à un degré ou à un autre, la participation aux frais ou la rémunération à l'acte par les particuliers ; cette formule aide par ailleurs à éviter la surconsommation (médicaments, examens, hospitalisations). Il est primordial que les

Graphique 1 : La transition vers la couverture universelle

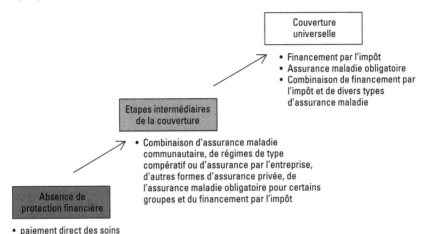

paiements directs lors de la prestation des services ne représentent pas une dépense telle qu'ils réduisent l'accès aux soins ou exposent les malades à d'importants risques financiers.

A titre d'illustration, la Graphique 2 indique le degré de prépaiement dans les 30 pays de l'Organisation de coopération et de développement économiques (OCDE), qui tous ont déjà instauré ou sont en voie d'instaurer la couverture universelle. Comme on le voit, à l'exception de trois d'entre eux, tous couvrent la majeure partie de leurs dépenses de santé par le paiement anticipé et la mise en commun des ressources, et dans 21 d'entre eux la part du prépaiement dépasse 70 %.

QUEL(S) MÉCANISME(S) DE FINANCEMENT LES PAYS DOIVENT-ILS CHOISIR ?

Il n'y a pas de système de collecte des contributions meilleur que les autres en toutes circonstances ou qui présente de nets avantages du point de vue des résultats sanitaires, de la réponse aux besoins des patients et de l'efficience. D'ailleurs, 15 des pays de l'OCDE ont un système où l'assurance maladie obligatoire domine, 12 ont un système fondé sur l'impôt et 3 un système mixte.

Il faut cependant faire des choix importants quel que soit le type de mécanisme retenu.

- *Efficacité administrative et transparence.* Le financement par l'impôt se distingue souvent par son efficacité concernant la perception des recettes, car les fonds passent directement du ministère des finances à celui de la santé, pour être ensuite affectés aux services de santé ou aux districts du pays. En revanche, l'assurance maladie obligatoire peut s'avérer une méthode de financement plus transparente, car les ménages et les entreprises cotisent directement et bénéficient d'un ensemble de prestations prédéfini. Quand il existe plusieurs caisses d'assurance, les particuliers peuvent être en partie libres de s'affilier à celle de leur choix. Mais dans les pays pauvres où le secteur non structuré est très important, il est difficile de savoir combien les gens gagnent et, par conséquent, de prélever les impôts et les cotisations à l'assurance maladie. Il est important en ce cas de trouver les moyens de collecter les contributions de façon plus efficace et plus équitable.

- *Stabilité du financement.* Aucun système ne présente un net avantage de ce point de vue. Les systèmes fondés sur l'impôt tirent leur revenu d'un vaste ensemble de sources, le débat de politique générale portant souvent sur le pourcentage des recettes qu'il convient d'allouer à la santé. A l'inverse, dans les systèmes d'assurance maladie obligatoire, il s'agit plutôt d'éviter de dépendre exclusivement des retenues sur les salaires, en recourant par exemple à des subventions de l'État.

- *Équité.* Aucune méthode ne semble l'emporter sur les autres dans tous les cas. Dans les systèmes fondés sur l'impôt, l'équité du financement dépend du caractère plus ou moins progressif ou régressif de la fiscalité. Dans les systèmes d'assurance maladie obligatoire, la question est de savoir si les cotisations sont les mêmes pour tous les assurés ou si elles varient selon le revenu. Dans le premier cas, la méthode est régressive. Autre point important : tous les assurés bénéficient-ils de la même enveloppe de prestations ? Là encore, dans les systèmes de financement par l'impôt comme dans les systèmes d'assurance maladie obligatoire, la situation est parfois équitable, parfois non. Quel que soit le type de système, il faut donc choisir avec soin les méthodes qui vont permettre de collecter équitablement les contributions et de garantir un accès équitable aux services.

- *Mise en commun.* Les deux types de système présentent des risques de fragmentation des ressources s'il n'y a pas de réglementation. Dans les systèmes basés sur l'impôt, la fragmentation sera géographique, surtout quand il y a une grande décentralisation. Dans les systèmes d'assurance maladie obligatoire, ce sont les caisses qui sont fragmentées, l'affiliation pouvant se faire d'après des critères autres que le lieu de résidence, par exemple la profession. Dans les deux systèmes, il doit exister des mesures de péréquation du risque pour remédier aux disparités et faire en sorte que les caisses peu nanties offrent la même gamme de services de santé que les caisses plus riches.

Achat. Tous les systèmes de financement de la santé font face à des problèmes similaires : fournir les services de santé ou les acheter, définir les prestataires et choisir les mécanismes de financement. Le fait que l'État joue un rôle crucial dans la collecte des contributions ne signifie pas nécessairement qu'il doit assurer les prestations. La plupart des systèmes allient plusieurs méthodes de prestation de services faisant appel à la fois aux prestataires publics et aux prestataires privés à but lucratif ou non lucratif. De la même façon, les deux types de système utilisent plusieurs méthodes pour acheter les soins en dehors du secteur public, le principal objectif étant d'inciter les dispensateurs à fournir des prestations bien adaptées et de grande qualité.

Les responsables politiques qui souhaitent conduire leur pays vers la couverture universelle doivent donc prendre d'importantes décisions concernant les modalités de collecte et de mise en commun des

Graphique 2 : Taux de prépaiement dans les pays de l'OCDE

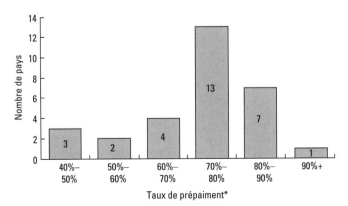

* Dépenses de santé prises en charge par le système de financement de la couverture universelle par rapport aux dépenses de santé totales (OMS, 2005).

contributions, de prestation ou d'achat des services, quel que soit le système de financement pour lequel ils optent. Leur préférence pour tel ou tel mécanisme dépendra sans doute de l'histoire de celui-ci ainsi que des contraintes et des possibilités sociales, économiques et politiques. L'un des facteurs décisifs est le contexte structurel, qui permet de s'appuyer ou non sur les institutions existantes. Par exemple, quand un pays a déjà un système de financement par l'impôt qui fonctionne bien, il peut être judicieux de poursuivre dans cette voie. A l'inverse, s'il existe depuis longtemps des mutuelles de santé ou des caisses maladie privées, le pays décidera peut-être de s'appuyer sur cette base. Quoi qu'il en soit, une *bonne gestion des affaires publiques* et une forte *volonté politique* d'entreprendre les réformes nécessaires sont essentielles.

La *situation économique* est un autre facteur important. Un système basé sur l'impôt semblera très indiqué quand l'économie est solide et la croissance forte, car on peut alors compter durablement sur les finances publiques. Par contre, un système d'assurance maladie obligatoire semblera mieux convenir en période prolongée de restrictions budgétaires, car il permet de mettre d'autres acteurs à contribution et d'affecter d'emblée les ressources financières qui en résultent à la santé. Cette option peut toutefois avoir des effets négatifs sur l'emploi, surtout dans les pays à faible revenu (si le financement de l'assurance maladie obligatoire dépend trop des retenues sur les salaires), et la gestion peut poser problème (notamment l'enregistrement et le prélèvement des cotisations des travailleurs indépendants et des travailleurs du secteur non structuré).

Quelle que soit la façon dont les fonds sont collectés, il faut prendre des décisions éclairées sur les moyens de les mettre en commun et de s'en servir pour acheter ou fournir les services. C'est en partie pour cette raison qu'on trouve une si large gamme de mécanismes structurels dans les pays qui ont instauré la couverture universelle.

LE DÉFI POUR LES PAYS À BAS REVENUS

Il est certain que les pays à bas revenus comme ceux de l'Afrique subsaharienne sont confrontés à un défi particulier. D'un côté la couverture universelle se présente généralement comme un objectif primordial dans ces pays. De l'autre, les contraintes évoquées ci-dessus sont tellement lourdes pour ces pays qu'il ne sera pas facile d'avancer rapidement (voir Encadré 1). En plus particulier, l'ajustement et/ou la mise en place des institutions, y compris les mécanismes pour la collecte des contributions, demanderont une attention permanente de la part des décideurs nationaux. En effet, une leçon primordiale de l'histoire des mécanismes de financement dans les pays avancés est que, dans la plupart des cas, l'État est resté un acteur actif aussi bien dans le développement des institutions que dans le financement ou co-financement de la couverture universelle. Néanmoins, ces décideurs nationaux ne devraient pas être seuls dans le développement du système de financement. L'élargissement de la couverture pourrait être facilité par un engagement financier soutenu de la part des donateurs. Egalement, les décideurs peuvent s'appuyer sur les institutions existantes au niveau des communautés. Par exemple, dans un certain nombre de pays à bas revenus, des régimes locaux d'assurance pourraient bien jouer un rôle dans le développement graduel de la couverture universelle. Finalement, la formation de partenariats entre l'État, les communautés et les donateurs pourrait constituer un support considérable pour ces pays confrontés à diverses contraintes et à des problèmes de formulation de scénarios appropriés pour le développement de la couverture universelle.

CONCLUSION

Le choix d'un pays pour un système de financement doit être guidé par la recherche de la meilleure manière d'atteindre la couverture universelle, en tenant compte de sa situation présente. Le pré-paiement, la mise en commun des ressources et la répartition des risques sont les principes de base pour garantir l'accès aux services et la protection financière. La couverture universelle n'est réalisable que s'il existe des institutions qui mettent en commun les fonds versés à l'avance et qui s'en servent pour fournir les services (promotion de la santé, prévention, traitement et réadaptation) de façon efficiente et équitable. Les pouvoirs publics doivent jouer un rôle important en orientant le processus tout en conservant un certain pragmatisme pendant la transition afin de répondre aux changements sociaux ou économiques.

Encadré 1 : L'Institut National de Prévoyance Sociale du Cap Vert (INPS) : 20 ans après sa création, les défis restent importants[5]

En 2002, les dépenses totales de santé au Cap Vert représentaient 4.5 % du PIB (environ 29 millions US$), soit une dépense moyenne par habitant de 65 US$. 82 % des dépenses étaient publiques : 54 % par le Ministère de la santé (MS), 28 % par la sécurité sociale (INPS), et le financement privé, incluant les dépenses personnelles représentait 18 % (1.1 % des dépenses totales des ménages). La proportion du budget de l'État consacré à la santé était de 7 %. Le financement par l'aide extérieure s'élevait à 16 %, le deuxième plus important d'Afrique. Ces données suggèrent que la part publique des dépenses de santé n'est que peu extensible, alors les contributions des ménages pourraient vraisemblablement augmenter.

L'INPS a été créé il y a une vingtaine d'années pour couvrir les salariés du secteur privé. Avec les « ayant droits », on estime qu'environ 30 à 40 % de la population du Cap Vert est couverte par l'INPS. Il y a actuellement 98.516 bénéficiaires dans le système, y compris 4.000 pensionnés. L'INPS se finance par une taxe de 8 % sur les salaires, partagée entre l'employeur et l'employé.

La caisse d'assurance maladie connaît un déficit croissant : la dépense moyenne par bénéficiaire est de 28.000 ECV[6] (240 US$), dont presque la moitié est consacrée aux remboursements des médicaments. Les hospitalisations viennent en seconde position avec 27 %. Le paiement est par forfait : les affiliés utilisent les établissements publics, pour lesquels l'INPS contribue à hauteur de 100 millions de ECV, dont 60 millions versés au Trésor et 40 millions versés directement aux hôpitaux. Le montant de ce transfert n'a pas été actualisé depuis plus de dix ans, de sorte que le MS subventionne maintenant fortement les services de santé au profit des bénéficiaires de l'INPS. Enfin, les évacuations sanitaires vers le Portugal représentent 12 % du budget. L'INPS contracte des fournisseurs privés pour des services de soins dentaires, de physiothérapie et autres. L'INPS est le principal financier des médicaments, selon un système du tiers payant (les pharmacies privées facturent l'INPS directement). Beaucoup de non assurés ou de fonctionnaires[7] utilisent frauduleusement des cartes d'affiliés.

On estime que plus de 95 % de la population ne paient pas d'honoraires aux établissements de santé, mais paient seulement un « ticket modérateur » symbolique de 50 ECV. Même avec un faible niveau de recouvrement, les honoraires comptent pour 15.5 pour cent des revenus de l'hôpital de Praia par exemple, en comparaison aux 5.6 pour cent qui sont obtenus de l'INPS et des 2.4 pour cent obtenus d'assurances privées.

Les principales causes de la crise financière

Bien que la dépense totale de santé du gouvernement du Cap Vert soit conséquente, le système de services publics connaît une sérieuse crise financière. Les causes principales sont : (i) un déficit croissant à l'INPS, qui a atteint 13 millions US$ en 2002 (comparé à un budget de 8 millions US$ la même année), (ii) un taux très élevé et en croissance rapide de dépenses en médicaments, et (iii) une augmentation de la demande des soins, liée à la transition épidémiologique et à une croissance des revenus personnels.

Quelques pistes de solution . . .

Une assurance universelle élargirait le partage du risque et réduirait les cas de fraude. Les salariés du privé étant déjà couverts, l'objectif est donc d'étendre la couverture aux fonctionnaires et au secteur informel. L'informatisation des cartes de protection sociale permettrait aussi un meilleur suivi des patients. Une meilleure gestion des produits pharmaceutiques permettrait des économies substantielles, et ainsi d'étendre la couverture du risque maladie à d'autres catégories professionnelles. Pour contenir les dépenses de médicaments, l'INPS a mis en place un système de vignettes. Une loi qui permettrait de moduler le taux de remboursement des médicaments (entre 20 et 60 %) a été votée, ainsi qu'une liste plus restrictive de médicaments essentiels remboursables. Une autre loi est en préparation pour l'affiliation des professions libérales sur la base d'un forfait fixé selon leurs activités.

Une informatisation ambitieuse des principaux hôpitaux a été lancée, ce qui devrait permettre de mieux gérer le paiement des hospitalisations. Enfin, une augmentation des contributions des usagers, tout en protégeant les plus pauvres, pourrait générer de nouveaux revenus et favoriser une amélioration du panier de services.

En somme, après 20 ans, une partie importante de la population (le secteur privé et leurs ayants droit) est couverte par une assurance maladie obligatoire (AMO), mais il reste environ un tiers de la population qui n'a pas de couverture. Le régime AMO souffre de dysfonctionnements majeurs, nommément une utilisation abusive par les adhérents et des individus autres que les ayants droit et l'AMO ne paie pas le prix réel des hospitalisations. Le public se trouve à financer l'AMO du secteur privé. Une démarche visant à rendre l'AMO universelle aiderait à régler ces problèmes.

Sources:

• Banque mondiale. 2004. *Cape Verde : Development Policy Review*, Document interne

• Vinard, P. 2003. *Etude sur le financement des services de santé*, Praia : Ministère de la Santé, République du Cap Vert.

• Whitehouse, E., *INPS : diagnosis and reforms* (non daté, non-publié)

NOTES

Ce chapitre est basé sur une note non-officielle de l'OMS, notamment G. Carrin, C James et D Evans (2005). Les auteurs tiennent à remercier A. Akal, D. Bayarsaikhan, T. Evans, A. Kebe, J. Kutzin, B. Sabri, H. Salehi, J. Kirigia, M. Skold et E. Villar pour leurs commentaires et suggestions. Les opinions exprimées dans le présent chapitre sont celles des auteurs et ne reflètent pas nécessairement la position officielle de l'Organisation mondiale de la Santé.

1. Ici la notion de'couverture universelle' est équivalente à celle de'couverture santé universelle'.

2. Voir le document d'information – « Financement durable de la santé, couverture universelle et systèmes de sécurité sociale » sur lequel s'appuie la résolution adoptée par l'Assemblée mondiale de la Santé (résolution WHA58.33), www.who.int/health_financing.

3. Voir le résumé technique pour décideurs n°2 sur la conception des systèmes de financement de la santé en vue de réduire les dépenses de santé catastrophiques (Ke Xu et al., 2005).

4. Ici la notion d'assurance maladie obligatoire est équivalente à celle de l'assurance maladie sociale.

5. Note préparée par Stéphane Legros, Institut de la Banque mondiale

6. US$ 1 = 117ECV

7. Il y a approximativement 44.000 fonctionnaires au Cap Vert, qui, avec leurs dépendants, représentent approximativement un tiers de la population totale. Ces personnes ont accès aux établissements publics (soins et médicaments) sans aucune charge si ce n'est un co-paiement symbolique.

BIBLIOGRAPHIE

Carrin, G., C. James, et D. Evans. 2005. « Atteindre la couverture universelle : le développement du système de financement », dans *Résumé technique pour décideurs*, *nr.1*. Genève : World Health Organization, Department of Health Systems Financing.

World Health Organization. 2005. *Comptes nationaux de santé*. Genève : World Health Organization, Department of Health Systems Financing.

Xu, K., D. Evans, G. Carrin, et A. M. Aguilar-Rivera. 2005. « Systèmes de financement de la santé : Comment réduire les dépenses catastrophiques », dans *Résumé technique pour decideurs, nr.2*. Genève : World Health Organization, Department of Health Systems Financing.

CHAPITRE 5

Aide extérieure au secteur de la santé – Choix des instruments et enjeux

Jacky Mathonnat, Martine Audibert

Résumé : Le développement de l'assurance maladie fait l'objet d'un intérêt croissant de la part des pays africains (États et société civile) et de leurs partenaires au développement. Il y a un assez large consensus pour considérer que l'appui à la mise en place et à l'extension de l'assurance maladie obligatoire et volontaire est un domaine dans lequel l'aide internationale devrait s'engager plus qu'elle ne le fait actuellement. Par ailleurs, l'élargissement comme la pérennisation de l'assurance maladie sont tributaires de l'efficacité et de l'efficience des structures de soins et du système de santé dans son ensemble. Or ce dernier bénéficie depuis le début de la décennie d'un volume d'aide extérieure en notable augmentation. Ce chapitre se propose ainsi d'examiner certaines grandes questions soulevées par l'utilisation des principaux instruments de financement extérieur (aide projet, aide programme, affectation, aide budgétaire globale) mobilisables pour apporter une aide au secteur de la santé, et ce plus particulièrement dans le contexte des pays d'Afrique au sud du Sahara.*

Il apparaît qu'il n'y a pas un instrument de financement à privilégier. Chacun possède ses avantages et ses inconvénients. Il convient donc d'être très pragmatique. Les avantages et les inconvénients de chaque instrument dépendront de la spécificité de chaque projet ou programme et de nombreux éléments contextuels. Il est essentiel de choisir entre les différents instruments à l'issue d'une analyse soignée des objectifs de l'action envisagée dans leur environnement interne (propre au secteur de la santé) et externe (au-delà du secteur). Il convient d'accorder la plus grande attention au cadre macro-économique, au processus de préparation et d'exécution budgétaire et à la qualité des institutions, éléments qui auront une incidence forte sur les résultats des politiques ou des interventions soutenues par l'aide. Enfin, la question du financement de l'aide à la santé par dons ou par prêts ne peut être ignorée dans le cadre d'une réflexion sur le financement de la santé et l'espace budgétaire dans une perspective de moyen et long terme.

Dans les pays africains, la fongibilité est probablement assez faible pour le secteur santé dans son ensemble. De ce fait, même si la non affectation de l'aide est ce vers quoi il faut tendre, son affectation y conserve un intérêt probablement plus grand que dans la plupart des autres secteurs. Le recours à un « swap » présente de nombreux avantages, mais seulement là où le cadre institutionnel et l'environnement macro-économique forment un contexte favorable à la mise en place de ce type d'approche.

Il est nécessaire d'intégrer dans le choix d'un instrument d'aide au secteur santé une réflexion approfondie sur les incitations qui, du point de vue de chacune des parties prenantes, seront générées directement ou implicitement par la formule retenue. C'est une dimension fondamentale de la problématique du financement extérieur de la santé, à la fois pour le succès des interventions et pour leur pérennité.

INTRODUCTION

Le développement de l'assurance maladie fait l'objet d'un intérêt croissant de la part des pays africains (États et société civile) et de leurs partenaires au développement. Il y a un assez large consensus pour considérer que l'appui à la mise en place et l'extension de l'assurance obligatoire et volontaire est un domaine dans lequel l'aide internationale devrait s'engager plus qu'elle ne le fait actuellement. Par ailleurs, l'élargissement comme la pérennisation de l'assurance maladie sont tributaires de l'efficacité et de l'efficience des structures de soins et du système de santé dans son ensemble. Or ce dernier bénéficie depuis le début de la décennie d'un volume d'aide extérieure en notable augmentation. Cette évolution est largement due à la mise en œuvre des stratégies de réduction de la pauvreté en liaison avec l'initiative en faveur des pays pauvres très endettés (IPPTE) d'une part, et à la croissance des ressources au titre des Fonds globaux d'autre part. Ce chapitre se propose ainsi d'examiner un ensemble de questions soulevées par l'utilisation des principaux instruments de financement extérieur (aide projet, aide programme, affectation, aide budgétaire globale) mobilisables pour apporter une aide au secteur de la santé, et ce plus particulièrement dans le contexte des pays d'Afrique au sud du Sahara.

Ce chapitre s'articule comme suit. La section suivante présente la grille d'analyse retenue. Puis nous rappelons brièvement certaines conclusions de la littérature relative aux effets de l'aide sur la croissance parce qu'elles présentent des éclairages très utiles pour la problématique du choix des instruments de financement en appui au secteur santé. Nous nous interrogeons ensuite sur les avantages et les inconvénients d'une aide directement ciblée (affectée) et d'une aide non ciblée (non affectée) sur le secteur santé en accordant une attention particulière à la question de la fongibilité. Quelle que soit la forme de l'aide, il y aura des activités à financer dans le cadre de projets ou de programmes. Les avantages et les inconvénients de l'aide projet et de l'aide programme sont examinés ainsi que les questions spécifiques concernant le recours à l'aide budgétaire globale en appui au secteur santé. On se demandera ensuite s'il est globalement préférable de financer l'aide à la santé par des dons[1] ou par des prêts en considérant la problématique de l'espace budgétaire. La dernière section traite de questions soulevées par la conditionnalité et l'évaluation de l'aide dans le domaine de la santé.

APPROCHE ET GRILLE D'ANALYSE

On peut considérer que l'aide au secteur de la santé poursuit trois grands objectifs que l'on qualifiera d'objectifs intermédiaires, l'objectif final étant une amélioration de la santé de la population : (i) fournir un financement (utilisé à des fins variées, i.e. construction d'infrastructures, achat d'équipements, de consommables, de médicaments, paiement de salaires, subvention de la demande de services, de l'assurance, etc.), (ii) transmettre des connaissances et le savoir-faire, et (iii) impulser ou accompagner des changements dans la politique de santé et/ou dans l'organisation et le fonctionnement des systèmes de santé. Cette aide vise à apporter des éléments de solutions à des problèmes de production de services, de productivité, d'efficacité, d'efficience et de réponse aux besoins de la population et des administrations en charge des systèmes de santé.

Les instruments d'aide peuvent être regroupés en trois grandes catégories selon qu'ils débouchent sur :

• des ressources directement affectées à des « composantes » du secteur santé, qu'elles soient envisagées en termes de fonctions, de structures ou d'activités ;

• des ressources affectées au secteur de la santé dans son ensemble ;

• des ressources allouées au budget général, en vue de financer le secteur santé.

L'aide peut prendre la forme de projet, de programme ou d'aide budgétaire globale.

Cette grille d'analyse peut s'appliquer à chaque instrument de financement propre aux différents bailleurs bilatéraux ou multi-latéraux[2], que cet instrument soit mis en oeuvre de façon indépendante ou de manière plus coordonnée dans des dispositifs complexes de coopération, comme par exemple l'initiative PPTE, les Stratégies de réduction de la pauvreté, les « C2D », etc.

Des approches relativement nouvelles, comme la passation de contrats de performance avec des O.N.G., ou bien le financement auprès du Trésor de différents fonds eux-mêmes destinés à financer des interventions dans le secteur santé se rattachent à ces trois catégories et rentrent dans cette grille d'analyse.[3]

Bien qu'il y ait des effets génériques qui sont plus ou moins consubstantiels à chaque instrument de financement, leurs avantages et leurs inconvénients dépendront de la spécificité de chaque projet ou programme et de nombreux éléments contextuels. On en donnera trois exemples.

(i) L'intervention financée par l'aide concerne-t-elle ou non des fonctions essentielles de santé publique ? Ces fonctions comprennent notamment la surveillance des épidémies, le suivi et la supervision des structures de premier niveau, le développement des ressources humaines et celui des fonctions d'administration générale, telles que l'organisation d'un système de référence, la mise en place d'une stratégie de financement par exemple. Hormis la surveillance des épidémies, ces fonctions sont généralement trop négligées au regard de leur importance pour l'efficience des systèmes de santé. La plupart d'entre elles se rattachent à la catégorie des

« biens publics », avec de fortes externalités, par opposition aux biens privés (chirurgie cardiaque par exemple). Le choix d'un instrument d'aide nécessitera de recourir à des approches analytiques issues de la théorie de l'agence pour voir de quelle manière l'instrument peut inciter les agents à agir dans un sens conforme ou non aux objectifs du principal pour l'exercice de ces fonctions.

(ii) S'agit-il d'appuyer sur financement extérieur des objectifs institutionnels dans un contexte de rareté des ressources ? Dans ce cadre, le choix d'une modalité d'aide sera influencé par le régime de management public dans lequel elle va se situer. Il conviendra notamment de regarder si on est en présence d'un système centralisé, déconcentré, décentralisé « traditionnel » sans mécanisme de marché avec un secteur public plus ou moins isolé du secteur privé (ce que l'on observe encore dans de nombreux pays africains), ou bien si l'aide se situe dans un contexte de « nouveau mode de management du secteur public ». Dans ce cadre, la régulation hiérarchique par la norme et le contrôle cède progressivement du terrain devant la régulation par les contrats et par l'introduction de mécanismes de marché, avec recherche d'une articulation entre secteur public et secteur privé (cf. par exemple Perrot et De Roodenbeke, 2005 ; Preker, 2005). Ce que l'on appelle la réforme organisationnelle des hôpitaux – et qui est une composante essentielle de la réforme du secteur hospitalier (Preker et Harding, 2003 et De Roodenbeke, 2005) – en est une illustration.

(iii) Quelles sont les caractéristiques du processus d'élaboration et d'exécution budgétaire ? Quels sont les taux d'exécution des dépenses de fonctionnement et d'investissement du secteur santé ? Si les capacités budgétaires de l'État sont faibles, on ne sélectionnera pas une architecture de financement extérieur exigeante en matière de gestion budgétaire. On regardera également si le budget est exécuté selon un plan de gestion de trésorerie ou non ('cash budget') et si les dépenses classées comme prioritaires sont effectivement protégées ou soumises à l'arbitrage plus ou moins discrétionnaire du ministère des finances.

Ces situations différentes appelleront des réponses différentes dont on donnera des exemples plus loin.

QUELQUES ENSEIGNEMENTS UTILES ISSUS DES ÉTUDES RELATIVES AUX EFFETS DE L'AIDE SUR LA CROISSANCE

La littérature récente sur les effets de l'aide sur la croissance fournit des indications qui contribuent à mieux cerner la problématique du choix d'un instrument d'aide au secteur santé.

Rappelons très brièvement l'évolution de la réflexion de ces dernières années. En 1998, la Banque mondiale publie « Assessing Aid », une étude sur l'évaluation de l'aide qui aura un grand retentissement (Banque mondiale, 1998)[4]. Il en ressort notamment que l'inefficacité de l'aide pour promouvoir la croissance, plus encore dans les pays à faible revenu[5] que dans les autres, résulterait des mauvaises politiques des pays receveurs et de la faiblesse de leurs institutions. Il conviendrait donc de réallouer l'aide en faveur des pays les plus pauvres poursuivant de bonnes politiques. En d'autres termes, il devrait y avoir une sélectivité des pays bénéficiaires de l'aide fondée sur l'adoption d'une conditionnalité ex-ante, elle-même basée sur la qualité des politiques économiques.

Par la suite, les fondements méthodologiques de cette étude ont été fortement critiqués, à la fois sur le plan de l'approche du contexte macro-économique de l'efficacité de l'aide et sur celui de l'analyse économétrique car des facteurs importants (tels que les chocs commerciaux extérieurs et les chocs climatiques, l'instabilité politique, etc.) n'étaient pas pris en considération.

De nouvelles études ont ainsi montré que l'efficacité de l'aide dépend de facteurs liés au climat (Dalgaard et al., 2001) et que l'aide a un effet d'autant plus important que la qualité initiale des politiques économiques est faible et que les pays sont plus vulnérables aux chocs climatiques et économiques externes (Chauvet et Guillaumont, 2004), l'aide permettant alors de compenser l'effet négatif de ces chocs sur la croissance[6]. Il est de plus suggéré que la vulnérabilité nuit sensiblement à la qualité des politiques économiques. Ce rôle de la vulnérabilité structurelle est naturellement important du point de vue des questions traitées ici.

Mais d'autres travaux récents (Easterly, Levine et Roodman, 2004 ; Rajan et Subramanian, 2005) suggèrent que même dans les pays qui suivent de bonnes politiques, il n'y a pas de corrélations positives robustes entre l'aide et la croissance en longue période. Il semble y avoir plus d'évidences d'un impact positif de l'aide en courte période (Clemens, Radelet et Bhavani, 2004). Deux types d'explications, que l'on doit garder à l'esprit pour le choix d'un instrument d'aide à la santé, sont avancés pour essayer de comprendre les raisons de l'insuffisante efficacité de l'aide en longue période.

- en se focalisant sur des éléments assez faciles à fournir (constructions, équipements, salaires, etc.), le processus d'octroi et de mise en oeuvre de l'aide a négligé la question des incitations, bonnes et mauvaises, qui accompagnent ou n'accompagnent pas l'aide extérieure. On devra donc ici se poser la question de savoir ce que les différents types d'instruments de financement utilisables pour l'aide au secteur santé incitent les parties prenantes et les bénéficiaires à faire et à ne pas faire. De nombreux travaux ont montré, en dépit des larges zones d'ombre qui subsistent, que la question des incitations est absolument fondamentale pour l'efficience des systèmes de santé. L'impact potentiel des types d'aide sur l'efficience du secteur santé est donc bien un point clé à prendre en considération dans le choix des instruments de financement étant donné que l'on se situe dans un contexte de rareté des ressources, que ce soit au niveau sectoriel ou au niveau macro-économique (espace budgétaire), ou bien au niveau du remboursement des soins par les schémas d'assurance par exemple.

- en second lieu, l'aide peut affaiblir les institutions et les capacités du pays bénéficiaire par de multiples canaux. Par exemple, elle peut conduire à une faible mobilisation des ressources fiscales, ce qui fait qu'elle n'a, in fine, pas d'impact positif net sur le budget ; elle peut favoriser la corruption, le laxisme, une culture de dépendance[7]. Mais a contrario, elle peut également favoriser l'adoption de réformes et leur mise en œuvre en les rendant politiquement soutenables par la neutralisation des groupes d'opposition.

Ajoutons que des travaux ont montré la volatilité[8] et l'imprévisibilité de l'aide (écarts importants entre les engagements et les décaissements ; Bulir et Hamman, 2001) et que ces éléments agissent négativement sur la croissance économique.

Par ailleurs, un assez large consensus se dégage de la littérature empirique à l'effet que l'aide contribue peu à l'adoption de réformes économiques dans les pays qui ne se les sont pas appropriées.

On mesure aisément l'intérêt de ces résultats lorsqu'on s'interroge sur le choix d'une modalité d'aide au secteur santé dans les pays africains dont la très grande la majorité appartient à la catégorie des

Pays à faible revenu (PFR) et des pays les moins avancés (PMA), et sont donc des pays « vulnérables ». Ces résultats font par ailleurs écho à ceux de plusieurs travaux qui montrent qu'il n'y a pas, globalement, d'effets statistiquement solides des dépenses de santé (publiques et privées) sur les indicateurs de santé et par voie de conséquence qu'il ne suffit pas d'augmenter les dépenses publiques ou l'aide à la santé pour améliorer l'état de santé (cf. par exemple Audibert, Mathonnat et al., 2003 et Banque mondiale, 2004).

En bref, les éléments qui précèdent conduisent à souligner quatre points qui nous semblent particulièrement importants pour la problématique du choix d'un instrument de financement en appui à la santé : (i) manifestement, l'efficacité de l'aide est conditionnée par de multiples caractéristiques propres à chaque pays, mais l'importance du contexte macro-économique est cruciale ; (ii) la question des incitations véhiculées, compte tenu du contexte, par les instruments d'aide est primordiale ; (iii) d'une part les instruments de financement extérieur auront un effet potentiel sur la qualité des institutions (sur l'organisation du secteur, sur les structures de soins, sur la réforme organisationnelle en cours ou projetée, etc.), et d'autre part, symétriquement, la qualité des institutions rétroagira sur les résultats attendus des différents instruments de financement; (iv) les effets à long terme d'un instrument de financement peuvent être très différents de ses effets à court terme.

L'AFFECTATION DE L'AIDE AU SECTEUR SANTÉ

Le principe de l'affectation (ciblage ou encore « *earmarking* ») consiste à réserver certaines ressources spécifiques au financement exclusif de certaines dépenses ou catégories de dépenses préalablement définies. L'affectation vise d'une part à soustraire les fonds concernés du champ d'application de procédures budgétaires et décisionnelles perçues comme trop contraignantes (ou comme facteurs d'aléas dans les calendriers de dépenses), et d'autre part à minimiser les risques d'arbitrages défavorables à la santé lors de l'exécution du budget. L'affectation permet alors de protéger ou « sécuriser » certaines dépenses et d'en favoriser une meilleure gestion[9]. Par nature, l'aide à des projets ou programmes et l'aide sectorielle à la santé sont affectées. Il en est aussi de même par exemple de l'appui budgétaire apporté par l'Union européenne pour la fraction réservée au financement de lignes budgétaires thématiques.

Les critiques de l'affectation s'articulent principalement autour de deux catégories d'arguments qui se combinent souvent : elle est inutile ou inefficace, voire contre-productive.

Lorsque le gouvernement et ses partenaires extérieurs se sont engagés d'un commun accord sur un programme d'interventions et qu'ils ont sincèrement l'intention de l'exécuter comme prévu[10], il n'y a pas lieu de chercher à protéger le financement des dépenses concernées. Elles seront nécessairement financées en temps voulu puisque chacun respectera ses engagements. Si des facteurs exogènes surviennent, qui ont un caractère de force majeure, mettant le gouvernement dans l'incapacité de respecter sa signature, l'affectation ne peut rien y changer. Dans le premier cas de figure, elle est inutile, dans le second, elle est inefficace.

Un argument essentiel de la critique repose sur la question de la fongibilité. L'aide extérieure affectée, qu'il s'agisse de l'aide projet ou de l'aide sectorielle, libère des ressources que le gouvernement va utiliser pour financer d'autres dépenses que les dépenses initialement prévues.

Prenons un exemple sans doute un peu caricatural. Un gouvernement souhaite appuyer financièrement le développement de l'assurance maladie et construire un centre de conférences. Il n'a pas les ressources nécessaires pour financer l'ensemble. Il sollicite un bailleur qui accepte de contribuer au financement du développement de l'assurance par un projet ou une aide sectorielle précisément affectée à ces opérations, mais ce bailleur refuse de participer au financement du centre de conférences. Cet apport libère des ressources budgétaires dont le gouvernement va pouvoir disposer pour financer le centre de conférences. C'est le principe même de la fongibilité. À partir de là, même si les dépenses prévues pour l'extension de l'assurance santé ont bien été effectuées, il est donc difficile d'affirmer qu'elles l'ont été grâce à l'aide affectée. En effet, si le développement de l'assurance était la réelle priorité du gouvernement, il aurait de toute façon été financé : l'aide aura donc en fait permis la construction du centre de conférences.

Au-delà de cet exemple, la question est alors de savoir si l'aide affectée à l'assurance (cet exemple) ou au secteur santé dans son ensemble, n'incite pas le gouvernement à diminuer son effort propre dans ce domaine. Dit en d'autres termes, l'aide affectée à la santé sera-t-elle additionnelle ou substituable au financement de ce secteur sur ressources nationales ? Si elle est totalement substituable, elle est totalement fongible et donc l'affectation, quelle qu'en soit la forme, est inutile et inefficace. On voit donc que le strict respect de l'affectation de l'aide projet ou de l'aide programme ou encore de l'aide sectorielle ne suffit pas à s'assurer que les fonds affectés ont effectivement financé les dépenses prévues, car affectation stricte et fongibilité peuvent coexister.

L'existence ou non de la fongibilité est donc essentielle dans la problématique de l'affectation et de l'interprétation des informations que l'on collecte en s'interrogeant sur la « traçabilité » de la dépense de santé au titre de l'aide. S'il y a fongibilité, les bailleurs ne financent pas ce qu'ils croient financer ; ils financent des priorités non révélées du gouvernement. On en mesure les implications pour l'évaluation des effets de l'aide.

Par ailleurs, l'affectation présente des inconvénients (qu'elle soit efficace ou non). Si les affectations sont nombreuses, il leur est reproché à juste titre d'enlever de la cohérence au budget national, de créer des enclaves budgétaires déstructurantes, a fortiori si les fonds affectés sont gérés sur un compte d'affectation spéciale (CAS) extra-budgétaire[11]. Enfin l'affectation peut conduire à une démobilisation du pouvoir politique et créer un environnement préjudiciable au financement des dépenses récurrentes, problème dont l'acuité sera particulièrement aiguë lorsque les projets ou programmes financés par l'extérieur seront terminés. Cela se vérifie pour de nombreuses interventions dans le secteur santé comme dans les autres.

Notons ici que s'il n'y a pas une forte volonté du gouvernement de financer les dépenses récurrentes, aucun instrument de financement ne permet de s'en assurer ex-ante. Une solution consiste à en faire une conditionnalité dans un autre programme de financement extérieur, tel que, par exemple, le financement d'un DSRP (Document de stratégie de réduction de la pauvreté).

Il est parfois avancé que le ciblage des fonds de contrepartie sur les dépenses récurrentes des secteurs sociaux est une manière assez efficace d'en assurer le financement. Mais en fait, ces fonds, qui sont la contrepartie en monnaie locale d'une aide en devises ou en nature[12], certes desserrent la contrainte de trésorerie de l'État, mais ils sont confrontés à des problèmes d'affectation-fongibilité d'une part et d'arbitrages au titre de la régulation budgétaire d'autre part, identiques à ceux des autres instruments de financement.

Que sait-on de la fongibilité dans le secteur santé ? Le fait que l'aide y soit à un certain degré fongible paraît difficilement contestable. Mais dans quelle mesure l'est-elle ?

Les études économétriques sur la fongibilité de l'aide en général, incluant l'aide à la santé, ne fournissent pas de repères suffisamment solides pour pouvoir trancher (cf. notamment Feyzioglu, Swaroop, Zhu, 1999, ainsi que Devarajan, Rajkumar, Swaroop, 1999). L'étude de Devarajan et al. montre que les prêts concessionnels au secteur de la santé n'ont pas d'impact statistiquement significatif sur les dépenses publiques de santé (coefficient de 0,26 et de 0,66). En d'autres termes, rien ne permet de dire qu'ils accroissent les dépenses publiques de santé, contrairement à l'éducation par exemple où 98 % de l'aide affectée (prêts) se traduit par une augmentation des dépenses dans le secteur. Et à notre connaissance, aucune étude n'a porté sur des sous secteurs, comme par exemple les soins de base ou le secteur hospitalier. Soulignons par ailleurs que s'il existait des résultats issus d'un large échantillon de données sur l'aide affectée à une composante du secteur santé, ces résultats, aussi robustes puissent-ils être économétriquement, laisseraient subsister d'importantes zones d'ombre d'un point de vue opérationnel. En effet, en nous interrogeant sur la fongibilité de l'aide à un sous-ensemble du secteur santé, nous souhaiterions pouvoir répondre à deux questions : (i) un euro supplémentaire d'aide accordée aux soins de santé de base (par exemple) se traduit-il par un euro supplémentaire de ressources disponibles pour ce sous-ensemble ? Si ce n'est pas le cas – imaginons par exemple une augmentation de 0,8 euro seulement – les 20 centimes restants ont-ils bénéficié du fait de la fongibilité aux secteurs autres que la santé ou bien à d'autres dépenses de santé, telles que les soins hospitaliers tertiaires par exemple ? Ces deux questions sont, on le voit, fondamentales. Mais en fait, il est impossible d'avoir une réponse rigoureuse sur laquelle fonder des décisions. Il y a à cela deux raisons. Tout d'abord, (i) on ne dispose pas d'une base de données appropriée concernant l'affectation de l'aide à chaque secteur, les dons n'étant pas inclus dans les données disponibles, lesquelles ne portent que sur les prêts concessionnels[13] et (ii) il y a encore moins d'information sur l'aide aux différentes composantes du secteur santé. Pays par pays, un travail sur place peut permettre de collecter les données nécessaires. Mais tant que l'on ne disposera pas d'un échantillon de quelques dizaines de pays, l'analyse économétrique restera fragile. En second lieu, les missions de l'hôpital sont souvent assez mal définies dans de nombreux pays à faible revenu, et lorsqu'elles le sont, elles ne sont généralement pas respectées puisque les systèmes de référence sont défaillants, avec une importante partie de l'activité des hôpitaux relevant davantage d'une structure de premier niveau que d'une structure hospitalière. Dans ce cas, l'interprétation des résultats serait donc aventureuse[14].

Vu l'impossibilité pour l'instant de conduire des études empiriques pleinement satisfaisantes, que peut-on penser de la fongibilité de l'aide à la santé ? Il apparaît que la situation se présente différemment selon le niveau de développement des pays et selon le montant de l'aide qu'ils perçoivent en pourcentage de leur PIB ou par rapport à leur revenu par habitant.

Dans les pays africains à faible revenu, (la très grande majorité d'entre eux), où le niveau de l'aide est plus important que dans les autres pays, plus encore pour ce qui concerne les dons, le financement intérieur de la santé est dominé par les dépenses salariales (entre 60 et 80 % des dépenses courantes). Les budgets d'investissement reposent sur l'aide extérieure dans des proportions souvent plus élevées. De ce fait, les gouvernements n'ont qu'une marge de manoeuvre très limitée pour financer de nouveaux projets, qu'il s'agisse d'opérations avec un fort contenu en dépenses courantes ou de dépenses d'investissement. Ces actions sont donc très dépendantes de l'aide extérieure. En conséquence, il est assez logique de considérer que la plupart – ce qui implique des exceptions, et il en est de notables – des aides affectées à la santé sont assez largement additionnelles et non substituables à des dépenses financées sur ressources internes. Il faudrait distinguer selon les types de dépenses, mais il est assez peu probable par exemple que le soutien sur financement extérieur à un dispositif d'assurance maladie vienne se substituer à un financement national, a fortiori s'il s'accompagne d'un volet institutionnel.

Il en est également de même pour une aide aux hôpitaux de second et troisième niveaux, la fongibilité y étant probablement plus réduite dans certains pays que pour les soins de base. On avancera en ce sens deux arguments complémentaires. Tout d'abord, depuis plus de quinze ans la réflexion sur l'efficience des politiques de santé a conduit à mettre très fortement l'accent sur le premier niveau de la pyramide sanitaire, ce qui fait que, en général, les gouvernements sont enclins à ne pas ou à peu augmenter les dépenses hospitalières financées sur ressources nationales au-dessus du district. Cette tendance s'est probablement accrue avec l'adoption des Objectifs du Millénaire pour le Développement en matière de santé. En second lieu, il y a maintenant un large consensus pour considérer que le secteur hospitalier a souvent besoin d'une réforme institutionnelle abordant ces questions non pas dans une logique de structure, mais dans une logique systémique et de « capacity building ». Les réformes organisationnelles vont dans ce sens. Or, pour des raisons techniques, de capacités administratives et managériales, ainsi que pour des raisons politiques (les réformes institutionnelles sont politiquement risquées), les gouvernements des pays à faible revenu sont réticents à s'y engager sans le soutien de partenaires extérieurs.

Ces différents éléments conduisent ainsi à penser que la fongibilité de l'aide affectée au secteur de la santé n'est sans doute pas inexistante, naturellement, mais que logiquement elle doit être assez faible. Ainsi dans la majorité des pays africains, il ne semble donc pas y avoir d'arguments appelant à une disqualification par principe de l'affectation de l'aide à la santé sous prétexte de fongibilité[15]. Mais s'agissant des pays à revenu intermédiaire en Afrique au sud du Sahara[16] et hors de l'Afrique, la fongibilité de l'aide à la santé devrait être plus importante. En effet, les budgets de la santé y sont normalement moins dépendants du financement extérieur et les capacités locales à définir et conduire des réformes institutionnelles y sont généralement plus élevées[17]. Ceci implique alors de porter un regard beaucoup plus réservé sur le bien-fondé de l'affectation de l'aide dans ces pays.

AIDE PROJET ET AIDE PROGRAMME

On s'interrogera ici sur les principaux inconvénients et avantages respectifs de l'aide projet et de l'aide programme en appui au secteur santé.

L'aide projet

Depuis le milieu des années 90 au moins, l'aide projet en général a fait l'objet de nombreuses critiques. Il lui est reproché : de créer, via les unités de mise en oeuvre des projets, des îlots bureaucratiques qui contribuent au démembrement des capacités administratives des États ; de capter les fonctionnaires les plus compétents en offrant des niveaux de salaire (beaucoup) plus élevés que ce que peut se permettre l'administration ; de favoriser la recherche de rente et le patronage ; d'être contrôlée par les bailleurs, ce qui réduit l'appropriation des projets qui sont partiellement mais assez souvent redondants ; de traduire au sein d'un même domaine des orientations et des approches parfois contradictoires ou à tout le moins non coordonnées ; de constituer des enclaves budgétaires avec des circuits financiers parallèles et des effets pervers pour le processus budgétaire ; d'engendrer des distorsions de priorité ; d'ignorer généralement ou de sous-estimer grossièrement les coûts récurrents futurs ; d'être l'objet de décaissements longs, trop souvent tardifs à l'issue de contrôles tatillons qui surchargent les administrations ; d'engendrer des coûts de transaction protéiformes ; d'avoir une durabilité qui ne survit guère à l'achèvement du projet ; de difficilement permettre d'établir, au-delà du projet, un dialogue avec les autorités de manière à tirer les enseignements des réussites et des échecs pour les intégrer ultérieurement dans le processus de décision publique.

La liste est longue, on le voit, et les critiques fortes qui débouchent sur un constat général de faible efficacité. Le constat est, pour certains auteurs, renforcé par l'argument vu ci-dessus selon lequel l'aide est fongible et, par conséquent, que le financement par projet n'a pas de raison d'être. Nous avons exprimé plus haut des réserves sur cette analyse s'agissant de l'aide au secteur santé.

Mais ceci dit, l'aide projet présente plusieurs avantages que certains « effets de mode » ne doivent pas conduire à occulter. Le reconnaître n'est pas pour autant nier la validité des critiques précédentes.

En premier lieu, l'aide projet se veut au cas par cas une réponse appropriée à un cadre budgétaire défaillant en termes de préparation et de mise en œuvre des actions. La mise en place de cellules de projets autonomes a pour but d'améliorer l'exécution des projets en permettant de s'affranchir des contraintes administratives budgétaires jugées paralysantes ou inutilement lourdes. En second lieu elle vise, à travers différentes modalités[18], à assurer un transfert de connaissances et de savoir-faire qui se propose de renforcer les capacités administratives et gestionnaires du bénéficiaire, et dont les effets devraient perdurer au-delà de la fin du projet. L'efficacité de la coopération technique a toutefois fait l'objet de nombreuses critiques sans pour autant nier ses apports et ses succès (Berg et Fukuda-Parr, 1993).

De ce fait, l'aide projet conserve un intérêt réel pour financer des interventions limitées dans les États où les institutions sont de qualité médiocre, ou lorsqu'il s'agit d'un domaine innovant ou dans lequel les acteurs nationaux n'ont pas suffisamment de maitrise. Mais ces interventions doivent être relativement indépendantes de l'environnement institutionnel sectoriel et extra sectoriel car l'aide projet n'est pas un instrument adapté aux réformes de politiques et aux réformes institutionnelles. L'aide projet est par exemple appropriée pour la réhabilitation d'un hôpital, la formation du personnel d'un district, le renforcement managérial d'une direction centrale ou régionale de la santé, l'appui à la gestion d'un réseau de mutuelles, etc. Mais, si le cadre budgétaire est de qualité, avec une efficience raisonnable, si les capacités humaines sont là ou peuvent être assez facilement mobilisées et si le gouvernement s'est bien approprié la nécessité de financer les activités devant faire l'objet de l'aide projet, alors elle est moins pertinente. Elle ne l'est pas non plus pour les opérations complexes, a fortiori si elles comportent un volet institutionnel lourd.

L'aide programme.

L'aide programme présente en premier lieu l'avantage de réduire le risque d'incohérence liée à la mise en oeuvre de plusieurs projets indépendants et de limiter les coûts de transaction. Mais si le gouvernement n'est pas dans le siège du pilote, les effets pervers de la non appropriation sont identiques à ceux de l'aide projet. Toutefois, même si le programme est totalement sous le contrôle du gouvernement, la complexité de la mise en oeuvre, de la gestion et du contrôle des multiples activités et projets formant le programme peut dépasser ses capacités administratives et managériales et conduire à une inefficacité de l'aide.

L'aide programme est préférable à l'aide projet lorsqu'il s'agit d'intervenir au niveau des fonctions essentielles de santé publique (avec fortes externalités positives) ou lorsqu'il s'agit de réformes institutionnelles ou organisationnelles qui vont au-delà de quelques structures. C'est par exemple le cas lorsqu'une réforme impliquera de rendre explicite et de protéger les fonctions sociales de l'hôpital, qu'il s'agisse de la production de biens publics et de biens avec externalité positive ou d'alléger les barrières à l'accès aux soins pour les plus pauvres d'autre part. Autres exemples : lorsqu'il s'agit de réorganiser un ministère, de rendre fonctionnel le système de référence ou bien encore de réformer le statut et le mode de gestion des hôpitaux pour les exposer à des mécanismes de marché. Ces domaines d'intervention exigent une stratégie sectorielle et une aide principalement sous forme de programme, car la juxtaposition de projets définis séparément, mis en oeuvre et gérés par des entités indépendantes, risque de conduire à des inefficiences techniques et allocatives et à des incohérences systémiques et stratégiques.

De l'aide programme traditionnelle à l'approche sectorielle (Swap, Sector Wide Approach).

Dans la deuxième moitié des années 90, la nécessité s'est progressivement imposée d'intégrer la santé dans les stratégies de réduction de la pauvreté, d'articuler expressément les politiques de santé et les réformes macro-économiques et budgétaires tout en cherchant à améliorer l'efficacité de l'aide. L'une des conséquences en a été un intérêt croissant pour l'approche sectorielle et notamment les « Swap ».

L'approche swap est orientée vers l'obtention de résultats, d'une part en recherchant la plus grande cohérence entre les politiques, les programmes et les budgets, et d'autre part en améliorant l'efficacité de l'aide extérieure. Par-delà une grande diversité de contenus, les swaps santé présentent, comme tous les swaps, plusieurs caractéristiques fondamentales que l'on résumera très brièvement.

Il s'agit d'un engagement formel de coopération sectorielle entre le gouvernement et l'ensemble (ou certains) de ses partenaires extérieurs autour d'un programme. Le programme est décliné en axes d'interventions, sous-programmes et activités. Certaines activités prennent la forme de projets. Le leadership et le pilotage du programme sont assurés par le gouvernement ou par une entité le représentant[19]. Il y a une vision partagée des objectifs, de la stratégie et des priorités de santé concernant les domaines qui font l'objet du swap[20]. Un cadre budgétaire (financement et exécution des dépenses), unique et cohérent, est mis en place. Toutes les actions ainsi que les financements sectoriels des bailleurs engagés dans le swap s'inscrivent dans la stratégie et dans le cadre budgétaire définis. Des efforts réels (avec des résultats patents dans plusieurs pays[21]) sont faits pour harmoniser les procédures des bailleurs et utiliser le plus possible les procédures du gouvernement pour la mise en oeuvre du programme et les décaissements de fonds[22]. Le programme est évalué globalement par le gouvernement et ses partenaires extérieurs selon des modalités et des critères qui devraient être définis d'un commun accord.

L'existence d'un swap n'implique pas le recours à des modalités type de financement, bien que conceptuellement, une aide budgétaire globale (cf. ci-dessous) d'une part, ainsi qu'un fonds commun (« pooling ») d'autre part, s'inscrivent davantage dans la logique intrinsèque de l'approche swap que les autres formules envisageables (aide projet ou aide programme conventionnelle).

La pertinence ou non d'un swap pour l'appui au secteur santé va dépendre de plusieurs facteurs : d'un environnement macro-économique relativement stable lié à une politique macro-économique prudente, rigoureuse et soutenable ; de l'existence ou non d'un cadre de dépenses à moyen terme (CDMT) réaliste[23] ; de la qualité du processus budgétaire ; des capacités de gestion et d'administration du ministère de la santé au niveau central et aux niveaux décentralisés ; du rôle – et c'est un point souvent négligé – que le ministère des finances est susceptible de jouer de facto dans la cohérence de l'exécution du swap par ses éventuels arbitrages budgétaires s'il s'avérait que l'État rencontre des difficultés globales de financement pour exécuter comme prévu les dépenses inscrites au budget, tous secteurs confondus.

Le principe d'une approche de type swap paraît bien adapté à un programme d'intervention dans le secteur santé comprenant plusieurs axes ou dimensions requérant la coordination de multiples partenaires extérieurs, notamment lorsqu'il s'agit d'entreprendre une réforme institutionnelle conséquente. Mais dans les pays où les capacités administratives et managériales sont faibles, une assistance technique appropriée est requise sous peine d'aller au devant de sérieuses déconvenues.

AIDE BUDGÉTAIRE GLOBALE

Dans le cadre de notre propos, l'aide budgétaire ciblée sur le secteur santé renvoie aux problématiques déjà examinées de l'affectation et de l'aide programme. L'aide budgétaire globale se présente, elle, sous la forme d'un appui budgétaire non ciblé. Elle desserre la contrainte budgétaire globale et elle est donc par nature non affectée. Elle offre une souplesse précieuse pour le financement des politiques de santé comportant un important volet de réformes institutionnelles. Mais nous pensons qu'il est peu probable que le passage de l'aide projet à un programme financé par un appui budgétaire global accroisse réellement l'efficacité de l'intervention des bailleurs dans le secteur santé si les capacités institutionnelles locales sont faibles[24]. Or dans la majorité des pays africains, les capacités requises sont généralement très insuffisantes en quantité et en qualité. Il serait donc imprudent de financer dans ces États une réforme de la politique ou du système de santé d'envergure sur une aide budgétaire globale sans l'appuyer par une assistance technique adaptée. C'est aussi ce que nous soulignions plus haut pour les swaps.

De même, peut-on émettre des doutes sur l'efficacité de l'aide budgétaire globale si elle ne s'accompagne pas d'une conditionnalité sectorielle de résultats dans le cadre d'un dialogue entre gouvernement et bailleurs.

Par ailleurs, on sait que l'un des avantages de l'aide budgétaire globale est de renforcer théoriquement la prévisibilité du financement des interventions, qu'il s'agisse du financement extérieur ou intérieur, et de s'accompagner d'un décaissement rapide. Cela facilite l'exécution cohérente du (des) programme(s). La question épineuse et cruciale de la concordance entre le calendrier des décaissements des bailleurs et celui des besoins de financement de la politique de santé paraît ainsi réglée. Les coûts de transactions sont de plus limités.

Mais en fait, le financement des dépenses de santé au moment approprié n'est pas pour autant systématiquement assuré[25]. C'est ce que l'on peut observer lorsque les dépenses budgétaires s'effectuent dans le cadre d'un plan de gestion de trésorerie dit « cash budget » (Mathonnat, 2005). Les accords avec le FMI prévoient généralement un certain rythme d'exécution des dépenses publiques compte tenu des objectifs fixés pour les grands équilibres macro-économiques (solde budgétaire, compte courant, crédit au Gouvernement et indirectement inflation), avec un volume global de dépenses conditionné par le volume global de ressources disponibles. Si à un moment donné les ressources du trésor sont insuffisantes pour régler les dépenses, le ministère des finances procède à des arbitrages dans le cadre de la régulation budgétaire. Et même si l'aide budgétaire globale en liaison avec la politique de santé (ou « devant permettre » de financer des interventions dans le secteur de la santé) a été décaissée par les bailleurs, il n'y a pas de garantie absolue que les dépenses correspondantes soient financées, même si elles sont classées comme prioritaires. En effet, dans ce contexte de rareté des ressources, ces dépenses vont se trouver en concurrence avec d'autres dépenses prioritaires. Or on sait que le pouvoir de négociation et la capacité de plaidoyer du ministère de la santé vis-à-vis du ministère des finances sont faibles dans un grand nombre de pays d'Afrique. Il en va de même s'il n'y a pas de problème de trésorerie, mais si le plafond mensuel ou trimestriel de dépenses publiques fixées dans l'accord avec le FMI est dépassé (Mathonnat, 2005). Cela soulève donc la question de la protection des dépenses de santé prioritaires à laquelle la création d'un compte d'affectation spéciale n'apporte pas une réponse pleinement satisfaisante.

Enfin, ces dernières analyses confirment qu'il peut être risqué d'engager un vaste programme de réforme dans le secteur santé reposant sur le financement extérieur, et nécessitant une progression coordonnée de multiples interventions émanant de plusieurs bailleurs, si le cadre budgétaire est faible, ou bien si un programme de réformes de la préparation et de l'exécution des dépenses publiques n'est pas en cours pour s'attaquer aux dysfonctionnements les plus pénalisants pour la progression des réformes. Cela dit, il est vrai qu'un réel engagement politique au plus haut niveau peut permettre au cas par cas de régler certains de ces problèmes. Mais il s'agit plus d'expédients que de solutions. L'efficacité de l'aide à la santé, plus particulièrement dans les pays africains, n'est pas seulement une affaire sectorielle : elle est étroitement dépendante des réformes en matière de gestion des dépenses publiques, et en amont de celles-ci, du réalisme avec lequel les documents de stratégie de lutte contre la pauvreté et les cadres de dépenses à moyen terme (CDMT) auront été préparés. Or on constate très fréquemment une tendance à la surestimation des ressources et à la sous-estimation des dépenses.

FINANCEMENT DE L'AIDE AU SECTEUR SANTÉ ET ESPACE BUDGÉTAIRE

Une des premières questions à se poser est de se demander s'il est préférable de financer l'appui au secteur santé par des dons ou par des prêts. La question est sans objet pour certains bailleurs multilatéraux comme la Banque mondiale, la Banque africaine de développement, la Banque asiatique de développement par exemple, qui ne peuvent statutairement accorder de dons ou ne peuvent le faire que de manière tout à fait marginale. Mais la question du choix entre dons et prêts est susceptible d'avoir des conséquences *directes et indirectes* sur le volume et l'efficacité de l'aide au secteur de la santé.

Les prêts programmes ou projets peuvent inciter les bénéficiaires à adopter des comportements plus performants que les dons en raison de l'obligation de remboursement qui s'y attache. Les dons au contraire, considérés comme des ressources gratuites d'un strict point de vue financier, peuvent conduire à des comportements moins judicieux et distiller, à tort, s'ils sont globalement abondants et si les projets sont nombreux, le sentiment pernicieux d'une « contrainte budgétaire douce ». Si on s'en tient là, il est préférable d'accorder l'aide au secteur santé sous forme de prêts. On peut ensuite discuter du degré de concessionnalité. Il doit être élevé dans la très grande majorité des États d'Afrique au sud du Sahara qui sont des pays à faible revenu. La situation est différente dans les pays à revenu intermédiaire où l'on peut envisager des emprunts aux conditions du marché.

Mais la validité de l'argumentation dépend de la différence que les États bénéficiaires font en réalité dans leur comportement entre les deux types de financement. À notre connaissance, il n'existe pas d'éléments empiriques qui permettent d'affirmer qu'en général les opérations d'aide à la santé financées par des prêts font l'objet d'un comportement plus efficient que celles qui sont financées par des dons. Au demeurant, depuis la fin des années 90, l'adoption de l'initiative PPTE et les multiples annulations de dette ont probablement contribué à brouiller les éventuelles différences de comportements induites par les dons et les prêts. L'Initiative d'Allégement de la Dette Multilatérale (IADM)[26] prise par le G8 en juin 2005 au sommet de Gleneagles et concernant l'annulation de la dette envers l'IDA, le FMI et le Fonds Africain de Développement renforcera probablement cette tendance.

Au-delà de ces impacts potentiels directs, on doit s'interroger sur les effets de type macro-économiques que l'ensemble des dons, tous secteurs confondus, peut avoir sur le financement extérieur et intérieur du secteur santé, par rapport à ceux que peuvent avoir l'ensemble des prêts. Ces effets potentiels indirects empruntent des canaux de transmission qui relèvent de la problématique de l'espace budgétaire[27].

Des études empiriques récentes suggèrent que l'aide est beaucoup plus volatile que les recettes fiscales, et que cette instabilité est plus forte pour les dons que pour les prêts (Bulir et Hamman, 2001). Cette instabilité plus grande est donc davantage susceptible, toutes choses étant égales par ailleurs, d'avoir des répercussions négatives sur le financement budgétaire des dépenses publiques de santé.

Par ailleurs, l'impact des dons sur la mobilisation des recettes fiscales diffère de celui des prêts. Une étude faite sur un échantillon de plus de cent pays en voie de développement sur une période de trente ans montre que l'aide sous forme de dons tend à entraîner une baisse des recettes fiscales, et que le fléchissement est plus prononcé dans les pays où les institutions sont les plus faibles[28] (Gupta et al., 2005). Or dans nombre de pays africains, précisément, elles sont faibles. Ces résultats ont trois conséquences pour notre propos.

Premièrement, les dons créent, toutes choses étant égales par ailleurs, une situation qui peut être pénalisante pour les dépenses publiques de santé si la contraction des recettes fiscales induite par les dons est supérieure au service de la dette qui résulterait des prêts. Il en découle qu'un important financement sur dons au niveau macroéconomique peut comparativement contracter l'espace budgétaire à moyen terme et induire « in fine » un moindre financement public global du secteur santé.

En second lieu, ces résultats n'impliquent toutefois pas nécessairement que les prêts doivent être préférés aux dons pour l'aide au secteur santé. Mais par contre, ils suggèrent que les apports sous forme de dons, s'ils sont importants, doivent s'accompagner d'un renforcement institutionnel et d'un CDMT réaliste, avec en amont, une stratégie volontariste de mobilisation des recettes publiques internes. Or nous avons vu plus haut que l'aide était relativement imprévisible, ce qui fragilise les CDMT. Cela témoigne à nouveau de la dépendance de l'efficacité de l'aide à la santé envers l'environnement macroéconomique d'une part et, d'autre part, envers la qualité globale des institutions, notamment de celles qui ont trait aux finances publiques. On a observé depuis longtemps que de bons programmes dans le secteur de la santé peuvent donner des résultats très décevants lorsque la gestion financière et administrative générale est mauvaise.

La troisième implication nous ramène à l'affectation. Si les recettes fiscales tendent à diminuer lorsque les dons augmentent, cela signifie, ici encore toutes choses étant égales par ailleurs, que le pourcentage de l'aide dans le financement des dépenses publiques totales augmente, et que par voie de conséquence, le risque de fongibilité diminue. Il y a donc là un argument qui affaiblit la position de rejet par principe d'une éventuelle affectation de l'aide à la santé, d'autant que l'affectation est la moins critiquable lorsque les institutions sont faibles, ce qui est assez souvent le cas dans les pays africains qui reçoivent le plus de dons. Ceci n'est en rien un plaidoyer en faveur de l'affectation de l'aide – nous considérons que la non affectation doit rester le principe, et donc que l'appui budgétaire non affecté est ce vers quoi il faut tendre – mais ces questions doivent être examinées sans dogmatisme et au cas par cas.

Enfin, soulignons que dans plusieurs pays africains, les apports d'aide massifs dont bénéficie le secteur de la santé soulèvent des problèmes aigus de capacité d'absorption. États et bailleurs sont conscients de la gravité des problèmes qui en découlent car ils peuvent miner les efforts faits depuis plusieurs années pour améliorer l'efficience des systèmes de santé qui se trouveront alors fragilisés lorsque le repli de l'aide extérieure, inéluctable lorsque seront épuisés les flux issus du traitement de la dette, se produira. Ce dernier point renvoie aux questions institutionnelles.

CONDITIONNALITÉ ET ÉVALUATION DE L'AIDE AU SECTEUR SANTÉ

La conditionnalité traditionnelle, dite conditionnalité « *ex-ante* », a été largement critiquée pour de nombreuses raisons tenant globalement à son inefficacité (y compris au nom de la fongibilité) et au fait qu'elle induisait des effets pernicieux, freinant paradoxalement les processus de réformes qu'elle était sensée favoriser. Il y a aujourd'hui un assez large consensus, à la fois dans les milieux académiques et dans les milieux professionnels du développement, pour considérer qu'il convient de lui préférer une conditionnalité « *ex-post* », reposant sur la performance plutôt que sur l'engagement d'opérer des changements de politique ou de processus. Cette conditionnalité de performances présente trois avantages majeurs (Adam et al., 2004) : elle favorise l'appropriation des programmes par le gouvernement qui acquiert de ce fait une liberté de choix pour les instruments à utiliser et voit se réduire les coûts de transaction ; elle permet une meilleure coordination des donateurs en évitant des divergences de conditionnalité sur les instruments ; et enfin elle facilite une réponse flexible et progressive des bailleurs aux résultats constatés.

Ceci dit, s'agissant de l'aide à la santé dans la majorité des pays africains, il nous semble qu'une attitude très pragmatique doive prévaloir. La conditionnalité ex-ante ne doit pas être systématiquement écartée, bien qu'une conditionnalité de performances soit ce vers quoi il faille s'orienter chaque fois où cela paraît raisonnable. Mais en général, il semble pertinent de rechercher de manière très éclectique, au cas par cas, un dosage judicieux de conditionnalité ex-ante et de conditionnalité sur les résultats.

En premier lieu, certains États ne sont pas toujours en mesure d'identifier le(s) « bon(s) » instrument(s) pour atteindre les objectifs voulus, notamment dans le cas d'une réforme institutionnelle. La vraie question n'est donc pas ici l'existence ou non d'une conditionnalité sur les instruments, mais de savoir s'il y a une adhésion réelle de l'État à l'instrument proposé pour qu'il y ait internalisation et appropriation. En second lieu, le ministère de la santé peut avoir besoin d'une conditionnalité sur les instruments pour lutter contre des forces politiques ou divers groupes d'intérêts hostiles aux projets ou au programme devant bénéficier de l'aide extérieure. Ce peut être le cas lorsque le ministre de la santé souhaite utiliser certains éléments de conditionnalité dans ses « négociations » avec le ministère des finances, ou bien pour convaincre son administration ou un Premier ministre de la nécessité d'entreprendre certaines actions auxquelles il adhère, en tant que ministre, mais dont il sait qu'elles susciteront des hostilités bureaucratiques ou politiques. Cela est particulièrement vrai lorsqu'un programme comporte un important volet de réforme institutionnelle, quelle qu'elle soit (réorganisation de la carte sanitaire ou redéfinition des missions de l'hôpital, changement dans les modes de régulation du système, etc.), ou touche à des domaines sensibles comme la santé de la reproduction. En témoignent très concrètement des projets financés par des bailleurs multilatéraux et bilatéraux où figurent des éléments de conditionnalité sur des instruments qui n'ont pas été demandés par les bailleurs . . . mais qui ont été exigés par le ministre de la santé.

Ceci étant, dans le prolongement de la réflexion sur la conditionnalité de l'aide à la santé, se situe la question fondamentale de l'évaluation des effets de l'aide extérieure dont le secteur santé a bénéficié. On se limitera ici à de brèves remarques soulignant d'une part des éléments de plaidoyer en faveur de l'évaluation et d'autre part en attirant l'attention sur des points de méthode.

Considérons par exemple des programmes d'aide qui veulent développer l'assurance maladie pour (entre autres) augmenter la demande de soins et pour utiliser les dispositifs assuranciels afin d'améliorer la qualité des soins hospitaliers. Parce que les ressources en cause ont souvent un coût d'opportunité élevé dans les pays africains où les systèmes de santé sont sous-financés, et parce que l'hôpital joue un rôle central dans l'efficience globale du système de santé, il y a là une première raison importante pour accorder la plus grande attention à l'évaluation rigoureuse de ces aides. La deuxième tient à ce que ces évaluations ont sous plusieurs aspects une nature de bien public (national, régional ou global), et qu'elles sont généralement susceptibles de générer de très importantes externalités, d'une part pour la sphère spécifique d'intervention du programme étudié et d'autre part pour l'ensemble du secteur santé (externalités systémiques). Il est donc fondamental qu'elles soient bien conduites et que les résultats en soient très largement disséminés. De plus, ces caractéristiques justifieraient que le coût des évaluations ne soit pas seulement supporté par le bailleur qui finance le programme, mais aussi par l'État et par l'ensemble des bailleurs qui seront des bénéficiaires potentiels des externalités produites par l'évaluation. Mais certains auront probablement tendance à se comporter en passager clandestin, non pas en ne diffusant pas les résultats de leurs propres évaluations, mais en ne leur accordant pas coûteuses suffisamment de moyens alors que les évaluations sont souvent assez coûteuses[29].

Pour ces raisons, il conviendrait d'inclure systématiquement dans les programmes nationaux de santé (ou dans les swap) des pays africains[30], l'évaluation d'une sélection d'interventions rigoureusement choisies sur la base de leur externalités potentielles et de leur contenu en bien public, et de les conduire selon des méthodes rigoureuses. Leur financement devrait être assuré par le budget général. Mais elles pourraient être financées par un pool de bailleurs et par l'État sur un compte d'affectation spéciale si le risque est fort de voir leurs crédits tronqués par la régulation budgétaire. Elles pourraient éventuellement être insérées dans la conditionnalité.

Souvent, l'évaluation de l'aide à la santé repose sur l'analyse de l'évolution de variables et d'indicateurs jugés pertinents pour les structures (ou les cibles) touchées par le projet/programme d'aide (évaluation dite « rétrospective »). Mais cette approche « avant/après » ne suffit généralement pas à fournir des réponses totalement convaincantes sur les effets de l'aide. Encore trop peu d'évaluations sont assez rigoureuses sur le plan méthodologique pour véritablement éclairer sur l'impact de l'aide à la santé, notamment lorsqu'il s'agit d'interventions avec un important volet institutionnel, d'interventions visant à élargir l'accès aux soins ou à améliorer la qualité des soins. S'il est souvent délicat de procéder à des évaluations randomisées, il est essentiel d'établir un ou des groupes de contrôle formé(s) de structures extérieures au programme et dont les valeurs des indicateurs pertinents seront vraisemblablement similaires à celles que l'on aurait observées dans les structures exposées au programme si elles ne l'avaient pas été. On acquiert ainsi une idée beaucoup plus rigoureuse de ce qui se serait passé dans les structures cibles si elles n'avaient pas été intégrées dans le programme. Il est alors possible de comparer l'évolution des indicateurs pertinents dans les structures exposées au programme avec celles qui ne l'ont pas été, ce qui donne une bien meilleure appréciation de l'impact de l'aide qu'une comparaison avant/après le programme. Mais pour limiter les biais de sélection, l'évaluation doit être soigneusement prévue avant la mise en place du programme d'aide afin de déterminer la composition des groupes de contrôle. Ce type d'évaluation tend à se développer – des efforts notables sont faits – mais il reste, autant que l'on puisse en juger, encore insuffisamment répandu dans le domaine de la santé.

CONCLUSION

Il ressort des analyses qui précèdent qu'il n'y a pas un instrument de financement à privilégier en matière d'aide au secteur de la santé. Chacun possède ses avantages et ses inconvénients. Il convient donc d'être très pragmatique.

Bien qu'il y ait des effets génériques qui sont assez consubstantiels à chaque instrument de financement, les avantages et les inconvénients de chacun dépendront de la spécificité de chaque projet ou programme et de nombreux éléments contextuels. Il est naturellement essentiel de choisir entre les différents instruments à l'issue d'une analyse soignée des objectifs de l'action envisagée, mais aussi de son environnement interne (propre au secteur santé) et externe (au-delà du secteur). Dans la démarche de choix, il convient par ailleurs d'accorder la plus grande attention au cadre macro-économique, au processus de préparation et d'exécution budgétaire et à la qualité des institutions, éléments qui auront une incidence forte sur les résultats des politiques ou interventions soutenues par l'aide.

Dans les pays africains, la fongibilité est probablement assez faible pour le secteur santé, plus encore pour le secteur hospitalier et pour les dépenses de recherche et développement. De ce fait, même si la non affectation est ce vers quoi il faut tendre, l'affectation de l'aide dans le secteur santé y conserve un intérêt probablement plus grand que dans la plupart des autres secteurs. Indépendamment des autres critiques formulées à l'encontre de l'aide projet, l'argument de la fongibilité ne peut donc pas être utilisé pour écarter radicalement cet instrument dans l'appui au secteur santé, contrairement à ce que le courant dominant de la littérature sur l'efficacité de l'aide tend à suggérer de manière générale.

En revanche, la préférence doit être accordée à l'aide programme lorsqu'il s'agit d'appuyer des réformes institutionnelles conséquentes. L'insertion de l'aide à la santé dans un swap présente de nombreux avantages, mais là où le cadre institutionnel et l'environnement macro-économique forment un contexte favorable à ce type d'instrument, ce qui n'est pas le cas dans tous les pays.

La question du financement de l'aide à la santé par dons ou par prêts ne peut être ignorée dans le cadre d'une réflexion sur financement qui intègre la problématique de l'espace budgétaire dans une perspective de moyen et long terme.

Enfin, il convient d'insister sur la nécessité d'intégrer dans l'analyse présidant au choix d'un instrument d'aide à la santé une réflexion soignée sur les incitations qui, du point de vue de chacune des parties prenantes (ministère, structures décentralisées, prestataires de services, bailleurs, etc.), seront générées directement ou implicitement par la formule retenue. C'est une dimension fondamentale de la problématique du financement extérieur de la santé, à la fois pour le succès des interventions et pour leur pérennité. C'est sans doute l'une des grandes leçons qui se dégagent depuis quelques années des études théoriques et empiriques sur l'efficacité de l'aide au développement d'une part et sur la réforme des systèmes de santé d'autre part.

NOTES

1. Voir également Burnside et Dollar, 2000.

2. Revenu intérieur brut per capita < 765$ en 2003. Classification Banque mondiale.

3. Chocs commerciaux à long terme et à court terme mesurés respectivement par la tendance des termes de l'échange et par l'instabilité des exportations.

4. En novembre 2005, le FMI a créé une Facilité de protection contre les chocs exogènes (FCE). « Les chocs extérieurs peuvent nuire gravement aux pays à faible revenu, surtout à ceux dont l'économie est peu diversifiée et qui n'ont guère les moyens de constituer des réserves. L'expérience récente montre que l'aide extérieure peut être efficace après un choc, à condition d'être décaissée rapidement. En outre, elle doit être accompagnée de politiques d'ajustement bien conçues (. . .) ; Bulletin du FMI, 16 janvier 2006, p. 5.

5. Les dons de matériel biomédical, lorsqu'on ne se soucie pas d'en prévoir les modalités de maintenance, en sont un bon exemple.

6. Les justifications sont les mêmes pour l'aide à la balance des paiements lorsqu'elle est affectée, par exemple, à l'importation d'équipement chirurgical.

7. Ce qui n'est pas toujours le cas et renvoie à la question de l'appropriation des projets et programmes par le pouvoir central ou décentralisé.

8. Les CAS doivent être intégrés au budget ; les CAS extrabudgétaires sont à proscrire.

9. Le concept est donc différent de l'apport que le gouvernement doit effectuer en complément (« en contrepartie ») de l'apport d'un bailleur pour un projet donné.

10. C'est le cas des deux études précitées comme le mentionnent les auteurs.

11. Le type de base de données qui vient d'être évoqué présente les caractéristiques d'un bien public global avec externalités positives du point de vue des organismes bilatéraux et multilatéraux de développement, ce qui en justifierait un financement commun par les bailleurs.

12. A fortiori si l'apport extérieur est expressément couplé à un apport national (« matching funds »).

13. En Afrique subsaharienne : Afrique du Sud, Botswana, Cap Vert, Gabon, Ile Maurice, Swaziland.

14. Ce qui n'est pas toujours le cas (Gabon et Swaziland par exemple).

15. Homologues, dialogues sur les politiques, avis lors des commissions auxquelles participent les bailleurs dans le cadre des projets et programmes, formations, etc. . . .

16. Il y a donc « appropriation » par le gouvernement.

17. Idéalement, le swap devrait couvrir la totalité des activités et du financement du secteur santé. Mais dans la pratique, la plupart des swaps se limitent aux dépenses publiques et à certains domaines jugés fondamentaux. Ils vont capter tout ou partie de programmes existants, mais les nouvelles interventions seront obligatoirement intégrées dans l'accord.

18. Ghana, Tanzanie, Mozambique, Ouganda pour ne citer que quelques exemples.

19. Suite au Forum de haut niveau de Rome en février 2003, les bailleurs bilatéraux et multilatéraux se sont engagés à harmoniser leurs politiques et leur procédure afin de renforcer l'efficacité de l'aide et de réduire les coûts de transactions pour les pays bénéficiaires en vue d'une meilleure contribution à la réalisation des Objectifs du Millénaire pour le Développement. Ces engagements ont été réaffirmés lors du Forum de haut niveau tenu à Paris en mars 2005. L'harmonisation porte notamment sur les approches et dispositions en matière de notification, de gestion budgétaire financière et de passation de marchés.

20. Beaucoup pèchent par un excès d'optimisme en matière de ressources publiques mobilisables, ce qui conduit à une exécution erratique des dépenses publiques, désarticulant la cohérence interne des politiques sectorielles.

21. Ceci vaut également pour les swaps.

22. Et quand bien même il y aurait affectation.

23. L'IADM vise a libérer des ressources pour favoriser l'atteinte des OMD dans les pays qui ont ou qui vont atteindre le point d'achèvement de l'initiative PPTE.

24. On utilise communément l'expression d' « espace fiscal » – laquelle est la traduction littérale, mais conceptuellement fausse de « fiscal space » – pour désigner des questions qui relèvent en fait de l'espace budgétaire et non du seul espace fiscal au sens strict.

25. La qualité des institutions a été mesurée par l'indice moyen de corruption du Guide international du risque pays (GRICS).

26. Mais a-t-on évalué les coûts directs et indirects (externalités négatives) de la non-évaluation et des évaluations « rapides » ?

27. Tous les programmes nationaux de santé prévoient de nombreuses évaluations, mais elles sont encore trop souvent négligées, faute d'une réelle volonté et de moyens appropriés.

28. Voir (Letourmy A., B.D. Diakité., 2003) et les études réalisées en 2001 et 2003 sur l'ensemble de ces dispositions légales (Cissoko D., C.A.T. Cissé . 2001 ; Traoré K., 2003a et b).

29. Selon le décret 311 (juin 2002). La liste des maladies en question est fixée par un arrêté conjoint des Ministères chargés de la Santé, de la Solidarité et des Finances. Dans le même ordre d'idées, toute une série d'examens sont gratuits

30. Selon le décret 44 de 1968. Une atteinte morbide ou un accident entraînant des soins coûteux correspondent a priori à cette définition, mais le secours ne peut dépasser 50 000 FCFA par trimestre.

BIBLIOGRAPHIE

Adam, C., G. Chambas, P. Guillaumont, S. Guillaumont-Jeanneney, et J. W. Gunning. 2004. « Performance based conditionality : A European perspective ». *World Development* 32(6) : 1059–1070.

Aubibert, M., J. F. Brun, Y. Dunkan, et J. Mathonnat. 2005. Objectifs de santé du Millénaire et dépenses publiques de santé – Une analyse économétrique sur données de panel, Communication au 2ème Colloque international sur le « Financement de la santé dans les pays en développement ». Centre d'Etude et de Recherche sur le Développement International (CERDI), Université d'Auvergne.

Aubibert, M., J. Mathonnat, J-F. Brun, et C. Carrère. 2003. « Contraintes en ressources et facteurs sociopolitiques comme déterminants des dépenses publiques de santé dans les pays en développement », dans M. Aubibert, J. Mathonnat, et E. de Roodenbeke (éditeurs), *Le financement de la santé dans les pays d'Afrique et d'Asie à faible revenu.* Paris : Karthala.

World Bank. 2004. *Des services pour les pauvres : Rapport sur le développement dans le monde.* Washington, DC. : World Bank

———. 1998. *Assessing aid : What works, what doesn't and why.* Oxford : Oxford University Press.

Berg, E., et S. Fukuda-Parr. 1993. *Repenser la coopération technique—Réformes pour renforcer les capacités en Afrique.* New York : PNUD.

Bulir, A., et A. Hamman. 2001. « How volatile and unpredictable are aid flows and what are the policy implications ? ». *IMF Working Papers* 01/167. Washington, DC. : International Monetary Fund.

Burnside, C., et D. Dollar. 2000. « Aid, policy and growth ». *American Economic Review* 90(4) : 847–868.

Chauvet, L., et P. Guillaumont. 2004. « Aid and growth revisited : Policy, economic vulnerability and political instability », dans B. Tunggoden, N. Stern, et I. Kolstad (éditeurs), *Toward pro-poor policies.* Oxford : Oxford University Press.

Clemens, M., S. Radelet, et R. Bhavnani. 2004. « Counting chickens when they hatch : The short-term effect of aid on growth ». CGD Working Paper 44. Washington, DC. : Center for Global Development.

Daalgard, C., H. Hansen, et F. Tarp. 2001. « On the empirics of foreign aid and growth ». *Economic Journal* 114(496) : 191–216.

Devarajan, S., A. A. Rajkumar, et V. Swaroop. 1999 « What does aid to Africa finance ? » Policy Research Paper 2092. Washington, DC. : World Bank.

De Roodenbeke, E. 2005. « Purchasing hospital services : Key questions for policy makers », dans A. Preker et J. Langenbrunner (éditeurs), *Spending wisely—Buying health services for the poor.* Washington, DC. : World Bank.

Easterly, W., R. Levine, et D. Roodman. 2004. « New data, new doubts : A comment on Burnside and Dollar's 'Aid, policy and growth' ». *American Economic Review* 94(3) : 774–80.

Feyzioglu, T., V. Swaroop, et M. Zhu. 1998. « A panel data analysis of the fungibility of foreign aid ». *The World Bank Economic Review* 12(1) : 29–58.

Gupta, S., R. Powell, et Y. Yang. 2005. « The macroeconomic challenges of scaling up aid to Africa ». IMF Working Paper WP/05/179. Washington, DC. : International Monetary Fund.

Mathonnat, J. 2005 « Aide et santé—Commentaires ». *Revue d'Économie du Développement* 2–3 : 167–174.

Perrot, J., et E. De Roodenbeke (éditeurs). 2005. *La contractualisation dans les systèmes de santé—Pour une utilisation efficace et appropriée.* Paris : Karthala.

Preker, A. 2005. « Managing scarcity through strategic purchasing of health care », dans A. Preker et J. Langenbrunner (éditeurs), *Spending wisely—Buying health services for the poor.* Washington, DC. : World Bank.

Preker, A., et A. Harding (éditeurs). 2003. *Innovations in health service delivery—The corporatization of public hospitals.* Washington, DC. : World Bank.

Rajan, R, et A. Subramanian. 2005. « What undermines aid's impact on growth ? ». IMF Working Paper WP/05/126 Washington, DC. : International Monetary Fund.

Rajan R, et A. Subramanian. 2005. « Aid and growth : What does the cross-country evidence really show ? » IMF Working Paper WP/05/127. Washington, DC. : International Monetary Fund.

Couverture du risque maladie : État des lieux

Couverture du risque maladie en Afrique francophone : État des lieux, défis et perspectives

Jean-Pierre Sery, Alain Letourmy

Résumé : *Ce chapitre est une contribution à l'analyse de la revue globale du rôle de l'assurance maladie en Afrique subsaharienne. S'inscrit dans le cadre des travaux de recherche menés actuellement par la Banque mondiale sur l'analyse des forces, des faiblesses et du rôle potentiel futur de l'assurance maladie dans les pays à faible revenu.*

Ce chapitre s'inspire des différentes contributions présentées lors du colloque qui s'est tenu à Paris du 28 au 30 Avril 2004, sous l'égide de l'Institut de la Banque mondiale, sur le thème « l'amélioration de l'accès aux services de santé en Afrique francophone : le rôle de l'assurance ». Il vise notamment à dégager et à analyser les principaux messages à retenir sur la couverture du risque maladie en Afrique francophone, en termes de conditions de développement de l'assurance et de son extension, en particulier aux populations les plus vulnérables. Le présent document a essayé de présenter la photographie actuelle des systèmes de couverture maladie existant en Afrique francophone. L'objectif visé était de rechercher et de confronter la volonté des États d'améliorer la structure du financement de l'accès aux soins de santé avec les écueils que ne manqueront pas de rencontrer les réformes envisagées.

Les différents systèmes de couverture maladie en vigueur dans les pays africains francophones sont variés dans leurs formes et leurs contenus. Les systèmes de couverture obligatoire, bien que disposant d'une antériorité historique, n'ont pas un grand impact économique et social : ils couvrent, dans les meilleurs des cas, 30% de la population et leur contribution au financement global du secteur n'est guère supérieure à 20%. Quant aux systèmes de couverture volontaire, bien qu'ils soient handicapés par un environnement institutionnel défavorable, ils exercent une certaine attractivité auprès des populations qui y recourent de façon spontanée pour s'assurer contre les petits risques. Le taux de pénétration des organisations mutualistes est quelquefois remarquable puisqu'il atteint 30 % dans certains pays comme le Bénin et le Burundi.

Il est de plus en plus manifeste que les pays africains francophones veulent accorder un rôle primordial aux mécanismes assurantiels pour étendre la couverture maladie à une plus grande frange de la population. Ces options de socialisation du risque maladie à une grande échelle leur apparaissent comme des nécessités absolues pour sortir de l'étau « étrangleur » du financement des services de santé par l'impôt et l'aide internationale ; cette aide atteignant parfois jusqu'à 70 % des besoins couverts (PHR PLUS, 2001). Toutefois, si l'ambition d'instaurer l'assurance est légitime de par les effets bénéfiques que les pays africains peuvent en tirer aux plans macro et micro économiques, les gouvernants devraient cependant prendre la mesure des défis importants que soulève l'instauration de l'assurance maladie, surtout si celle-ci vise, comme c'est le cas de plus en plus dans les pays, la couverture universelle.

L'assurance en effet ne peut s'accommoder d'un environnement institutionnel défavorable. Si les promoteurs des projets sont en droit de demander logiquement des contributions aux bénéficiaires, il faudrait dans le même temps, garantir la disponibilité et la qualité de l'offre, car l'assurance crée des relations clients fournisseurs qui imposent aux parties des droits et des obligations. Par ailleurs, il est louable politiquement de proposer l'assurance à toute la population, mais l'assurance ayant un coût économique, que fait-on de la grande majorité de la population vivant en-dessous du seuil de pauvreté absolue ?

Toutes ces interrogations n'ont pas pour but de pousser les États à reculer devant les difficultés. Au contraire, elles visent à les sensibiliser et à leur faire prendre les dispositions utiles en vue de créer les conditions de succès des programmes en cours. Ils doivent le faire en mobilisant toutes les parties prenantes sans coloration politique pour monter des programmes d'assurance consensuels, culturellement et économiquement acceptables pour les populations. A cet égard, le rôle des partenaires du développement est déterminant dans l'apport d'appuis techniques à la formulation, au suivi et à l'évaluation des politiques nationales de financement de la santé. Les besoins des pays africains dans ce domaine sont importants en raison de la complexité de gestion et de la technicité de la tâche.

CONTEXTE D'IMPLANTATION DES RÉGIMES DE COUVERTURE MALADIE

Les populations africaines rencontrent de nombreux problèmes pour accéder aux services de santé. Les infrastructures sanitaires sont souvent déficientes et les populations rurales et défavorisées y ont difficilement accès. Le réseau public souffre d'une insuffisance de moyens budgétaires, en particulier pour l'achat d'équipements et de médicaments essentiels, ainsi que du manque de formation et de motivation des travailleurs. Les services de santé sont essentiellement fournis par des structures et du personnel du secteur public. Les ministères de la Santé ne disposent pas des outils nécessaires pour améliorer leur gestion des partenariats entre les secteurs public et privé, ce qui entraîne un niveau peu satisfaisant de soins et l'incertitude quant à la qualité et à la possibilité d'améliorer les performances.

Les normes de santé ne sont la plupart du temps pas atteintes et l'espérance de vie à la naissance est faible, tandis que la mortalité infantile et celle des enfants de moins de 5 ans sont élevées. L'espérance moyenne pondérée de vie en bonne santé à la naissance est de 45,8 ans (Sabri 2002). Le mauvais état de santé est également dû au recours limité aux services de santé, à la fois pour des raisons culturelles et des raisons d'inaccessibilité financière et géographique à l'offre de soins. En outre, il y a une absence de politique de planification et de programmation sanitaires de sorte qu'on assiste à une répartition géographique inéquitable de l'offre de soins. Les grandes agglomérations urbaines concentrent le plus grand nombre d'infrastructures médicales au détriment des zones rurales où en général on observe un taux d'accessibilité géographique notoirement faible. Dans certains pays comme la Côte d'Ivoire, le taux d'accessibilité géographique aux structures de soins a été estimé à 18% en zone rurale contre plus de 60 % en zone urbaine.

La médiocrité des normes de santé s'explique également par la qualité des déterminants socio-économiques, comme le revenu, le logement, l'éducation et l'environnement. Ces pays dans leur grande majorité sont classés parmi les pays à faible revenu avec des revenus par habitant compris entre 200 et 400 dollars US. Seuls deux pays émergent avec des revenus par tête d'habitant supérieurs à 600 US\$. Il s'agit de la Côte d'Ivoire (US\$ 660 en 2001) et du Gabon (US\$ 3 360 en 2001). Par ailleurs, la situation est rendue plus compliquée par l'instabilité politique dans les pays déchirés par la guerre civile et les conflits politiques (Côte d'Ivoire, Burundi, Guinée, etc.)

Tout cet environnement ne milite pas en faveur d'une mobilisation interne de ressources financières significatives. Les États, en effet, ne disposent pas des ressources nécessaires pour faire face à l'immensité des besoins sanitaires. Le secteur informel et rural est prépondérant notamment dans l'agriculture et l'élevage, cela réduit considérablement les capacités des gouvernements à collecter des ressources fiscales très importantes. Celles-ci ne dépassent guère 10 % du Produit National Brut (Preker 2004). Avec cela, il est évident que les États ne peuvent couvrir par les ressources internes les dépenses publiques de santé. Les efforts de financement consentis actuellement représentent entre 4 et 6 % du PIB (OMS 2003). Le recours à l'aide extérieure s'impose donc à ces États au point qu'ils en sont largement dépendants, cette aide atteignant parfois jusqu'à 70 % des besoins couverts. Dans ces conditions, ce serait utopique de demander aux gouvernants de se conformer aux recommandations de la Commission macroéconomie et santé de l'OMS qui considère qu'il faut dépenser US\$ 34 par tête pour garantir la fourniture des services de soins de santé essentiels. Seuls quelques rares pays peuvent se permettre de réaliser cet objectif. Il s'agit du Gabon (127 US\$ par habitant en 2001) et la Côte d'Ivoire (41 US\$ en 2001 après avoir atteint US\$ 54 en 1998). Les autres pays, avec leur niveau de dotations budgétaires actuelles et leurs autres ressources, ne sauraient supporter ce surcoût financier. Cela fait que ces pays ferment les yeux sur ce qui est souhaitable pour une meilleure santé des populations en se concentrant sur ce qui est possible, compte tenu de l'environnement économique défavorable qui prévaut dans ces pays.

Face à cette situation de déséquilibre entre les ressources affectées à la santé et l'immensité des besoins à couvrir, les populations sont souvent mises à contribution de façon significative pour faire face à leurs dépenses de santé. Selon le Rapport mondial sur la santé en 2003, les ménages supportent la plus grande part du financement global de la santé (entre 60 et 80 % du financement total de la santé), démontrant ainsi leur capacité et leur volonté de se prendre en charge pour la couverture des frais de santé.

Les contributions des ménages sont collectées à travers plusieurs sources dont l'analyse détaillée indique que les paiements directs viennent en tête, suivis des assurances sociales et des assurances privées. La part des paiements non assurantiels est élevée, parce que la majorité de la population a recours soit aux services publics de soins qui sont subventionnés et qui sont les plus importants en terme quantitatif, soit au paiement direct du coût des actes des praticiens du secteur privé. En payant directement de leurs poches, sans possibilité de remboursement par une tierce partie, ils sont exposés au risque d'appauvrissement quand on sait que le coût des actes du secteur privé est plus élevé que ne le permet la capacité contributive des patients. Cette situation est étayée par des études récentes qui indiquent que les ménages voient leurs revenus descendre en dessous du seuil de pauvreté du fait du paiement direct des soins.

Par ailleurs, on observe une répartition inégalitaire de la charge de financement de la santé entre les différentes couches socioprofessionnelles. En effet, l'évasion fiscale qui a largement cours dans les pays profite aux riches et aux classes moyennes, en outre du fait du caractère régressif de la fiscalité, les ménages à hauts revenus ne contribuent pas proportionnellement à leur niveau de revenu. Par ailleurs, comme si les gouvernants voulaient davantage favoriser les classes aisées, les mécanismes d'allocation de ressources budgétaires aux différents secteurs d'activités creusent davantage les écarts entre les riches et les pauvres. Sur le montant total des subventions que les gouvernants apportent aux dépenses publiques de santé, seulement 10 % reviennent au quintile le plus pauvre, contre 30 % pour le quintile le plus riche. A titre comparatif, on note avec regret que ces mêmes dispositions discriminatoires ont également cours sous d'autres cieux, notamment en Europe de l'Est et en Asie, même si les proportions y sont beaucoup plus raisonnables (plus de 25 % au profit des riches contre 12 % pour les pauvres en Europe de l'Est et 20 % pour les riches contre 18 % pour les pauvres en Asie).

FAIBLE IMPLANTATION DES RÉGIMES D'AASURANCE

Les différents systèmes de couverture maladie en vigueur dans les pays africains francophones sont de formes et de contenus trés variés. Il y a en effet des systèmes de couverture obligatoire (explicites et/ou implicites) et des systèmes de couverture volontaire et des systèmes de couverture étatiques, professionnels et communautaires. Ce sont des systèmes qui ne sont pas encore très développés pour des raisons que nous évoquerons plus loin. Les populations couvertes par l'ensemble des systèmes existants, toutes formes confondues, représentent 15 à 30 % de la population totale du pays.

Champ d'application restrictif des régimes obligatoires

Protection sélective des élites

Dans la presque totalité des pays francophones au sud du Sahara, il a existé très tôt, dès les indépendances, des régimes obligatoires de couverture des soins.

Les personnes qui bénéficient des régimes d'assurance obligatoire représentent 2 à 30 % de la population selon les pays. Les pays qui enregistrent les taux les plus élevés sont le Gabon (29 %) et le Togo (23 %). Les pays à faible implantation sont le Bénin (2,95 %) et la Guinée (3 %).

Les bénéficiaires de ces régimes se recrutent parmi les élites que sont les salariés et/ou les fonctionnaires et leurs familles. Il faut cependant relativiser les taux de couverture des régimes obligatoires qui sont plutôt théoriques que réels. Car les dispositions réglementaires qui créent les prestations ne sont pas effectives dans leur application, en raison soit des difficultés de trésorerie de l'État qui n'arrive pas à assurer sa contribution, soit de l'insuffisance même des textes créateurs du droit, qui ne sont pas toujours suivis de mesures d'accompagnement.

Les prestations servies ne sont pas toujours du goût des bénéficiaires dans la mesure où non seulement elles ont été imposées par l'État au

Tableau 1: Taux de couverture des systèmes légaux (2004)

	Cote d'ivoire	Bénin	Burundi	Gabon	Guinée	Tchad	Togo
Population couverte	6 %	2,95 %	10 %	29 %	3 %	3,95 %	23,2 %

moment de la création de ces régimes mais de plus, elles n'ont pas connu d'évolution notable depuis leur création. En effet depuis l'aube des indépendances, c'est-à-dire plus de 40 ans après, les prestations servies restent toujours limitées aux soins hospitaliers et aux soins ambulatoires publics. Ces prestations n'étant pas très attractives pour les bénéficiaires, ceux-ci ont été obligés de souscrire soit à une assurance complémentaire soit carrément à une assurance de substitution auprès des compagnies d'assurance privée (c'est le cas des fonctionnaires et agents de l'État en Côte d'Ivoire et au Gabon). Cette situation aboutit à une double imposition dans la mesure où les intéressés font face à la fois aux cotisations du régime obligatoire et aux cotisations des régimes complémentaires et/ou des régimes de substitution.

Ces régimes légaux de couverture maladie n'ont pas toujours de personnalité juridique propre puisque dans la plupart des pays, les organismes de gestion du risque sont des services centraux de l'État. Dans ce cas, l'État est fortement impliqué tant dans le financement que dans l'administration. Certes, les bénéficiaires sont quelquefois mis à contribution, mais cela est insignifiant au regard de la contribution totale de l'État qui correspond dans certains pays comme le Togo, le Gabon, la Côte d'Ivoire, au 4/5 du coût des prestations. Il y a cependant quelque rares cas où en lieu et place des services centraux de l'État, ce sont des établissements publics qui ont été créés avec une certaine autonomie de gestion mais toujours sous le contrôle de l'État.

Faible impact de l'assurance sur le développement de la santé

Selon de nombreuses littératures sur la question, il ne faut pas accorder à l'assurance obligatoire plus d'importance qu'elle ne peut en avoir en réalité. Car au regard du tableau de financement global de la santé dans la plupart des pays africains francophones, la part du financement générée par l'assurance est la plus faible parmi les sources de financement du secteur. En effet, selon des études de cas réalisées dans 6 pays : Sénégal, Burundi, Gabon, Côte d'Ivoire, Rwanda, Tunisie, (OMS 2003), les dépenses publiques de santé représentent la part la plus importante du financement total de la santé dans trois cas (Tunisie, Sénégal et Burundi), tandis que dans les trois autres pays (Côte d'Ivoire, Gabon, Rwanda), les dépenses privées viennent en tête avec une part prépondérante pour les paiements directs et une faible part pour les dépenses prépayées (20 % des dépenses privées). Cette tendance est d'ailleurs générale dans toute l'Afrique puisque l'ensemble des contributions des ménages (assurance, paiements directs) représente 58 % des dépenses totales de santé contre 42 % au titre des dépenses publiques.

A titre de comparaison, on note que la même proportion est observée au plan international. En effet, les dépenses totales de santé dans le monde (3,8 milliards de dollars internationaux soit environ 4 pour cent du PNB des pays en développement) sont financées principalement par les ménages à hauteur de 68 % dont 40 % au titre des assurances. Les dépenses publiques ne contribuent qu'à concurrence de 32 % (Carrin 2004). Toutefois, si les efforts de contribution des ménages dans les deux sphères géographiques sont pratiquement comparables, il y a lieu de noter la grande iniquité qui existe dans la répartition du poids de la charge de la maladie entre les pays riches et les pays pauvres. En effet, tandis que les pays en développement supportent 90 % du poids de la maladie dans le monde, seulement 11 % des dépenses mondiales de santé y sont affectées. (Preker 2004)

La faiblesse relative de la part de l'assurance dans le financement global de la santé en Afrique francophone s'explique par le fait que l'implantation de l'assurance maladie se heurte à des difficultés d'ordre structurel, institutionnel et culturel. Au plan structurel, il faut indiquer que le secteur formel est insuffisamment développé. On estime à 10 % la capacité de taxation dans les pays africains (Preker 2004), cela est nettement insuffisant pour accroître les ressources fiscales et permettre à l'assurance de générer des ressources. Du point de vue institutionnel, c'est la faiblesse des capacités de gestion, le manque de ressources, la qualité de l'offre de soins et le manque d'incitations du personnel de santé. Enfin, les facteurs culturels ne favorisent pas une bonne perception du risque lié à la santé. Ce qui fait que le recours aux soins de santé modernes n'est pas systématique, les populations préférant les soins traditionnels.

La combinaison de tous ces facteurs ne permet pas à l'assurance maladie obligatoire d'étendre son champ d'application personnel au-delà de l'élite qui compose les administrations publiques et les grandes entreprises. C'est pourquoi, dans la plupart des pays où elle est instaurée, l'assurance maladie obligatoire en tant que régime autonome de couverture maladie ne couvre en moyenne que 3 à 6 % de la population, ce qui explique sa faible percée et partant sa faible contribution au financement global de la santé (20 %).

Tableau 2 : Taux d'implantation de l'assurance volontaire (2004)

	Cote d'ivoire	Bénin	Burundi	Gabon	Guinée	Tchad	Togo
Assurances privées	3 %	0,6 %	0,1 %	6 %	0,1 %	0,4 %	0,2 %
Mutuelles de santé	0,1 %	29,15 %	0	0	0,1 %	1 %	0,4 %
Systèmes de prépaiement	0,9 %	0	20 %	0	0	0	0

Emergence du mouvement mutualiste

Pour pallier aux insuffisances des régimes obligatoires, les populations africaines recourent de plus en plus aux systèmes de couverture spontanée que sont les mutuelles de santé et les autres systèmes de prépaiement des soins. L'assurance volontaire concerne les associations de financement communautaire de la santé et les assurances commerciales. Le niveau de couverture des régimes volontaires se situe pratiquement dans la même fourchette (1 à 30 %) que les régimes obligatoires (voir tableau 2).

Ce tableau montre que dans certains pays comme la Côte d'Ivoire et le Gabon, le secteur des assurances commerciales est relativement plus prospère que le secteur privé non lucratif. Par contre, dans les autres pays notamment le Bénin et le Burundi, les organisations mutualistes ou les systèmes de préfinancement des soins viennent en première ligne.

Ces différences peuvent trouver des justifications dans la structure des économies nationales. Les pays comme la Côte d'Ivoire et le Gabon sont classés parmi les pays à revenu intermédiaire, ce qui signifie que l'économie est forte et par conséquent, les citoyens bénéficient d'un pouvoir d'achat qui leur permet d'acheter les produits de l'assurance privée inaccessible au citoyen moyen des pays à faible revenu.

La mutualité, un mouvement en plein essor

Les mutuelles ont une place de choix dans les mécanismes de prise en charge sanitaire des populations dans la mesure où les régimes d'assurance maladie obligatoire ne couvrent qu'une infime partie des populations africaines, c'est à dire le secteur formel (15 à 30%). Les autres couches de la population qui constituent dans certains cas 85%

de la population n'ont d'autre choix que de recourir aux systèmes de couverture spontanés.

L'essor des mutuelles a été récemment démontré par les conclusions de l'Inventaire réalisé en 2004 dans onze pays d'Afrique du Centre et de l'Ouest par la Concertation entre les acteurs du développement des mutuelles de santé en Afrique. Selon cet Inventaire, le nombre d'organisations mutualistes recensées s'élève à 619 dont 366 fonctionnelles ; la population couverte est estimée à plus d'un million et demi de bénéficiaires dont plus de 200 mille adhérents.

Cet Inventaire montre que la dynamique mutualiste n'est pas uniforme dans tous les pays enquêtés. Plusieurs réalités sont observables:

• Certains pays sont en avance dans la formulation de politiques (Côte d'Ivoire, Sénégal, Mali) ;

• D'autres le sont dans la taille des systèmes (Mali) ;

• D'autres dans le nombre et la diversité des formes (Sénégal, Burkina Faso, Guinée), tandis que

• D'autres observent un développement assez lent (Niger, Tchad, Togo, Mauritanie, Cameroun)

La mutualité : une dynamique d'extension de la protection sociale

En Afrique subsaharienne, le secteur informel et les indigents apparaissent comme les parents pauvres des systèmes de protection sociale existants puisqu'ils ne bénéficient pas des mécanismes formels, comme ceux reconnus au secteur moderne, pour assurer leur prise en charge sociale. Face à ce vide institutionnel, les systèmes spontanés de couverture apparaissent comme un facteur d'atténuation des écarts de couverture entre le secteur formel et le secteur informel et une alternative crédible aux difficultés et/ou insuffisances relevées dans le fonctionnement des régimes légaux (financements parallèles, corruption). Cet état de fait a entraîné quelquefois dans certains pays des superpositions de couvertures puisque les bénéficiaires de la couverture légale se retrouvent être les mêmes que ceux qui ont adhéré aux systèmes de couverture volontaire (Côte d'Ivoire, Togo).

Impact de la mutualité sur le développement de la santé

Les atouts. Le mouvement mutualiste a enregistré des avancées notables dans certains pays comme le Mali et le Sénégal. Dans ces pays, les avancées se sont traduites par :

- l'augmentation significative des recettes des prestataires ;
- l'amélioration du taux de fréquentation des formations sanitaires ;
- l'augmentation des garanties ;
- la rationalisation des soins ;
- des initiatives communautaires pour garantir la capacité contributive ;
- l'amorce d'un dialogue amorcé avec les prestataires ;
- des stratégies novatrices d'articulation de l'assurance maladie avec des activités génératrices de revenus ;
- la promotion de l'équité ;

Au Mali notamment, la mutualité a obtenu des acquis indéniables grâce au soutien de l'État qui en a fait une composante à part entière du programme décennal de développement sanitaire et social. L'appui de l'État malien s'est concrétisé par l'adoption d'un code de la mutualité et la mise en place d'une structure faîtière : l'Union Technique de la Mutualité (UTM).

Les limites. Cependant, de manière générale, les mutuelles de santé ne font pas assez d'effort pour attirer les clients (leur vendre l'assurance), améliorer l'administration (la formation du personnel). De plus, elles sont confrontées à des difficultés tenant notamment à la faiblesse du niveau de financement du secteur, au bénévolat des administrateurs des mutuelles. La question de la faiblesse du niveau de financement des organisations mutualistes doit être étudiée en ayant à l'esprit qu'il existe des liens très étroits entre la capacité contributive, les revenus et les montants alloués à l'assurance maladie. En effet, parmi les nombreux facteurs qui influencent les taux de pénétration des systèmes d'assurance maladie, la capacité contributive tient une place importante. Les droits d'adhésion et les cotisations que les membres d'une mutuelle acceptent de payer proviennent des revenus. Or souvent ces revenus sont instables du fait de la dégradation constante de la situation économique de beaucoup de régions rurales africaines, (coton, café). La conséquence d'une telle situation est le fait que l'on observe une forte sensibilité de la contribution pour l'assurance maladie à la variation des revenus. Par exemple, selon des études de cas réalisées en Guinée, si les prix des cultures fluctuent, il y a systématiquement une variation des taux d'adhésion ; cela explique que l'adhésion aux organisations mutualistes est fortement corrélée aux performances économiques du secteur car l'on a observé que le taux de pénétration est très faible dans les zones à croissance négative ; par contre, les taux de pénétration initiaux et de croissance interne sont élevés dans les zones à forte croissance (Galland 2004).

Par ailleurs, il faut également tenir compte du caractère hétérogène du secteur informel qui comprend des groupes de personnes riches et d'autres très pauvres. C'est pourquoi, la plupart des programmes d'assurance ciblant le secteur informel sont volontaires en raison des nombreuses difficultés pratiques qu'il y a pour instituer des modalités d'adhésion obligatoire parmi les populations du secteur. Dans ce cas, les principaux défis à relever sont la volonté d'adhérer et de rester dans le plan d'assurance et de trouver les moyens de faciliter l'enregistrement de nouveaux adhérents.

Tous ces facteurs concourent à l'instabilité des revenus qui pèse lourdement sur le développement et la pérennité des systèmes d'assurance maladie à adhésion volontaire. Il convient donc d'avoir une bonne connaissance de la distribution des revenus des ménages en vue d'estimer des taux de pénétration en fonction du montant des garanties proposées. Ce qui n'est pas souvent le cas dans les pays où l'on s'empresse de mettre en place des programmes d'assurance sans une étude de faisabilité véritable.

Au total, il est apparu à l'évidence que les programmes d'assurance volontaire ne peuvent assurer leur pérennité en raison de leur faible taille qui ne leur permet pas d'avoir une large dispersion du risque sur un grand nombre d'adhérents. La difficulté est de trouver le niveau approprié des cotisations à lever. Par ailleurs, un autre facteur limitant est le fait culturel qui ne permet pas aux populations cibles de prendre conscience des principes de l'assurance.

APPROCHES DIVERSES VERS LA COUVERTURE UNIVERSELLE

Objectifs des réformes en cours

Tous les acteurs du système à savoir (gouvernements, prestataires, ONG, secteur privé, et surtout les communautés, les ménages et les individus) sont conscients que les problèmes du financement de la santé constituent des enjeux importants par rapport à la viabilité des systèmes de santé et par rapport à l'équité et la réduction de la pauvreté. C'est pourquoi, ils accordent une attention prioritaire au rôle de l'assurance dans les réformes en cours, en raison de l'incidence des mécanismes assurantiels sur le développement des régimes de santé et sur la réalisation de leur objectif, à savoir garantir l'équité de la contribution financière, favoriser la mobilisation de ressources additionnelles, promouvoir l'efficience et l'efficacité de l'offre de soins.

L'ambition affichée dans les différentes réformes est de concevoir des politiques et des stratégies capables de conduire à de véritables améliorations de la performance du système de soins, tant au plan de l'amélioration de la santé que de la protection financière des individus et des ménages et de leur satisfaction vis-à-vis des services offerts.

L'impôt tout seul n'arrive pas à financer les dépenses publiques de santé qui, de plus en plus, sont couvertes par les contributions des ménages. Au départ, ces contributions étaient principalement le produit du recouvrement du coût des actes, traduisant ainsi la participation des populations au financement des soins de santé. Cependant, très vite, on s'est rendu compte des limites du recouvrement direct des coûts des actes et pour y pallier, la tendance dans ces pays a eté le recours aux mécanismes d'assurance comme alternative au financement actuel de la santé. L'option assurantielle est perçue comme une stratégie pour mobiliser davantage de ressources en jouant sur la solidarité du grand nombre devant le risque maladie individuel.

La mobilisation de ressources additionnelles

Comme cela a été dit plus haut, les ressources affectées aux dépenses nationales de santé ne sont pas suffisantes pour couvrir l'ensemble des besoins exprimés ou potentiels. Dans ce cadre, l'assurance ne joue pas un rôle déterminant, essentiellement en raison de sa faible implantation. Le défi que veulent relever les gouvernants dans les facteurs de progression vers la couverture universelle est de favoriser une plus grande dispersion du risque de manière à élargir la taille des régimes d'assurance, autant que faire se peut, à l'échelle nationale. Ce faisant, ils escomptent engranger de ressources additionnelles pour le secteur de la santé, afin d'avoir un niveau de financement du secteur trois à quatre fois plus important que les ressources actuelles et qui leur permettrait d'approcher les normes de l'OMS selon lesquelles il faut au moins 34 dollars US par tête pour assurer aux populations un paquet minimum de soins. Aussi, le niveau de financement attendu devrait-il permettre d'améliorer l'efficience et l'efficacité de l'offre de soins pour répondre à l'attente des populations qui sont de plus en plus exigeantes par rapport à la qualité des prestations servies.

Améliorer la gouvernance démocratique du secteur

L'une des fonctions de l'assurance est de favoriser la démocratie afin que les populations bénéficiaires s'approprient les programmes tant au niveau du contenu technique que des conditions de leur viabilité. Cela se traduit pour l'assurance volontaire, par la recherche de bases communautaires fondées sur la responsabilité, l'autonomie et la participation. Pour l'assurance obligatoire, la recherche de la démocratie commande la participation des représentants des assurés à la gestion et la garantie par l'État de sa non immixtion dans le choix des dirigeants des institutions.

Promouvoir l'équité et lutter contre la pauvreté

La justification officielle des réformes du financement de la santé est la volonté des gouvernants de permettre à toutes les couches socioprofessionnelles du pays d'accéder à un paquet minimum de soins. Cela en raison du fait que les régimes de couverture existants ne favorisent que l'élite économique et politique alors que les couches exclues représentent entre 80 et 90 % de la population. En outre, les mécanismes d'allocation budgétaire dans le secteur de la santé sont discriminatoires vis-à-vis des pauvres. Les dotations budgétaires allouées aux secteurs primaire et secondaire sont moins importantes que les crédits affectés au secteur tertiaire. Cette situation découle de la structure de la pyramide sanitaire qui se caractérise par un afflux de ressources humaines, techniques et financières dans les grandes agglomérations urbaines au détriment des zones rurales qui paradoxalement sont les plus peuplées et les plus exposées au risque.

Ce sont donc des considérations de justice sociale qui sont à la base de la création des régimes universels. Cependant, il conviendrait de veiller à ce que les mécanismes institués dans les programmes participent efficacement à la lutte contre la pauvreté. Car il ne suffit pas de déclarer un régime universel pour combattre la pauvreté même si l'assurance par ses effets de redistribution peut aider le pauvre à réduire le coût individuel de sa prise en charge. La possibilité d'infléchir la pauvreté par l'assurance doit être matérialisée par des mécanismes appropriés qui garantissent effectivement la réduction de la pauvreté. Par exemple, l'assurance doit pouvoir répondre à la situation de pauvreté absolue (indigents), participer à la gestion du risque de pauvreté en ciblant les groupes vulnérables et en réduisant la probabilité de perte de leur capacité productive (secteur de l'économie informelle). L'État pour sa part, doit se résoudre à réguler le système de façon à préserver l'équité, la viabilité et l'égalité de tous les citoyens devant le service social public. Cette assertion n'est pas une évidence dans les différents pays où souvent on assiste à une interférence des pouvoirs publics dans la gestion des organismes de sécurité sociale notamment an niveau de la nomination des organes dirigeants.

Stratégies mises en œuvre dans les réformes

Les approches vers l'universalité de la protection varient d'un pays à un autre. Certes, tous les pays ressentent la nécessité d'élargir le champ d'application des régimes de couverture actuels sinon à toute la population, du moins à la grande majorité qui en est exclue. Mais le contexte politique et social de chaque pays influencé par le rapport des forces en présence a emmené les différents pays à adopter des stratégies modulées. Ainsi, pendant que certains pays optent carrément pour la couverture universelle grâce aux mécanismes de l'assurance obligatoire, d'autres, les plus nombreux, ont opté pour une progressivité dans la mise en œuvre de la couverture universelle en privilégiant les approches communautaires.

Extension de la couverture par l'assurance sociale obligatoire

Quelques rares pays à revenu intermédiaire ont choisi l'option d'aller directement à la couverture universelle. Il s'agit notamment de la

Côte d'Ivoire et du Gabon. Ces deux pays ont crée respectivement depuis 2001 et 2004 des régimes d'assurance maladie obligatoire. Les personnes couvertes sont tous les résidents du pays. Chaque personne assujettie paie une contribution selon ses moyens et bénéficie de prestations égales pour tous. Sur le plan institutionnel, il y une différence d'approche ente les deux pays. Alors que le Gabon veut construire le nouveau système en l'intégrant à l'organisme de prévoyance sociale existant (la Caisse Nationale de Sécurité Sociale) qui devra cependant être restructurée, la Côte d'Ivoire quant à elle, prend le contre-pied en créant ex-nihilo trois nouveaux organes de gestion qui sont : la caisse nationale de l'assurance maladie couvrant le secteur formel et informel, la caisse sociale agricole couvrant le secteur agricole et le fonds de l'assurance maladie qui est chargé de la gestion de la trésorerie de l'ensemble du système.

Les deux pays justifient l'option de l'assurance obligatoire comme facteur de progression vers la couverture universelle par deux considérations essentielles :

(1) Le citoyen moyen a les capacités financières pour s'acquitter d'une cotisation d'assurance. Cette assertion peut se vérifier au regard de certaines données comme le PIB par habitant des deux pays, qui selon le Rapport 2003 de l'OMS sur la santé dans le monde, était l'un des plus élevé de la région (660 dollars US pour la Côte d'Ivoire et 3,340 dollars US pour le Gabon) et les performances relatives réalisées par les compagnies d'assurance privée qui sont plus prospères dans les pays à revenu intermédiaire que dans les pays à revenu faible. Dans ces deux pays en effet, le taux de pénétration de l'assurance privée est plus élevé que dans les autres pays de la région : 3 à 6 % contre un peu plus de 1 % dans les autres pays.

(2) L'assurance maladie obligatoire à l'échelle nationale va permettre de réduire la fraude sur les régimes existants dans la mesure où chaque citoyen aura la possibilité d'avoir une couverture distincte. Les fraudes constatées par exemple en Côte d'Ivoire sur les régimes de couverture sectorielle existants comme la Mutuelle de fonctionnaires et les mutuelles d'entreprises ont été estimées à 30 % (Rapport d'activités 2000 Mutuelle Générale des Fonctionnaires) ; cela parce que la carte d'assuré du fonctionnaire et du

salarié était utilisée par tous les proches des bénéficiaires alors qu'ils n'y ont pas droit selon les textes.

(3) Les promoteurs de l'assurance obligatoire universelle critiquent souvent les régimes sectoriels existants comme ne pouvant assurer efficacement l'équité dans l'accès aux soins et le financement de la santé. Selon eux, un gouvernement responsable ne peut politiquement continuer à favoriser indéfiniment une frange de la population, fût-elle l'élite politique et sociale, au détriment de la grande majorité, la plus laborieuse d'ailleurs puisque travaillant dans les secteurs les plus porteurs de l'économie nationale comme l'agriculture et l'informel. En mettant donc en place un régime universel, les gouvernants de ces pays veulent corriger une injustice sociale et également promouvoir des mécanismes de redistribution entre les riches et les pauvres, entre les différentes générations et entre les malades et les biens portants.

Extension par l'assurance communautaire

Contrairement à la Côte d'Ivoire et au Gabon, tous les autres pays de la zone ont préféré faire la promotion des systèmes de prépaiement des soins dans la perspective de l'extension de la couverture sociale à toute la population. Ces pays qui sont parmi les pays à revenu faible ont décidé de capitaliser les acquis des organisations mutualistes qui selon eux s'insèrent assez bien dans l'environnement culturel des populations bénéficiaires. En procédant ainsi, il s'agit de faire preuve de pragmatisme pour tenir compte de ce qui existe et qui est la création des communautés plutôt que d'en faire table rase et y substituer des institutions centralisées dont on n'est pas sûr qu'elles puissent rencontrer l'adhésion des populations et contribuer réellement au développement de indicateurs de santé.

Pour arriver à cela, des stratégies diverses ont été développées par les pays. Ces stratégies comprennent :

- l'élargissement du mouvement mutualiste par la création de nouvelles mutuelles dans d'autres zones du pays (Guinée, Burundi, Togo) ;

- l'amélioration de l'environnement institutionnel des mutuelles dans les pays où le mouvement connaît une forte expansion. Il s'agit ici de doter les mutuelles d'un cadre réglementaire (Bénin, Mali) ou d'améliorer les relations avec l'offre de soins par la mise en œuvre d'une politique de contractualisation (Tchad, Burundi, Bénin).

Toutes ces mesures visent à améliorer les capacités techniques des mutuelles de santé en vue de faire face à une demande qui sera de plus en plus exigeante.

Extension par la promotion simultanée des deux systèmes

Si le mouvement mutualiste gagne du terrain surtout dans le secteur informel, certains pays ne perdent pas de vue que l'assurance obligatoire peut prospérer dans des secteurs d'activités particuliers comme le secteur structuré de l'économie. Le Sénégal l'a compris en faisant cohabiter les deux régimes d'assurance (Voir Encadré 1), à savoir le régime de l'assurance obligatoire mis en œuvre par les Institutions de Prévoyance Maladie (IPM) qui opèrent au niveau des entreprises, et le régime des mutuelles de santé qui couvre le secteur informel et les indépendants. Les IPM couvrent 10 % de la population sénégalaise et représente 40% de l'ensemble des assurés du pays. Ce sont des acquis notables qui ont permis de constituer une source importante de financement de la santé (50 à 60 % des honoraires des médecins, 50 % du chiffre d'affaires des pharmaciens). Cependant les IPM restent confrontées à des difficultés qui fragilisent leur équilibre financier. On peut citer notamment l'absence de contrôle médical qui entraîne des fraudes, le recours systématique aux structures sanitaires du privé et l'absence de solidarité financière entre elles. Ces difficultés sont d'ailleurs à la base des revendications des syndicats qui demandent la mise en place d'une caisse nationale d'assurance maladie obligatoire en lieu et place des IPM.

Protection des groupes vulnérables

Quelques rares pays ont été sensibles au sort des personnes défavorisées en leur offrant des mécanismes particuliers de prise en charge sociale. Le cas le plus patent est celui du Mali et à un degré moindre celui du Burundi. Au Mali, par exemple, les autorités ont en vue la mise en place du Fonds d'Assistance Médicale (FAM). Les bénéficiaires du FAM (5 % de la population) sont les indigents et les personnes qui sont dans une incapacité temporaire d'avoir des revenus. Les services fournis sont les frais hospitaliers et ambulatoires. Le financement est assuré par l'État, les collectivités territoriales et les bailleurs de fonds. L'expérience du FAM est à encourager au regard des résultats qu'il a obtenus dans d'autres contrées comme au Laos et au Cambodge. Dans ces pays, les FAM ont permis d'avoir un taux d'hospitalisation de 30 à 40 % parmi les populations réellement pauvres.

Encadré 1 : Évolution du processus d'extension de la protection sociale au Sénégal[1]*

Le paysage de la protection sociale au Sénégal il y a dix ans comprenait trois ensembles relativement étanches :

1)   Un système légal de protection sociale couvrant les travailleurs salariés du secteur privé, et les agents fonctionnaires de l'État ainsi que leurs personnes à charge (entre 12 % et 17 % de la population).

Ce système légal était organisé de la manière suivante :

Branches	Salariés du secteur privé	Agents de l'État/ fonctionnaires
Prestations familiales et risques professionnels	Caisse de sécurité sociale (CSS)	Direction de la Solde et des Pensions
Retraite	Institution de Prévoyance Retraite du Sénégal (IPRES)	Fonds national de retraite du Sénégal (FNR)
Maladie	Instituts de Prévoyance Maladie (IPM)	Direction de la Solde et des Pensions

2)   Les travailleurs de l'économie informelle et du monde rural (70 à 80 % de la population) qui ne bénéficiaient d'aucune forme de protection sociale organisée mais étaient cependant pour la plupart inclus dans des réseaux d'entraide traditionnels.

3)   Les indigents (personnes sans ressources soit 10 à 20 % de la population totale) qui pour la plupart ne bénéficiaient pas de protection sociale (les dispositifs d'assistance sociale n'intervenant que de manière ponctuelle et non concertée).

Depuis 1995 on assiste au développement de quatre types de systèmes :

1)   Des mutuelles de santé dans le secteur formel : Mutuelles d'entreprises au premier Franc couvrant des salariés travaillant dans des entreprises du secteur

formel et qui ne sont pas éligibles à la couverture offerte par les IPM (comme les journaliers). Exemple : Mutuelle de Santé des travailleurs des Mèches Darling (Dakar), Mutuelle de santé de la SOCOCIM (Société Ouest Africaine de Ciment, Rufisque) ; Mutuelles syndicales qui peuvent soit compléter les régimes existants (mutuelles d'agents de l'état comme la Mutuelle de santé de l'UDEN (Union démocratique des enseignants) ou la Mutuelle de santé du SUDES (Syndicat unique et démocratique des enseignants du Sénégal)), soit intervenir au premier Franc, soit jouer sur les deux tableaux comme la mutuelle des volontaires et des contractuels de l'éducation (MVCE) qui intervient au premier franc pour les volontaires (ces derniers ne bénéficient pas de la couverture maladie des agents de l'État fonctionnaires) et est complémentaire pour les contractuels (nombre marginal de membres).

2) Des systèmes de micro-assurance santé (mutuelles de santé) organisés le plus souvent sur une base géographique (village, quartier). Exemple : Wer Werlé (Thiès), Bok Faj (Kaffrine), And Faju (Ouakam, Dakar), Oyofal paj (Kaolack).

3) Des systèmes de micro-assurance santé (mutuelles de santé) organisés par des réseaux d'épargne et de crédit pour leurs membres. Exemple : MECIB/Pamecas (Mutuelle d'Épargne et de Crédit d'Icotaf Boubess au Sénégal, Dakar).

4) Des mutuelles de santé professionnelles de travailleurs de l'économie informelle gérées par des groupements professionnels ou fédérations de producteurs. Exemple: mutuelle de l'UNCAS (Union Nationale des Coopératives Agricoles du Sénégal)

Tous ces systèmes sont mus par un objectif similaire : prodiguer une couverture financière face aux risques de maladie et de maternité (par le pré-paiement des cotisations et le partage des risques) et améliorer l'accès aux soins des personnes ne disposant jusqu'alors d'aucun système de protection sociale en santé ou d'une couverture très insuffisante.

Par leur existence, leur participation à des réseaux (unions et fédérations de mutuelles comme l'UMSD), leurs négociations avec l'offre de soins et les collectivités locales, ces systèmes parviennent à attirer l'attention sur la nécessité d'étendre la protection sociale à un nombre plus important de personnes, et à mobiliser un ensemble de partenaires (l'État, les partenaires sociaux, les partenaires du développement) et de ressources autour de la problématique d'extension de la protection sociale. Très tôt l'État sénégalais a montré un réel intérêt pour ces expériences en créant une cellule d'appui au développement des mutuelles, la CAMICS, devenue depuis Cellule d'Appui au Financement de la Santé et au Partenariat (CAFSP), dont l'une des fonctions est d'accompagner la conception et la mise en place de mutuelles par diverses actions : formation, études de faisabilité, etc. Ce développement progressif de partenariats et d'articulations (entre SPSC – Système de Protection Sociale à Base Communautaire – , avec des mutuelles du secteur formel, avec l'offre de soins, avec les municipalités, etc.) permet également aux systèmes d'être moins cloisonnés et de participer à la construction progressive d'un système de protection sociale de plus en plus cohérent.

Malgré cette évolution positive il semble que l'extension de la protection sociale ne puisse pas *uniquement* s'appuyer sur un développement progressif des systèmes de micro-assurance ou mutuelles de santé. A cela au moins deux raisons :

1) Ces systèmes ont des difficultés à s'étendre sur le plan géographique et à accroître la taille des populations couvertes. Même si ces systèmes parviennent localement à offrir une couverture de protection sociale en santé qui répond aux besoins de leurs membres, ils ne parviennent pas à s'étendre à d'autres zones ou d'autres catégories socio-professionnelles, en grande partie en raison de capacités de gestion trop faibles (gestion non professionnelle).

2) La capacité contributive des membres étant généralement limitée, la couverture l'est également en l'absence de subventions, avec une concentration sur un seul risque, la santé, à l'exclusion d'autres risques comme le décès, la retraite, la perte de revenu . . .

En outre ces systèmes ne remplissent pas pour l'instant d'autres fonctions habituellement remplies par les régimes de sécurité sociale comme celles de la solidarité entre hauts et bas revenus (puisque les cotisations dans le cadre de ces systèmes sont très souvent forfaitaires).

De nouvelles pistes d'extension de la protection sociale à l'économie informelle se dessinent au Sénégal ; elles s'appuient sur ces systèmes de protection sociale à base communautaire tout en essayant d'en dépasser les limites.

Accélération du processus et conception de systèmes d'envergure nationale

Au Sénégal, on assiste depuis deux ans à une multiplication d'événements et d'initiatives qui prouvent que l'extension de la protection sociale est aujourd'hui au cœur des préoccupations non plus seulement d'un ministère (celui de la santé) et d'un petit nombre de promoteurs mais d'un ensemble d'acteurs et d'institutions, notamment :

Ministère de la Femme, de la Famille du Développement Social, Ministère de la Fonction Publique, du Travail, de l'Emploi et des Organisations Professionnelles, Ministère de l'agriculture et de l'hydraulique, Ministère de la Santé et de la Prévention Médicale, Ministère des Finances / Direction des Assurances ; Partenaires sociaux ; SPSC, unions de mutuelles, autres organisations de la société civile ; Partenaires au développement . . .

Des événements marquants . . .

En mai 2003, est adoptée **la Loi sur les mutuelles de santé au Sénégal,** mais le décret devant lui donner application n'a pas encore été signé à ce jour. Une réflexion est actuellement en cours, avec l'appui du Bureau International du Travail (BIT), en vue d'élaborer un cadre légal sur les mutuelles de santé dans les huit pays de l'UEMOA. Dans ce cadre, le Gouvernement sénégalais souhaite rouvrir la réflexion sur le projet de décret d'application et, si nécessaire, sur la loi.

En 2003 est également créé le **Cadre national de concertation** sur le développement des mutuelles de santé. Il s'agit d'un groupe de réflexion et d'échanges comprenant des représentants du Ministère de la santé, des promoteurs, des unions de mutuelles de santé.

En 2003 également, est créé le **Comité National du Dialogue Social** (CNDS) qui est chargé de mettre en œuvre la charte nationale sur le dialogue social adoptée le 22 novembre 2002. Le CNDS considère l'extension de la protection sociale comme une priorité absolue permettant de renforcer la cohésion sociale et a, à ce titre, mis en place une commission ad hoc chargée de la protection sociale. Cette commission appuie notamment la mise en place d'un système de protection sociale pour les travailleurs du secteur des transports routiers (actuellement au stade de l'étude de faisabilité).

En avril 2004, la **Campagne mondiale sur la sécurité sociale et la couverture pour tous** est lancée au Sénégal.

En décembre 2004, les travailleurs du secteur des transports routiers regroupés au sein du **Syndicat National des Travailleurs des Transports Routiers du Sénégal** (SNTTRS) inscrivent parmi les objectifs de leur plateforme de revendications la question de la protection sociale. Ces revendications se concrétisent par le lancement de l'étude de faisabilité mentionnée plus haut.

En juin 2004 est adoptée la **Loi d'Orientation Agro-Sylvo Pastorale** (LOASP) ; elle prévoit la définition et la mise en place d'un système de protection sociale pour les ruraux (article 14) et le soutien de ce régime par l'État (y compris soutien financier) dans les cinq premières années qui suivent le début de son fonctionnement ; un plan de mise en œuvre de ce régime doit par ailleurs être défini par l'État en concertation avec les organisations professionnelles agricoles dans les deux ans qui suivent la promulgation de la loi, à savoir avant juin 2006 (article 15).

Mis en cohérence au sein de la SNPS ...

Ces événements sont en outre depuis peu (fin 2005) intégrés dans le cadre logique de la **Stratégie nationale d'extension de la protection sociale et de gestion des risques** (SNPS/GR) à la conception de laquelle un grand nombre d'acteurs ont participé. L'objectif principal de la SNPS/GR est l'adoption d'une vision politique globale, intégrée et concertée de protection sociale qui permettra d'accroître l'accès aux instruments de gestion des risques et aux systèmes de protection sociale chez les groupes vulnérables les plus pauvres mais également auprès des autres catégories sociales à risque. Concrètement elle vise à étendre les instruments de protection sociale en faisant passer le taux de couverture en assurance maladie de 20 % à 50 % de la population en 2015 par la création « de nouveaux régimes mieux adaptés aux besoins prioritaires des travailleurs du secteur non formel ». La mise en œuvre de la SNPS/GR sera financée dans le cadre du nouveau Document de Stratégie de Réduction de la Pauvreté.

... et à travers la conception de systèmes d'envergure nationale

Ces événements et la SNPS débouchent aujourd'hui sur des actions concrètes : la conduite d'études de faisabilité pour la mise en place de régimes de protection sociale pour les transporteurs routiers d'une part, et pour les personnes vivant de l'agriculture d'autre part. Les populations cibles concernées sont importantes et réparties sur l'ensemble du territoire sénégalais: 400 000 personnes pour les transporteurs routiers (et leurs familles), près de 5 millions de personnes pour les personnes vivant de l'agriculture (et leurs familles).

La conception de ces nouveaux systèmes pose différentes questions: celle de l'organisation de systèmes de protection sociale d'envergure nationale, touchant des populations de l'économie informelle aux revenus divers, aux formes d'organisations variées ; celle de la contractualisation avec l'offre de soins (là encore à une échelle nationale) ; celle du financement de ces régimes (cotisations, taxes, subventions externes, etc.) ; celle du caractère automatique ou volontaire de ces régimes ; celle de leur gestion technique (délégation de gestion, montage de structures de gestion professionnelles) ; etc. Fondés sur la confiance des populations car s'appuyant a priori sur un certain nombre d'organisations préexistantes (syndicats et Groupement d'Intérêt Economique de transporteurs, mutuelles de santé en milieu rural, coopératives de producteurs) ces systèmes seront vraisemblablement plus viables que les systèmes de petite taille (autres sources de financement, réelle capacité de négocier avec l'offre de soins, réelles capacités de gestion, etc.) et capables d'offrir une protection sociale plus complète à une population plus importante.

Sources

BIT/STEP & CNDS : 2005. Etude pour la mise en place d'un système de protection maladie dans le secteur des transports routiers. Présentation du système et des principes de délégation de gestion. Dakar, Sénégal, décembre 2005. *Rapport provisoire.*

BIT/STEP : 2005. Réflexion préalable à la mise en place d'un régime de protection sociale pour les « ruraux », décembre 2005. *Synthèse intermédiaire.*

Loi no2003-14 relative aux mutuelles de santé, adoptée le 16 mai 2003.

Loi no2004-16 portant loi d'orientation agro-sylvo-pastorale, adoptée le 25 mai 2004.

Stratégie nationale de protection sociale et de gestion des risques, rapport provisoire, octobre 2005.

LES DÉFIS DE LA COUVERTURE UNIVERSELLE

Des défis majeurs se dressent en effet sur le chemin de développement des programmes d'assurance maladie. La surestimation de la capacité administrative du pays, les contraintes de l'environnement institutionnel et macroéconomique, l'importance de l'économie informelle qui limite les capacités de taxation, les modèles de réforme structurelle qui vont à l'encontre de la culture nationale ou n'en tiennent pas compte et la sous-estimation des « forces en jeu » représentent certains des obstacles qui s'opposent à une réforme efficace de la santé dans de nombreux pays. En attendant, les insuffisances du secteur public dues au manque de ressources financières continuent de se multiplier dans la région. Parmi les autres facteurs pertinents, il convient de citer par exemple la dégradation persistante de la qualité de l'offre de soins et le taux élevé de pauvreté notamment dans les zones rurales et périurbaines. Dans la presque totalité des pays de la zone, l'on constate une pénurie de personnel qualifié, l'insuffisance de l'offre et le mauvais entretien du matériel, la détérioration de l'infrastructure et une réorientation des préférences et de la demande de services de santé privés.

Par ailleurs, la plupart des pays en développement doivent faire face à une pauvreté récurrente. Les taux de pauvreté relative ou absolue ne sont pas reluisants. Par exemple dans certains pays comme la Côte d'Ivoire, le taux de pauvreté relative et le taux de pauvreté absolue ont été estimés par des enquêtes sur les ménages de1998, respectivement à 33 % et 10 %. Le taux de pauvreté relative s'est même aggravé du fait de la guerre. Il est aujourd'hui de 44 % selon le rapport 2005 du PNUD sur le développement humain en Côte d'Ivoire. Cela veut dire que les populations sont trop pauvres pour financer des soins de santé qui ne leur apparaissent pas toujours comme étant leurs besoins prioritaires à coté de l'éducation, la nourriture et d'autres besoins sociaux comme les funérailles et les baptêmes. En tout état de cause, les populations ne peuvent affecter à leurs dépenses de santé plus de 2 % de leurs ressources disponibles alors que le coût moyen des prestations sanitaires s'élève lui à 5 % de ces ressources (Galland, 2004)

Dans ce contexte, l'assurance peut-elle jouer un rôle de protection efficace et durable contre les risques financiers liés à la maladie ? Certains experts n'hésitent pas à répondre par la négative, mettant en doute la capacité de l'assurance à lutter efficacement contre la pauvreté. Certes, l'expérience empirique indique que l'absence de couverture maladie expose à une certaine vulnérabilité, donc constitue un terreau fertile pour la pauvreté, mais au stade actuel des investigations, il existe très peu d'analyses sur le rôle protecteur du système de santé à préserver les individus contre les chocs financiers liés à la maladie.

En définitive, la couverture maladie quelle que soit sa forme, est souhaitable en Afrique pour des questions d'équité et d'accessibilité aux soins. Il convient cependant de ne pas perdre de vue que des facteurs tels la faiblesse de la capacité contributive, la pauvreté récurrente et la disponibilité de l'offre de soins constituent des entraves à l'adhésion volontaire des populations à des programmes d'assurance ; même si par ailleurs, la demande et la volonté d'acheter des produits d'assurance existe. C'est pourquoi, la tendance à procéder à des réformes structurelles plutôt qu'à réorganiser sur une base progressive ou graduelle le modèle existant pourrait rendre difficile la mise en place effective de réformes.

CONCLUSION

Les programmes d'assurance maladie en Afrique francophone peuvent produire des effets bénéfiques pour l'État et pour les populations. Pour les États, il s'agit de faire en sorte que le coût unitaire des soins soit réduit, la productivité et l'efficience de services de santé soient assurées et surtout que des ressources additionnelles en provenance des ménages soient mobilisées pour améliorer quantitativement et qualitativement l'offre de soins. Quant au contribuable, par l'assurance, il peut réduire la barrière financière à l'accessibilité financière de l'offre de soins et ainsi disposer d'une meilleure santé pour contribuer à la création des richesses nationales.

Toutefois, ces nobles idéaux ne peuvent être atteints par l'assurance qu'à la condition que celle-ci bénéficie d'un environnement institutionnel favorable. Les éléments constitutifs de cet environnement pourraient être les suivants :

En ce qui concerne l'assurance obligatoire :

- capacité contributive et adhésion de la population pour atteindre des effectifs suffisants ;
- rapport de forces favorable avec les prestataires ;
- action éclairée de l'État : ajustement souple des recettes et des dépenses, codification, tutelle, régulation, facilitation ;
- croissance équitable ;
- améliorer la gouvernance dans le secteur de santé ;

- développer les synergies entre la société civile, le secteur public et les bailleurs de fonds ;

- maîtrise par les régimes de la complexité de la technique de gestion du risque, du contrôle et sécurité financière.

En ce qui concerne les mutuelles de santé

- une situation juridique claire qui définisse les marges de manœuvre (sortir de la marginalité et de l'action strictement ponctuelle) ;

- des règles économiques et prudentielles qui garantissent l'emploi des fonds ;

- une bonne articulation avec les autres structures du système de santé et d'épargne ou micro assurance.

Des expériences d'articulation entre les mutuelles et les institutions de micro finance existent dans certains pays comme le Sénégal. Ces formules doivent être appliquées dans les autres pays pour les nombreux avantages qu'elles procurent et qui sont :

- la sécurisation des fonds de l'assurance ;

- la confiance instaurée entre les membres et l'institution de micro finance ;

- la garantie d'une gestion professionnalisée ;

- l'utilisation par l'assurance des canaux de diffusion de l'institution de micro finance ;

- l'expérience de l'institution de micro finance lui donne plus de confiance pour négocier avec l'offre de soins ;

- la cotisation demandée par l'assurance est diminuée.

Ces facteurs (cadre juridique, démocratie, règles économiques et contractuelles), s'ils sont combinés, doivent permettre aux mutuelles de contribuer au développement du système de santé. Par sa dynamique de pénétration des populations cibles, le mouvement mutualiste peut s'imposer comme un acteur important pouvant influencer positivement les politiques nationales de santé, l'organisation de la solidarité. Dans cette perspective, l'État devrait également promouvoir la synergie des investissements publics entre la santé (soins primaires et hospitalisation) et le développement des infrastructures, la formation, etc.

Favoriser l'articulation des différentes formes de financement

La mise en place dans les pays africains de plusieurs régimes d'assurance maladie avec des modalités différentes pose le problème de leur articulation. Face à la rareté des ressources tant humaines que financières, il importe pour les pays africains promoteurs de plans d'assurance maladie à vocation universelle de favoriser l'articulation entre les différentes formes de financement de la santé. Il existe dans ces pays des populations fragmentées qui ont des mécanismes de protection propres à chacune d'elles. Il y a soit les formules de prépaiement, les formules de financement communautaire, l'aide sociale et les assurances sociales par l'impôt ou la parafiscalité et les assurances commerciales. Dans tous ces mécanismes, il y a une interpénétration populationnelle, c'est pourquoi, l'État devrait veiller à ce qu'il n'y ait pas de superposition de couverture, donc possibilité de double imposition.

Promouvoir des mesures spécifiques de lutte contre la pauvreté

Les solutions spécifiques pour faire face au problème de la pauvreté existent dans certains pays. Ce sont :

- Création d'un fonds de santé pour les pauvres, qui recevra directement les dotations sans transiter par un fonds général qui risque d'être « détourné » par l'élite. (Ghana)

- Création d'un fonds pour les non assurés dans lequel est transférée une partie des cotisations obligatoires des assurés.

- Permettre au secteur formel de payer plus pour recevoir des prestations complémentaires couvrant une gamme plus large de pathologies que celles fournies dans le paquet minimum de services.

- Mise en œuvre de véritables politiques de protection sociale en faveur de la réduction et la gestion du risque en élaborant une meilleure articulation avec les documents de stratégies de réduction de la pauvreté. (DSRP)

Privilégier la progressivité dans la mise en œuvre de la couverture universelle

L'expérience internationale montre que la transition vers un système universel est aussi importante que le but final et qu'il faudrait user de flexibilité pour parvenir à terme à la couverture universelle. A cet effet, l'assurance volontaire pourrait jouer un rôle effectif dans la période de transition de par sa capacité de mobilisation des communautés, sa proximité et son antériorité dans le processus de couverture sociale. Par ailleurs, l'État doit être interpellé puisque sa bonne gouvernance est requise notamment dans la formulation et la mise en oeuvre d'une stratégie nationale de financement de la santé, dans le financement de la mise en œuvre de la politique de couverture universelle et dans le monitoring de la performance en matière de couverture universelle.

En outre, il faut se convaincre de ce que l'objectif d'atteindre la couverture universelle est un long processus qui se construit de manière progressive tant dans l'élargissement de son champ d'application personnel que matériel. Des études de cas tirées des expériences de la République de Corée, de la Thaïlande et de la Malaisie confirment cette assertion (Carrin, 2004). Dans ces pays en effet, il est important de noter que les choix en matière de système et la transition vers la couverture universelle tiennent compte d'un certain nombre de constatations basées sur le réalisme et sur les conditions spécifiques à chaque pays.

NOTE

1. Cette note a été produite par plusieurs membres du BIT / STEP sous la supervision de Christine Bockstal coordinatrice du BIT / STEP pour l'Afrique.

BIBLIOGRAPHIE

Carrin, G., et C. James. 2004. « Vers une couverture universelle : l'articulation des formes de financement ». Communication au Colloque « L'amélioration de l'accès aux services de santé en Afrique francophone : le rôle de l'assurance ». Paris :

Collège des économistes de santé, Institut multilatéral d'Afrique, et the World Bank Institute.

Galland, B. 2004. « La capacité contributive au financement de l'assurance maladie volontaire ». Communication au Colloque « L'amélioration de l'accès aux services de santé en Afrique francophone : le rôle de l'assurance ». Paris : Collège des économistes de santé, Institut multilatéral d'Afrique, the World Bank Institute.

Letourmy, A., et A. Pavy-Letourmy. 2003. « La micro-assurance de santé dans les pays à faible revenu : vue d'ensemble, analyse d'expériences et apport au développement social ». Rapport d'étude à l'Agence Française de Développement. Paris : CERMES-CNRS.

Pauly, M., P. Zweifel, R. M. Scheffler, A. S. Preker, et M. Bassett. 2006. « Private health insurance in developing countries ». *Health Affairs* 25(2) : 369–379.

Preker, A. S. 2004. « Voluntary health insurance in developing countries : Review of its role in the Africa Region ». Washinton, DC. : World Bank (http://hc.wharton. upenn.edu/impactconference/preker_concept_031005.pdf).

Sabri, B. 2002. « Développements récents dans le domaine des soins de santé. Aspects du financement des soins de santé ». Communication à la Quatorzième Conférence régionale africaine de l'Association Internationale de Sécurité sociale (25–28 Juin). Tunis.

World Health Organization. 2003. *Rapport sur la santé dans le monde, 2003*. Genève : World Health Organization.

2.1. L'Assurance maladie obligatoire

CHAPITRE 7

L'assurance maladie obligatoire au Mali : Discussion d'un processus en cours

Alain Letourmy, Oumar Ouattara

Résumé : *Le Mali s'est engagé depuis plusieurs années dans la mise en place d'une assurance maladie obligatoire pour les salariés des entreprises du secteur formel, les salariés contractuels de l'État et pour les fonctionnaires. Le processus correspondant est loin d'être achevé et il serait présomptueux d'en tirer des enseignements définitifs. Il est néanmoins instructif de l'analyser dans son état actuel, car il illustre bien les difficultés de toutes sortes, économiques, politiques et sociales, que connaissent bon nombre de pays d'Afrique de l'Ouest pour concrétiser une démarche de protection sociale. Au-delà du besoin incontestable de couverture maladie et du projet que ce besoin justifie, il faut en effet s'interroger sur les facteurs qui facilitent sa réalisation ou qui freinent son avancement.*

On se propose ici, dans une première partie, de décrire la couverture maladie existante au Mali et d'indiquer l'orientation de la politique menée pour l'améliorer, en particulier par la mise en place d'un régime d'assurance maladie obligatoire (AMO). Puis, on précisera le contenu du projet lui-même, dans son état actuel, ainsi que les étapes de son déroulement. Enfin, on livrera quelques éléments d'analyse destinés à mieux comprendre la durée du processus.

L'ORIGINE ET L'ORIENTATION DU PROCESSUS DE CRÉATION D'UN RÉGIME D'ASSURANCE MALADIE OBLIGATOIRE

Pourquoi une assurance maladie obligatoire ?

A l'origine du processus de création d'un régime d'assurance maladie obligatoire pour les salariés du secteur privé et les fonctionnaires, il y a un constat d'insuffisance de la couverture maladie existante au Mali. Il est utile de décrire celle-ci dans ses grandes lignes, d'abord pour justifier plus précisément le projet, ensuite pour mieux comprendre le processus lui-même.

La couverture maladie au Mali sera présentée en considérant dans un premier temps l'ensemble des dispositions légales qui concernent soit l'ensemble de la population, soit des catégories particulières. Mais comme ce dispositif légal s'est révélé peu efficace, il a induit des initiatives diverses de protection maladie, qui l'ont complété ou se sont entièrement substituées à lui. Elles constituent un second volet de la couverture existante, qui n'améliore pas la situation de façon satisfaisante.

Le dispositif légal de couverture maladie

Le dispositif légal de couverture maladie comprend des mesures qui s'appliquent à toute la population et des mesures ciblant des catégories particulières[1].

Le dispositif qui s'applique à toute la population Le recouvrement des coûts régit l'accès aux soins au Mali et la couverture maladie de la population se définit d'abord par une série d'exemptions du paiement des tarifs. La tarification des soins publics et communautaires, qui détermine les sommes demandées à la population, ne correspond, quant à elle, qu'à une partie des coûts de production. Ainsi elle participe déjà implicitement d'une forme de couverture maladie, l'autre partie des coûts étant de la responsabilité du financement public.

Les personnes atteintes d'un certain nombre de maladies, « affections chroniques à caractère social » peuvent recevoir des soins gratuits ou partiellement gratuits dans le secteur public (les médicaments spécifiques et les examens paracliniques ne sont pas payés)[2].

En cas de situation exceptionnelle dont les conséquences pour la personne dépassent ses ressources propres, le secours national peut être déclenché de façon ponctuelle et non permanente[3].

Il est également possible que toute personne en difficulté soit dispensée de paiement. A cet effet, les maires et les préfets peuvent délivrer des certificats d'indigence (certificats « soins gratuits ») aux personnes sans ressources pour se faire soigner dans les formations publiques. La délivrance du certificat vaut engagement de paiement.

Enfin, le service hospitalier public est tenu d'apporter des soins d'urgence à toute personne présente sur le territoire national sans exiger de paiement préalable[4]. Le paiement est exigible ensuite auprès de la personne ou de l'État si elle n'est pas solvable.

Le dispositif réservé à des catégories particulières Il existe d'abord toute une série d'exemptions catégorielles qui donnent aux personnes correspondantes un accès gratuit à certains services de soins. Ces exemptions résultent principalement de la politique de santé publique ou de la politique des ressources humaines dans le secteur de la santé.

Dans le cadre du programme élargi de vaccination (PEV), tous les enfants peuvent être vaccinés gratuitement dans les centres publics contre les maladies suivantes : coqueluche, variole, tuberculose, diphtérie, tétanos, poliomyélite, typhoïde. Par ailleurs, les examens sont gratuits pour les enfants de 0 à 14 ans, les élèves et étudiants, les soldats pendant la durée légale de leur formation de base. Le personnel socio-sanitaire, leurs conjoints, leurs enfants, leurs pères et mères bénéficient de la gratuité de l'ensemble des examens y compris les actes de radiologie et de scanner[5].

Les femmes enceintes ayant besoin d'une césarienne sont également prises en charge gratuitement depuis 2005.

Les personnes de plus de 60 ans bénéficient de tarifs réduits (50 %) dans les formations publiques ; cette mesure ne s'applique pas aux familles[6]. Il existe enfin une carte « vieillesse » délivrée par la Maison des aînés ou par les Collectivités territoriales qui donne un accès gratuit à certaines formations publiques et communautaires. Il faut en faire la demande et elle donne droit à la gratuité de consultation et à la dispense de 10 % des frais de médicaments.

A côté des exemptions catégorielles, il existe des dispositions attachées à certains statuts professionnels. Deux décrets ont fixé les conditions de prise en charge des fonctionnaires dans les établissements hospitaliers publics. La règle générale est le paiement de 80 % des frais d'hospitalisation (hospitalisation signifiant occupation d'un lit) par l'administration de référence d'un fonctionnaire qui a recours à ce type de soins. Cette disposition ne s'applique pas aux familles et le statut général de la Fonction publique ne prévoit rien pour les soins ambulatoires : consultations, médicaments, examens.

Certains fonctionnaires de statut particulier (Forces de sécurité et Forces armées) ont un accès à des dispensaires ou infirmeries propres. Les Forces armées disposent même d'un service de santé complet, avec des personnels propres (médecins, infirmiers). L'hôpital de Kati est la référence pour les soins de troisième niveau. Ce service est ouvert aux familles des militaires[7]. Les soins liés à la grossesse et à l'accouchement sont donc en principe assurés pour ces fonctionnaires et leurs familles.

Les accidents du travail et les maladies professionnelles n'ont aucune reconnaissance juridique pour les fonctionnaires civils. En revanche, pour les militaires, les conséquences des blessures de guerre donnent lieu à prestations.

Les salariés relevant du Code du travail[8], y compris les salariés contractuels de l'État[9] bénéficient :

- d'une part de la même disposition que les fonctionnaires pour la prise en charge de l'hospitalisation. C'est l'entreprise concernée (donc l'État pour ses contractuels) qui paie les 80 %.

- d'autre part des prestations prévues par le code de Prévoyance sociale, au titre des régimes « Prestations familiales », « Réparation et prévention des accidents du travail et maladies professionnelles » et « Protection contre la maladie » et de l'assistance sanitaire et sociale organisée par l'Institut National de Prévoyance Sociale (INPS).

Les assurés sociaux correspondant et les membres de leur famille reçoivent gratuitement des prestations de médecine d'entreprise (Régime de protection contre la maladie) et de médecine de caisse (Action sanitaire et sociale) dans les centres médicaux de l'INPS (centres médicaux interentreprises : CMIE, protection maternelle et infantile : PMI, centres dentaires infantiles : CDI) ou les infirmeries d'entreprise (IE). Ces prestations consistent en consultations médicales, octroi de médicaments de première nécessité, analyses médicales et examens de radiologie (radio pulmonaire).

Le dispositif de l'INPS est financé par une contribution des employeurs au titre des trois premiers régimes : respectivement 8 % pour le régime « Prestations familiales », 1 à 4 % (en moyenne 2 %)

pour le régime « Réparation et prévention des accidents du travail et maladies professionnelles » et 2 % pour le régime « Protection contre la maladie ». L'INPS délivre les prestations grâce à un ensemble de structures de soins, auxquelles il fournit des moyens de fonctionnement : personnel payé par lui, dotation de médicaments, dotation de matériel et de fluides. L'appareil de soins de l'INPS utilise un montant de ressources fixé chaque année sous la forme d'un budget soumis au Conseil d'Administration. Il y a en tout 14 CMIE, 3 PMI et 1 CDI.

Les prestations servies aux affiliés à l'INPS sont de nature préventive et curative. Les formations de santé de l'INPS effectuent d'abord les services correspondant à la médecine du travail. Elles interviennent aussi en cas d'accidents du travail et de maladies professionnelles pour donner les soins de leur niveau. Les soins de niveau supérieur correspondant à ce type de sinistre sont dispensés dans les hôpitaux ou donnent lieu à évacuation. Dans tous les cas, l'INPS paie les factures extérieures. Les formations de l'INPS effectuent aussi le suivi des grossesses et les accouchements des femmes salariées, éventuellement des femmes de salariés, si leurs moyens le permettent. De même, les salariés et leurs familles peuvent recevoir au sein de ces formations les soins de premier niveau et des médicaments ou des examens, dans la mesure de la disponibilité des moyens.

L'application du dispositif légal

Le dispositif qui s'applique à toute la population La prise en charge des pathologies lourdes est effective, mais n'intervient qu'en milieu hospitalier, souvent à des stades avancés de la maladie. Pour le VIH-Sida, les soins sont gratuits.

Le secours aux indigents est peu opérant. Le certificat d'indigence ne donne aucune couverture et ceux qui les délivrent ne paient pas les formations. Des cas de fraudes ont été signalés, si bien que de nombreuses structures de soins refusent leur accès aux indigents certifiés.

Le dispositif réservé à des catégories particulières Les exemptions sont en principe appliquées et les catégories touchées bénéficient généralement, dans le secteur communautaire, des avantages prévus dans les formations publiques. Dans les centres de santé communautaires (CSCOm) et les structures publiques de premier niveau, la tarification appliquée aux moins de 18 ans est la moitié de la tarification générale.

Les enfants scolarisés et les étudiants bénéficient de conditions privilégiées d'accès. Le PEV fonctionne. La tarification réduite est appliquée aux personnes âgées dans les CSCom. En revanche, la Carte vieillesse est très peu diffusée.

La prise en charge de frais d'hospitalisation des fonctionnaires est considérée comme insignifiante et elle ne donne lieu qu'à des versements faibles aux hôpitaux. De nombreux fonctionnaires ignorent d'ailleurs cette disposition.

Le service de santé des Armées est a priori fonctionnel, mais de qualité disparate ; la couverture du médicament reste problématique, notamment pour les familles.

Pour les salariés relevant du Code du travail, il y a un accès sélectif aux CMIE, DE et IE du fait des limites des moyens qui leur sont alloués. En revanche, les CMIE s'ouvrent de plus en plus à une clientèle extérieure aux affiliés de l'INPS et qui paie les prestations. Cet apport de ressources ne semble pas profiter aux affiliés car, d'une façon générale, les salariés ou les employeurs dénoncent les insuffisances de ce dispositif.

La couverture privée et les dispositifs complémentaires

L'étendue pratique de la couverture correspondant aux dispositions légales a entraîné le développement d'une couverture privée et quelques expérimentations en secteur public.

Les régimes d'assurance volontaire organisés par des mutuelles Les mutuelles se sont développées dans le cadre légal défini par l'État (loi n°96-022 du 21 février 1996 et décrets 136 et 137 du 2 mai 1996). Ce développement permet à des salariés ou à des fonctionnaires d'adhérer volontairement à des régimes d'assurance maladie. Il s'agit soit de régimes ad hoc, soit de régimes fondés sur le produit de l'Union technique de la mutualité malienne (UTM), désigné comme « Assurance maladie volontaire » (AMV). La gestion de ce produit est externe aux mutuelles de base. Ce produit a un coût acceptable pour les employés : 440 FCFA par mois et par personne pour un accès en tiers payant aux formations publiques et communautaires avec des tickets modérateurs de 40 % en ambulatoire et de 25 % pour l'hospitalisation. L'adhésion familiale est obligatoire. Il existe une option donnant accès au secteur privé, mais elle est beaucoup plus onéreuse (5 826 FCFA). Cette solution mutualiste est actuellement accessible dans les régions de Bamako, Koulikoro, Sikasso, Kayes, Ségou et Mopti. Certaines mutuelles, qui diffusent le produit AMV de l'UTM, organisent aussi une prise en charge à un coût privilégié dans certaines formations de santé, sans qu'il y ait un dispositif d'assurance.

La couverture fournie au total par les mutuelles ne correspond encore aujourd'hui qu'à une population de taille réduite. Environ 35 000 personnes sont couvertes par une assurance. En outre près de 20 000 personnes ont un accès privilégié à une formation de santé.

Les régimes d'entreprise Le dispositif de l'INPS a été conçu dans l'attente d'un régime d'assurance maladie[10]. Les textes sont assez flous et ne précisent pas si c'est l'employeur, l'employé ou l'INPS qui intervient financièrement en cas de maladie et selon quel partage. Selon l'Article 36 du Code de Prévoyance sociale, toute entreprise doit assurer à ses travailleurs un service médical et sanitaire destiné, « en attendant l'institution d'un Régime d'Assurance Maladie, à dispenser des soins aux travailleurs et le cas échéant à leur famille ».

Certaines entreprises privées commerciales et certains anciens établissements publics maintenant privatisés ont ainsi mis en place une couverture « maison », à partir du constat d'insuffisance radicale du dispositif légal. Différents modèles sont observables et d'ailleurs se combinent au sein de certaines entités:

A) Le Fonds social de l'entreprise (5 % des bénéfices selon la loi) prend en charge une partie des soins des employés et de leurs familles, au même titre que d'autres dépenses sociales (naissances, mariages, décès, etc.). Le Fonds est généralement géré par un Comité piloté par des représentants syndicaux. Il décide annuellement des sommes allouées à la couverture maladie et de la nature des prestations. Ce dispositif est souvent conçu comme complémentaire des prestations de l'INPS. Certains Fonds prennent en charge des évacuations. Souvent il y a un plafond par employé, c'est-à-dire pour lui et ses ayants-droit, si l'on admet que cette notion soit définie dans ce cadre très souple.

Il n'y a pas de règle générale précisant quelles prestations sont offertes par les dispositifs articulés sur le Fonds social, si bien que, au sein d'une même entreprise, il peut y avoir des disparités entre établissements localisés dans des régions différentes. En outre la gestion du Fonds a tendance à être opaque et la couverture dépend du bénéfice de l'entreprise.

B) L'employeur prend lui-même en charge une partie des dépenses de soins et finance une dotation annuelle à cet effet. La « Caisse maladie de l'entreprise » paye une partie des frais hospitaliers et ouvre une enveloppe pour le remboursement des médicaments. Un ticket modérateur est récupéré sur le salaire. La gestion est assurée par le service social sous contrôle de la direction des ressources humaines. Ce type de régime est non contributif pour les employés et le montant alloué pour les prestations est à la discrétion de l'employeur. La gestion est a priori plus claire et est sous contrôle du contributeur.

C) L'employeur incite à la création d'une mutuelle à adhésion volontaire qui diffuse le produit AMV de l'UTM. Le régime est contributif et ses prestations sont définies. A ce jour, 26 entreprises sont couvertes par ce produit mutualiste.

D) L'employeur souscrit un contrat de groupe auprès d'une compagnie d'assurance privée. Le paiement de la prime est partagé entre l'employeur (majoritaire) et l'employé. Il existe éventuellement plusieurs garanties au sein de l'entreprise (encadrement et personnel d'exécution). Les garanties couvrent les ayants-droit de l'employé et sont plafonnées par famille. Le coût de ces contrats est très élevé, mais l'accès au secteur privé est autorisé.

E) L'entreprise a son propre appareil de soins qu'il met à disposition de son personnel et des familles. Ce modèle est adapté à des situations particulières de déficit total d'offre publique ou privée dans le voisinage. La mine d'or de Sadiola illustre ce modèle difficilement réplicable.

Les expérimentations associant le secteur public de soins

A) Le système de référence évacuation

Pour permettre une meilleure référence en cas de grossesse à risque, plusieurs centres de santé de cercle ont organisé, en créant une caisse de solidarité, un partage du coût d'évacuation et de prise en charge entre la malade, l'association gestionnaire du centre de santé communautaire qui envoie la malade et le centre de santé de cercle. Le système de caisses de solidarité pour la prise en charge des grossesses obstétricales est aujourd'hui diffusé depuis 1995 à une vingtaine de cercles (21) et il donne satisfaction[11]. Le partage tripartite est variable d'un cercle à l'autre. Un objectif est d'associer les communes au financement des caisses de solidarité. Un autre est de transformer les caisses en mutuelles couvrant le risque obstétrical. Le dispositif demande une participation directe du malade et sa gestion est le plus souvent réalisée au niveau du cercle par le médecin-chef et son équipe. Son extension à d'autres risques (risque chirurgical) a été mise en œuvre dans un certain nombre de cercles.

B)   Expériences locales de fonds de solidarité

Pour les plus pauvres, certaines ONG, associées au centre de cercle et aux collectivités territoriales, ont monté des fonds locaux de solidarité. L'expérience de Sélingué, répliquée à plus grande échelle à Bougouni est représentative de ce dispositif, qui a servi de modèle pour réfléchir à un Fonds national, qui sera évoqué ci-dessous.

A Sélingué (commune de 70 000 habitants), le Fonds d'assistance médicale est alimenté par les communes associées au centre, par le centre sur les bénéfices du médicament et par des subventions issues de MSF-Luxembourg, qui a mené l'expérimentation (MSF-Luxembourg, 2000). A Bougouni, c'est l'équipe de cercle de la direction régionale de l'action sociale qui est le pilote de l'opération et l'expérience associe le cercle et les communes.

Les enseignements à tirer du fonctionnement du dispositif légal et des expérimentations

L'observation du fonctionnement du dispositif légal débouche sur un constat assez accablant. Ni les expérimentations, ni les solutions privées individuelles ne semblent la solution de remplacement idéale. Trois constats relatifs à la couverture existante incitent au changement : l'inefficacité du dispositif légal, les exclusions qu'il engendre, l'iniquité et parfois l'inefficience associées aux dispositifs privés.

Le dispositif légal est relativement extensif en théorie, mais il est de toute façon complexe. Il est éclaté, car relève de nombreux textes (statuts des personnes, codes, décrets). Son fonctionnement n'est pas vraiment cohérent, notamment parce que l'État ne finance pas les dispositifs non contributifs qu'il a mis en place et ne veille pas au respect des mesures qu'il a édictées (tarification, secours aux indigents). Les lacunes de la couverture légale ne viennent pas uniquement de l'imprécision des textes. C'est leur application qui est problématique. L'information des personnes est en cause, mais aussi les comportements. Beaucoup ignorent certaines des dispositions qu'ils pourraient mobiliser, celles-ci tombent en désuétude. Le manque de ressources clairement affectées pénalise certains aspects de la couverture. Il n'y a pas de mécanisme véritablement assurantiel. Le plus proche, celui de l'INPS, ne définit pas clairement un risque, ni une garantie. La contribution est de toute façon insuffisante. Le résultat est que la couverture maladie légale se réduit à très peu de choses. Des catégories a priori solvables sont sans protection et sont alors confrontées au coût de la protection individuelle ou au coût des soins lorsqu'un événement grave survient.

La couverture légale engendre des exclusions pour raison financière : les indigents sont touchés en premier, mais aussi des fonctionnaires ou des salariés incapables de régler des factures ou d'avoir accès à une couverture privée. Les dispositifs privés palliatifs ne corrigent que partiellement ce défaut. L'AMV de l'UTM reste inaccessible à beaucoup, en raison de sa tarification individuelle. La rareté des ressources produit une discrimination, notamment dans l'accès aux CMIE. Certaines catégories sont vues comme nettement privilégiées : personnel de l'INPS, des grandes entreprises, personnels de santé, forces armées.

Enfin, certains dispositifs privés sont inefficients (régimes maison avec plafond individualisé). Leurs coûts de gestion semblent élevés. Les assurances volontaires mutualistes n'offrent pas un accès au secteur privé, car les prix demandés ne sont pas négociables et conduisent à des garanties chères.

L'assurance maladie obligatoire dans une perspective de couverture universelle

L'état de la couverture existante incite à développer des dispositifs d'envergure suffisante, qui soient cohérents et qui assurent une base de protection contre la maladie à un coût raisonnable. Il n'y a pas de raison que les salariés et les fonctionnaires ne bénéficient pas de cette base, dès lors que des sommes non négligeables sont affectées à cet objectif sans grand résultat pour les salariés et que les fonctionnaires semblent intéressés par l'assurance volontaire mutualiste. La forme qu'il convient de donner à cette couverture est assez évidente, dès lors que le principe du paiement des soins par les malades est maintenu. L'assurance obligatoire constitue alors la modalité de financement et de couverture sociale la plus adaptée au secteur de l'économie formelle et mérite donc d'être développée.

Mais le projet d'AMO ne peut être isolé de la politique d'ensemble en matière de couverture maladie. Il a pris la suite du programme de développement des mutuelles dont on a rappelé ci-dessus la place dans le dispositif existant et qui a entraîné une couverture au premier franc d'employés du secteur privé et de fonctionnaires. L'AMO est donc destinée à s'articuler aussi avec le dispositif inauguré par la politique de la mutualité.

L'AMO suppose le versement d'une contribution régulière ouvrant les droits aux assurés. Elle ne peut, de ce fait, s'appliquer aux personnes sans ressources ou à faibles ressources. L'assurance maladie obligatoire ne peut pour l'instant régler ni le problème d'accès des indigents, ni celui des groupes du secteur informel. Pour les seconds, la solution mutualiste doit continuer à être développée. Pour les premiers, un dispositif d'assistance s'impose. Ce dispositif doit reposer sur la solidarité la plus large possible, donc dépendre d'un financement direct de l'État. Il n'est pas envisageable que ce financement soit utilisé pour payer les cotisations des indigents à l'assurance obligatoire. Un tel système pénaliserait sans raison les catégories intermédiaires, qui n'y seraient pas éligibles et qui ne peuvent pas non plus être affiliées sans précaution à un dispositif contributif obligatoire.

Dans ces conditions, la mise en place d'un dispositif d'assistance spécifique paraît s'imposer. L'idée d'un Fonds d'assistance médicale (FAM), relativement autonome par rapport au budget national, présente l'avantage d'identifier un payeur particulier pour les indigents et d'obliger à mettre en place une procédure rigoureuse de reconnaissance de l'éligibilité. De fait, ce Fonds n'a pas pour vocation à prendre en charge les frais de soins de tous ceux qui n'ont pas de ressources régulières. Si la population éligible au Fonds était trop importante, c'est le principe du recouvrement des coûts qu'il faudrait sans doute réviser.

Le projet d'AMO s'inscrit ainsi au Mali dans une perspective de couverture universelle selon laquelle l'assurance obligatoire concerne le secteur formel, les mutuelles le secteur informel et le FAM la population résiduelle indigente. On peut alors comprendre que le projet d'AMO ait toujours été, comme on le verra, associé au projet de FAM. Mais on s'attendrait aussi à ce qu'il prenne en compte la réalité des mutuelles de santé.

LE CONTENU DU PROJET ET SA GESTION

Une gestion par à coups, reposant sur plusieurs études

Si la mise sur agenda du projet d'AMO – en fait du double projet AMO et FAM – a été relativement rapide, lorsqu'on compare la situation du Mali à celle des pays voisins, elle ne s'est pas traduite par une gestion politique continue. On peut estimer que le projet a été lancé fin 1995, dans le cadre d'un ensemble de réformes institutionnelles concernant le secteur de la santé. Le Programme de développement sanitaire (PDS) a fourni le cadre programmatique dans lequel le projet d'AMO a été lancé. L'ensemble des réformes était piloté sur le plan technique par un groupe de personnalités nationales (dit « groupe ad hoc »), auquel une certaine autonomie était donnée par rapport au Ministère chargé du secteur. On notera à cette occasion que le ministère chargé à l'époque du Travail et de la Fonction publique, qui avait la tutelle de l'INPS et de la Caisse de Retraite du Mali (CRM), principales institutions de protection sociale maliennes pour le secteur privé et la Fonction publique, était un peu à distance du suivi technique du projet.

Une première étude de faisabilité sur le sujet a été réalisée en 1997 (Letourmy A., 1997). Elle a procédé à une estimation globale de la population éligible et du coût technique du régime, pour des paniers de soins plus ou moins généreux, incluant ou non l'accès au secteur privé. Elle a posé le problème de l'affiliation des retraités du secteur privé et de la Fonction publique. Une estimation de la cotisation a été faite pour divers paniers de soins, selon qu'on admet ou non une différence de cotisations entre actifs et retraités. Pour l'organisation institutionnelle du régime, plusieurs formules ont été proposées. Cette étude n'a pas été suivie d'effets immédiats, ni pour l'AMO, ni pour le FAM à propos duquel le même type d'estimation globale avait été faite. Cependant, un projet de loi avait été préparé par le groupe ad hoc. Il n'a jamais été repris à son compte par le gouvernement, ni soumis à la représentation populaire.

Il a fallu attendre 5 ans environ pour que le projet soit repris. La situation avait changé au niveau des attributions ministérielles, avec la création d'un ministère en charge des affaires sociales qui étaient jusqu'ici de la responsabilité du ministère chargé de la santé. Le Ministère du Développement Social, de la Solidarité et des Personnes âgées (MDSSPA), avec sa Direction Nationale de la Protection Sociale et de l'Économie Sociale (DNPSES), qui était déjà la tutelle des mutuelles de santé, devenait le pilote naturel des projets relatifs à la couverture maladie. Deux démarches ont alors été menées simultanément.

D'une part, le gouvernement malien a fait une requête pour obtenir l'assistance technique du BIT, en vue de l'élaboration d'une politque nationale sectorielle de sécurité sociale. Le BIT a retenu le Mali comme terrain privilégié (avec le Honduras et Sri lanka) dans le cadre de son initiative d'extension de la protection sociale. Le BIT a ainsi financé trois études à visée diagnostique sur la situation de la protection sociale dans le secteur privé, le secteur public et le secteur informel, que le MDSSPA a pilotées en 2003 (Traoré K. 2003a et b, Ouattara O. et coll. 2003). Ces études ont donné lieu à une restitution et à un débat en mars 2003. L'objectif de l'intervention était d'amener le MDSSPA à proposer un plan d'action en matière d'extension de la protection sociale. Dans ce cadre, le BIT a financé à la fin de l'année 2003 une étude spécifique sur l'AMO (Audibert J., Cissé M. 2004), qui avait pour objet d'analyser les différents paramètres liés à l'instauration d'une branche d'assurance maladie. Cette étude a procédé à une évaluation de la population éligible, du niveau de cotisation pour un certain panier de soins, mais n'a pas proposé de scénarii différents d'organisation institutionnelle. Elle a néanmoins envisagé que l'INPS, la CRM et l'UTM soient parties prenantes de la gestion de l'AMO.

D'autre part, le MDSSPA, qui avait installé un Conseil d'orientation de la protection sociale, présidé par le Ministre du développement social et rassemblant les acteurs concernés, a repris le projet d'AMO et de FAM, qui avait été lancé à la fin des années quatre-vingt-dix. Dans le cadre du Programme de développement du secteur sanitaire et social (PRODESS I), le ministère a produit début 2003, les termes de référence d'une étude de faisabilité, formulés dans des termes voisins de ceux de l'étude de 1997, mais en insistant sur la production de scénarii relatifs à l'organisation institutionnelle du régime et en demandant l'actualisation des données recueillies six ans plus tôt. Cette deuxième étude de faisabilité sur l'AMO et le FAM a été réalisée en mars – avril 2003 (Letourmy A., Diakité B.D. 2003) et a donné lieu en avril à une concertation nationale qui a permis de discuter ses analyses et ses propositions.

On observe donc une intense activité de réflexion et d'études sur le sujet en 2003 et la production de documents qui ont envisagé différemment le montage de l'AMO, pour des paniers de soins non équivalents, mais sur la même population.

En 2004, le MDSSPA a désigné deux experts nationaux pour faire la synthèse des divers travaux réalisés et des débats auxquels ils avaient donné lieu. Ils ont travaillé avec le Conseil d'orientation cité plus haut et ont proposé un schéma d'organisation institutionnelle pour l'AMO et le FAM (Cissé M., Sissouma I. 2005). En fonction du rapport de ces deux experts nationaux, le MDSSPA a programmé la suite du processus : réalisation d'une étude dite institutionnelle qui était censée analyser le schéma proposé et en tirer les conséquences pratiques, notamment en termes de coût et d'investissement ; réalisation d'une étude dite technique qui était censée préciser les paramètres et les éléments quantitatifs des deux dispositifs : effectifs concernés, taux de cotisation, panier de soins.

Ces études ont été effectuées en juillet et octobre 2005. Elles doivent donner lieu à un deuxième débat national en 2006 avant que le projet ne passe véritablement dans une phase opérationnelle : production de la loi, désignation d'organismes et de personnes ayant directement en charge le projet.

Les caractéristiques du régime

L'ensemble des rapports produits (études et synthèse des experts nationaux) permet d'avoir une idée des caractéristiques et de l'architecture institutionnelle du futur régime d'AMO. Il subsiste néanmoins quelques incertitudes sur divers points, principalement le panier de soins inclus dans la garantie et la nature des opérateurs de la gestion courante. Ces incertitudes seront sans doute levées après les débats prévus en 2006.

A partir des documents disponibles[12], on peut donner des estimations vraisemblables de la population à couvrir et des taux de cotisation correspondant aux paniers de soins envisagés.

La population assujettie à l'AMO est constituée des salariés du secteur formel, des contractuels de l'État, des retraités ayant exercé ces emplois, des fonctionnaires et des retraités de la fonction publique. Les bénéficiaires de la garantie sont les épouses et les enfants de moins de 18 ans des personnes assujetties. La difficulté de l'estimation de la population à couvrir tient d'une part à ce qu'une partie des personnes travaillant pour un employeur ne sont pas connues de l'organisme régissant la sécurité sociale (INPS) et sont de ce fait assimilées à des travailleurs du secteur informel[13] ; d'autre part à ce que les ayants-droit ne sont pas connus avec précision, car l'INPS ne les recense pas systématiquement. Les rapports réalisés en 2003 ont donné les chiffres figurant dans le tableau.

Les effectifs de bénéficiaires (assurés et ayants droit) ont été estimés autour de 1 500 000 personnes en avril 2003 et autour de 1 680 000 fin 2003. La réalisation de l'AMO devrait donc permettre de donner une couverture maladie à 14 ou 15 % de la population malienne.

La garantie et le panier de soins n'ont pas été envisagés de la même façon dans les deux études. Dans la première, le panier de soins est limité à des prestations servies dans le secteur public sans copaiement. Dans la seconde, la possibilité d'accès au secteur privé a été offerte et des tickets modérateurs ont été fixés.

Il s'ensuit forcément des différences dans les niveaux de cotisation. La première étude a calculé un taux de cotisation indifférencié compris (selon les hypothèses d'effectifs) entre 3,1 et 5,2 %. Puis en fixant le taux de cotisation des retraités à 1 % de la pension, elle a calculé un taux pour les actifs compris entre 3,7 et 6,3 %. Le partage entre employeur et employé n'a pas été déterminé. La seconde étude a estimé à 1,11 % la cotisation des retraités et à 7,75 % celle des actifs, répartie à hauteur de 5,17 % pour les employeurs et 2,58 % pour les

Tableau 1 : Estimation des effectifs de cotisants au régime d'AMO (2003)

Catégorie	Estimation avril 2003	Estimation fin 2003
Actifs salariés	154 000	155 100
Retraités INPS	37 960	35 128
Total secteur privé	*191 960*	*190 228*
Fonctionnaires civils	36 769	44 058
Forces armées et sécurité	14 213	16 198
Retraités CRM	29 729	29 310
Total secteur public	*80 711*	*89 566*
Total	**272 671**	**279 794**

employés. Dans les deux cas, le prélèvement effectué sur le revenu mensuel a été jugé supportable.

L'architecture institutionnelle a été précisée dans le rapport de synthèse des experts du MDSSPA. Quatre grands principes ont été retenus pour la mise en place de l'AMO :

- on ne crée qu'un seul régime pour les salariés et les fonctionnaires, actifs et retraités : cela signifie surtout l'unicité des garanties ou, en d'autres termes, l'absence de différence dans les paniers de soins offerts à tous les bénéficiaires. Les mêmes formations de soins seront conventionnées. Les conditions d'accès à celles-ci et au médicament (actes pris en charge, tickets modérateurs) seront identiques. Il y aura solidarité complète entre salariés et fonctionnaires, actifs et retraités.

- on ne crée pas de superstructure publique de gestion, de type caisse centrale du Mali, en charge des principales fonctions de l'AMO

- il n'y a pas de concurrence entre les organismes en charge de l'AMO, notamment du point de vue de la gestion. L'affiliation des assurés à un organisme ne se fait pas au libre choix, les entreprises commerciales d'assurance sont écartées de la gestion.

- on sépare la gestion courante des salariés et des fonctionnaires (actifs et retraités) en les affiliant obligatoirement à un organisme de gestion distinct.

- on crée un organisme central de régulation de l'AMO, en charge de l'exécution d'une série de fonctions : définition du principe d'immatriculation des bénéficiaires (clés d'identification), gestion globale du risque, surveillance et réalisation de la péréquation du fonctionnement des organismes gestionnaires, appui technique aux organismes gestionnaires, négociation du conventionnement des prestataires de soins, service de contrôle médical, centralisation des données et production des statistiques du régime, recherche en vue de l'amélioration de l'AMO.

- la gestion technique de l'AMO (immatriculation, service des prestations) est confiée à deux organismes de gestion : l'INPS pour les salariés et la CRM pour les fonctionnaires. Ces organismes perçoivent directement les cotisations d'AMO de leurs affiliés respectifs et s'organisent pour le service des prestations, sous le contrôle de l'organisme central de régulation.

- la possibilité de contractualisation avec l'UTM est ouverte aux organismes de gestion désignés, pour l'exécution de certaines fonctions de gestion technique qui sont à préciser, notamment pour la CRM.

Le rapport qui a été produit en vue d'étudier la faisabilité et les conséquences de ce schéma (Letourmy A., 2005) a proposé une organisation plus détaillée des relations entre les organismes qui sont impliqués. Il a défini les fonctions de chacun, analysé les conséquences du montage et évalué les coûts de fonctionnement et d'investissement. En fonction du refus qui avait été exprimé par la CRM de passer un contrat de sous-traitance de gestion avec l'UTM, l'étude a envisagé deux situations, avec ou sans l'UTM dans le montage. Lorsque l'UTM est introduite dans le montage, c'est pour gérer l'AMO des militaires en activité et retraités, selon la préconisation du ministère. L'introduction de l'UTM réduit assez nettement le coût de l'investissement, en particulier pour ce qui concerne la formation des personnels qui assureront la gestion. En revanche, compte tenu des différences de rémunération des personnels de la CRM (grille du secteur public) et de l'UTM (organisme privé), le coût de fonctionnement du dispositif associant l'UTM est plus élevé.

Il restera au gouvernement malien à faire un certain nombre de choix avant de produire la loi sur l'AMO et de la mettre en œuvre. Il devra notamment choisir le montage institutionnel qui lui convient le mieux et, en fonction des résultats de l'étude technique, déterminer le panier de soins, le partage de la cotisation entre employeurs et employés et le niveau des co-paiements. On voit donc que la mise en place effective de l'AMO prendra encore quelques mois.

ÉLÉMENTS DE DISCUSSION

La démarche entreprise au Mali montre que la mise en place d'un régime d'assurance maladie s'étale assez facilement dans la durée, alors même qu'il existe un besoin de couverture et, en particulier, une nécessité d'améliorer rapidement le fonctionnement et le financement du secteur par une plus grande mutualisation des ressources. Le Mali n'est pas forcément un cas particulier et de nombreux pays ont mis du temps avant de mettre en place le ou les régimes obligatoires dont la justification avait apparemment fait l'objet d'un consensus.

Il est instructif de centrer la discussion sur la durée du processus, mais en posant plusieurs séries de questions, qui sont également importantes pour analyser d'autres aspects de celui-ci. Un premier ensemble d'interrogations est relatif à la faisabilité de la démarche. On conçoit qu'il faille réunir les conditions favorables à la création d'un régime pour qu'il soit lancé et lancé vite. Si elles ne préexistent pas, il faut du temps pour que le contexte change. Cela peut expliquer la durée observée.

Une deuxième série de question renvoie au jeu des acteurs qui s'impliquent dans la construction des institutions qu'il faut associer à un RAMO : sont-ils capables de s'accorder sur une organisation de l'AMO, compte tenu des enjeux que celle-ci révèle ? Sinon, le processus va ralentir, voire s'enliser.

Enfin, on peut s'intéresser à la cohérence politique du projet, c'est-à-dire l'inscription de la politique menée dans le cadre plus général des orientations données au secteur de soins et au secteur de la protection sociale, puisque l'AMO participe de ces deux logiques. Si la politique de l'AMO n'est pas totalement en cohérence avec les politiques (ou l'absence de politiques) en matière de santé et de protection sociale, on peut comprendre qu'elle ait des difficultés à se mettre en place.

La faisabilité du projet

L'analyse de la faisabilité d'un régime d'assurance maladie obligatoire se situe à plusieurs niveaux. On distinguera ici un niveau de faisabilité générale ou contextuelle, et un niveau de faisabilité spécifique ou technique.

Faisabilité générale

La faisabilité générale apprécie surtout la pertinence d'ensemble du projet. Elle renvoie aux caractéristiques du terrain, en tant qu'elles vont constituer soit des contraintes irréductibles, soit des facteurs de succès, en fonction de la nature de la démarche. L'AMO doit concerner un effectif de population conséquent, mobiliser des ressources prélevées sur la richesse produite, offrir en contrepartie des services de soins qui vont amener les bénéficiaires à un recours plus élevé à la médecine et, autant que possible, adapté à leurs besoins de santé. Par rapport à la situation d'un pays où la couverture maladie est peu développée, c'est une innovation majeure qui a plus ou moins de chances d'être acceptée. Elle s'implantera plus facilement si l'identification des assujettis est simple, si le niveau de cotisation est supportable en fonction des ressources des personnes ou de son incidence sur le coût du travail, si le versement des contributions peut être réalisé de façon régulière et si la qualité des prestations de soins est avérée.

A partir de ces exigences, on peut essayer d'apprécier ex ante la probabilité de réussite d'un projet. L'hypothèse est que cette probabilité va varier selon les valeurs d'un certain nombre d'indicateurs des caractéristiques du terrain, qui sont censées influencer l'offre ou la demande d'assurance ou bien l'adéquation de l'activité nouvelle avec l'organisation et l'économie nationales. Pour comparer la situation de différents pays en termes de pertinence d'un projet d'AMO, des experts ont formulé des critères généraux traduisibles sous la forme de scores. Selon les méthodes préconisées dans les travaux les plus souvent cités (Griffin et Shaw, 1996 ; Ensor, 1999), le Mali a un bon score et il n'est donc pas déconseillé a priori d'implanter des régimes d'AMO concernant les travailleurs du secteur formel.

Dans le même registre de faisabilité générale de l'AMO, on peut s'intéresser plus précisément à la question de la pérennité du dispositif, puisqu'un régime obligatoire est destiné à durer et à être étendu à une population toujours plus large. Dans le cas présent d'un régime public relatif à des employés du secteur de l'économie formelle, la durabilité financière va dépendre de l'évolution du marché du travail, des tendances de l'économie et de la capacité de maîtrise de la dépense couverte. Pour le Mali, si l'on se réfère aux estimations faites pour les études citées, entre 1997 et 2003, la part de la population active du secteur formel a dû nettement augmenter, le nombre de retraités ayant crû plus modérément (tableau 2). Quant à la régulation de la dépense, on peut ne pas y prêter attention dans un premier temps. Le recours aux soins se situe à un niveau faible au Mali et les éléments qui montrent que la consommation des personnes assurées est plus élevée que celle de la population (données UTM) ne sont pas inquiétants.

Tableau 2 : Comparaison des estimations de cotisants à l'AMO en 1997 et en 2003

Catégorie	Estimation 1997	Estimation 2003
Actifs salariés	60 000	154 000
Retraités INPS	27 914	37 960
Total secteur privé	*87 914*	*191 960*
Fonctionnaires civils	34 000	36 769
Forces armées et sécurité		14 213
Retraités CRM	21 646	29 729
Total secteur public	*55 646*	*80 711*
Total	**143 560**	**272 671**

Faisabilité technique

Mais la faisabilité n'est pas qu'une question de contexte, elle dépend aussi de la gestion quotidienne de la garantie et des bénéficiaires, de la capacité de l'appareil de soins à délivrer effectivement les prestations garanties.

En 1997, la capacité technique de gestion de l'assurance maladie au Mali était pratiquement nulle. On notera à cet égard que les compagnies privées d'assurance ont été jusqu'à ce jour très timides pour développer cette branche d'activité et n'ont donc pas constitué un pôle de compétence significatif dans le pays. Avec le développement des mutuelles et la création de l'UTM, la situation a changé. La montée en charge de l'UTM a été appuyée par l'assistance technique française et les mutuelles françaises et belges, si bien que l'UTM est reconnue comme un acteur doté d'une compétence professionnelle en assurance maladie, même si elle gère un peu moins de 40 000 bénéficiaires. En revanche les organismes retenus à ce jour comme opérateurs de gestion dans le schéma institutionnel du Ministère (INPS, CRM) n'ont aucune expérience en gestion d'assurance maladie. Leur gestion du risque « vieillesse » a fait l'objet d'audits consécutifs à leurs résultats techniques et leur organisation a dû être revue dans la décennie 80 – 90. Divers aspects de leur activité doivent encore être améliorés, comme on le verra ci-dessous. La faisabilité technique du projet en termes de gestion est donc conditionnée par la construction ex nihilo d'une compétence au sein de ces deux organismes.

Il est difficile d'admettre que l'appareil de soins est un facteur très positif de faisabilité de l'implantation de l'AMO. Il n'est pas inutile de rappeler que, dans les années 80, lorsque les fonctionnaires de l'éducation nationale ont créé leur mutuelle (MUTEC), ils ont renoncé à mettre en place une assurance maladie volontaire et ont préféré créer leur propre centre de soins à Bamako pour offrir une prestation de santé à leurs adhérents. La situation a bien changé et l'appareil de soins s'est développé, en connaissant diverses réformes, qui donnent sur le papier une image correcte de l'offre en structures publiques et communautaires. Il reste que ces structures sont inégalement fréquentées, ce qui sous-entend qu'elles sont de qualité inégale (Fournier P. et allii, 2002 ; Audibert M., de Roodenbeke E., 2005). L'implantation de l'AMO sur tout le territoire ne sera donc pas automatiquement équitable.

Les problèmes liés à l'offre de soins renvoient à des caractéristiques d'organisation ou à des comportements. Ainsi la tarification officielle sert de base au recouvrement des coûts, sachant que les associations qui gèrent les centres de santé communautaires et les hôpitaux ont une certaine latitude pour la définir. La tarification connaît de fait une certaine variabilité. En outre il y a de toute façon des écarts entre le tarif officiel et celui qui est appliqué selon les déclarations des usagers. Ici intervient le comportement des agents de santé, qui demandent plus que ce qui est affiché et qui tirent prétexte de certaines pénuries pour faire payer des suppléments. Les agents du secteur public de soins portent une grande responsabilité dans l'insuffisance de la couverture légale et ils sont systématiquement critiqués : service non accompli pour cause d'absence, racket, orientation des personnes solvables vers le secteur privé.

En outre certaines catégories d'assurés auront à régler un problème spécifique d'offre de soins pour être dans les mêmes conditions que l'ensemble des bénéficiaires. C'est le cas des militaires qui vont devoir le plus souvent consulter dans leurs propres structures de base, dont on sait qu'elles n'ont pas les moyens d'offrir des services du niveau des centres de santé communautaire.

Faisabilité et volonté politique

Les difficultés évoquées sur le plan de la faisabilité technique se résolvent d'autant plus facilement qu'il existe une volonté politique pour cela. Plus généralement, la volonté politique est reconnue comme un facteur essentiel de faisabilité de projet à contenu institutionnel. Au Mali même, la politique de la mutualité a bénéficié au départ de l'engagement du Président de la république, ancien président de la

MUTEC. La rapidité avec laquelle un pays est capable d'atteindre la couverture universelle est expliquée par l'engagement politique associé à la démarche. Le cas exemplaire de la Corée vient le rappeler.

Malheureusement, la volonté politique se mesure mal et s'exprime différemment selon le contexte. La persévérance des autorités maliennes à l'égard du projet d'AMO suggère qu'il existe bien une volonté politique, mais la durée du processus fait penser qu'elle ne suffit pas à résoudre les tensions institutionnelles qui apparaissent ou à arbitrer entre des orientations contradictoires. Ce jugement va être illustré par les deux autres séries de questions retenues pour la discussion.

Le jeu des acteurs autour du projet d'assurance maladie obligatoire

Divers acteurs sont impliqués dans le projet d'AMO : des acteurs étatiques dans les ministères concernés, les partenaires sociaux (syndicats des employeurs et d'employés), les professionnels de santé, les organismes de protection sociale, les acteurs extérieurs. Pour chacun d'eux, il n'y a pas que des avantages à mettre en place l'AMO.

Les pouvoirs publics

Il existe un certain nombre de ministères concernés par l'AMO et l'on peut donc se demander si le pilotage du projet tient assez compte de cette multiplicité[14]. La création du ministère du développement social, qui a dans ses attributions la protection sociale et la solidarité et est logiquement le maître d'ouvrage du projet, aurait dû faciliter le processus. Mais l'AMO porte sur les salariés du secteur privé et sur les fonctionnaires, qui constituent une population relevant, pour de nombreuses questions, du ministère du travail et de la Fonction publique. Il faut rappeler que ce dernier (ou en tout cas celui qui avait les attributions que ce ministère a aujourd'hui) avait la tutelle de l'INPS et de la CRM, pressentis comme gestionnaires de l'AMO. Il est toujours un peu en retrait par rapport au pilotage du projet actuel, mais il reste l'interlocuteur privilégié des syndicats ouvriers et était jusqu'ici le ministère correspondant du BIT sur le plan international.

Le ministère de la santé était, au lancement des premières études en 1996, le maître d'ouvrage du projet d'AMO et de FAM, sachant que l'action sociale, les relations avec le milieu communautaire impliqué dans la santé et avec les mutuelles de santé relevaient d'une de ses directions. Il avait aussi la responsabilité du financement direct des projets inscrits dans le PDS et le PRODESS I. La création d'un nouveau ministère lui a fait perdre de l'influence, mais il a gardé la gestion financière du PRODESS. Le ministère du développement social est donc, dans une certaine mesure, dépendant de celui la santé, tout en se faisant le promoteur d'institutions qui doivent négocier avec les prestataires de soins du secteur public, dont la gestion revient au ministère de la santé.

Cette situation n'est pas grave en théorie si les ministères mettent en place une collaboration dynamique. En pratique, il n'y a pas de difficulté de communication entre eux, mais, en l'absence d'interministérialité forte, encadrée par une volonté politique au niveau supérieur, les relations ne sont pas toujours efficaces. D'un côté, le décaissement du budget du PRODESS au profit de la protection sociale n'est pas systématique, de l'autre le ministère du développement social n'a pas un contact structuré avec les professionnels de santé sur les thèmes de la protection sociale. L'exemple de l'effort public en faveur des mutuelles de santé est intéressant à cet égard.

Enfin, le ministère de l'économie et des finances n'intervient dans la réflexion sur l'organisation que par sa participation au Comité d'orientation de la protection sociale. Mais on sait qu'il est en dernier ressort un décideur important sur la question des montants de cotisations et de prestations qui seront en jeu. L'impression prévaut aujourd'hui qu'il est assez indifférent à l'AMO, ce qui n'est pas forcément favorable à l'accélération du processus.

Ces éléments font penser qu'on a, au sein des pouvoirs publics, des acteurs non accordés sur l'AMO, moins en raison d'intérêts divergents que du manque d'incitation à produire une logique commune

Les partenaires sociaux

La position des partenaires sociaux sur l'AMO est ambivalente. D'une part, l'AMO est considérée par le patronat et par les deux syndicats de travailleurs comme une bonne idée et même une nécessité. D'autre part, il y a pour chacun d'eux des limites à l'intérêt du projet. Les entreprises redoutent principalement une augmentation des cotisations sociales et la faiblesse du service que rendra l'AMO. Du côté des syndicats on relève d'abord des positions assez fermes sur la nature des futurs opérateurs de gestion de l'AMO. Ils ont l'habitude des organismes existants, ils voient mal toute organisation alternative, ce qui a amené notamment l'un d'eux à soutenir le principe de l'exclusion d'une gestion sous-traitée à l'UTM.

Mais patronat et syndicats sont d'autant moins enclins au changement que les dispositifs de couverture sociale mis en place dans les plus grandes entreprises sont le résultat d'accords locaux qui seraient menacés par le lancement d'un régime obligatoire. On a dit, dans la première partie de ce texte, que le fonctionnement de ces dispositifs, les montants financiers qu'ils mobilisent, les modalités pratiques de leur gestion et leur efficacité étaient assez difficiles à apprécier. Tout laisse penser pourtant qu'ils satisfont les partenaires sociaux et qu'ils constituent un élément favorable de leur relation. Pourquoi changer s'il est certain que certaines catégories de salariés bénéficient de prestations non négligeables qu'ils ne sont pas sûrs de retrouver dans l'AMO ? Il existe aussi chez les fonctionnaires des catégories privilégiées par la situation actuelle, comme les agents du secteur de la santé. Il est avéré qu'ils ne paient pas tous les soins dispensés en secteur public, pour eux-mêmes et leurs proches, au-delà des dispositions légales. L'incapacité dans laquelle ils se sont trouvés de monter une mutuelle sectorielle de santé illustre d'ailleurs la différence avec les autres catégories de fonctionnaires.

Les prestataires de soins

Pour les professionnels de soins, l'argument d'une plus grande solvabilité de la demande associée à l'AMO n'est pas décisif. En fait, il faut réaliser que l'AMO n'a pas que des avantages pour eux, dès lors qu'elle va déclencher des procédures de contrôle des tarifs pratiqués et des services rendus.

On sait par exemple que le produit d'assurance de l'UTM évoqué plus haut pose quelques difficultés de diffusion et que des adhérents de mutuelles se plaignent de certains hôpitaux publics. Ceux-ci, censés soigner les mutualistes dans les conditions contractuelles qui ont été négociées, ne remplissent pas leur engagement : refus du tiers payant notamment. L'intervention du Ministre de la santé, déjà sollicitée sur ce point, a donné des résultats. Mais, après avoir obtempéré quelque temps, les agents hospitaliers sont revenus à des pratiques non conformes avec les contrats négociés par l'UTM. Dans le cadre de l'AMO, la pression du ministère pourrait être continue et plus forte.

En outre, l'évolution du système de soins au Mali met en lumière l'émergence d'un secteur privé libéral, qui n'est pas, pour l'instant, vraiment dans l'attente de l'AMO. La multiplication des cabinets et cliniques privées à Bamako et dans quelques grandes villes est corrélée avec l'observation d'un plus grand nombre de dysfonctionnements du secteur public hospitalier. Il est notoire qu'un nombre accru de médecins et de cadres paramédicaux (infirmiers, sages femmes) partage leur temps entre activités publique et privée. La première est négligée au profit de la seconde, qui permet l'exploitation de niches rémunératrices où l'exercice est peu contrôlé. L'AMO n'est probablement pas viable en conventionnant ces praticiens et elle va demander au contraire une amélioration des services de l'hôpital public. Les intérêts d'une partie des professionnels sont menacés. Les pharmaciens libéraux devraient être plus unanimement en faveur de l'AMO, mais la perspective de ne délivrer que des génériques aux assurés sociaux ne les enthousiasme pas forcément. Il est donc probable que les corps professionnels sont partagés quant à l'intérêt de l'AMO. Le fait qu'ils n'aient été associés que marginalement aux débats ne contribue pas à faire évoluer la situation.

Les organismes de protection sociale

L'attitude des deux organismes de protection sociale à l'égard de l'AMO est différente. L'INPS ne manifeste pas un désir fort de participer à sa gestion. Cela peut s'expliquer par plusieurs facteurs. En premier lieu, l'AMO représentera pour l'Institut un effort considérable d'organisation qu'il n'a pas envie d'accomplir, car il sait qu'il devra de toute façon mettre la branche vieillesse en réforme. En deuxième lieu, la légitimité de son appareil de soins devrait être mise en question. Les effectifs de personnel correspondant sont pléthoriques. Il faudrait gérer leur reconversion. En outre, l'INPS a un régime « maison » très généreux et son personnel n'a rien à gagner avec l'AMO. En dernier lieu, l'INPS a une gestion excédentaire, en raison de la faiblesse des prestations de la branche famille et de la branche accidents du travail et maladies professionnelles. La réforme de la branche vieillesse obligera sans doute à revoir les cotisations correspondantes, mais la mise en place d'une branche maladie aurait le même effet. Il n'y a pas lieu pour l'INPS d'anticiper le changement.

La CRM désire au contraire obtenir la gestion de l'AMO et ne souhaite pas la partager. S'agit-il de montrer qu'elle peut se développer et afficher de bons résultats de gestion dans un domaine vierge ? Dans la situation de déficit chronique que connaît la caisse, il est difficile de comprendre cet enthousiasme, à moins de faire l'hypothèse qu'un flux de ressources supplémentaire correspondant aux cotisations de l'AMO pourrait faciliter la gestion quotidienne de la trésorerie de l'organisme.

Les acteurs extérieurs

Les acteurs extérieurs ont une position particulière dans le processus. Ils jouent un rôle dans le financement des études et des programmes, mais n'interviennent pas dans les relations entre les acteurs nationaux et laissent évidemment les décisions aux responsables techniques ou politiques. Leur implication dans le financement reflète les orientations qu'ils choisissent pour définir l'aide, ainsi que les évaluations qu'ils font des propositions venues du pays. Dans le cas du Mali, la plupart des bailleurs ont appuyé les initiatives en faveur du développement de l'assurance maladie, mais ils ne se sont pas forcément concertés pour apporter un appui cohérent au projet. Ils n'ont pas non plus vocation à résoudre les tensions institutionnelles qu'ils observent. La question est peut-être d'éviter qu'ils en produisent involontairement. Or, les partenaires du développement sont souvent attachés à appuyer un ou deux acteurs nationaux. Dans un projet comme l'AMO où l'interaction de nombreux acteurs est nécessaire, la fragmentation de l'aide et la non coordination des bailleurs peut se révéler contreproductive.

La cohérence du projet d'assurance maladie obligatoire avec les politiques connexes

AMO et politiques de santé

Le développement de l'assurance maladie est justifié par la faible mutualisation des ressources existant au niveau du financement des soins. La politique de recouvrement des coûts appliquant les principes de l'Initiative de Bamako s'est traduite par un partage du financement entre l'État et les usagers et chacun reconnaît aujourd'hui la part importante du paiement direct des médicaments et des services par les usagers. La mise en place (sous des formes diverses) de l'assurance maladie est d'abord une réaction efficiente à l'obligation de paiement faite aux usagers des soins, quel que soit le secteur auquel ils s'adressent (public, communautaire et évidemment privé). Plus le paiement s'impose et plus l'assurance est légitime. Or, la tendance observée au Mali, comme dans de nombreux pays à faible revenu, est d'étendre le champ des prestations de soins gratuites pour l'usager dans le secteur public.

La mise en avant d'objectifs spécifiques de santé, portant sur certaines affections ou conditions de santé, justifie un effort particulier relatif aux cibles qui ont été définies. Cet effort est encouragé par la possibilité plus grande d'obtenir une aide extérieure et l'on assiste ainsi à une sorte de « reverticalisation » de l'action dans certains domaines. L'affichage des objectifs du millénaire est lié à cette tendance. Au Mali, les domaines du VIH/SIDA et de santé de la mère et de l'enfant sont concernés au premier chef. Selon la volonté du chef de l'État, traduite dans divers arrêtés du Ministère, les soins donnés aux personnes atteintes du VIH sont censés être délivrés gratuitement (2004) et la prise en charge des césariennes doit être sans frais pour les femmes (2005).

Sans doute faudrait-il regarder de près la réduction exacte du coût supporté par les patients en l'absence de ces mesures : jusqu'à quel point les affections opportunistes sont-elles traitées gratuitement ? Les prescriptions ou l'hospitalisation consécutives à un accouchement avec complications rentrent-t-elles dans l'exemption ou ne s'agit-il que des frais stricts des interventions chirurgicales ? etc. Mais il n'en reste pas moins que c'est une partie importante des situations dans lesquels le recours aux soins entraîne une charge financière importante qui sont visées. Certes la prise en charge de certains traitements coûteux par des régimes d'assurance n'est pas simple à concevoir pour les malades atteints par le VIH (Ouattara O. et al., 2005), mais l'extension de la gratuité à des actes de coût moyen ou faible pose la question radicalement : que devient l'apport de dispositifs assurantiels dans ces domaines ? De même, la complication obstétricale a souvent été considérée, dans un contexte de partage des coûts, comme un des domaines où l'assurance est pertinente. Elle a donné lieu dans plusieurs pays voisins (Mauritanie, Guinée) au développement de l'approche assurantielle (forfait obstétrical, MURIGAs). La politique de gratuité réduit à l'évidence les situations dans lesquelles les usagers pourraient voir un intérêt à se couvrir. Au Mali, l'existence des caisses de solidarité (évoquée plus haut) est directement mise en question par les nouvelles mesures : en principe, elles n'auraient plus à prendre en charge que le transport qui est, dans le cadre du partage actuel, payé précisément par malade. De ce fait, l'intérêt de constituer des caisses est réduit et le projet de les transformer en mutuelles, en élargissant leur domaine d'intervention à tout un ensemble d'évacuations, change de nature. On peut donc dire que la politique de gratuité met en péril certaines expériences organisées de solidarité et fait reculer le développement de l'assurance maladie volontaire.

Pour l'AMO, l'effet de la gratuité est un peu différent et va porter sur le contenu de la garantie proposée. Plus les soins en secteur public sont gratuits, plus la population assujettie va demander à bénéficier de prestations justifiant mieux la cotisation obligatoire. Le panier de soins couvert sera donc orienté plus nettement vers l'accès au secteur privé. On peut alors pressentir que la position des employés qui bénéficient de régimes d'entreprises donnant déjà accès au secteur privé peut être importante pour orienter la future loi sur l'AMO. Une pression en faveur de dispositions d'opting out sera inévitable[15]. De toute façon, cette orientation implique une sérieuse réflexion sur la faisabilité financière de l'AMO et le lancement de négociations tarifaires délicates avec les professionnels libéraux. On sent bien ici le retard que le processus pourrait subir.

AMO et politiques de protection sociale

La politique générale de protection sociale du pays conditionne aussi le processus de l'AMO. Elle est orientée aujourd'hui à la fois par le souci d'augmenter le potentiel de financement de l'économie malienne et le maintien de la compétitivité des entreprises.

Sur le premier point, le gouvernement s'intéresse aux organismes sociaux dans la mesure où la gestion de risques longs leur donne une capacité de financement de l'économie qui renforcerait celle des établissements financiers locaux, assez peu dynamiques dans leur soutien à l'investissement local. Le Programme de Développement du Secteur Financier (PDSF) a entrepris d'étudier cette question et a focalisé son attention sur les deux organismes gestionnaires de la protection sociale, l'INPS et la CRM. La situation des régimes de retraite gérés par ces deux organismes n'est pas bonne : déficit chronique pour l'INPS compensé par les excédents des autres régimes, déficit structurel non compensé pour la CRM. Le besoin d'une réforme profonde des caractéristiques des deux régimes vieillesse et de l'organisation de leur gestion est évident. La remise à plat des cotisations, l'amélioration de certains aspects de la gestion (recouvrement des cotisations et systèmes d'information notamment) sont inévitables. Le lancement de l'AMO et le fait de confier précisément sa gestion à ces deux organismes ne tombent donc pas très bien. D'ailleurs la plupart des acteurs appréciant les aspects financiers du lancement de l'AMO sont sceptiques à l'égard de l'intérêt de l'AMO, voire opposés à son lancement. Les uns mettent en avant la difficulté de gérer le risque maladie dans un contexte de faible contrôle des agents de santé et des usagers, les autres considèrent que l'INPS et la CRM n'ont pas la compétence requise.

Sur le second point (compétitivité des entreprises), il faut prendre en considération le taux de cotisation actuel, 22 ou 23 % selon le type d'activité. Proposer une augmentation de 6 ou 7 % est impensable et il faut donc que le lancement de l'AMO soit inscrit dans la remise à plat du système de protection sociale en faisant divers arbitrages. Notamment, pour l'INPS, des arbitrages relatifs au financement ou au coût des risques actuellement couverts, comme la famille, les maladies professionnelles et les accidents du travail et la protection contre la maladie : les prestations effectives dans le cadre de ces branches sont actuellement très faibles et il faudrait se demander à quel niveau les situer. Surtout la question des CMIE est clairement liée au développement de l'AMO : les 2 % qui financent leur activité devraient basculer dans la cotisation de l'AMO (Letourmy, Diakité 2003 ; Audibert, Cissé 2004).

On voit bien que le projet d'AMO perturbe sur deux points la politique de protection sociale : en risquant de disperser l'effort de réforme des organismes gestionnaires des retraites, en risquant d'augmenter le coût de la main d'œuvre.

Un autre point délicat est l'effet de l'AMO sur le développement des mutuelles et l'UTM. La politique nationale de la mutualité a conduit à mettre en place (avec l'appui de la Coopération française et des mutuelles françaises) et à développer (avec notamment l'appui des mutuelles chrétiennes de Belgique, de l'Agence française de Développement et du PRODESS) l'UTM et ses activités. Le produit d'AMV bénéficie à 26 000 personnes environ, salariés d'entreprises et fonctionnaires. Il s'agit d'assurance volontaire au premier franc, puisqu'il n'y a pas à ce jour d'autre protection maladie digne de ce nom au Mali. Le lancement de l'AMO transforme radicalement la situation, puisque l'assurance volontaire au premier franc n'aura plus le même intérêt pour les salariés et les fonctionnaires. Par ailleurs, l'UTM est chargée du développement de la mutualité au sein du secteur informel et cette action est un pur investissement dont la rentabilité est lointaine. La seule façon de ne plus dépendre de subventions extérieures (étrangères ou nationales) est pour l'UTM de développer l'AMV, qui est aujourd'hui nettement bénéficiaire.

Le lancement de l'AMO implique la reconversion de l'AMV au niveau de l'assurance complémentaire, qui constitue au Mali un marché très étroit, même si les pouvoirs publics lancent le débat sur la protection maladie complémentaire d'entreprise. La perspective de gérer partiellement l'AMO devait donner à l'UTM les moyens de poursuivre son action au sein du secteur informel. La faible probabilité que l'INPS ou la CRM lui sous-traite une partie de la gestion la fait disparaître. Une conséquence inéluctable du montage institutionnel proposé est bien la disparition programmée de l'UTM, en fonction de la mise en place de l'AMO.

Le choix du montage institutionnel risque donc de pénaliser la politique nationale de la mutualité et renvoyer le développement des mutuelles dans le secteur informel à des formules peu efficaces, sans vision globale, ni appui structuré. Cette évolution doit être assumée par les décideurs. Cela explique leur souci de donner un rôle à l'UTM en leur faisant gérer l'AMO pour les militaires (Letourmy A., 2005)

CONCLUSION

La discussion centrée sur la question de la relative lenteur du processus de mise en place de l'AMO au Mali montre l'intrication du projet avec des problématiques propres à d'autres secteurs et concernant des acteurs très divers. Le fonctionnement du secteur public des soins, l'évolution du système médical, les politiques de santé, de protection sociale, de mutualité et même l'élargissement du marché financier apparaissent comme des facteurs interférant avec le montage de l'assurance obligatoire dans le secteur de l'économie formelle. Dans ces conditions, la durée du projet semble secondaire par rapport à la nécessité d'amener tous les acteurs influents sur des positions communes, qui respectent les objectifs d'extension de la couverture maladie justifiant la démarche.

La volonté politique qui a été introduite comme facteur de faisabilité correspond au souci permanent de maîtriser les tendances qu'ont les uns ou les autres à refuser d'aller vers une position commune. Il est probable qu'elle doit s'exprimer par une communication forte rappelant les objectifs et la légitimité du projet. Il semble aussi qu'elle doit être associée à un pouvoir suffisant de contrecarrer les dérives corporatistes. Il reste à déterminer à quel niveau se situe ce pouvoir au Mali et à lui confier le pilotage politique du projet.

NOTES

1. Voir (Letourmy, Diakité 2003) et les études réalisées en 2001 et 2003 sur l'ensemble de ces dispositions légales (Cissoko, Cissé 2001 ; Traoré, 2003a et b).

2. Selon le décret 311 (juin 2002). La liste des maladies en question est fixée par un arrêté conjoint des ministères chargés de la Santé, de la Solidarité et des Finances. Dans le même ordre d'idées, toute une série d'examens sont gratuits

3. Selon le décret 44 de 1968. Une atteinte morbide ou un accident entraînant des soins coûteux correspondent a priori à cette définition, mais le secours ne peut dépasser 50 000 FCFA par trimestre.

4. Loi hospitalière de juillet 2002

5. Selon le décret 311

6. Selon le décret 95 relatif aux personnes âgées

7. Art 26 et 27 de la loi n°95-041 du 20 avril 1995 portant statut général des militaires (Cissoko 2001)

8. Article L1 de la loi n°92-020 du 2 septembre 1992 portant Code du travail (Cissoko 2001)

9. Code de Prévoyance sociale : loi n°99-041 du 12 août 1999 et décret d'application n°110/PGRM du 6 juin 1963

10. A propos de l'INPS, on peut ajouter qu'il a été créé un régime volontaire à l'INPS de façon à permettre l'affiliation à l'institut de catégories nouvelles non salariées. La population visée était celle des professions libérales. Ce nouveau dispositif aurait conféré aux personnes acceptant de cotiser les mêmes droits que ceux des salariés. Mais les décrets d'application n'ont pas été pris à ce jour, si bien que ce régime n'est pas fonctionnel.

11. Voir l'étude réalisée pour l'UNICEF (B. Criel et al. 1998)

12. A l'exception du rapport final dit technique réalisé fin 2005

13. Par exemple les travailleurs saisonniers sont mal connus. Il faudrait les inclure, à condition que la future loi ne pose pas de limites trop strictes sur la durée de cotisation.

14. On laissera de côté ici des ministères comme celui de l'Administration territoriale ou de la Défense qui sont parties prenantes du projet, mais paraissent moins actifs dans le jeu institutionnel

15. Les personnes assujetties à l'AMO chercheront à avoir la possibilité de garder leur couverture, donc de ne pas cotiser à l'AMO au motif qu'ils cotisent déjà pour une garantie supérieure. Si la loi retient cette possibilité, les ressources de l'AMO seront moindres et ce seront les assurés les mieux payés qui ne cotiseront pas. Sur ce point, la mise en place de l'AMO au Maroc est pleine d'enseignements.

BIBLIOGRAHIE

Audibert, J., et M. Cissé. 2004. Etude en vue de l'instauration d'une assurance maladie obligatoire au Mali, ronéoté.

Audibert, M., et E. de Roodenbeke. 2005. « Utilisation des sevices de santé de premier niveau au Mali ». Région Afrique, document de travail. Washington, DC. : World Bank.

Cissé, M., et I. Sissouma. 2005. « Rapport de l'étude instituionnelle de l'assurance maladie obligatoire et du fonds d'assistance médicale au Mali ». Bamako : Ministère du Développement Social, de la Solidarité et des Personnes Âgées, ronéoté.

Cissoko, D., et C. A. T. Cissé. 2001. « Étude relative à l'élaboration d'une loi d'orientation sociale ». Bamako : Ministère du Développement Social, de la Solidarité et des Personnes Âgées, ronéoté.

Criel, B., H. Diallo, B. Maïga, et O. Ouattara. 1998. « Etude sur les opportunités d'évolution des caisses de solidarité au niveau des Centres de Santé de Référence du Mali ». Bamako : UNICEF, ronéoté.

Ensor, T. 1999. « Developing health insurance in transitional Asia ». *Social Science and Medicine* 48 : 871–879

Fournier, P., D. Mamadou, S. Haddad, et V. Piché. 2002. « Appui au Ministère de la Santé du Mali pour la réalisation d'une étude du système de santé des régions de Ségou et Kayes ». Bamako : Université de Montréal, CARE Canada, Société canadienne de santé internationale, ronéoté.

Griffin, C., et P. R. Shaw. 1996. « Health insurance in sub-Saharan Africa : Aims, findings, policy implications », dans P. R. Shaw et M. Ainsworth (éditeurs), *Financing health services through user fees and insurance. Case studies from sub-Saharan Africa*. Washington, DC. : World Bank.

Letourmy, A. 1997. « Étude sur l'assurance maladie obligatoire et le fonds d'assistance médicale au Mali ». Bamako : Ministère de la Santé, de la Solidarité et des Personnes Âgées, ronéoté.

Letourmy, A. 2005. « Étude institutionnelle de l'assurance maladie obligatoire et du fonds d'assistance médicale ». Bamako : Ministère du Développement Social, de la Solidarité et des Personnes Âgées, ronéoté.

Letourmy, A., et B. D. Diakité. 2003. « Étude pour la mise en place de l'assurance maladie obligatoire et le fonds d'assistance médical au Mali ». Bamako : Ministère du Développement Social, de la Solidarité et des Personnes Âgées, ronéoté.

MSF-Luxembourg. 2000. « Mise en place d'un fonds d'assistance médicale au Centre de santé de référence de Sélingué », ronéoté.

Ouattara, O., et al. 2003. « Diagnostic national des systèmes de protection sociale du secteur informel au Mali ». Bamako : Ministère du Développement Social, de la Solidarité et des Personnes Âgées et Bureau International du travail, ronéoté.

Ouattara, O., et al. 2005. « Recherche action sur l'assurance des personnes atteintes du VIH au Mali ». Bamako : ronéoté.

Traoré, K. 2003. « Diagnostic national des systèmes de protection sociale du secteur privé au Mali ». Bamako : Ministère du Développement Social, de la Solidarité et des Personnes Âgées et Bureau International du travail, ronéoté.

————. 2003. « Diagnostic national des systèmes de protection sociale du secteur public au Mali ». Bamako : Ministère du Développement Social, de la Solidarité et des Personnes Âgées et Bureau International du travail, ronéoté.

TEXTES DE LOI CITÉS

République du Mali, Décret n°44 portant réglementation des secours en République du Mali, 1968.

République du Mali, Décret n°243 fixant le régime de la rémunération des actes médicaux et de l'hospitalisation dans les formations sanitaires, 1983.

République du Mali, Décret n°311 fixant le régime de la rémunération des actes médicaux et de l'hospitalisation dans les établissements publics de santé, 2002.

République du Mali, Loi n°02-050 portant loi hospitalière, 22 juillet 2002.

République du Mali, Code de Prévoyance Sociale : loi n°99-041 du 12 août 1999 et décret d'application n°110/PGRM du 6 juin 1963.

CHAPITRE 8

La couverture du risque maladie en Afrique francophone : Etude comparée des projets de couverture universelle des soins en Côte d'Ivoire et au Gabon

Jean-Pierre Sery

Résumé : *La Côte d'Ivoire et le Gabon consacrent à peine 7 % de leurs ressources publiques aux dépenses de santé. En outre, les populations ne bénéficient d'aucun mécanisme approprié de couverture médicale même si en théorie on dénombre entre 10 et 29 % de personnes couvertes respectivement pour la Côte d'Ivoire et le Gabon.*

Les gouvernements des deux pays ont lancé depuis 2001 des projets majeurs d'institution de la couverture médicale au profit de l'ensemble des populations. Les deux projets qui se dénomment Assurance Maladie Universelle pour la Côte d'Ivoire et Couverture Médicale Généralisée pour le Gabon présentent des caractéristiques communes : régimes obligatoires, fondés sur les solidarités professionnelles, contributifs pour tous les actifs et non contributifs pour les personnes économiquement faibles. Des différences notables apparaissent cependant entre les deux projets au niveau du cadre institutionnel. Le projet gabonais veut s'appuyer sur les organismes de prévoyance sociale existants pour administrer la Couverture Médicale Généralisée. La seule création nouvelle concerne la Caisse Médicale des Agents de l'État. Quant à la Côte d'Ivoire, elle fait table rase des institutions de prévoyance sociale en créant ex-nihilo trois nouveaux organismes : la caisse nationale de l'assurance maladie pour le secteur privé et les indépendants, la caisse sociale agricole pour le secteur agri-

*cole dont le financement est assuré par des prélèvements sur la vente des pro-
duits et le Fonds de Régulation qui gère la trésorerie commune.*

*Les expériences ivoiriennes et gabonaises sont assez intéressantes en ce sens
qu'elles essaient d'apporter une solution radicale au problème de l'accès aux
soins des populations africaines notamment celles qui sont les plus défavorisées.
Cependant de nombreux défis devront être relevés. Car, la surestimation de la
capacité administrative du pays, les contraintes de l'environnement institutionnel et macroéconomique, l'importance de l'économie informelle qui limite
les capacités de taxation, les modèles de réforme structurelle qui vont à
l'encontre de la culture nationale ou n'en tiennent pas compte et la sous-
estimation des « forces en jeu » représentent certains des obstacles qui s'opposent
à une réforme efficace de la santé.*

INTRODUCTION

Présentation générale des deux pays

La Côte d'Ivoire et le Gabon sont deux pays à revenu intermédiaire.
Les revenus par tête d'habitant de ces pays sont parmi les plus élevés
de la zone franc (610 US$ en 2002 pour la Côte d'Ivoire et 3120 US$
en 2002 pour le Gabon)

Démographie

Les deux pays se différencient notablement au niveau de la démographie. En 2002, la population de la Côte d'Ivoire était estimée à 16,8
millions et a crû à un rythme annuel de 1,9 %. Tandis que pour la
même année, la population du Gabon s'élevait à 1,3 millions d'habitants et a crû à un rythme annuel de 2,2 %.

Financement de la santé

Les dépenses totales de santé sont relativement élevées dans les deux
pays.

Pour la Côte d'Ivoire, ces dépenses correspondaient à 6,2 % du PIB
en 2001, le même niveau que cinq ans plus tôt (graphique 1), toutefois,
la dépense totale par habitant est passée de 48US$ en 1997 à 41US$ en

2001, après avoir atteint 54US$ en 1998. En 2001, les dépenses publiques représentaient respectivement 16 % et 6 % des dépenses de santé totales et des dépenses publiques totales. Les dépenses privées constituaient donc 84 % des dépenses totales, et se composaient respectivement de paiements directs faits par les usagers (89,7 % en 2001) et des paiements effectués aux assurances privées (10,3 % en 2001).

Quant au Gabon, les dépenses totales de santé se sont élevées à 3,6 % du PIB en 2001, enregistrant une hausse de 0,7 % par rapport à 1997

Graphique 1

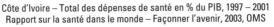

Côte d'Ivoire – Total des dépenses de santé en % du PIB, 1997 – 2001
Rapport sur la santé dans le monde – Façonner l'avenir, 2003, OMS

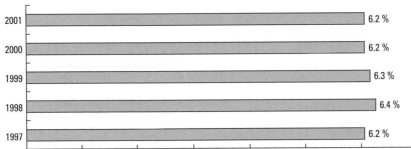

Graphique 2

Côte d'Ivoire – Indicateurs des comptes nationaux de santé, 1997 – 2001
Rapport sur la santé dans le monde, 2003 – Façonner l'avenir, OMS

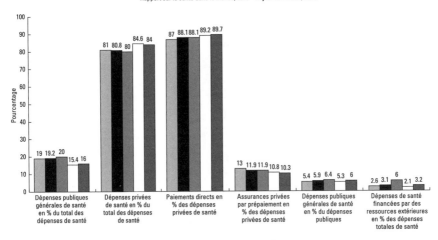

(graphique 3). Toutefois, les dépenses totales par habitant ont diminué de 4US$ entre 1997 et 2001, glissant de 131US$ à 127US$. Au cours de la même période, la part des dépenses privées de santé, constituées uniquement de paiements directs par les usagers, a fortement augmenté, passant de 34,4 % en 1997 à 52,1 % en 2001. Les dépenses publiques de santé représentaient 7,3 % des dépenses publiques totales en 2001 (graphique 4).

Graphique 3

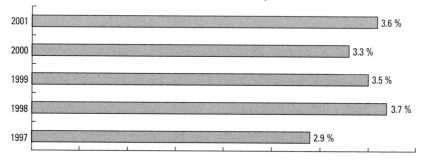

Gabon – Total des dépenses de santé en % du PIB, 1997 – 2001
Rapport sur la santé dans le monde, 2003, – Façonner l'avenir, OMS

Graphique 4

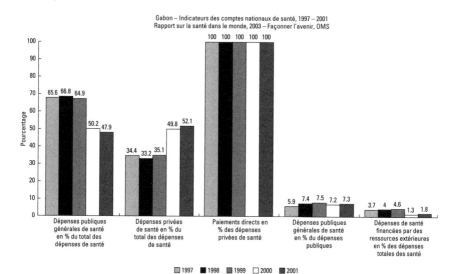

Gabon – Indicateurs des comptes nationaux de santé, 1997 – 2001
Rapport sur la santé dans le monde, 2003 – Façonner l'avenir, OMS

CONTEXTE DES RÉFORMES

Comme la plupart des autres pays africains de la zone franc, le Gabon et la Côte d'Ivoire avaient appliqué très tôt des politiques sociales hardies en accordant aux populations la gratuité des soins dans les formations sanitaires publiques. En ce qui concerne le Gabon notamment, les lois sociales ont placé ce pays pendant longtemps en première ligne des pays africains ayant bâti une politique de protection sociale ambitieuse. Cette politique répondait au souci des nouveaux États de créer des infrastructures de base nécessaires au décollage économique et social du pays. Malheureusement, la gratuité des soins devint rapidement illusion face à un double phénomène : (i) la croissance des coûts de facteurs et dans le même temps, (ii) la réduction drastique des ressources publiques. De sorte qu'on a assisté à une dégradation continue des infrastructures, des équipements et des matériels dans l'ensemble des formations sanitaires, à une pénurie des médicaments et à la démotivation du personnel. Dans de telles conditions, les systèmes de couverture existants ne peuvent connaître que des dysfonctionnements, non seulement dans la rationalisation de la distribution des soins aux bénéficiaires, mais également dans la pérennité du financement des prestations servies.

Les dysfonctionnements des systèmes existants

La couverture sociale médicale au Gabon et en Côte d'Ivoire couvre respectivement 29 % et 6 % de la population (Sery, 2004). Ces taux de couverture auraient pu être plus élevés si les quelques régimes existants ne connaissaient pas un certain nombre de dysfonctionnements (financement inadapté, non application des dispositions légales prévues, fraude). Alors que dans un passé lointain, les prestations prévues en faveur des fonctionnaires et agents de l'État dans les deux pays étaient effectivement couvertes par les organismes publics existants, aujourd'hui, aucun de ces organismes ne fournit les prestations prescrites par la loi.

Au Gabon, la couverture du risque maladie des agents publics et des indigents ne bénéficie d'aucune organisation et d'aucun financement appropriés. Le paquet de services couverts est aujourd'hui réduit et les consultations ne sont plus prises en charge même dans les structures publiques. Cela a poussé les fonctionnaires à ne pas fréquenter la majorité de ces structures.

Quant aux fonctionnaires ivoiriens, ils bénéficient théoriquement des dispositions légales et réglementaires qui leur accordent des secours maladie, mais dans la pratique, tous les actes médicaux prescrits dans le public sont soumis au recouvrement total des coûts. L'inconvénient de la politique de recouvrement des coûts est qu'elle demande à des usagers de payer désormais des services qui étaient jusque là gratuits et dont la qualité n'est pas garantie. C'est d'ailleurs pour se sortir de cette impasse que les fonctionnaires et agents de l'État ont préféré mettre en place une structure mutualiste de prise en charge de leurs soins de santé.

Les salariés du secteur privé dans les deux pays semblent mieux lotis. Les conventions collectives en vigueur leur accordent en effet des systèmes de garantie dont le financement est majoritairement à la charge de l'employeur dans le cadre de la médecine d'entreprise (4/5 du coût). Mais à ce niveau, il faut noter que la seule contribution patronale ne permet pas de couvrir des prestations de santé de qualité. En effet les prestations servies ne sont, dans la plupart des cas, que des soins de première nécessité qui de ce fait n'exercent pas d'attrait sur le personnel. C'est pourquoi, en lieu et place de la médecine d'entreprise, les entreprises de grande taille préfèrent s'en remettre aux compagnies d'assurances privées pour la gestion de la couverture maladie de leurs personnels. Les financements des contrats d'assurance sont assurés sur la base de la règle de 20/80 entre le salarié et l'employeur. Dans les deux pays, le secteur des assurances privées est relativement prospère comparativement aux pays à faible revenu de la zone franc. Les taux de couverture des populations par les assurances privées sont compris entre 3 % pour la Côte d'Ivoire et 6 % pour le Gabon alors que dans les autres pays, le taux le plus élevé est inférieur à 1 % de la population (Sery, 2004). Cependant, il faut reconnaître que l'assurance privée mettra du temps avant d'élargir son taux de pénétration et sa contribution au financement total de la santé en raison de son coût prohibitif discriminant pour une grande partie de la population.

La part prépondérante des ménages dans le financement de la santé

Face à l'essoufflement de l'État pour assurer convenablement le financement des dépenses publiques de santé, les ménages constituent les principaux pourvoyeurs de fonds des dépenses nationales de santé dans les deux pays.

En Côte d'Ivoire, les dépenses de santé du pays sont financées majoritairement par le secteur privé (63,1 % dont 55 % pour les paiements directs des ménages et 12,9 % pour les assurances et les systèmes de prépaiement). La part de l'État représente 46,9 % dont 14,4 % au titre de l'aide extérieure. Si la part de l'État est inférieure à celle des ménages, c'est parce que, très tôt, l'État de Côte d'Ivoire a encouragé des formes de financement alternatif du secteur de la santé qui visent à impliquer formellement les populations dans le financement et la gestion des formations sanitaires publiques. La première étape de la réforme a consisté en la mise en oeuvre du recouvrement des coûts des actes de santé de façon partielle avec les médicaments en 1987 et la généralisation à tous les actes médicaux en 1994. La politique de tarification a eu un mérite, c'est celui de créer une tradition de coût dans un contexte où la gratuité des soins était généralisée. Cette tradition qui est maintenant admise par les populations a été un facteur déterminant pour stimuler le programme d'assurance maladie autofinancée qui a vu le jour par le vote de la loi du 9 octobre 2001 portant institution et fonctionnement de l'assurance maladie universelle. Le pays ne pouvait en effet entreprendre une large promotion de l'assurance maladie sans imposer tout d'abord une participation des utilisateurs aux coûts dans les établissements d'État, plus spécialement les hôpitaux.

Au Gabon, les dépenses de santé supportées par les ménages correspondaient à 52,1 % des dépenses totales de santé en 2001. Les ménages sont particulièrement mis à contribution puisqu'ils sont obligés d'affecter 30 à 40 % de leurs ressources aux seules dépenses de santé, selon une étude de la Banque mondiale. Les populations qui ont une activité rémunératrice sont obligées de mutualiser le risque en créant des tontines ou des mutuelles de santé. Ayant pris conscience du poids de la maladie sur les revenus des ménages, le gouvernement gabonais a adopté en 1995 une ordonnance portant orientation de la politique de santé en République Gabonaise. Cette ordonnance fixe un certain nombre de priorités telles que :

- la protection des groupes de population vulnérables tels que les malades mentaux, les handicapés et les personnes âgées.

- la création d'un service public de santé diversifié faisant intervenir plusieurs acteurs et dont l'efficacité implique une véritable coordination au niveau des investissements et une recherche systématique des complémentarités.

• la redéfinition des mécanismes de financement du service public de santé afin d'assurer à tous l'équité des contributions à l'effort de santé et l'égalité des conditions d'accès aux soins. Cette redéfinition implique une réforme institutionnelle de la protection sociale. Dans cette heureuse perspective, le gouvernement vient de lancer le projet de couverture universelle des soins dont le but est d'accorder à chaque citoyen gabonais un accès à des soins de santé.

La présente contribution a pour but de présenter les caractéristiques des projets de couverture universelle en cours d'implantation en Côte d'Ivoire et au Gabon, en passant en revue les objectifs poursuivis et les mécanismes institués.

Dans la première partie, nous aborderons les objectifs visés par les nouveaux systèmes de couverture universelle notamment, au regard de leur impact attendu sur la mobilisation de ressources nouvelles, l'amélioration de l'accessibilité aux soins, l'équité dans le financement et la qualité des services de santé. Dans la deuxième partie, les mécanismes techniques institués par les différents régimes d'assurance maladie seront passés en revue pour déterminer leurs caractéristiques. Dans une troisième et dernière partie, la méthodologie d'implantation des différents systèmes de couverture sera présentée.

LES OBJECTIFS VISÉS PAR LES PROJETS DE COUVERTURE UNIVERSELLE

Les régimes ivoiriens et gabonais de couverture universelle des soins présentent globalement des caractéristiques communes. De légères différences apparaissent au niveau du cadre institutionnel :

Orientations stratégiques

Les concepteurs des projets ivoirien et gabonais de couverture universelle des soins ont fixé des orientations stratégiques qui se rejoignent sur les points suivants :

• Une assurance maladie obligatoire, contributive pour tous les actifs et non contributive pour les personnes économiquement faibles.

- Une assurance maladie qui ambitionne de couvrir l'entièreté de la population sans discrimination de nationalité ;

- Un ticket modérateur obligatoire et modulable ;

- Un panier de soins essentiels pouvant être étoffé au fur et à mesure de l'évolution du profil épidémiologique ;

- Une harmonisation de la nomenclature et de la tarification des actes dans le service public de santé ;

- Une gestion centralisée et autonome (public, parapublic et militaire) des médicaments ;

- Un système ouvert (le recours à une assurance complémentaire indépendante est libre) ;

- Un financement assuré selon le mécanisme du tiers payant, au nom de la responsabilité (tout bénéficiaire de prestation est un contribuable du système) et de la solidarité (l'ensemble de la collectivité nationale contribue pour les plus démunis) ;

- Un contrôle et une analyse permanents des coûts, de la qualité, de la quantité et de l'effectivité des prestations servies.

Objectifs spécifiques

L'institution de régime de couverture universelle des soins vise à terme à créer un système de santé basé, non pas sur la subvention de l'offre de services de santé, mais plutôt créant des demandes de soins appropriés. Cette approche vise à réaliser les objectifs spécifiques suivants :

- Favoriser l'accessibilité financière de l'offre de soins ;

- Stimuler le développement du secteur privé ;

- Favoriser l'équité dans l'accès aux soins.

Améliorer l'accessibilité financière de l'offre de soins

La mise en commun des ressources de la collectivité pour faire face aux dépenses individuelles de santé va permettre de réduire le coût de prise en charge des soins de santé. Car, en l'absence de mécanismes de financement socialisé de la santé, l'offre de soins est très coûteuse pour la grande majorité des populations. Les produits d'assurance maladie, très peu développés, sont vendus très chers. En Côte d'Ivoire, le coût de l'assurance privée varie entre 300 et 600 dollars US par an et par tête. Cela en raison, d'une part, des frais de prise en charge qui sont assez élevés (15 à 36 %) et, d'autre part, de la faible proportion des personnes assurées (3 %).

L'assurance maladie à vocation universelle est attendue avec beaucoup d'espoir parce qu'elle peut entraîner une réduction significative du coût de prise en charge des soins de par sa capacité à constituer un grand pool de risques et partant opérer une plus grande dispersion du risque. En outre, si des mesures de conventionnement avec les prestataires de soins sont prévues, elles devraient permettre de plafonner le coût global des prestations assurées. Tous ces mécanismes, s'ils sont judicieusement appliqués pourraient entraîner une plus grande utilisation des services de santé puisque les barrières financières immédiates qui sont l'une des raisons de la désaffection des services de santé par les populations n'existeraient plus. En instituant le tiers payant, l'assurance débarrasse le bénéficiaire de tout souci immédiat d'accès aux soins. La dépense nationale de santé, bien que notoirement plus élevée que celle des pays de la sous région, ne peut masquer la faible utilisation des services de santé par les citoyens : en moyenne moins d'une consultation par habitant et par an.

Développer le secteur sanitaire privé

Depuis que la tarification des services et le recouvrement de leur coût sont devenus une pratique courante dans le secteur public, les ménages sont plus portés à s'intéresser à des moyens alternatifs de payer les soins qu'ils reçoivent. C'est ainsi qu'ils se déportent naturellement vers le secteur privé de la santé où, à coût égal, les prestations sont de meilleure qualité par rapport aux services étatiques. Avec la création de l'assurance maladie, cette pratique va s'accentuer car toutes les structures de soins seront mises en compétition pour donner des soins de qualité aux assurés. Les deux projets prévoient une convention tarifaire qui sera établie avec l'ensemble des prestataires de soins, qu'ils soient du secteur public, du secteur privé ou du secteur traditionnel. De ce point de vue, les prestataires privés ont un avantage dans la compétition en raison de leur savoir-faire et de la qualité de leurs prestations.

Ceci va obliger les structures publiques à améliorer leurs performances pour tenter de capter la clientèle et surtout la fidéliser. Pour ce faire, elles devront repenser notamment la politique de tarification des soins médicaux pour rapprocher celle-ci du coût unitaire des actes pratiqués surtout dans les établissements tertiaires. En effet, si ces établissements peuvent mobiliser des ressources importantes du fait de l'assurance, ils pourront dépendre moins des subventions de l'État ; celui-ci pourra alors faire une ré-allocation équitable des ressources dégagées vers les populations les plus démunies notamment celles du secteur primaire et secondaire.

Favoriser l'équité dans l'accès aux soins

Les systèmes de couverture existants, comme cela a été dit plus haut, favorisent les élites. De ce point de vue, ils ne peuvent avoir qu'un faible taux de pénétration (entre 10 et 30 % de la population). Ces systèmes excluent donc au moins 70 % de la population. En instituant la couverture universelle, les autorités des deux pays veulent non seulement lutter contre la pauvreté en améliorant la santé de tous les citoyens mais elles veulent également lutter contre l'exclusion sociale, d'autant que les personnes exclues des régimes légaux ont démontré quelquefois leur capacité et leur volonté à se prendre en charge (dans le secteur informel et le secteur communautaire en Côte d'Ivoire notamment). Si les nouveaux régimes de couverture instituent des mécanismes de redistribution pertinents, la généralisation de la couverture peut se réaliser sans beaucoup d'accros.

LES PRESTATIONS ASSURÉES

L'étendue des prestations que vont couvrir les nouveaux régimes varie d'un pays à un autre. En Côte d'Ivoire, la gamme des prestations offertes par le régime légal de base est très ouverte ; elle comprend non seulement toutes les prestations de la pyramide sanitaire publique mais également les prestations du secteur privé. Les prestations qui sont exclusivement en nature comprennent :

• les consultations médicales

• les soins dentaires

- les analyses biologiques

- les médicaments

- les actes chirurgicaux

- l'hospitalisation

Dans le cas ivoirien, l'on a préféré le choix d'une gamme de prestations étendue à toute la pyramide sanitaire au détriment de quelques pathologies sélectives. Ce choix est expliqué par le souci d'éviter le phénomène de la sélection adverse des risques, qui consisterait pour le malade ou pour le prestataire à ne se faire consulter ou à ne prescrire que les services assurés. L'option prise par les concepteurs ivoiriens laisse au régime complémentaire une part bien mince, ce qui n'est pas de nature à permettre à ce régime complémentaire d'être attractif aux yeux des potentiels bénéficiaires.

Le Gabon a, semble t-il, perçu ce risque puisqu'il préconise un panier de soins restreint au départ et qui sera étoffé au fur et à mesure de la montée en charge du nouveau régime. C'est une attitude de prudence qui peut éviter les conflits avec les organismes de prise en charge existants qui verraient mal de se voir dépouiller brutalement des contrats qu'ils avaient déjà en portefeuille. Cette prudence n'a pas été observée dans le cas ivoirien, ce qui crée une hostilité ambiante autour de l'assurance maladie universelle.

LES BÉNÉFICIAIRES

Les bénéficiaires sont les personnes résidentes dans les pays. Le critère de la nationalité n'est pas discriminant. Cependant, au-delà des idéologies, il faut s'attendre aux effets pervers des flux migratoires entre les pays concernés et leurs voisins. Si ceux-ci n'ont pas de régime d'assurance maladie chez eux, leurs ressortissants en perpétuelle migration peuvent être tentés de bénéficier des prestations du pays d'accueil sans remplir les conditions de résidence. Dans le cas ivoirien qui est directement concerné par le phénomène de l'immigration (26 % d'immigrés), certaines dispositions ont été prévues dans la loi. Les bénéficiaires feront l'objet d'une procédure d'immatriculation. Le choix d'un identifiant numérique individualisant chaque assuré et ayant droit a été fait. C'est un identifiant unique qui sera utilisé par l'assuré dans tous ces rapports avec autrui ; il évitera ainsi d'être la source de conflits entre différentes administrations voulant faire prévaloir leur propre système d'immatriculation de leurs administrés. La question de l'immatriculation est apparemment anodine, mais dans la pratique mérite une attention particulière ; en effet il n'est pas pratique de tenir des registres basés sur les seuls éléments patronymiques qui de surcroît offrent peu de possibilité de gestion et de contrôle. Il faudra pour se faire, se référer à des données d'état civil fiables, parce que ces données permettront aux gestionnaires du régime d'assurance maladie de se livrer à des tris et analyses fort utiles non seulement pour la gestion du régime, mais également pour en retirer de précieuses informations pour la conduite d'une politique de santé publique. On doit indiquer également que le concept de bénéficiaire est généralement disjoint des obligations des acteurs en matière de financement. Ainsi un salarié ne peut être pénalisé pour son admission aux prestations si son employeur s'est affranchi de ses obligations en matière de versement des cotisations.

FINANCEMENT

Le financement d'un régime d'assurance maladie dépend largement des catégories de bénéficiaires mais également du contrat social impulsé par le gouvernement. Les systèmes ivoirien et gabonais sont essentiellement contributifs : ils reposent sur les cotisations des bénéficiaires assises sur les revenus du travail.

La contribution du secteur moderne

Les ressortissants du secteur moderne en Côte d'Ivoire sont estimés à 559.638 personnes en 2000 avec la répartition suivante : secteur public 106.227 et secteur privé 453.411. (Caisse générale de retraite des agents de l'État et Caisse Nationale de Prévoyance Sociale, 2002). Ces personnes paieront des cotisations dont la base de calcul varie selon des tranches de revenus. Un plafond est fixé au-delà duquel aucune cotisation n'est payée (voir tableau 1). La détermination des tranches trouve sa justification dans les notions de solidarité et d'attractivité ; dans le

Tableau 1 : Ventilation des cotisations du régime ivoirien par tranche de revenu

Tranche mensuelle de revenu salarié	% de cotisation
Jusqu'à 300.000	6
De 300.001 à 500.000	3
De 500.001 à 1.000.000	1
De 1.000.001 à 3.000.000	0,5
Au-delà de 3.000.000	0

secteur public, les 72 % des agents ayant un salaire mensuel de moins de 300.001 FCFA représentent 51 % de la masse salariale. La cotisation est partagée entre le salarié et l'employeur ; les études de faisabilité ont proposé que le partage soit à part égale : 50 % pour chaque partie.

L'étude de cas du projet gabonais ne dispose pas encore de toutes les données quantitatives puisque le projet est toujours en cours d'élaboration. Toutefois, selon les estimations, les cotisations seraient fixées comme suit :

• Pour les travailleurs du secteur privé et parapublic, la couverture sera financée par une double cotisation, patronale et salariale dont le taux et l'assiette sont déterminés par décret. Les propositions tournent autour de 4 % pour les travailleurs et 6 % pour les employeurs.

• En ce qui concerne les agents publics de l'État, leur couverture maladie est financée par une double cotisation, patronale et salariale fixée à 4 % pour les employés et 6 % pour les employeurs.

Tableau 2 : Ventilation des contributions forfaitaires du régime ivoirien par catégories de cotisants.

Catégories de cotisants	Montant annuel de la cotisation
Personnels des cultes	25.000
Demandeurs sociaux	12.000
Enfants de 0 à 5 ans	0
Elèves des écoles primaires	500
Enfants de 6 à 12 ans non scolarisés	500
Elèves des établissements secondaires	2500
Enfants de 13 à 18 ans non scolarisés	2500
Etudiants	7500
Aides familiales de 19 à 21 ans	12.000

La contribution des indépendants et des étudiants

Pour les travailleurs indépendants, les deux régimes fixent des cotisations forfaitaires proportionnelles aux chiffres d'affaires. Le projet ivoirien détermine avec précision la grille des contributions forfaitaires comme l'indique le tableau 2 ci-dessous.

La contribution pour les personnes indigentes et économiquement faibles

Concernant, les personnes reconnues comme indigentes (terminologie ivoirienne) ou ayant un pouvoir économiquement faible (terminologie gabonaise), leurs prestations seront financées par le budget général de l'État. Dans le cas gabonais, la précision d'une taxe de solidarité nationale est apportée.

La contribution des retraités

En l'absence de données fournies par le projet gabonais, seule la contribution des retraités de Côte d'Ivoire a pu être étudiée. Les retraités de Côte d'Ivoire, selon les sources officielles fournies par les deux organismes de gestion, la Caisse générale de retraite des agents de l'État et la caisse nationale de Prévoyance Sociale pour le secteur privé, sont au nombre de 109.684 personnes en 2002, dont 43.969 pour le secteur public et 65.715 pour le secteur privé. Le taux de calcul des cotisations est de 2 % ; le prélèvement sera effectué sur les pensions de retraite par les différentes caisses.

La contribution du secteur agricole

Ce point de l'étude n'intéresse que le cas ivoirien en raison de l'importance du secteur agricole dans l'économie nationale. Ce secteur est tellement important que les autorités ivoiriennes ont décidé de créer un régime spécial pour les agriculteurs, régime qui, comme on le verra dans la partie organisation, sera administré par la caisse sociale agricole. Le régime gabonais n'accorde pas un statut particulier au secteur agricole. Les effectifs des actifs de plus de 15 ans exerçant dans le secteur agricole ivoirien ont été estimés en 2002 à 3.551.401 personnes

Tableau 3 : Effectifs du secteur agricole en Côte d'Ivoire

Catégories de ressortissants	Nombre
Agriculteurs actifs de produits d'exportation du groupe 1 :	997.200
Agriculteurs actifs de produits d'exportation du groupe 2 :	84.002
Autres agriculteurs actifs indépendants	1.004.803
Salariés agricoles	214.633
Travailleurs à la tâche	43.753
Aide familiale et apprentis de + de 15 ans	1.207.010
Total	3.551.401

selon le Renseignement General de la Population et de l'Habitat de 1998 (voir tableau 3).

Les ressortissants du secteur agricole paieront des cotisations dont l'assiette varie en fonction de la nature des productions. L'assiette proposée est déterminée comme suit :

• sur le prix CAF des produits agricoles d'exportation du groupe 1 (café, cacao, anacarde, coton fibre)

• sur le prix CAF des produits agricoles d'exportation du groupe 2 (ananas, banane, mangue, papaye, coco, palmier à huile, canne à sucre, hévéa, tabac)

• sur le revenu des autres actifs du secteur.

Les bénéficiaires seront identifiés par leur groupement d'appartenance.

Le taux de base de calcul des cotisations proposé est indiqué dans le tableau 4 ci-dessous.

Dans le cadre de la maîtrise médicalisée des dépenses, tous ces mécanismes de financements seront complétés par le paiement d'un ticket modérateur, que ce soit dans le régime ivoirien ou dans celui du Gabon. Ce ticket modérateur dans le projet ivoirien sera uniquement à la charge des bénéficiaires utilisant les prestations du secteur secondaire et du

Tableau 4 : Ventilation des cotisations du secteur agricole ivoirien par nature de produits

Assiettes	Cotisation
Valeur CAF des produits d'exportation du groupe 1	5 %
Valeur CAF des produits d'exportation du groupe 2	2 %
Agriculteur au revenu annuel inférieur à 600.000 FCFA	Forfait annuel = 30.000 FCFA

secteur tertiaire. Il y a donc une exemption du ticket modérateur pour les personnes qui utilisent les prestations du niveau primaire. C'est une mesure d'équité dans la mesure où cette disposition favorise les populations rurales qui n'ont accès qu'aux infrastructures sanitaires de base. Quant au régime gabonais, le ticket modérateur est exigible de tout usager, indépendamment de la nature et de la qualité des soins sollicités.

ORGANISATION

C'est au niveau du cadre institutionnel que les deux régimes se différencient dans leur approche. Pendant que le projet ivoirien fait table rase des structures existantes pour créer ex nihilo des nouveaux organismes de gestion, l'approche gabonaise au contraire, veut renforcer l'existant pour l'ammener à gérer efficacement le nouveau régime.

Le cadre institutionnel ivoirien

Le statut juridique des organismes de gestion

La loi n°2001-636 du 9 octobre 2001, portant institution, organisation et fonctionnement de l'Assurance Maladie Universelle fixe l'organisation générale du système. Trois organismes de gestion sont créés. Ce sont : la Caisse Sociale Agricole (CSA), la Caisse Nationale d'Assurance Maladie (CNAM) et le Fonds National de Régulation (FNR).

La CSA est chargée de la gestion du risque maladie et maternité au profit des ressortissants du secteur agricole. La CNAM prend en charge les ressortissants des autres secteurs : formel, informel, indépendant et rural non agricole. Quant au FNR, c'est un organisme commun aux deux régimes, chargé du recouvrement des cotisations et de la gestion des ressources de l'assurance maladie.

Le législateur a donc opté pour un schéma organisationnel fondé sur la séparation des métiers. Les organismes créés sont, aux termes de l'article 14 de ladite loi, des institutions de prévoyance sociale. Leur statut juridique, défini par la loi n°99 – 476 du 2 août 1999 portant définition, organisation et fonctionnement des institutions de prévoyance sociale, leur confère la pleine autonomie et un statut juridique de droit privé. Les conseils d'administration de ces organismes ont une composition tripartite (employeurs, travailleurs et État). Les directeurs généraux et les présidents des conseils d'administration sont nommés par les différents conseils.

La déconcentration des activités

La nouvelle loi soumet les trois organismes à l'obligation d'opérer une déconcentration des tâches qui leur incombent. Il a donc été procédé à la répartition de tâches conceptuelles et des tâches opérationnelles entre les différents niveaux. En tenant compte du découpage administratif adopté par l'administration territoriale, trois types de structures ont été dégagés :

- Au niveau central : les Services Centraux ;
- Au niveau départemental : les Délégations ;
- Le niveau local : les Services Locaux de Sensibilisation.

La séparation entre les activités opérationnelles et celles relatives à la conception et au contrôle Pour permettre à la déconcentration d'atteindre son objectif (qui est de se rapprocher le plus possible des assurés) les activités opérationnelles sont confiées aux structures déconcentrées. Les services centraux, dégagés des tâches opérationnelles disposent d'un environnement propice à la réflexion, à la conception et au contrôle des activités des structures déconcentrées.

Les relations entre les institutions Le Fonds National de l'Assurance Maladie Universelle, la Caisse Sociale Agricole et la Caisse Nationale d'Assurance Maladie concourent ensemble à la réalisation du même objectif : la prise en charge des soins médicaux de tous les résidents. Ces trois organismes établissent nécessairement des relations sur les plans technique, financier, comptable et informatique.

- Au plan technique

  Les caisses et le Fonds définissent ensemble un cadre formel en vue d'une information mutuelle et d'une harmonisation des décisions pour une bonne gestion du Répertoire National. Les caisses gèrent le fichier des bénéficiaires et le fichier des prestataires de soins. Le Fonds procède au paiement des prestations aux professionnels de la santé et aux établissements sanitaires, sur ordonnancement des caisses. Les caisses reçoivent en retour les informations relatives aux paiements. Le Fonds élabore le budget annuel des prestations de chaque caisse en présence du Directeur Général de la caisse concernée.

• Au plan financier et comptable

Le Fonds tient la comptabilité de l'ensemble du système en individualisant la comptabilité des institutions et les documents comptables de fin d'exercice. Le Fonds gère également la trésorerie des deux caisses. Un budget de fonctionnement et d'investissement est mis chaque année à la disposition de chaque caisse par le Fonds. A la fin de l'exercice, les ressources non utilisées sont reversées au Fonds.

Le cadre institutionnel du régime gabonais

La couverture universelle dénommée Couverture Médicale Généralisée (CMG) va être gérée par trois structures de protection sociale. Ce sont deux structures déjà existantes : la Caisse Nationale de Sécurité Sociale (CNSS), la Caisse Nationale de Garantie Sociale (CNGS) qui seront réhabilitées, et une nouvelle caisse dénommée Couverture Médicale des Agents Publics (CMAP) qui aura en charge la couverture des agents publics de l'État conformément à l'orientation du nouveau statut général de la fonction publique.

• Seraient affiliés à la CNSS : les travailleurs salariés de droit privé des secteurs parapublic et privé et des collectivités locales, la main d'œuvre non permanente de l'État et des Collectivités locales, ainsi que les gens de maison ;

• Seraient affiliées à la CNGS : les étudiants et les personnes ayant un faible pouvoir d'achat.

• Seraient affiliés à la CMAP : les agents publics de l'État et des collectivités locales.

Les organismes de gestion de la CMG sont placés sous l'autorité d'une Commission de contrôle (sorte de Conseil d'Administration) avec une représentation paritaire employeurs / employés. La Commission de contrôle est placée sous la présidence rotative d'un de ses trois groupes « d'actionnaires » que sont, selon le cas, l'État, le secteur privé et les travailleurs salariés, à raison de deux représentants par groupe. Chaque Caisse aura sa commission de contrôle différente du Conseil d'administration de l'organisme.

MÉTHODOLOGIE D'IMPLANTATION DES DEUX RÉGIMES

Dans les deux cas, il reste vrai que le système d'assurance maladie a été impulsé par le gouvernement. Mais en le faisant, le gouvernement ne faisait que répondre à l'attente des populations qui étaient demandeuses depuis de longues années d'un système de couverture maladie à l'instar des autres prestations comme la retraite, les accidents de travail et les allocations familiales. C'est pourquoi la mise en œuvre conceptuelle et organisationnelle du projet procède d'une démarche participative, gage de la réussite d'une initiative d'une telle ampleur qui, assurément, va entraîner un bouleversement positif dans le mode de vie des populations. Cette approche participative est permanente tout au long du processus et permet de recueillir et de mobiliser l'adhésion des populations, de capter leurs attentes et leur intérêt. En Côte d'Ivoire comme au Gabon, des concertations ont été organisées, qui ont regroupé les organisations professionnelles et syndicales de tous les secteurs d'activités répertoriés. Ces concertations auxquelles ont également pris part les élus et l'administration territoriale, ont été renforcées par les services techniques des départements ministériels en charge du dossier. Les prestataires de santé (médecins, pharmaciens, chirurgiens-dentistes, tradipraticien) à travers leurs organisations (ordres, syndicats et associations) ont également participé à ces séances de prise de décision.

CONCLUSION

Le débat aujourd'hui en Afrique, concerne moins la question de savoir s'il y a lieu de rendre les soins médicaux payants que celle de savoir comment faire en sorte que le produit de leur tarification contribue davantage à rendre les services de santé plus efficaces, plus équitables et plus viables. Au cœur de la question, il y a la nécessité de trouver des voies acceptables pour capter des ressources que les familles africaines peuvent et acceptent généralement de payer. Et parmi ces voies, l'assurance maladie autofinancée apparaît comme l'instrument pouvant mieux favoriser l'équité, générer des ressources nouvelles pour rendre efficaces et efficients les services de santé. Ce système représente aujourd'hui le seul outil dont disposent les gouvernements africains pour échapper à la pratique coûteuse des subventions générales pour les soins hospitaliers, libérant ainsi des fonds pour financer des programmes de santé publique ainsi que la mise en place de services de soins préventifs et primaires dont bénéficient les pauvres.

Les gouvernements ivoirien et gabonais ont lancé une réforme ambitieuse de modernisation et de démocratisation de leurs systèmes de protection sociale, par la mise en place d'un système efficace et efficient de couverture maladie qui couvrira l'ensemble de la population. Un tel système devrait constituer une réponse concrète et novatrice aux grands défis de la lutte contre la pauvreté et l'exclusion sociale. Car les deux pays connaissent un taux d'exclusion sociale élevé (entre 90 et 70 %). Ce noble objectif est apparemment réalisable si on considère les atouts économiques dont disposent les deux pays :

(i) des ressources économiques importantes qui, si elles sont bien distribuées au plan de l'équité, peuvent supporter le poids financier du nouveau système (le Gabon et la Côte d'Ivoire font partie des pays à revenus intermédiaires) ;

(ii) pour le Gabon, la taille de la population qui n'est pas très grande peut constituer un atout dans la mesure où l'identification des adhérents et, par conséquent, une meilleure connaissance de leurs habitudes de consommation pourraient s'en trouver plus facilitées.

Cependant, les promoteurs dans les deux camps seraient bien avisés de s'entourer des conditions de faisabilité socioéconomique suffisantes pour garantir la pérennité du régime. A cet égard, la modernisation de l'offre de soins s'impose car les consommateurs seront de plus en plus exigeants pour la qualité des prestations. En outre, une certaine prudence devrait être observée dans l'étendue des prestations à couvrir et le mode de management qui devrait plus se rapprocher des méthodes de gestion du privé pour s'assurer de l'efficacité technique et de la transparence nécessaire à la bonne exécution d'un projet de telle envergure. En effet, la surestimation de la capacité administrative du pays, les contraintes de l'environnement institutionnel et macroéconomique, l'importance de l'économie informelle qui limite les capacités de taxation, les modèles de réforme structurelle qui vont à l'encontre de la culture nationale ou n'en tiennent pas compte et la sous-estimation des « forces en jeu » représentent certains des obstacles qui s'opposent à une réforme efficace de la santé.

BIBLIOGRAPHIE

Bi-yongo, G. 2004. *Assurance maladie au Gabon.* Rapport à la conférence internationale sur la couverture du risque maladie en Afrique francophone. Paris : Avril.

World Bank, The Economist Intelligence Unit. 2003. *Profil du Gabon.* Washington, DC. : World Bank.

World Bank, The Economist Intelligence Unit. 2003. *Profil de la Côte d'Ivoire.* Washington, DC. : World Bank.

CHAPITRE 9

Réforme du financement de la santé au Kenya : Évaluation de la proposition d'assurance maladie

Guy Carrin, Chris James, Ole Doetinchem

Résumé : *Depuis son accession à l'indépendance en 1963, le Kenya a connu de nombreux changements en matière de politiques de financement de la santé. Récemment, un important travail préparatoire a été effectué en vue d'instaurer une nouvelle Loi sur l'assurance maladie qui, si elle est acceptée, conduirait, après une période de transition, à la mise sur pied d'un système universel d'assurance-maladie au Kenya. Une des principales caractéristiques de la Loi envisagée est qu'elle assure aux pauvres l'accès aux soins de santé en leur offrant un statut de membre à part entière du système d'assurance maladie. Dans cet article, nous évaluons la performance 'attendue' du Fonds d'Assurance maladie qui serait mis en place si la Loi était adoptée. Nous présentons aussi un aperçu de la manière dont la réforme serait financée et les réactions initiales des différentes parties prenantes impliquées dans cette réforme.*

INTRODUCTION

Depuis son indépendance en 1963, le Kenya a surtout financé son système de santé principalement à partir des impôts, mais ensuite il a graduellement introduit une série de changements en matière de politiques de financement de la santé. Le système de paiements directs avait aussi été instauré, mais avait, par la suite été aboli pour des raisons d'équité sociale. Cependant, les paiements directs de services de santé ont été introduits de façon plus formelle en 1989. Ces paiements directs existent toujours aujourd'hui et leur impact sur l'accès aux soins a fait l'objet de nombreuses études empiriques. Un Fonds national d'Assurance Hospitalière (FNAH) a aussi été introduit en 1965 ; ce fonds n'était obligatoire que pour les employés du secteur formel et le paquet de services qui lui était associé a été reconnu comme inadéquat. Toutefois, en novembre 2004, une nouvelle réforme du système de financement de la santé, comprenant la mise en place d'un Fonds National d'Assurance-maladie (FNAM) destiné à couvrir toute la population, a été soumise au Parlement.

La mise en oeuvre d'un FNAM bien géré et efficace représente un formidable défi. L'objectif principal n'est rien d'autre que de permettre à toutes les couches de la population, y compris les pauvres, d'accéder à un paquet de services de santé relativement complet. De plus, tout paiement direct additionnel pour des soins couverts par l'assurance (i.e. co-paiements) ne devrait pas engendrer des frais catastrophiques pour les ménages ou les rendre pauvres.

Dans ce chapitre, l'accent est mis sur les principales caractéristiques conceptuelles du FNAM envisagé, évaluant ainsi les performances attendues du fonds de même que son financement et son organisation Les réactions initiales de certaines parties prenantes et les défis inhérents à la mise en œuvre sont aussi brièvement explorés Avant d'effectuer cette analyse, nous faisons d'abord un survol des initiatives de réforme du financement de la santé au Kenya.

RÉFORME DU FINANCEMENT DE LA SANTÉ AU KENYA

L'introduction de paiements directs par les utilisateurs

Les paiements directs, ou 'le partage des coûts' comme on dit habituellement au Kenya, n'avaient pas été pris en compte dans les politiques discutées entre 1963 et 1989. Le système de financement de la santé reposait alors principalement sur les revenus fiscaux. Toutefois, vers la fin des années 1980, le partage des coûts a commencé à susciter beaucoup d'attention au niveau des politiques. En 1989, les politiques d'ajustement structurel et de sévères contraintes budgétaires du gouvernement ont mené à l'introduction de paiements directs pour les consultations externes et les hospitalisations dans les structures sanitaires publiques. Cependant, les enfants de moins de cinq ans et les personnes atteintes de maux spécifiques ont été exemptés de ces paiements. De plus, les soins de santé sont demeurés gratuits dans les dispensaires (Dahlgren, 1991). Suite à de véhémentes protestations, la politique de paiements directs par l'utilisateur a été remaniée en 1990 pour éliminer ces frais au niveau des consultations externes uniquement. Cette mesure fut, plus tard, éliminée en raison de la réaction des partenaires au développement. Plusieurs études ont montré l'impact négatif des paiements directs sur l'utilisation des services de santé au Kenya. Une étude sur l'utilisation des services de santé au Kibwezi, une région rurale pauvre, a révélé que la fréquentation des services de consultation externe a de nouveau augmenté après le retrait des frais d'adhésion (Karanga et autres, 1995). Dans le même ordre d'idées, une étude sur les comportements en matière de fréquentation des structures sanitaires publiques dans les districts de Kisumu et Embu a montré que, pour les consultations externes, la fréquentation avait baissé de 50 % durant la période initiale de partage des coûts en 1989; par la suite, le niveau de fréquentation est remonté de 41 % suite à la suspension des frais d'inscription aux consultations externes (Mwabu et autres, 1995). Les résultats des recherches sur l'impact des paiements directs sur la fréquentation des centres de référence pour les maladies sexuellement transmissibles (MTS) confirment les résultats empiriques ci-dessus; durant la période de paiements directs, la fréquentation masculine a chuté de 40 % à la Clinique de Traitement Spécial des MTS de Nairobi pour ensuite remonter quand ces paiements ont été suspendus, même si ce n'est qu'à 64 % du niveau de fréquentation obtenu pendant la période ayant précédé l'introduction de paiements directs (Moïse et al., 1992). Les mécanismes d'exemption n'ont aussi pas été particulièrement efficaces (Bitrán, Giedion 2003).

Cependant, la situation fiscale au Kenya est restée problématique, et le Gouvernement a décidé de réintroduire la tarification des soins en 1992. Au courant des effets négatifs sur l'utilisation, le Gouvernement a introduit ces honoraires graduellement, d'abord dans les hôpitaux nationaux et provinciaux et ensuite dans les hôpitaux de district et les centres de santé. Les tarifs devraient être payés seulement quand un traitement efficace était vraiment disponible. L'utilisation des services de consultation externe dans les hôpitaux a baissé même si ce n'est que modestement, à savoir de 6 % par rapport à la période où les honoraires avaient été suspendus. Cette modeste réduction a été non seulement attribuée au lien entre honoraires et traitement efficace, mais aussi à de meilleures règles d'exemption (Collins et al.1996). Cependant, le coût des soins reste un problème important : 40.5 % des ménages n'ayant pas eu accès aux services de santé ont cité des difficultés financières comme la raison principale de ce phénomène (Xu et al., 2005).

Le système de paiements directs par l'utilisateur a été maintenu jusqu'à ce jour. Toutefois, en juin 2004, le Ministre de la Santé a énoncé une déclaration de politique, stipulant que les soins de santé dans les dispensaires et les centres de santé seraient gratuits pour tous les citoyens et que seuls des droits d'inscription minimaux seraient perçus dans les structures sanitaires publiques.

Intérêt pour l'assurance-maladie

Cependant, l'événement le plus significatif depuis l'introduction des politiques de paiements directs par l'utilisateur en 1989 a été l'intérêt porté par le gouvernement à l'assurance-maladie comme méthode de financement de la santé et la possibilité de sa mise en place au Kenya. Le but d'un tel système est d'assurer à tout kenyan l'accès aux soins externes et aux hospitalisations et de réduire significativement les dépenses de santé financées directement par les ménages, particulièrement les plus pauvres. Déjà en mai 2002, un Groupe de travail inter-sectoriel avait été mis en place pour préparer une stratégie nationale et une législation qui seraient les prémisses de la préparation du Fonds National d'Assurance Maladie du Kenya (FNAM) (Ministère de la Santé, 2003 ; Mboya et al., 2004). Après une série de débats sur les politiques et les délibérations que cela engendre au Parlement, ce dernier a passé le Projet de loi sur le FNAM le 9 décembre 2004. Cependant, le Président, que l'on s'attendait à voir ratifier le projet de loi suite à son acceptation par le Parlement, a décidé que ce projet avait toujours besoin d'amendements et l'a renvoyé au Parlement pour faire l'objet de débats.

Il est important de noter que le Kenya dispose déjà d'un système l'assurance hospitalisation dans le cadre du Fonds national d'Assurance hospitalière vieux de 40 ans (FNAH), qui oblige tous les employés salariés et leurs dépendants à s'assurer et à effectuer des contributions mensuelles obligatoires. La nouvelle Loi sur le FNAM représente cependant un formidable défi pour le système de financement de la santé au Kenya, dans la mesure où son principe est la couverture universelle. C'est l'ancien

FNAH qui sera modifié pour devenir ce nouveau Fonds. Un autre défi important est l'amélioration drastique de la protection financière fournie par le biais de l'assurance-maladie. En effet, bien qu'il ait atteint environ 7 millions de bénéficiaires, le FNAH ne couvrait seulement que la partie 'hébergement' des dépenses d'hospitalisation. C'est-à-dire qu'un individu assuré dans le cadre du FNAH devait malgré tout payer de sa poche les frais de traitement, le diagnostic et les produits pharmaceutiques. On comprend, par conséquent, que la protection financière fournie par le FNAH était très limitée.

PRINCIPALES CARACTÉRISTIQUES DU FNAM

Pour évaluer le FNAM proposé, des documents portant sur les politiques du gouvernement kenyan ont fait l'objet d'un examen minutieux, notamment le « *Sessional Paper on National Social Health Insurance in Kenya* » (Ministère de la Santé 2004a) et le « *Draft National Social Health Insurance Fund Bill* » (Ministère de la Santé 2004b). Dans les références, ces documents seront respectivement appelés « Document de Session » et « Esquisse de Projet de loi ». Sauf indication contraire, les données utilisées dans cette section proviennent d'un de ces deux documents.

Évaluation des performances attendues

Nous introduisons un cadre conceptuel, qui devra aider à suivre et évaluer les progrès accomplis dans la mise en place d'un système d'assurance-maladie (Carrin et James, 2005). Nous présentons une brève synthèse de ce cadre, puis nous l'appliquons au FNAM du Kenya. On notera au passage que nous évaluons les performances attendues du nouveau FNAM plutôt que celles du FNAH existant. Cette évaluation est en grande partie basée sur une série de six rapports techniques (RMTs) consécutifs à des missions consultatives effectuées par l'OMS, la GTZ, le BIT, la KfW et DFID (2004). Ces rapports contiennent les suggestions techniques formulées par les conseillers ayant participé à ces missions.

La performance d'un système d'assurance maladie (AM), ou en fait de n'importe quel type de système de financement de la santé, peut être évaluée en termes du degré de réalisation d'une couverture universelle : garantir à tous l'accès aux services de santé à un coût accessible. En fait, l'Organisation Mondiale de la Santé (OMS) a déjà déclaré que « le but du financement de la santé est de rendre les fonds disponibles, tout en créant les motivations financières adéquates pour les prestataires, cela afin de s'assurer que tous les individus ont accès à des soins de santé publique et à des services médicaux personnels efficaces » (OMS, 2000 : 95). Ainsi, nous évaluons les performances attendues du FNAM durant ses premières années de mise en place en fonction des objectifs de financement de la santé suivants : Génération de ressources (en quantité suffisante et de façon durable), utilisation optimale des ressources, accessibilité financière aux services de santé pour tous.

L'évaluation des performances par rapport à ces objectifs de financement de la santé se fait par le canal de l'analyse des performances réalisées pour les 3 grandes fonctions du financement de la santé – la collecte de fonds, leur mise en commun et l'achat (OMS 2000 ; Kutzin 2001) – analyse dans le cadre de laquelle les questions liées aux performances et les indicateurs qui leurs sont associés sont spécifiés pour chacune des fonctions.

La *collecte de fonds* est le processus par lequel le système de santé reçoit de l'argent de la part des ménages, des entreprises, du gouvernement et d'autres organisations incluant les donateurs (OMS 2000 : 95). Par définition, ce concept est lié à la génération de ressources, mais aussi à l'objectif de rendre les soins de santé financièrement accessibles à tous. Les principales dimensions de la performance dans la collecte de fonds sont : **le taux de couverture des populations et la méthode de financement.**

La *mise en commun des fonds* est l'accumulation et la gestion de ces revenus pour répartir le risque entre tous les membres du bassin de bénéficiaires ; et ainsi éviter que des personnes ne supportent le risque sur une base individuelle (OMS 2000 : 96). Ce concept est très proche de l'accessibilité financière universelle. Cependant, il est aussi associé à la génération de ressources (dans la mesure où la pérennité du système d'AM dépend du type de personnes qui en sont membres et l'utilisation optimale des ressources (à travers le degré de bonne gestion des fonds). Les principales dimensions de la performance de la mise en commun des fonds sont : **la composition du (ou des) fonds, la fragmentation de la mise en commun du risque et la gestion des fonds.**

L'achat est le processus par lequel ces contributions mises en commun sont utilisées pour payer les prestataires afin qu'ils fournissent une gamme spécifique ou non de services de santé. (OMS 2000 : 97). Pour une utilisation optimale des ressources, il est important d'utiliser de meilleures techniques d'achat. Les principales dimensions de la performance sont : **le contenu de la police d'assurance, les mécanismes de paiement au prestataire et l'efficacité administrative.**

Appliquer ce cadre au FNAM peut aider les décideurs autant dans l'évaluation des performances attendues que dans le suivi des progrès dans la mise en oeuvre. Le tableau 1 récapitule la relation entre les performances des fonctions de financement de la santé et la réalisation des objectifs de financement de la santé (avec un « X » indiquant l'existence d'une forte corrélation). Dans la section suivante, les performances dans les fonctions de financement de la santé sont évaluées à l'aide d'indicateurs facilement mesurables.

Application à la réforme de l'assurance maladie proposée au Kenya

Collecte des revenus

1. Taux de couverture des populations Le FNAM propose d'inscrire systématiquement toute la population au cours d'une période de transition, et prévoit initialement d'atteindre un taux de couverture universelle neuf ans après la mise en oeuvre. Ce qui veut dire que les décideurs

Tableau 1 : Fonctions de financement de la santé et objectifs

Performance dans les fonctions de financement de la santé	Objectifs de financement de la santé		
	Génération de ressources (suffisante et durable)	Utilisation optimale des ressources	Accessibilité financière pour tous
COLLECTE DES REVENUS	X		X
1. Taux de couverture des populations	X		X
2. Méthode de finances	X		X
MISE EN COMMUN DES RISQUES	X	X	X
3. Composition des fonds	X		X
4. Fragmentation des fonds			X
5. Gestion des fonds		X	
ACHAT		X	X
6. Panier de prestations de soins de santé		X	X
7. Mécanismes de paiement des prestataires		X	
8. Efficacité administrative		X	

kenyans reconnaissent que la collecte des revenus chez les travailleurs indépendants est moins évidente que chez les salariés, même si l'expérience internationale suggère que tabler sur une période de neuf ans relève aussi d'un grand optimisme (Carrin, James 2005). Des rapports de mission techniques (RMTs) (OMS, GTZ, BIT, KfW et DFID 2004), ont prévu des transitions plus graduelles vers une couverture universelle, avec des niveaux de couverture atteignant 60 % – 80 % neuf ans après la mise en oeuvre. Assurer la prise en compte rapide de tous les pauvres est toutefois perçu comme une priorité importante dans le document de Session, même s'il y a toujours un débat sur la meilleure façon de financer l'assurance-maladie.

2. Méthode de financement Cette proportion devrait être proche de 100 %, avec un financement du FNAM provenant des contributions des membres et du gouvernement pour couvrir la part des pauvres. Le niveau des contributions sera établi de façon à ce que le FNAM puisse couvrir le coût total d'un paquet complet de services dans toutes les structures publiques, privées et caritatives (dans 11 hôpitaux privés plus chers, les membres financeront les coûts additionnels directement de leurs poches ou en prenant une assurance privée supplémentaire). Ceci est en réaction à la protection financière limitée fournie actuellement par le FNAH, protection qui ne couvre presque uniquement que les coûts d'hébergement.

Suite à la mise en oeuvre du FNAM, on s'attend à un changement radical dans la structure des dépenses totales de santé, changement qui verra 75 % des dépenses totales de santé effectuées par le canal du FNAM et du Ministère de la Santé, ceci en comparaison aux 44 % de 2002 (OMS 2005 : Tableau de l'Annexe 5). L'ancien pourcentage est comparable avec la part moyenne des dépenses publiques globales dans 27 pays ayant des systèmes d'assurance maladie bien rôdés (Carrin, James, 2005).

En même temps, les arrangements concernant les contributions ont aussi été sensibles aux soucis générés par les effets défavorables significatifs sur l'emploi et le conformisme, avec des plafonds sur les contributions et des honoraires fixes plus bas pour les personnes à charge issues de ménages plus vastes (RMT No 6). Il a été suggéré de considérer des pénalités pour l'auto-référence et des honoraires d'enregistrement minimaux de 10 à 20 KSh au niveau des malades en consultation externe pour aider à neutraliser le comportement de hasard moral potentiel.

En 2003, des paiements directs élevés de services de santé ont conduit 10 % des ménages utilisant les services de santé à faire face à des dépenses catastrophiques (Xu et al. 2005). Cette étude a aussi démontré que le FNAH n'avait pas eu d'impact significatif dans la réduction des dépenses catastrophiques et avait seulement offert une protection financière limitée, l'accès le plus faible se retrouvant chez les pauvres, les personnes âgés plus de 60 ans et les patients avec des maladies chroniques. En incluant tous les pauvres et en fournissant un paquet de services plus complet, on s'attend à ce que le FNAM améliore l'accès et soit plus efficace dans la réduction des dépenses catastrophiques.

Mise en commun des fonds

3. Composition de la mise en commun des risques Actuellement, l'adhésion au FNAH est obligatoire pour tous les employés et leurs dépendants, mais volontaire pour les travailleurs indépendants. Avec le nouveau FNAM, l'adhésion sera, en principe, obligatoire. Cependant, pendant la période de transition, la couverture ne sera pas obligatoire pour les travailleurs indépendants. On envisage de mettre en place des politiques permettant d'assurer que ce ne seront pas seulement des travailleurs indépendants présentant des risques élevés qui vont s'inscrire dans le programme. Par exemple, les organisations communautaires sont censées remplir un rôle dans le recrutement des groupes d'individus dans leurs localités.

Pour les employés du privé et, dans une mesure moindre, les fonctionnaires, la raison principale qui empêchera au taux de couverture d'atteindre immédiatement 100 % sera la *non-conformité*. Jusqu'ici, peu d'employeurs à l'extérieur de Nairobi ont semblé s'être conformés. Des mesures pour améliorer le respect de la réglementation ont été discutées sur la base de l'amélioration du processus d'échange d'informations avec les autorités responsables de l'inscription des entreprises pour les inscriptions et avec celles responsables des recettes fiscales pour la collecte des contributions. De plus, des inspecteurs ont été employés au niveau des succursales du FNAH et les anecdotes rapportent que la conformité s'est améliorée. Pour les travailleurs indépendants et leurs personnes à charge, les objectifs de couverture étaient initialement de 60 % au bout de cinq ans, bien qu'une analyse subséquente ait montré un rythme de mise en oeuvre plus graduel.

Les personnes à charge seront obligatoirement assurées, comme c'est déjà actuellement le cas avec le FNAH, avec l'obligation, pour tout individu ayant dépassé un certain âge, d'avoir sa propre carte d'adhérent. Cela aidera aussi à combattre la fraude.

4. Fragmentation de la mise en commun des risques Le FNAM fonctionnera comme un fonds unique, avec le même paquet de services offert à tous ses membres. De cette façon, on évite une fragmentation des fonds. On s'attend à ce que les Organisations de Gestion des Services de Santé (HMOs) continuent à jouer un rôle important, mais différent, dans le financement du système de santé, en fournissant une assurance maladie supplémentaire.

Malgré l'unicité du fonds, on peut tout de même faire face à une fragmentation implicite dans la mesure où il pourrait exister des différences dans les services reçus à cause de variations potentielles dans la qualité des prestations fournies. En effet, dans le cas du FNAH existant, l'adhésion et l'accès aux services de santé sont plus faibles dans les provinces pauvres et géographiques plus reculées (Xu et al. 2005). Afin de limiter les disparités entre les services offerts dans les structures publiques et privées, les structures publiques continueront, pendant quelques années, à être partiellement subventionnées par le Ministère de la Santé pour couvrir des dépenses de personnel et de gros investissements d'infrastructure.

Les mécanismes de paiement des prestataires pourraient aussi contenir des incitations à maintenir et améliorer la qualité, dans la mesure où le niveau de paiement est lié à la qualité. Des efforts sont entrepris au niveau du FNAH, par le canal de son nouveau Département d'Évaluation des Standards et de la Qualité, pour définir la qualité des services de santé, la contrôler et l'évaluer.

5. Gestion du fonds Le rôle des succursales locales est actuellement très limité, le traitement des réclamations étant finalisé au niveau central et la disponibilité de données pour la surveillance et l'exécution étant très limitée. Par ailleurs, il y a eu très peu de discussions sur les politiques destinées à s'assurer que les succursales locales s'engagent activement dans le plaidoyer pour accélérer la couverture et recruter des fournisseurs qui peuvent fournir des services de santé de qualité sur la base de taux de rémunération acceptés mutuellement. La décentralisation a été promue et il a été mentionné que les succursales locales seraient en mesure de traiter les réclamations avec un degré d'autonomie respectable.

Cependant, une définition claire des responsabilités des succursales locales en matière de gestion est toujours nécessaire.

Achat

6. Paquet de services offerts Un paquet de services standard complet est en cours de développement pour chacun des cinq niveaux du système de santé du Kenya. Ce paquet est à la fois lié aux intrants et aux différents types de services. Pour certains services, notamment les soins de longue durée, les patients pourraient aussi avoir à payer, même si le montant à payer est cependant plus modique que celui payé actuellement. L'exclusion de certains services, comme les prothèses orthopédiques et le temps de conservation des corps à la morgue, ont aussi été envisagés (Kimani et al. 2004). Les services liés au VIH/SIDA et la tuberculose seront inclus, mais comptabilisés séparément et potentiellement co-financés initialement par des mécanismes externes et des organisations non gouvernementales. Les soins préventifs prodigués dans les structures sanitaires seront aussi inclus, même si d'autres services préventifs et de promotion de la santé resteront sous la coupe du Ministère de la Santé. En général, les exclusions ou des niveaux plus élevés de co-paiements semblent être basées purement sur une politique de contrôle des coûts plutôt aussi que sur la considération de critères explicites d'efficacité et d'équité.

Qui plus est, à ce jour, aucune évaluation détaillée des coûts n'a encore été effectuée (les estimations de coûts ont jusqu'ici été basées sur la rémunération des prestataires et sur les coûts totaux aux différents niveaux de services). Ceci est nécessaire si on veut s'assurer que le paquet de services peut être offert aux niveaux de rémunération indiqués. Il y aura aussi une certaine variation dans le paquet de services offert dans la mesure où toutes les infrastructures sanitaires ne seront pas immédiatement capables de fournir tous les services compris dans le paquet.

Une participation active de la population dans la gestion du FNAM, ainsi qu'un Tribunal d'Appels, étaient initialement prévus dans la structure du FNAM. Au cours de récentes discussions, il est apparu que l'implication active de la population n'est plus perçue comme strictement nécessaire. Nommer un médiateur indépendant a aussi été envisagé. Une plus grande sensibilisation de la population aux avantages que confère l'adhésion est en cours. On devrait aussi expliquer à la population qu'ultimement, le paquet de services offerts dépendra des contraintes financières du gouvernement, des entreprises et des ménages et devra refléter un consensus social.

7. *Mécanismes de rémunération des prestataires* On a proposé un taux de rémunération journalier fixe par malade hospitalisé (paiement journalier). Envisager des taux réduits après les premiers jours, afin de décourager les séjours excessifs, pourraient aussi être considéré. Pour les consultations externes, un montant forfaitaire par visite (le paiement au cas) sera payé aux prestataires. Des niveaux maxima de rémunération des prestataires et le besoin d'autorisation spéciale pour le traitement à l'étranger ont aussi été discutés dans le cadre du contrôle des dépenses. Les niveaux exacts de rémunération sont toujours en cours de discussion, avec des suggestions, basées sur l'étude de certaines structures sanitaires choisies, allant de 1500 à 2500 KSh par jour pour les malades hospitalisés et de 100 à 400 KSh par visite en consultation externe. Ces taux étaient basés sur l'évaluation des besoins financiers du moment rapportés par des hôpitaux gouvernementaux et caritatifs avec un financement supplémentaire pour des services de meilleure qualité et de meilleures infrastructures sanitaires. Des réductions du niveau des honoraires pourraient aussi être considérées à court terme pour les structures sanitaires incapables de fournir le paquet complet de services.

Ces mécanismes initiaux de paiement des prestataires ont été choisis sur la base de leur simplicité sur le plan administratif et de leur ressemblance avec les pratiques courantes, les méthodes plus complexes du type DRGs (« Diagnosis-related groups ») devant être considérées plus tard. Le niveau de rémunération dépendra du type de prestataire et couvrira le coût total du traitement – c'est-à-dire incluant le coût des médicaments et ne permettant pas le prélèvement d'honoraires supplémentaires – à moins que cela ne soit explicitement spécifié (i.e. plus faible rémunération, par exemple, pour les soins de longue durée).

Les deux méthodes incitent à traiter les patients au plus faible coût possible dans la mesure où cela augmente le revenu net de l'hôpital. Ceci est avantageux pour l'efficacité mais pourrait mener à l'application de traitement de moins bonne qualité pour économiser de l'argent (par exemple, en n'utilisant pas les meilleurs intrants nécessaires). On peut répondre au potentiel pervers de cette incitation en accréditant et en renouvelant les contrats des prestataires seulement s'ils adhèrent à des directives de qualité claires et nettes. L'adhésion à un jeu de standards de santé définis dans les critères utilisés par le FNAH pour l'accréditation des hôpitaux et par *le Modèle de Qualité du Kenya [Kenya Quality Model]* (Mboya, Adelhardt 2003) liée à la mesure dans laquelle le SBP est fourni, sera utilisée pour déterminer les niveaux de remboursement pour des différents prestataires.

8. Efficacité administrative Les dépenses administratives et les réserves ne pourront pas excéder 8 % des dépenses totales du FNAM. Qui plus est, les investissements dans de nouvelles structures sanitaires et des équipements coûteux ne sont pas envisagés dans le FNAM. Cette décision est, en partie, une réponse à la critique principale portée au FNAH qui, dans le passé, consacrait plus de 25 % de son budget à l'administration et 53 % aux investissements. La limite de 8 % semble raisonnable au vu de l'expérience internationale : les dépenses administratives ont récemment représenté en moyenne 4.2 % des dépenses de santé dans des systèmes d'assurance maladie établis, mais pourraient être plus élevées durant les années initiales, comme ce fut le cas en République de Corée.

Financement du FNAM

Suite aux estimations initiales portant sur les montants requis pour financer le FNAM et sur toutes les différentes sources de financement possible, il y a eu beaucoup de débats sur les niveaux exacts de contribution de ces différentes sources. Les premiers estimés étaient centrées sur l'importance des surplus durant les premières années et les fortes contributions gouvernementales. Plus récemment, suite à la présentation de la première mouture du projet de Loi sur le FNAM au Parlement, les questions majeures qui se sont dégagées été liées aux contributions précises attendues des employés et de leurs employeurs, et le potentiel de remboursement des coûts engendrés par les visites des patients dans des hôpitaux privés relativement coûteux.

Mise en œuvre graduelle

Les rapports techniques récents prévoyaient une transition plus graduelle vers une couverture universelle que les estimations initiales du Document de Session. Cette transition graduelle est aussi plus conforme à l'expérience internationale. Elle correspond aussi aux opinions exprimées dans d'autres études (Njeru et al, 2004). Cela signifierait non seulement une couverture incomplète de la population pendant la transition, mais aussi que les infrastructures publiques de santé continueraient à recevoir des subventions (décroissantes) du Ministère de la Santé. Tout ceci implique que les contributions du gouvernement et des autres membres participant au FNAM pourraient être fixées à des niveaux plus bas que prévu initialement.

Contributions tirées des revenus fiscaux du gouvernement

Le Document de Session a souligné que les impôts préalablement affectés au FNAM devrait contribuer à hauteur de 11 milliards de KSH (chiffres de 2001). Cependant, il n'a pas encore été établi que ceci était une option financièrement réalisable. Les bailleurs de fonds internationaux ont aussi exprimé leurs inquiétudes face au niveau des revenus fiscaux requis et à l'impact global de la taxation sur la croissance économique. A la lumière de cet aspect et face à une mise en oeuvre plus graduelle et à l'analyse initiale que des surplus importants seraient probablement dégagés durant les premières années suivant la mise en oeuvre, on a exploré la possibilité de contributions plus faibles du gouvernement. En même temps, on a perçu comme impératif le maintien d'une contribution gouvernementale dans la mesure où les contributions des salariés ne seraient pas entièrement en mesure de subventionner les pauvres.

Contributions des employés et de leurs employeurs

Les projections initiales des sources potentielles de financement du FNAM étaient basées sur l'hypothèse que les allocations pour frais médicaux fournies aux fonctionnaires et aux enseignants pourraient être remises dans le FNAM. Cependant, suite à l'opposition des groupes concernés par cette harmonisation salariale des alternatives basées sur le paiement d'une contribution légèrement plus élevée ont aussi été analysées. Il a aussi été suggéré de fixer un plafond aux contributions dans la mesure où des individus gagnant des revenus élevés paieraient des montants probablement plus élevés que ce qui leur serait nécessaire pour s'assurer sur le marché privé. Bien que la fixation d'un plafond aux contributions soit une option pragmatique pour garantir la participation des individus à revenu élevé, un complément d'analyse est nécessaire pour spécifier un plafond approprié.

Remboursement aux patients ayant eu recours à des hôpitaux privés coûteux

Pour maximiser les choix offerts aux assurés, il a été suggéré que la possibilité soit donnée aux patients souhaitant se faire traiter dans un des onze hôpitaux privés et coûteux de le faire, étant entendu que le FNAM ne rembourserait que jusqu'à hauteur du montant payé dans les structures sanitaires publiques, caritatives ou privées. Ces patients combleraient la différence de coûts en payant directement de leurs poches ou en contractant une assurance privée supplémentaire.

Projections financières : faisabilité de diverses options de contribution

Différentes options de financement ont été explorées à l'aide de SimIns, un modèle de simulation de programme d'assurance maladie. A la suite de critiques faites à propos des estimations du Document de Session initial, ces simulations ont surtout été centrées sur les montants que le gouvernement et les autres bailleurs potentiels devraient dégager dans le cadre d'une mise en œuvre graduelle du FNAM. Le tableau 2 illustre les contributions attendues du gouvernement en fonction de différents niveaux de contribution des salariés et d'un scénario de mise en oeuvre plus réaliste.

Les résultats des simulations montrent que les contributions gouvernementales peuvent être inférieures à ce qui est recommandé par le Document de Session pour les premières années de mise en oeuvre du FNAM. Ceci est obtenu en donnant seulement une autonomie partielle aux structures sanitaires publiques et en fournissant une couverture plus limitée aux travailleurs indépendants (dont les contributions sont partiellement subventionnées par les salariés). Au cours des années suivantes, les contributions exigées du gouvernement devront atteindre des niveaux compatibles avec les estimations du Document de Session, ce gouvernement étant probablement obligé de faire des arbitrages plus difficiles au niveau des allocations entre la santé et les autres secteurs.

Organisation du FNAM

Le Projet de loi sur le FNAM exigera un réajustement de la structure organisationnelle de l'assurance. Une composante clef de cette structure est un *Conseil d'Administration* réformé comprenant des représentants de la société civile, et qui nomme un *Président-Directeur Général* (PDG) responsable de la définition de la vision détaillée et de la stratégie du FNAM. Le PDG répond au Conseil d'Administration.

Plusieurs nouveaux départements ont aussi été proposés. D'abord, en plus *du Bureau de Contrôle* rendant compte au PDG, un nouveau Département des *Fraudes et Enquêtes* est proposé qui aura comme responsabilité de contrôler les activités financières du FNAM. Il rendra directement compte au Conseil d'Administration et devra être établi comme une entité indépendante de façon à renforcer les capacités de contrôle du Conseil d'Administration et d'assurer la transparence et la responsabilisation du FNAM. Deuxièmement, un nouveau département de *Contrôle* devrait appuyer l'actuel département des Finances. Bien que la tâche de préparation du budget annuel continue à être assurée par le département des Finances, le département de Contrôle devra se focaliser sur la mise en œuvre de procédures pour vérifier la répartition du budget entre les différents départements du FNAM et, ainsi, aider à transformer le FNAM en une organisation fonctionnant selon la méthode de gestion par objectifs. Troisièmement, on propose la mise en place d'un nouveau département de *Technologie de l'information* dans la mesure où une plus grande informatisation du FNAM est une tâche essentielle non seulement pour les opérations, mais aussi pour l'évaluation des contrats et de la qualité. Quatrièmement, on recommande la création d'un nouveau département de *Marketing* pour développer et mettre en oeuvre la stratégie de communications du FNAM. Cinquièmement, un département des *Prestations et de la Qualité* définira : (i) les standards de services disponibles pour les membres du FNAM aux différents niveaux du système de soins ; et (ii) les critères pour évaluer la qualité des prestations dans les structures sanitaires. Finalement, un département *des Contrats* crucial pour les négociations sur les méthodes et les niveaux de paiement des prestataires de services de santé a aussi été suggéré.

Tableau 2 : Appui exigé du gouvernement pour différents niveaux de contributions du secteur salarié (scénario : accroissement modéré de la population)

Scénario d'accroissement de la population

Couverture	Années après la mise en oeuvre				
	+1 an	+2 ans	+3 ans	+6 ans	+10 ans
Couverture de toute la population	26 %	34 %	45 %	53 %	62 %
Couverture des populations exemptées	12 %	20 %	30 %	30 %	30 %

Contributions exigées du gouvernement

(Milliard deKSh, prix de 2004, avec % des dépenses publiques globales entre parenthèses)

Contributions Employé / employeur (% du salaire)	Années après la mise en oeuvre				
	+1 an	+2 ans	+3 ans	+6 ans	+10 ans
2.9 % + 2.9 %	2.1 (0.69 %)	5.6 (1.77 %)	11.3 (3.41 %)	16.1 (4.24 %)	30.3 (6.70 %)
3.5 % + 3.5 %	0.5 (0.17 %)	3.9 (1.23 %)	9.4 (2.84 %)	13.7 (3.61 %)	27.3 (6.03 %)
4.5 % + 4.5 %	0.0 (0.00 %)	1.0 (0.32 %)	6.3 (1.90 %)	9.8 (2.58 %)	22.4 (4.95 %)
moins provision pour les ART *	−1.0	−1.6	−2.4	−3.9	−6.6

* dans ce scénario, le non-pauvre paie un co-paiement de 50 % pour le traitement anti-rétroviral. Les pauvres, cependant sont entièrement couverts.

RÉACTIONS INITIALES À LA PROPOSITION D'ASSURANCE MALADIE

Parties prenantes autres que le Gouvernement

Plusieurs organisations non gouvernementales et groupes d'intérêt ont émis leur avis sur la proposition initiale concernant le système d'assurance maladie. Bien qu'une étude basée sur des entretiens formels ou des groupes de discussion n'ait pas encore été conduite, l'analyse des rapports publiés par les médias et d'autres déclarations résume les préoccupations majeures de ces parties prenantes.

Les *Organisations de Gestion des Services de Santé* (HMOs) ont soulevé un grand nombre de problèmes, notamment que l'introduction de ce système causerait une baisse de leurs activités. Une analyse quantitative permettant de confirmer ou d'infirmer ces allégations n'a pas encore été faite. Cependant, il est important de noter que l'une des conséquences de la loi sur le système d'assurance maladie serait de permettre aux

HMO et autres compagnies d'assurance de vendre de l'assurance maladie supplémentaire (non obligatoire). Ces produits seraient destinés aux personnes prêtes à payer pour des services améliorés (généralement en termes de meilleures infrastructures plutôt que de qualité des soins cliniques) de préférence au paquet de services proposé par le système d'assurance maladie. En fait, l'assurance maladie supplémentaire pourrait être vendue à une partie bien plus grande de la population que celle actuellement couverte par les HMO. A part cette crainte de baisse des activités, une des préoccupations encore plus fermement exprimées est le potentiel de corruption et le mauvais usage des cotisations recueillies au moyen de l'assurance maladie.

Certaines HMO ont évoqué le risque de réduction des emplois en raison de l'augmentation des coûts de main d'œuvre résultant des fortes contributions exigées des employeurs. Cette préoccupation justifie clairement la nécessité de procéder à une étude quantitative. La demande finale de main d'œuvre dépendra en particulier des coûts relatifs de la main d'œuvre et du capital, de leur taux de substitution au sein des secteurs de l'économie du Kenya et du niveau et de la croissance de l'économie. Toutefois, une telle analyse devrait également tenir compte de l'amélioration de la productivité découlant d'une main d'œuvre en meilleure santé.

La *Fédération des Employeurs Kenyans* craint de voir sa contribution à l'assurance maladie des employés augmenter. Une telle préoccupation n'est justifiée que si les employeurs maintiennent leurs contrats actuels avec les compagnies d'assurance privées ou les HMO malgré l'introduction de la Loi sur le FNAM, vu que les avantages de ces contrats négociés pourrait souvent faire double emploi avec ceux du nouveau système. De tels contrats pourraient être maintenus mais ajustés et plus centrés sur l'assurance maladie supplémentaire. Ainsi, l'augmentation de la quote-part de l'employeur est peu probable. Néanmoins, la Fédération s'inquiète de la transition vers ce nouveau système, et il en est de même pour beaucoup d'employés qui craignent que le paquet de services offert par leur assurance maladie actuelle ne soit réduit. Il est donc conseillé que la législation du nouveau système d'assurance maladie accorde une période de transition au cours de laquelle les contrats pourraient être ajustés à cette nouvelle situation.

Un autre point important évoqué a été le futur rôle des allocations médicales pour les fonctionnaires et les enseignants. Ce point a été particulièrement soulevé par l'Association Nationale des Enseignants du Kenya (ANEK), l'Association Nationale des Infirmières du Kenya et l'Association Médicale du Kenya. Les allocations médicales consistent en des sommes forfaitaires qui sont destinées à couvrir les dépenses affectées aux soins médicaux et effectuées par ces employés et leurs familles. En théorie, une fois le FNAM opérationnel, de telles allocations ne seront plus nécessaires vu que ces employés et leurs familles bénéficieront des avantages de cette nouvelle assurance maladie. Mais de manière pratique, ils sont plutôt considérés comme un salaire supplémentaire dont la déduction du salaire net affecterait gravement le pouvoir d'achat de ces groupes. Le gouvernement, ayant reconnu ce fait, a décidé de ne pas déduire ces contributions du salaire net. Néanmoins, le gouvernement en tant qu'employeur des fonctionnaires et enseignants contribuera au système en payant la quote-part des ces employés.

La structure de gestion du nouveau système a été à plusieurs reprises soulevée comme problème par l'Organisation Centrale des Syndicats, l'Association des Industries du Kenya et l'Association Médicale du Kenya, notamment en ce qui concerne la nature du pouvoir de décision du prochain Conseil d'Administration du FNAM. Ces partenaires préfèrent la structure selon laquelle le Conseil d'Administration est largement autonome et contrôle la gestion du système, ayant à sa tête un Directeur Exécutif répondant directement à ce Conseil. En d'autres termes, la gestion et le contrôle directs des fonds et des opérations seraient assurés par une variété de partenaires au travers de leurs représentants au sein du Conseil d'Administration.

Par une déclaration du Groupe de Travail des Partenaires pour la Lutte contre le VIH/SIDA (GTPLV), les bailleurs de fonds ont également exprimé leur avis sur la loi proposée pour l'instauration du FNAM. Leur première préoccupation concerne la période de transition vers l'assurance universelle. Les bailleurs ont exprimé la nécessité d'une période de 15 ans pour permettre l'inclusion systématique des populations pauvres et du secteur informel. Il est à noter qu'une telle période de transition est cohérente avec le « scénario de mise en œuvre progressive ». Selon le GTPLV, cette politique de transition devrait aussi veiller à assurer l'accès effectif des populations pauvres aux services de prévention. La seconde inquiétude relève de la lenteur du processus de consultation des acteurs clés, y compris les contribuables,

les employeurs, la société civile et les prestataires de services de santé privés. En définitive, de même que pour les HMOs, l'éventualité d'une augmentation des contributions d'assurance maladie ou des taxes au détriment de la croissance économique a été relevée.

Deux autres parties prenantes importantes, l'Association Médicale Chrétienne du Kenya et la Commission Catholique pour la Santé et la Vie Familiale, ont exprimé leur satisfaction générale concernant le projet de loi en indiquant qu'il s'alignait avec leur propre vision d'un système de santé adéquat pour tous. Bien que les préoccupations émises par les autres parties prenantes et présentées dans cette section demeurent, l'analyse des informations recueillies au niveau des médias révèle que la plupart des partenaires autres que les HMO soutiennent le projet de loi.

Discussions en cours au niveau du Gouvernement et du Parlement

Comme dans les pays qui ont procédé à de telles réformes dans le passé, de longues discussions au sein du Gouvernement et du Parlement concernant le contenu et la proposition de mise en œuvre de la loi pourraient avoir lieu. Un des objectifs principaux fait l'unanimité : assurer que tous les Kenyans aient un accès abordable aux soins de santé. Cependant, de longues discussions au sein du Gouvernement se poursuivent et portent sur les étapes de mise en œuvre du système, l'inclusion des populations pauvres et l'allocation des recettes fiscales du gouvernement au financement du FNAM, de même que la définition du paquet de services offert par le FNAM.

Un domaine soulevant de nombreux débats est la proposition d'une contribution financière du Gouvernement au FNAM pour inclure les pauvres et subventionner entièrement leurs contributions à l'assurance. Même si des projections financières ont été faites, montrant les contributions probables du gouvernement qui pourraient être requises au fil du temps, une question cruciale a été de savoir si le gouvernement devrait attendre que la situation macro-économique du pays s'améliore, ou si l'allocation consacrée à la santé dans le budget global du gouvernement devrait être accrue. Une autre question importante est de décider si le Gouvernement devrait d'abord améliorer la qualité des infrastructures sanitaires et augmenter l'investissement consacré à ces infrastructures avant de commencer à contribuer au FNAM (Kimani et al., 2004 ; Njeru et al. 2004).

DÉFIS DE LA MISE EN ŒUVRE

En plus de s'assurer que le FNAM est bien conçu, sa mise en oeuvre ainsi que les changements organisationnels exigés ont besoin d'être pris en considération. Dans une certaine mesure, la mise en oeuvre est facilitée par les leçons tirées de l'expérience du FNAH, bien qu'il soit impérieux que le FNAM soit vu comme une nouvelle orientation politique en raison des nombreuses critiques faites au FNAH par plusieurs parties prenantes. Lancer le FNAM sous forme de projet pilote dans une ou plusieurs régions représentatives a été suggéré comme une façon d'évaluer de nouvelles procédures avant qu'elles ne soient introduites sur une plus grande échelle. Il a aussi été conseillé de mettre en place des groupes de travail pour chacune des tâches fondamentales du FNAM comme pour la qualité et les contrats; la publicité et l'éducation; la formation en gestion et les technologies de l'information ; et le suivi et évaluation.

Ces groupes de travail ont maintenant été mis en place et ont commencé à explorer plus en détail comment les différents aspects de conception du FNAM doivent être mis en oeuvre. Le groupe de travail sur la qualité et les contrats, par exemple, a commencé à évaluer l'accréditation des structures de santé dans des zones choisies selon des méthodes d'évaluation des standards de qualité et des standards en matière de paquets de services offerts. Par contre, le groupe n'a pas évalué le niveau du prix des services et celui des remboursements. De même, dans le groupe de travail sur la formation en gestion et les technologies de l'information, la préparation pour la mise en oeuvre a produit des résultats mitigés. Des progrès ont été accomplis en matière de formation du personnel du FNAH et de processus d'inscription, mais les résultats sont moins encourageants en ce qui concerne les tâches comme l'identification des pauvres, la collecte des revenus dans des succursales locales et d'autres questions de gestion.

La mise en oeuvre d'un système d'assurance maladie touchant l'ensemble du pays représente un défi majeur. Les questions de faisabilité économique et d'acceptabilité politique continuent à faire l'objet de discussions, avec les parties prenantes faisant part de leurs inquiétudes face à tel ou tel aspect de la conception de la proposition d'assurance maladie soumise au Parlement kenyan à la fin de l'année 2004. Il est important de reconnaître que pour des raisons économiques, sociales, politiques et organisationnelles, une période de transition bien préparée sera nécessaire. Au vu de l'expérience internationale en matière de mise en oeuvre de systèmes d'assurance maladie, une telle période pourrait probablement durer plus d'une décennie. Cependant, des objectifs importants comme ceux liés à l'accès aux services de santé, y compris le besoin d'éviter l'appauvrissement dû aux paiements directs, devraient être reconnus dès le départ de façon à ce que des progrès constants vers une couverture universelle efficace de la population puissent être planifiés et réalisés.

BIBLIOGRAPHIE

Bitrán, R., et U. Giedion. 2003. « Waivers and exemptions for health services in developing countries ». Social Protection Discussion Paper Series No. 0308. Washington, DC. : World Bank.

Carrin, G., et C. James. 2005. « Key performance indicators for the implementation of social health insurance ». *Applied Health Economics and Health Policy* 4(1) : 15–22.

Collins, D., J. D. Quick, S. N.Musau, D. Kraushaar, et I. M. Hussein. 1996. « The fall and rise of cost sharing in Kenya : The impact of phased implementation ». *Health Policy and Planning* 11(1) : 52–63.

Dahlgren, G. 1991. « Strategies for health financing in Kenya – The difficult birth of a new policy ». *Scandinavian Journal of Social Medicine*, Supplement 46 : 67–81.

Government of Kenya. 2003. *National social health insurance strategy report.* Prepared by the task force on the establishment of mandatory national social health insurance. Nairobi : Ministry of Health.

Government of Kenya. 2004a. « Sessional paper on national social health insurance in Kenya ». Nairobi : Ministry of Health.

Government of Kenya. 2004b. Draft national social health insurance bill. Nairobi : Ministry of Health.

Karanga, Mbugua J., G. H. Bloom, et M. M. Segall. 1995. « Impact of user charges on vulnerable groups : The case of Kibwezi in rural Kenya ». *Social Science and Medicine* 41(6) : 829–835.

Kimani, D. N., D. I. Muthaka, et D. K. Manda. 2004. « Healthcare financing through health insurance in Kenya : The shift to a national social health insurance fund ». Discussion Paper No.42. Nairobi : Kenya Institute for Public Policy Research and Analysis.

Mboya, T., F. Stierle, S. Sax, R. Muga, R. Korte, et M. Adelhardt. 2004. *Towards establishing national social health insurance in Kenya*. Nairobi : Ministry of Health, Department of Standards and Regulatory Services, and GTZ.

Moses, S., F. Manji, J. Bradley, N. J. D.Nagelkerke, M. A.Malisa, et F. A.Plummer. 1992. « Impact of user fees on attendance at a referral centre for sexually transmitted diseases in Kenya ». *The Lancet* 340(August 22) : 463–466.

Mwabu, G., J. Mwanzia, et W. Liambila. 1995. « User charges in government health facilities in Kenya: Effect on attendance and revenue ». *Health Policy and Planning* 10(2) : 164–170.

Njeru, E. H. N., R. Arasa, et M. N. Nguli. 2004 « Social health insurance scheme for all Kenyans : Opportunities and sustainability potential ». Discussion Paper No.060. Nairobi : Institute of Policy Analysis and Research.

WHO, GTZ, ILO, KfW, et DfID. 2004. Compendium of technical mission reports on social health insurance development in Kenya. Genève : World Health Organization; Eschborn (Allemagne) : GTZ (http://www.who.int/health_financing/countries/experiences/en/index4.html).

Xu, K., C. James, G. Carrin, et S. N.Muchiri. 2005. « An empirical model of access to health care, health care expenditure and impoverishment in Kenya : Learning from past reforms and lessons for the future ». Genève : World Health Organization, Department of Health System Financing, Expenditure, and Resource Allocation.

2.2. Les mutuelles

CHAPITRE 10

Le développement des mutuelles de santé en Afrique

Pascal N'diaye

Résumé : *La Concertation entre les acteurs de développement des mutuelles de santé en Afrique est un réseau de partage d'expériences, de compétences et d'informations[1]. Au nombre de ses activités prioritaires, figure le système de suivi du développement des mutuelles de santé. Ce suivi se réalise notamment par la réalisation d'un Inventaire (tous les trois ans), qui vise à donner une photographie actualisée de la situation des systèmes d'assurance maladie (SAM) et mesurer l'évolution du mouvement.*

L'Inventaire 2003 a touché les 11 pays membres du réseau (Bénin, Burkina Faso, Cameroun, Côte d'Ivoire, Guinée, Mali, Mauritanie, Niger, Sénégal, Tchad et Togo). Coordonné par le siège de la Concertation basé à Dakar, il a impliqué tous les acteurs de terrain : promoteurs et points focaux de la Concertation, structures d'appui, organisations fédératives des mutuelles, etc.

Au total, 622 SAM ont été répertoriés dans les 11 pays. Ces SAM présentent une diversité d'approche, tant pour les cibles, le processus de mise en place et le mode de gestion. Bien que la majorité des SAM soient de création récente (58 % à partir de 2000), le nombre de SAM fonctionnels observe une croissance exponentielle. En effet, ce nombre double pratiquement tous les trois ans. Il est passé de 76 en 1987 à 199 en 2000 et 366 en 2003.

De plus en plus de structures s'intéressent à l'appui au développement des SAM. Cette implication contribue favorablement à ce développement. La mutualité en Afrique s'inscrit désormais dans les stratégies et politiques nationales de protection sociale et des stratégies novatrices d'articulation de l'assurance maladie avec des activités annexes des groupes cibles sont expérimentées.

Il n'en demeure pas moins que des défis se posent encore avec beaucoup d'acuité pour assurer leur viabilité. Bien que la cotisation soit relativement accessible (les 2/3 demandent moins de 300 FCFA par mois et par bénéficiaire), la taille des SAM est encore faible et le recouvrement des cotisations est difficile. Les prestations prises en charge concernent notamment les médicaments génériques, les soins de premier niveau, les accouchements simples, les césariennes et la petite hospitalisation (dans plus de la moitié des SAM fonctionnels).

INTRODUCTION

La Concertation entre les acteurs de développement des mutuelles de santé en Afrique est un réseau de partage d'expériences, de compétences et d'informations. À travers son activité de suivi, la Concertation vise les objectifs suivants : (1) Disposer d'une photographie actualisée de la situation des systèmes d'assurance maladie ; (2) Mesurer l'évolution du mouvement mutualiste au regard des Inventaires précédents ; (3) Analyser les performances et la contribution dans l'accès aux soins de santé.

L'Inventaire de 2003, qui a répertorié 622 systèmes d'assurance maladie, s'est intéressé aux questions suivantes :

- l'existence d'autres formes d'assurance maladie que les mutuelles de santé ;

- l'articulation ou intégration d'autres activités (offre de soins, microfinance, filières, etc.) ;

- la part de mutuelles de santé fonctionnelles, en projet, en gestation, en difficulté ;

- la population cible, porte d'entrée et type de clients auxquels les systèmes d'assurance maladie s'adressent et les types d'acteurs impliqués dans l'accompagnement ;

- les caractéristiques des différents systèmes (mode d'adhésion, nombre d'adhérents et de bénéficiaires) ;

- les paquets de prestations, niveau de recours, attractivité des prestations, mode de paiement ;

- les relations avec les prestataires et autres partenaires ;

- le système de gestion et fonctionnement (participation des membres)

ÉVOLUTION QUANTITATIVE DES MUTUELLES (1997 – 2003)[2]

Plusieurs formes d'assurance maladie existent dans les pays ; elles se donnent souvent le nom de mutuelles de santé (9 cas sur 10). Dans l'Inventaire, le terme générique « système d'assurance maladie (SAM) » a été utilisé pour regrouper toutes ces formes.

Le tableau 1 montre l'évolution depuis le premier Inventaire de 1997 (qui avait servi de base à l'organisation de l'atelier d'Abidjan sur les « stratégies d'appui aux mutuelles de santé en Afrique » (Juin 1998), qui a conduit à la mise en place de La Concertation. On observe un développement assez lent dans la majorité des pays couverts (Tchad, Togo, Mauritanie, Niger, et Cameroun), tandis que d'autres (Mali, Sénégal, Burkina Faso) ont un développement assez rapide.

Le tableau 2 donne une vue d'ensemble des organismes recensés par l'Inventaire, par pays et selon le degré de fonctionnalité des SAM, le Sénégal apparaît nettement comme le pays où le nombre est le plus élevé, environ 150. Ensuite viennent la Guinée, le Burkina et le Mali autour de 100, puis le Bénin, le Cameroun et la Côte d'Ivoire autour de 50. Le Niger, le Tchad, le Togo et la Mauritanie présentent un tableau plus modeste, indiquant un développement des mutuelles de santé à plusieurs vitesses.

Le tableau 3 montre que les SAM fonctionnels sont des organismes jeunes : 54 % ont tenu leur assemblée générale (AG) constitutive depuis 2000 et seulement 12 % avant 1996. L'analyse par pays indique que les 11 pays n'ont pas eu la même histoire.

Tableau 1 : Situation globale des SAM fonctionnels

	1997	*2000*	*2003*
Bénin	11	23	43
Burkina Faso	6	26	36
Cameroun	18	20	22
Côte d'Ivoire		29	36
Guinée	6	27	55
Mali	7	22	56
Mauritanie			3
Niger	6	12	12
Sénégal	19	29	87
Tchad	3	4	7
Togo	0 + 8 projets	7	9
TOTAL	**76**	**199**	**366**

Tableau 2 : Situation globale (2003)

	Fonctionnels	En gestation	En projets	En difficulté	TOTAL
Bénin	43	8	5		56
Burkina Faso	36	34	17	4	91
Cameroun	22	6	9	2	39
Côte d'Ivoire	36	1		3	40
Guinée	55	36	10	10	111
Mali	56	16	3	4	79
Mauritanie	3		4		7
Niger	12	3	2	1	18
Sénégal	87	36	17	9	149
Tchad	7				7
Togo	9	2	14		25
TOTAL	366	142	78	33	622

Tableau 3 : Chronologie des SAM fonctionnels (N = 366)

Période	% de SAM ayant tenu l'AG constitutive pendant la période	% de SAM ayant collecté les 1ères cotisations pendant la période	% de SAM ayant servi des prestations pendant la période
Avant 1990	4,7 %	4,9 %	4,4 %
1990 – 1994	4,3 %	4,3 %	3,5 %
1995	3,2 %	2,3 %	2,3 %
1996	4,4 %	4,0 %	3,2 %
1997	7,3 %	6,3 %	5,5 %
1998	8,2 %	6,0 %	5,5 %
1999	14,3 %	12,0 %	8,7 %
2000	16,6 %	18,3 %	17,4 %
2001	15,7 %	16,3 %	17,2 %
2002	15,5 %	19,2 %	19,5 %
2003*	5,8 %	6,3 %	12,8 %

* l'année 2003 doit être considérée comme incomplète, car l'Inventaire n'a porté que sur les six premiers mois

Six pays avaient au moins un SAM avant 1990 (Burkina, Cameroun, Côte d'Ivoire, Niger, Sénégal et Togo). Au Niger et au Togo, l'organisme existant n'en a pas suscité beaucoup d'autres et ces pays ne font pas aujourd'hui partie de ceux où l'assurance maladie commence à avoir sa place. Au Cameroun et en Côte d'Ivoire, d'autres SAM ont été créés de 1990 à 2000 et ces pays ont atteint à cette date un effectif proche de celui de 2003. Au Burkina, le mouvement de création a été assez lent jusqu'en 2000. Mais, depuis 2001 l'effectif de SAM a été multiplié par deux. Au Sénégal enfin, la croissance a été plus forte qu'ailleurs et le nombre de SAM a été multiplié par 3 depuis 1999.

Le Bénin et le Mali ont eu leurs premiers SAM à partir de 1995 et ont connu une croissance assez régulière des effectifs, avec un rythme de création plus fort dans le second pays. Le mouvement a débuté en Guinée à partir de 1999 et une dizaine d'organismes s'y est créée par an (sauf en 2001). Enfin, on peut considérer que le Tchad et la Mauritanie n'ont pas encore vraiment démarré de façon significative.

Certains SAM ont collecté des cotisations et servi des prestations avant d'avoir tenu l'AG constitutive. Certains ont même indiqué une date de début des prestations antérieure à la date de collecte des cotisations ! Globalement, l'écart entre l'AG constitutive et la collecte des cotisations est inférieur à 12 mois pour une majorité de SAM, de même que l'écart entre le service des prestations et la collecte des cotisations.

L'ENVIRONNEMENT DES MUTUELLES DE SANTÉ

L'environnement dans lequel se développent les mutuelles de santé dans les différents pays joue certainement un rôle prépondérant. Les facteurs qui contribuent au développement des mutuelles de santé : l'implication des acteurs, un grand effort dans l'atteinte de groupes sans protection sociale, des stratégies novatrices d'articulation de l'assurance maladie avec des activités annexes des groupes cibles

La mise en place des mutuelles de santé a été principalement le fait des communautés à la base. Jusqu'à la fin des années 1990, elles se sont développées sur une simple base de mise en commun des ressources pour prendre en charge des prestations. Aucune base scientifique ne semblait orienter le choix des prestations et les cotisations n'étaient généralement pas fixées avec une périodicité et un montant institutionnalisés. C'était la solidarité spontanée appliquée dans un contexte et un cercle restreint de personnes ayant les mêmes affinités notamment sociales. Ces formes d'organisation n'avaient d'ailleurs pas une activité principale de prise en charge de soins de santé. En cas de maladie, les membres pouvaient bénéficier des services au cas par cas, sur un forfait déterminé de manière consensuelle et ne couvrant pas forcément le besoin.

Suite à l'atelier d'Abidjan, des organismes d'aide au développement se sont de plus en plus intéressés dans l'appui à la mise en place des mutuelles de santé, avec des prestations en rapport avec la contribution et avec une forte prédominance de la prise en charge des maladies par les organisations communautaires. Au départ, très peu de ces organismes avaient des activités de terrain et ils se limitaient à fournir des ressources financières aux groupes qui souhaitaient expérimenter ces initiatives.

Plus tard, la plupart des SAM fonctionnels ont été créés en impliquant différentes catégories d'acteurs dont les principaux sont les structures de soins, l'administration locale, les ONG et les partenaires du développement. Globalement, les pouvoirs publics seraient plus présents au moment de la création (63 %[3]), de même que les institutions et professionnels de soins (58 %). L'ensemble des acteurs externes (ressortissants étrangers, partenaires du développement, ONG et organismes étrangers) est cité quant à lui dans 79 % des cas.

Les SAM fonctionnels ont reçu un appui initial, en nature ou en argent et un apport technique. Le tableau 4 montre la nature de l'appui. Il indique aussi que cet appui est réduit aujourd'hui et concerne notamment l'appui technique. En effet, les structures d'appui ont développé les connaissances sur les mutuelles de santé et produit de nombreux outils méthodologiques pour accompagner les initiatives et donner les compétences aux gérants. Une activité d'accompagnement se pratique également, surtout en matière de formation en mise en place, gestion et suivi-évaluation. Il est plus rare que ces organismes interviennent dans la logistique (principalement la production de carnets de membres, si c'est le cas), la construction ou l'équipement de sièges, encore moins sur les salaires. Ceci fait que les mutuelles de santé sont encore principalement gérées par des volontaires ou bénévoles, ce qui réduit la disponibilité de ces gérants et a un impact sur la performance.

Partenariat

Bien que la collaboration avec les organismes d'appui au secteur de la santé et les départements ministériels en charge de ces questions soit forte, le partenariat inter-mutuelle semble encore faible. En effet, plus de la moitié des SAM n'appartiennent à aucun réseau, un tiers indi-

Tableau 4 : Appui aux SAM fonctionnels (N = 366)

Type d'appui	% de SAM ayant reçu un appui
Appui initial financier ou en nature	68 %
Appui actuel financier ou en nature	54 %
Appui technique extérieur initial	73 %
Appui technique extérieur actuel	58 %
Relations avec systèmes d'assurance étrangers	9,9 %

quant qu'ils font partie d'une Union ou d'une Fédération de mutuelles, surtout au Sénégal, de Côte d'Ivoire, du Mali et de Guinée. Dans les autres pays, les SAM semblent être des organismes évoluant isolément.

S'agissant d'appartenance à un réseau d'économie sociale, les SAM du Bénin et du Togo dépassent largement la moyenne. Mais l'appartenance à un tel réseau reste modeste pour l'ensemble des SAM (un sur 10 environ).

Cet isolement est compensé par l'intégration de l'assurance maladie dans une organisation plus large (233 SAM fonctionnels, soit 64 %).

• association, coopérative   : 29 %

• institutions de micro-finance (IMF)   : 4 %

• ONG   : 15 %

• autre organisation communautaire   : 1 %

• structure sanitaire   : 12 %

• syndicat   : 4 %

• autre organisation sans précision   : 35 %

De ce point de vue, les situations du Cameroun, du Burkina, de la Guinée et du Tchad tranchent avec celles des autres pays : presque tous les SAM de ces pays appartiendraient à des organisations plus larges.

Tableau 5 : Structuration des SAM* (N = 366)

	SAM appartenant à une Union ou une Fédération de mutuelles		SAM appartenant à un réseau d'économie sociale		SAM n'appartenant à aucune structure	
Bénin	5	11,6 %	15	34,9 %	23	53,5 %
Burkina Faso	4	11,1 %	0	0	32	88,9
Cameroun	2	9,1	0	0	20	90,9
Côte d'Ivoire	16	44,4	1	2,8	19	52,8
Guinée	18	32,7	1	1,8	36	65,5
Mali	25	44,6	3	5,4	28	50
Mauritanie	0	0	0	0	3	100
Niger	0	0	1	8,3	11	91,7
Sénégal	52	59,8	9	10,3	26	29,9
Tchad	0	0	1	14,3	6	85,7
Togo	0	0	4	44,4	5	55,6
Total	122	33 %	35	9,6 %	209	57,1 %

* les pourcentages se rapportent aux effectifs de SAM fonctionnels de chaque pays ou de l'ensemble

Néanmoins, la nature de l'organisation « mère » est assez disparate. Il n'est pas sûr que la notion d'appartenance à une organisation plus large ait été comprise partout de la même façon. En outre, les libellés « autre organisation », « association et coopérative », « ONG », qui sont les plus fréquents, ne renseignent pas vraiment sur l'activité de ces organisations. On observe en même temps que peu de structures sanitaires et encore moins d'institutions de micro-finance « hébergent » des SAM fonctionnels.

CARACTÉRISTIQUES GÉNÉRALES DES RÉGIMES PROPOSÉS PAR LES SAM

Adhésion et cotisations

Dans la majorité des SAM fonctionnels, l'adhésion est volontaire (9 fois sur 10) et 74,9 % d'entre eux font payer un droit d'entrée, individuel ou familial, selon le mode d'adhésion.

Les systèmes de cotisation sont assez disparates ; 60 % des SAM utilisent le forfait, individuel ou familial. La modulation selon les ressources ou la taille de famille est appliquée dans un peu plus d'un tiers des cas. La cotisation forfaitaire est la seule solution pratique pour la plupart des SAM qui n'ont pas la connaissance du niveau de ressources des personnes et ne peuvent l'utiliser comme référence pour la détermination d'une cotisation en fonction de ces ressources.

Le mode de paiement de la cotisation varie d'un SAM à l'autre et les périodicités mensuelles et annuelles sont les plus fréquentes, cette modalité correspondant souvent aux SAM ciblant des populations vivant d'une culture de rente.

Le recouvrement des cotisations se fait presque toujours par paiement direct des adhérents (315 SAM, soit 86 %). Le prélèvement à la source est pratiqué dans 14 % des SAM fonctionnels et dans 3,6 % des cas, les cotisations sont payées par un tiers.

On constate par ailleurs que deux tiers des SAM qui ont une cotisation individuelle mensuelle demandent moins de 300 FCFA ; que plus de 60 % des SAM qui ont une cotisation familiale annuelle demandent moins de 6 000 FCFA (soit un effort mensuel inférieur à 500 FCFA). Ces chiffres indiquent clairement que les SAM sont, en majorité, adaptés à des populations à faibles ressources.

Les chiffres relatifs aux cotisations perçues et aux prestations versées, aussi imparfaits soient-ils, permettent de donner une estimation du coût de l'assurance maladie des SAM d'une part, de la contribution au financement du secteur des soins d'autre part.

En utilisant le montant moyen des cotisations perçues par un SAM et le montant moyen des prestations versées, on peut évaluer à 2 316 808 182 FCFA et à 904 614 750 FCFA les montants correspondants pour les 366 SAM inventoriés. Le nombre de bénéficiaires en 2003 a été estimé pour ces 366 SAM à l'intérieur d'une fourchette {1 722 396 – 1 728 252} en prenant le chiffre brut et à l'intérieur d'une fourchette {866 322 – 886 086} en ne considérant que les bénéficiaires à jour de leurs cotisations.

A partir de là, on peut retenir que les 366 SAM perçoivent 2 317 millions de FCFA de cotisations et versent 905 millions de FCFA de prestations à 1 million de bénéficiaires. Le coût individuel de l'assurance maladie des SAM serait ainsi de 2 317 FCFA par an ou 193 FCFA par mois, la contribution annuelle des SAM à la dépense de soins individuelle serait de 905 FCFA.

On peut aussi calculer un ratio de sinistralité pour les SAM qui ont fourni à la fois le montant des prestations versées et le montant des cotisations perçues. On constate alors, au-delà de quelques chiffres aberrants parmi les 15 % de SAM qui ont un ratio supérieur à 1, qu'une majorité de SAM se situe en-dessous de 0,6. Si l'on admet qu'un ratio correct doit avoisiner 80 %, cela pourrait indiquer une surestimation globale des cotisations. Le ratio moyen est de 0,71, mais il est « tiré à la hausse » par les chiffres suspects qui ont été mentionnés.

Les garanties offertes par les SAM fonctionnels

Chaque SAM a sa propre garantie et il est difficile de comparer dans le détail les prestations proposées par tous les SAM fonctionnels. Un certain nombre de traits caractérisent néanmoins l'ensemble.

a) On note d'abord que les SAM offrent majoritairement une garantie au premier franc : 215 sur 366, soit 59 %. Un garantie complémentaire est offerte par 67 SAM (18,3 %) et une garantie mixte (au premier franc pour certaines prestations, complémentaire pour d'autres) par 77 (21,0 %).

b) Majoritairement, les SAM ne donnent pas le choix entre plusieurs garanties : 233 (69,5 %) ont une seule garantie. Les 102 SAM

(30,5 %) qui proposent différentes options différencient l'accès au secteur public et au secteur privé.

c) On peut penser aussi que les SAM donnent une place relativement modeste à la prévention, si l'on considère que 37 % seulement incluent des prestations non individualisées.

d) Les garanties des SAM laissent dans moins d'un quart des cas seulement (82 SAM, 22,4 %) le libre choix du prestataire de soins. La disposition générale est l'accès limité aux prestataires conventionnés (275 SAM, 75,1 %).

e) Pour donner une idée du panier de soins constituant la garantie, nous avons classé les prestations par fréquence décroissante (tableau 6). On constate que le médicament générique, les soins de premier niveau, les accouchements simples, les césariennes et la petite hospitalisation, sont présents dans le panier de soins de plus de la moitié des SAM fonctionnels. Les soins plus spécialisés, l'hospitalisation, la chirurgie et le transport en ambulance figurent dans 30 à 50 % des paniers. Ce résultat reflète la préférence généralement donnée par les populations au médicament d'abord, aux soins les plus fréquents (y compris ceux liés à la grossesse) ensuite et corrélativement la moindre demande de prise en charge de soins hospitaliers et spécialisés.

f) La prise en charge des dépenses de soins par les SAM est le plus souvent partielle : 278 SAM fonctionnels (76 %) ont imposé un co-paiement, mais 84 (24 %) couvrent l'intégralité du coût des actes inclus dans la garantie. Le co-paiement est défini le plus souvent par un ticket modérateur. Mais, pour certaines prestations, il existe quelques plafonds de prise en charge et plus rarement des franchises. Les tickets sont situés le plus fréquemment entre 30 à 39 % ou à plus de 50 %. Globalement, on peut dire que les adhérents ont, dans une majorité de SAM, plus de 30 % de la dépense à leur charge.

g) Les garanties offertes par les SAM fonctionnels prévoient dans une majorité de cas un système de tiers-payant. Près de 7 SAM sur 10 payent à la place du patient bénéficiaire ; quelques – uns combinent tiers-payant et remboursement, selon les prestations. En-dehors du paiement du ticket modérateur, le débours n'est imposé systématiquement au patient que par moins de 2 SAM sur 10.

Tableau 6 : Classement des prestations selon leur fréquence dans les garanties des SAM fonctionnels (N = 366)

Prestations	Nombre de SAM	Pourcentage
Médicaments génériques	285	77,9 %
Accouchement simple de 1er niveau	212	57,9 %
Césarienne	201	54,9 %
Soins ambulatoires de 1er niveau	197	53,8 %
Petite hospitalisation	185	50,5 %
Consultations prénatales de 1er niveau	176	48,1 %
Accouchement avec complications	166	45,4 %
Hospitalisation médicale	162	44,3 %
Chirurgie	159	43,4 %
Autres consultations préventives	151	41,3 %
Soins ambulatoires de 2ème niveau	143	39,1 %
Transport en ambulance	136	37,2 %
Consultations prénatales de 2ème niveau	119	32,5 %
Echographie	119	32,5 %
Spécialités médicamenteuses	111	30,3 %
Prise en charge de maladies chroniques 2ème niveau	92	25,1 %
Gynécologie	85	23,2 %
Prise en charge de maladies chroniques 1er niveau	82	22,4 %
Soins dentaires	76	20,8 %
Ophtalmologie	73	19,9 %
Autre	71	19,4 %
Examens de laboratoire	60	43,7 %
Transport avec moyens locaux	57	15,8 %
Lunettes	39	10,7 %
Prothèse dentaire	38	10,4 %
Examens radiologiques	19	5,2 %

Tableau 7 : Évolution de la garantie des SAM fonctionnels depuis la création (N = 366)

	Nombre de SAM	Pourcentage
Évolution de la garantie	197	53,8 %
Dont : amélioration	82	22,4 %
réduction	8	2,2 %
non réponse	107	29,2 %
Pas d'évolution	155	42,3 %
Non réponse	14	3,8 %

h) Dans plus de la moitié des SAM fonctionnels, il y a eu une évolution de la garantie depuis la création (tableau 7). Dans près de la moitié des cas, ce serait une amélioration.

Les SAM fonctionnels prennent parfois en charge des personnes qui ne sont ni cotisantes, ni ayants-droit. C'est le cas pour 67 d'entre eux (18,4 %). On a ici une mesure de la solidarité externe des SAM, puisque les personnes qui bénéficient de la prise en charge sans contribution sont des personnes désignées comme pauvres ou indigentes.

Les effectifs des SAM fonctionnels

Les adhérents

Les deux tiers des SAM fonctionnels (66,1 %) ont répondu à la question relative au nombre de personnes ayant payé leur droit d'adhésion à la création. Au départ, ce sont 82 376 personnes qui ont constitué la base de ces organismes, ce qui correspond à un effectif moyen de 340 personnes. Sur la base de cette information, on voit que 95,5 % des SAM fonctionnels avaient, à leur création, moins de 1 000 adhérents et 4,5 % 1000 ou plus.

Aujourd'hui les SAM fonctionnels qui ont répondu (79,2 %) ont 202 485 adhérents, ce qui correspond à un effectif moyen de 698 personnes. Cela étant, la quasi totalité des organismes (9 sur 10) compte un nombre d'adhérents inférieur au millier.

Les bénéficiaires

Les effectifs de bénéficiaires des SAM fonctionnels sont présentés dans le tableau 8. On notera que les SAM ayant répondu aux 3 questions correspondant aux effectifs de bénéficiaires sont respectivement 221 (60,4 %), 321 (87,7 %) et 291(79,5 %).

Tableau 8 : Effectifs des bénéficiaires des SAM fonctionnels (N = 366)

	Effectifs à la création (bornes inférieure et supérieure)		Effectifs 2003 (bornes inférieure et supérieure)		Effectifs à jour (bornes inférieure et supérieure)	
Nombre total	629 916	645 236	1 519 994	1 525 362	688 784	704 568
Taille moyenne d'un SAM fonctionnel	2 850	2 920	4 706	4 722	2 367	2 421
Médiane	290	294	632	678	253	271

On note une progression importante des effectifs et de la taille moyenne des SAM entre le moment de la création et aujourd'hui, puisque le nombre de bénéficiaires est multiplié par 2,4 environ et la taille moyenne par 2,2. Toutefois, si l'on considère les effectifs des bénéficiaires à jour de leurs cotisations, la progression apparaît assez modeste : gain de 10 % pour les effectifs et réduction de la taille moyenne des SAM.

Si l'on veut une estimation d'ensemble pour les 366 SAM inventoriés, on peut multiplier le nombre de SAM fonctionnels par la taille moyenne d'un SAM. On obtient ainsi un nombre de bénéficiaires compris entre :

- 1 043 100 et 1 062 720 à la création
- 1 722 396 et 1 728 252 aujourd'hui
- 866 322 et 886 086 aujourd'hui et à jour des cotisations.

L'Inventaire a également révélé :

- l'importance des petits organismes de moins de 1000 personnes (79 %) à la création
- l'évolution favorable de la taille des SAM mesurée à partir du nombre de bénéficiaires déclaré (72 % de SAM de moins de 1 000 personnes)
- l'évolution plus modeste de la taille mesurée au nombre de bénéficiaires à jour de leurs cotisations (76 % de SAM de moins de 1 000 personnes).

Les conventions passées avec les prestataires

Les relations entre SAM et prestataires de soins ne donnent lieu à des conventions écrites que pour 233 SAM (63,7 %). Il s'agirait de conventions orales pour 65 SAM (17,8 %) et il n'y a pas de conventions pour les 58 autres (15,9 %).

ACTIVITÉS ANNEXES DES MUTUELLES DE SANTÉ

Plus de 60 % des SAM fonctionnels ont une ou plusieurs activités autres que l'assurance maladie, sans qu'ils considèrent que l'assurance soit exercée dans une organisation plus large. C'est au Cameroun, en Guinée et au Burkina que l'association d'activités autres est la plus fréquente.

La micro finance et l'offre de soins sont les activités associées les plus répandues (17 et 14 %) lorsqu'il y a une seule activité. On note que les autres assurances ne concernent que 6 % des SAM. La micro finance est citée aussi en plus d'autres activités que l'assurance, si bien que 121 SAM (33 %) ont, en tout, cette activité en association avec l'assurance maladie. Le type de micro finance pratiqué est assez rudimentaire. Il s'agit le plus souvent de « petit crédit » et les SAM ne sauraient être véritablement considérés comme des IMF ; 9 SAM fonctionnels seulement ont déclaré faire partie d'une organisation plus large dont l'activité était la micro finance.

Par contre 54,2 % des SAM en gestation déclarent organiser d'autres activités et c'est la micro finance qui est le plus souvent citée : par 20 % des SAM lorsqu'il y a une seule activité et 12,7 % lorsqu'il y en a plusieurs. 95 % des SAM en projet ont ces activités autres que l'assurance maladie : micro finance (9,1 % en solo et 22,1 % avec d'autres activités) et offre de soins (24,7 %) surtout. Ces résultats vont dans le même sens que ceux obtenus pour les SAM fonctionnels. Toutefois, ils n'indiquent pas que la tendance à l'association d'activités soit plus forte pour les SAM en gestation et en projet, notamment lorsqu'il s'agit de micro crédit.

PROBLÈMES ET CONTRAINTES DES SAM

L'énoncé par les SAM des problèmes qu'ils rencontrent est important pour améliorer le développement de l'assurance maladie. L'Inventaire a montré que plusieurs défis se posent encore au mouvement :

- Formation et maîtrise des techniques (surtout de gestion)
- Appui encore nécessaire pour l'amélioration du taux de recouvrement
- Problèmes logistiques et de fonctionnement
- Communications
- Relations avec les prestataires
- Performance des mutuelles de santé
- Taux de pénétration

Le recouvrement des cotisations concerne les deux tiers des SAM et apparaît comme le problème le plus difficile à résoudre. Les questions de formation à la gestion et de communication, les problèmes de gestion, d'adhésion et de fidélisation viennent ensuite. Les relations avec les prestataires et les items liés à la gestion du risque ne resortent pas de l'enquête avec des fréquences très élevées (10 à 15 %). Les problèmes relationnels externes (avec les autorités, les fédérations) ou internes sont moins cités.

SYNTHÈSE DES ENSEIGNEMENTS DE L'INVENTAIRE ET RECOMMANDATIONS

Il est clair que le développement des mutuelles de santé nécessite des efforts continus, du temps et des moyens en rapport avec les ambitions affichées. Le travail des structures d'appui est important. Mais un effort accru est requis dans la professionnalisation de la gestion qui semble insuffisant au regard des réponses apportées au questionnaire de l'Inventaire et du taux de non réponse pour cause de non disponibilité des informations. Le transfert de savoir-faire aux acteurs impliqués dans le fonctionnement des mutuelles de santé devrait être accéléré. Dans ce sens les structures d'appui gagneraient à miser sur les structures nationales d'appui pour pérenniser les actions.

On peut aussi, en conclusion, se poser une série de questions :

• Quelle est la place du mouvement dans le dispositif de la protection sociale des pays concernés ?

• En tant qu'acteur de l'économie sociale, quels sont les défis face aux objectifs et mutations de la protection sociale au niveau mondial (campagne mondiale d'extension de la protection sociale, mondialisation des services, assurance maladie obligatoire, etc.) ?

• Quelle est l'articulation possible et souhaitée avec les programmes et réseaux mondiaux ?

L'Inventaire fournit de nombreuses informations, dont il convient de tirer des enseignements pour l'action de terrain. L'assurance maladie est en soi un sujet complexe. Sa mise en place dans le cadre décentralisé et participatif de systèmes à base communautaire ou professionnelle est délicate et le développement des organismes inventoriés est récent.

Les résultats présentés incitent à tirer quatre séries d'enseignements de l'Inventaire, relatifs aux modalités de constitution des SAM, aux orientations techniques des régimes qu'ils offrent, au fonctionnement courant des SAM, et à l'impact et à la viabilité des organismes. On peut les traduire en recommandations à l'endroit des promoteurs, des bailleurs et des opérateurs d'appui.

Les modalités de constitution des SAM

S'il existe quelques organismes réunissant plus de 10 000 adhérents, on doit s'interroger sur les résultats relatifs aux effectifs des SAM inventoriés et se déclarant fonctionnels : 9 organismes sur 10 ont moins de 1000 adhérents, 8 organismes sur 10 couvrent moins de 1000 personnes et environ la moitié des SAM a moins de 650 bénéficiaires. On a là une bonne illustration du terme de « micro assurance », mais la situation n'en est pas pour autant satisfaisante en termes de viabilité des régimes que les SAM proposent.

Les modalités de constitution des SAM expliquent probablement le petit nombre de personnes couvertes par les organismes. On note que la taille de la population cible qu'ils se donnent est souvent faible. Elle est caractérisée surtout par sa localisation dans un milieu (rural ou urbain), sans qu'on puisse en déduire que l'assurance maladie s'adresse à des groupes particuliers ou qu'elle vise une diffusion territoriale assez étendue. On sent que les figures de la mutuelle de village ou de la mutuelle de quartier sont très bien représentées dans ce processus. Ainsi, il n'apparaît pas que la création des SAM ait été accompagnée de la recherche de groupes cibles dotés d'une bonne cohésion professionnelle ou inscrits dans l'espace, de façon à bénéficier, par exemple, d'une répartition rationnelle de l'équipement (district, région). Si de nombreux SAM déclarent appartenir à une organisation plus large, celle-ci renvoie plutôt à un statut (association, ONG) qu'à une activité structurante. Inversement, l'assurance maladie est souvent associée, dans les SAM fonctionnels, à d'autres activités, majoritairement la micro finance ou l'offre de soins, mais d'importance limitée.

L'impression prévaut qu'une multitude de groupes sans identité économique ou sociologique affirmée s'est engagée dans l'assurance maladie, aussi bien que dans d'autres activités susceptibles d'améliorer leurs conditions d'existence, mais à petite échelle et de façon isolée. On comprend qu'il ne soit pas facile qu'ils trouvent des formes de connexion entre eux, dès lors qu'il n'existe pas, dans l'environnement, de structures faîtières déjà constituées et susceptibles de leur fournir un mode de structuration. Sans doute faut-il nuancer cette interprétation et envisager que d'autres dynamiques sont à l'œuvre (mutuelles professionnelles, développement organisé dans le cadre d'une politique nationale, mise en place de coordinations géographiques), mais elles ne semblent pas majoritaires. De même on peut admettre que le processus de constitution des SAM varie fortement d'un pays à l'autre, d'après les histoires et le niveau de développement très différents observés dans l'Inventaire.

Un passage à l'échelle encore lent mais urgent

Il est probablement nécessaire d'avoir plus d'ambition dans le mode de constitution des SAM et de se projeter un peu dans l'avenir pour atteindre des effectifs garantissant un minimum de viabilité.

Certes, il est assez facile d'identifier des petits groupes intéressés par la micro assurance et de mettre en place un dispositif standard de création de SAM, afin d'obtenir des organismes fonctionnels en deux ou trois ans. Mais cette démarche tourne court lorsque les SAM restent isolés et n'ont qu'un faible potentiel de croissance. Il serait donc légitime de « voir plus grand » au départ, de sensibiliser des populations cibles plus nombreuses et non limitées à un village ou un quartier, et d'envisager aussi les conditions de la mise en réseau ou de l'union de plusieurs SAM voisins, lorsqu'il ne semble pas possible d'éviter une approche un peu fragmentée. Dans ce processus, une implication plus forte et plus durable d'acteurs externes dans l'appui semble nécessaire, par exemple dans le cadre de jumelages entre organismes des pays du Nord et du Sud.

Les orientations techniques des régimes offerts par les SAM

S'il y a une grande variabilité des caractéristiques techniques des régimes d'assurance maladie proposés par les SAM, quelques tendances fortes ressortent des résultats de l'Inventaire.

En premier lieu, l'adhésion volontaire, individuelle ou familiale, est dominante, mais, en outre, un nombre important de SAM déclarent imposer le respect de critères statutaires, ce qui limite d'emblée leur population cible. Les cotisations demandées sont faibles et majoritairement forfaitaires, collectées le plus souvent par versement direct des adhérents. En moyenne, moins de 200 FCFA sont demandés par personne couverte et par mois, ce qui constitue une offre particulièrement bien adaptée aux ressources de la majorité des pays concernés.

Ce niveau de cotisation ne peut s'accommoder d'une garantie très complète et conduit automatiquement à des prestations servies par les formations du secteur public de soins. Peu de SAM de l'Inventaire offrent l'accès au secteur privé et se sont constitués au sein du secteur de l'économie formelle.

La couverture du petit risque, incluant la prise en charge du médicament sous forme générique, ainsi que le suivi de la grossesse et de l'accouchement sont le plus souvent retenus par les SAM. La dépense de médecine spécialisée et le risque hospitalier sont moins souvent couverts. Sans doute faut-il voir là le résultat des souhaits exprimés par les adhérents, peu enclins à envisager la probabilité de recours à l'hôpital et à mesurer le coût qui lui est associé.

Orientées ainsi vers la couverture du petit risque, les garanties des SAM les exposent a priori à une forte sinistralité et la fréquence de la tarification à l'acte témoigne en même temps d'un faible partage du risque avec les prestataires de soins. Pour pallier cette vulnérabilité, beaucoup d'entre eux limitent leur engagement financier. S'ils offrent le plus souvent un système de tiers-payant, ils imposent assez systéma-tiquement des tickets modérateurs relativement élevés. Il n'est donc pas évident qu'ils réussissent à proposer des produits attractifs et qu'ils abaissent de façon suffisante la barrière financière d'accès aux soins. La générosité des SAM semble limitée et, corrélativement, peu d'entre eux ouvrent leurs prestations à des personnes qui ne contribuent pas.

L'accès aux soins est encadré par les conventions que les SAM passent avec les formations de soins. Mais le contenu de celles-ci, qui sont censées garantir la qualité des soins aux adhérents, est difficile à apprécier au vu de l'information recueillie. En tout cas, il ne semble pas très novateur pour ce qui concerne les conditions tarifaires obtenues. Le remplacement du paiement à l'acte semble difficile à négocier, encore plus avec les formations privées qu'avec celles du secteur public.

Le fonctionnement courant des SAM

L'Inventaire témoigne de l'implication des représentants des adhérents dans le fonctionnement courant des SAM, à travers la mise en place des organes et des procédures statutaires classiques. Il reste que l'implication des adhérents eux-mêmes intervient surtout pour les choix initiaux relatifs aux prestations ou au niveau de cotisation et est plus limitée lorsqu'il s'agit des décisions à caractère stratégique et des perspectives d'avenir des organismes.

L'Inventaire révèle un déficit global d'outils de suivi des SAM à la disposition des responsables et une tendance à l'abandon de ceux mis en place au départ. On peut faire l'hypothèse d'une focalisation des responsables sur le problème de la collecte des cotisations et de la rentrée des ressources. Il s'ensuit une sous-estimation de la gestion du risque et des aspects relationnels du fonctionnement des SAM. De façon un peu surprenante, les SAM ne présentent pas les rapports avec l'offre de soins comme l'un des problèmes principaux qu'ils ont à résoudre.

L'impact et la viabilité des mutuelles de santé

L'Inventaire confirme l'impact très limité des SAM, en termes de population couverte et de contribution à la dépense de soins des ménages adhérents. En moyenne, les SAM prendraient en charge 900 FCFA de soins par personne et par an. Cet apport financier très faible est la conséquence du niveau de cotisation et des effectifs rassemblés, qui obligent à une gestion prudente pour maintenir l'équilibre technique et la fonctionnalité des organismes.

Les ratios de sinistralité indiquent qu'une majorité de SAM fonctionnels sont en-deçà des fréquences de recours aux soins correspondant au niveau de cotisation imposé. Plusieurs interprétations sont possibles : surestimation volontaire de la cotisation, chargement excessif des co-paiements ou processus d'apprentissage de la consommation qui n'est pas achevé pour les bénéficiaires.

Aussi, peu de SAM ont réalisé des bénéfices suffisants pour constituer des réserves qui les mettent à l'abri d'accidents conjoncturels, et l'adhésion à des systèmes de garantie ou de réassurance est assez rare.

On constate quand même la dynamique à l'œuvre dans plusieurs pays et la croissance globale des effectifs de bénéficiaires, qui est assez significative. Il est probable que, dans l'ensemble des 11 pays, on compte entre un million et un million et demi de personnes couvertes par les SAM. Par ailleurs, la croissance du nombre des organismes fonctionnels témoigne d'une diffusion certaine du concept. S'il reste à s'interroger sur l'efficacité d'un mode de développement qui passe plus par la création de nouveaux SAM que par l'extension de ceux qui existent, la réalité des progrès de l'assurance maladie et des mutuelles est incontestable.

Les mutuelles de santé contribuent effectivement à améliorer l'accès aux soins de santé pour les populations exclues des systèmes traditionnels de protection sociale. La Concertation participe à la capitalisation des expériences et à fournir les informations de base pouvant démontrer la plus value des organisations mutualistes dans le système de santé des pays en Afrique.

NOTES

1.   La Concertation sur les mutuelles de santé en Afrique – BP 414, Dakar – Sénégal. E-mail : concemut@sentoo.sn ou pascalnd@sentoo.sn – Page web : http://www.concertation.org – La Concertation est appuyée techniquement et financièrement par 11 partenaires : le Bureau international du Travail (BIT) à travers son programme STEP, l'Agence des États-Unis pour le développement international (USAID), à travers ses programmes PHRplus et AWARE/RH, la coopération allemande (GTZ) à travers son projet Assurance maladie, l'Association Internationale de la Mutualité (AIM), l'Alliance Nationale des Mutualités Chrétiennes (ANMC), Solidarité Mondiale (WSM) et l'Union Nationale des Mutualités Socialistes (UNMS) tous trois de Belgique, le Réseau d'appui aux mutuelles de santé (RAMUS), la Mutualité de la Fonction Publique (MFP) et la Mutuelle de l'Éducation Nationale (MGEN) de France.

2.   Toutes les données présentées dans ce chapitre proviennent des Inventaires produits par La Concertation, et disponibles sur son site Internet (www.concertation.org)

3.   Si l'on ajoute les personnalités politiques et civiles, on atteint le score de 71 %.

CHAPITRE 11

Contribution des ménages à faibles revenus pour la micro-assurance maladie

Bruno Galland

Résumé : *Ce chapitre présente les résultats d'une étude transversale réalisée sur 4 systèmes de micro assurance maladie d'Afrique de l'Ouest ayant en commun de proposer une couverture du risque hospitalier.*

Les montants des contributions effectuées sont comparés aux revenus monétaires annuels des ménages. On observe une remarquable constance du taux d'allocation qui se situe autour de 2 %. Les conséquences opérationnelles de ce résultat sont discutées.

La deuxième partie du chapitre vise à déterminer si cette contribution est le reflet d'une limite de la capacité contributive des ménages ou traduit leur faible propension à payer.

INTRODUCTION

La portée des systèmes d'assurance maladie à adhésion volontaire (SAMV) est généralement en dessous des attentes de leurs promoteurs.

De multiples facteurs sont invoqués pour expliquer leurs faibles taux de pénétration :

- Facteurs culturels ou sociaux : l'absence d'une culture de prévoyance, le refus de la prévoyance comme mesure d'évitement de la survenue de la maladie, les limites des dispositifs de solidarité, la segmentation des espaces d'entraide, la confiance à accorder aux instances de gouvernance.

- Facteurs liés à l'offre de soins : l'accessibilité, le prix et la qualité des prestations.

- Facteurs économiques et financiers portant sur le pouvoir d'achat, la capacité contributive des populations ou l'accessibilité financière de la cotisation.

A ce jour le poids relatif de ces différents facteurs dans la décision et le niveau d'adhésion et de contribution n'est pas connu.

Les contraintes financières des populations à faibles revenus monétaires étudiées (inférieures à 100 $ par personne et par an) sont souvent exprimées par les ménages pour expliquer leur non-adhésion à un système d'assurance maladie volontaire sans toujours convaincre les offreurs de services qui comparent volontiers les montants de cotisation demandés à d'autres dépenses qu'ils jugent moins indispensables.

Le présent travail apporte des éléments d'information et de réflexion sur le pouvoir d'achat des ménages et leur volonté à payer pour s'assurer contre le risque maladie. La première partie est consacrée à l'analyse des contributions des ménages pour les SAMV dans différents pays d'Afrique de l'Ouest (Bénin, Guinée, Mali et Ghana). Les intentions de cotisation sont souvent recherchées pour choisir un montant de cotisation acceptable par les futurs adhérents. La deuxième partie de ce document compare les intentions de cotisation avec les revenus déclarés par les ménages dans le cadre d'une étude réalisée par l'ONG ENDA GRAF dans la banlieue de Dakar au Sénégal. En troisième partie, les enseignements tirés de la connaissance des contributions possibles de la population étudiée aux SAMV sont présentés. Les résultats des études de cas sont discutés en quatrième partie : on a cherché à analyser dans quelle mesure, le niveau de contribution observé traduit un manque de ressources ou une faible volonté à anticiper des dépenses incertaines.

La meilleure connaissance du niveau de contribution des ménages pour se prémunir contre le risque maladie, poursuit trois objectifs :

- Politique, dans le nécessaire plaidoyer pour une réduction de la charge pesant sur les usagers des systèmes de soins.

- Stratégique, dans l'élaboration des politiques de financement de l'offre de soins.

• Opérationnel, dans la détermination des sites d'implantation des SAMV les plus appropriés et le positionnement de la cotisation.

LES CONTRIBUTIONS DES MÉNAGES CONSTATÉES DANS LES SAMV PROMUS OU ÉTUDIÉS PAR LE CIDR

Présentation des études de cas

Cette partie présente les contributions réellement effectuées par des ménages à des SAMV ayant en commun de cibler les actifs du secteur informel aux revenus modestes et de proposer des garanties comparables, à savoir les pathologies peu fréquentes et coûteuses (hospitalisations médicales, interventions chirurgicales, pathologies gynécologiques et obstétricales), à l'exclusion des soins ambulatoires.

Quatre études de cas ont été sélectionnées :

1. Le programme conduit par le CIDR au Bénin dans le Borgou et le département des Collines : il a démarré son premier exercice en mars 1995 et concerne les villageois producteurs de coton (département du Borgou) ou d'anacarde (département des Collines). Vingt cinq mutuelles inter-villageoises couvraient 17 500 bénéficiaires en 2002 – 2003.

2. Le programme appuyé par le CIDR en Guinée Forestière. Le premier exercice a débuté en juillet 2000. Dix huit mutuelles villageoises couvraient environ 8 500 bénéficiaires pour l'exercice 2002 – 2003.

3. Un programme d'articulation entre un système de microfinance et de micro-assurance, mené par le CIDR à Mopti au Mali et qui a démarré son premier exercice en janvier 2002. Le public cible est ici constitué par les femmes de la ville membre de Nyéta Musow, une institution de microfinance. Pour l'exercice 2003, 750 femmes ont fait adhérer 2 500 bénéficiaires.

4. Un programme mené initialement par l'hôpital de N'Koranza au Ghana. Ce programme a démarré en 1992. Une étude de cas a été réalisée par le CIDR en 2002 afin d'étudier les particularités d'un système mutualiste à gestion non mutualiste classique.

Tous les systèmes apportent des garanties (prestations hospitalières à l'exclusion des soins ambulatoires) et un niveau de sécurité comparables : au Ghana et en Guinée les prestations couvertes sont prises en charge à 100 % sans ticket modérateur[1]. Au Mali, les montants forfaitaires remboursés couvrent de l'ordre de 80 à 90 % des dépenses effectuées.

La qualité perçue des soins est considérée comme acceptable dans les 4 systèmes pendant la période étudiée : au Bénin et à N'Koranza au Ghana les SAMV couvrent les prestations d'hôpitaux privés sociaux catholiques. En Guinée et au Mali, les mutuelles ont pu négocier des conditions d'accueil et de prises en charge des malades qui ont réduit de façon très significative les pratiques déviantes de certains agents de santé. La disponibilité en médicament a pu être assurée dans tous les hôpitaux.

Certains auteurs mentionnent l'existence d'un phénomène d'apprentissage de la consommation de soins chez les adhérents. La volonté à payer pourrait alors augmenter avec le temps ainsi que la perception de l'utilité du service rendu par le SAMV. Le nombre d'années, durant lesquelles les ménages ont eu la possibilité d'adhérer, est de 10 ans pour le Ghana, 7 ans pour le Bénin, 3 ans pour la Guinée et un an pour le Mali. Dans notre échantillon, on peut admettre qu'au moins pour trois des 4 études de cas (Ghana, Bénin et Guinée), les ménages ont eu le temps de faire l'apprentissage du produit.

Taux d'inscription chez les ménages adhérents

Bien que l'adhésion de tous les membres à charge de l'unité familiale soit la règle fixée par les 4 SAMV, on observe dans les 4 études de cas un nombre d'inscrits par ménage inférieur au nombre moyen de personnes à charge estimé dans la population cible (Ghana, Bénin, Mali) ou chez les familles mutualistes (Guinée). Le taux d'inscription le plus faible est enregistré avec le SAMV de N'Koranza au Ghana (47 %).

Contributions des ménages constatées

Les montants de cotisation dans trois des 4 cas étudiés pour des garanties similaires au Bénin, à Mopti au Mali et au Ghana varient de 2.1 à 2.6 € par personne et par an. Le montant de la cotisation exprimé en Euros est plus faible en Guinée (1,1 €) en raison des tarifs des

Tableau 1 : Présentation des cas

Pays	Ghana	Mali	Guinée	Bénin
	N'Koranza	Mopti	Forestière	
Année d'observation	2002	2003	2003	2002
Nombre de personnes à charge de l'unité familiale**	7	6	8.98	7,5
Nombre de membres inscrits par unité familiale	3,31	3,5	7,19	6,05
Taux d'inscription*	47 %	58 %	764 %	81 %
Contribution moyenne constatée par unité familiale et par an	7,25 €	9 €	8,1 €	14,5 €
Montant de la cotisation moyenne par personne couverte par an	2,2 €	2,6 €	1,1 €	2,4 €
Montant de la cotisation correspondant à l'inscription de tous les membres de l'unité familiale (b)	15,2 €	15,1 €	10,2 €	18 €
Ecart a/b : cotisations versées/ cotisation appelées	47 %	58 %	76.4 %	81 %
Revenus annuels moyens estimés par ménage***	293 €	630 €	564 €	ND
Contributions des ménages en pourcentage de leurs revenus = taux d'allocation.	2,5 %	1,4 %	1,4 %	ND
Part du revenu à allouer pour inscrire tous les membres de la famille	5,2 %	2,4 %	1,8 %	ND

* Pour calculer le taux d'inscription, le nombre moyen de personnes à charge chez les mutualistes n'étant pas toujours connu, on s'est référé au nombre moyen de personnes à charge par unité familiale pour le public cible. L'étude réalisée en Guinée a montré un écart faible (4.37%) entre la taille des unités familiales mutualistes 8.98 et non mutualistes 9.39.
** L'unité familiale correspond selon les cas à la famille monogame (mari, épouse, et enfants) ou polygame. Dans tous les cas, les autres personnes à charge (grands-parents ou autres) ont été comptabilisées.
*** Les ressources en nature, importantes chez les ménages ruraux n'ont pas été valorisées.

services de santé très inférieurs à ceux pratiqués dans les trois autres pays[2]. Exprimée en Euros, le montant de la cotisation versé par famille et par an varie de 7.25 € au Ghana à 14.5 € au Bénin.

Cotisations versées et cotisations appelées

Les cotisations annuelles versées par les ménages ont été comparées au montant théorique de la cotisation correspondant à l'adhésion de tous les membres des personnes à charge du ménage (cotisation par personne et par an x nombre moyen de personnes à charge de l'unité familiale).

L'écart entre le montant de la cotisation versée et celui correspondant à l'inscription de tous les membres de la famille varie d'un système à l'autre : 47 % en Guinée et 19 % au Bénin.

La part des ressources affectées au paiement de la cotisation dans les revenus en Guinée, au Mali et au Ghana

On a cherché à exprimer la part que représentent les cotisations annuelles versées à l'AMV dans les revenus des unités familiales. La répartition des revenus des adhérents, leur évolution dans le temps et la variation de ces revenus d'une année sur l'autre sont des éléments caractéristiques de la situation socioéconomique des actifs du secteur informel concernés par ces études de cas, agriculteurs pour la plupart. A défaut de pouvoir disposer de données spécifiques sur les revenus des adhérents, ceux connus pour la population cible ont été pris comme base d'analyse.

Dans trois des études de cas présentées, l'estimation des revenus de la population cible a été effectuée comme suit :

Au Ghana, une étude avait été réalisée par l'équipe du projet avant le lancement du produit d'assurance en 1992. Le revenu moyen estimé a été indexé en fonction du taux d'inflation observé sur une période de 10 ans. A défaut de disposer de données actualisées, on a donc considéré que les revenus n'avaient pas évolué en Cedis constants.

La même méthode a été appliquée en Guinée. Les enquêtes de base ont été réalisées dans chaque village en 2000, permettant de situer un revenu monétaire moyen par famille et par an.

Au Mali, les revenus ont été estimés à partir d'une enquête réalisée en 1997, auprès des femmes membres de l'institution de microfinance Nyeta Musow. Ils ont été indexés sur le taux d'inflation. On notera que cette estimation n'a pas intégré l'augmentation probable de ces revenus, liée à l'accès au microcrédit proposé par l'institution de microfinance Nyeta Musow.

Au Bénin, l'absence de données initiales suffisamment fiables sur les revenus des ménages a rendu impossible une estimation crédible de leurs revenus.

Les résultats obtenus fournissent un premier enseignement : dans aucun des trois systèmes étudiés, la cotisation versée n'a dépassé plus de 2.5 % des revenus monétaires annuels estimés alors que la cotisation demandée par les SAM représentait entre 1.8 % et 5.2 % de ces revenus. C'est en limitant le nombre d'inscrits que les ménages n'ont pas alloué plus de 2,5 % de leurs revenus.

Evolution du montant de la contribution à l'AMV de N'Koranza au Ghana

L'évolution du montant de la contribution des unités familiales adhérents au SAMV de N'Koranza au Ghana a été analysée en fonction du montant de la cotisation appelée par les SAM et du revenu monétaire annuel du public cible sur une période de 7 ans.

De 1996 à 2002, les revenus des ménages exprimés en Cédis constants ont progressé de + 50 %. Durant la même période, le montant de la cotisation par personne et par an a augmenté de + 80 %. La contribution des ménages n'a augmenté que de 57 % et les ménages adhérents ont réduit de 13 % le nombre moyen d'inscrits.

C'est en 2002 que la taux d'allocation des revenus des ménages au SAMV, 2.5 %, a été le plus élevé de la période considérée, alors que le montant de la cotisation correspondant à l'inscription de tous les membres de la famille aurait représenté 5.2 % de leur revenus.

LES INTENTIONS DE COTISATIONS EN FONCTION DES REVENUS DES MÉNAGES DANS LA BANLIEUE DE DAKAR AU SÉNÉGAL

Des données fiables sur les revenus des publics des SAMV font souvent défaut. C'est pourquoi les promoteurs de systèmes d'assurance maladie utilisent le plus souvent les intentions de cotisations de leurs futurs membres, pour positionner le montant de la cotisation.

On a cherché à comparer les intentions de cotisation avec les revenus déclarés par les ménages. Pour ce faire, on a utilisé les résultats d'une enquête en janvier 2004 réalisée au près de 300 ménages à la demande d' ENDA GRAF, dans le cadre du programme d'appui aux mutuelles de santé qu'il conduit dans les quartiers populaires de la banlieue de Dakar. Cette enquête avait pour objectif de connaître les revenus des ménages, leur distribution ainsi que les intentions de cotisations à un SAMV. Il a donc été possible de calculer la part que représentent les intentions exprimées par les futurs adhérents en pourcentage de leurs revenus. L'exploitation de 300 questionnaires donne les résultats suivants :

Tableau 2 : Distribution des revenus dans les quartiers de Pikine et Guinaw rail

A	B	C	D	E (D/C)
Revenus en Fcfa	Revenu par an par ménage en Euros	Revenus par famille et par an en FCFA	Intention de contribution par famille et par an	Taux d'allocation exprimé
< 500 000	< 760€	226 222	9 400	4,2 %
500 001–1 000 000	760–15,20	743 429	20 743	2,8 %
1 000 001–1 500 000	1 520–2 280-	1 282 706	23 153	1,8 %
1 500 001–2 000 000	2 290–3 050	1 789 891	18 809	1,1 %
2 000 001–3 000 000	3 060–4 570	2 345 357	37 371	1,6 %
3 000 001–4 000 000	4 590–6 100	3 302 294	14 929	0,5 %
4 000 001–7 000 000	6 110–10 067	5 207 909	19 255	0,4 %

Source : Enquête ENDA GRAF janvier 2004

Quatre constats peuvent être tirés des résultats figurant dans le tableau 2 :

1. Les intentions de cotisations représentent un montant que l'enquêté déclare être prêt à payer sachant qu'il ne connaît pas encore le service apporté[3] par le SAMV. On lui demande souvent d'estimer un montant de cotisation par personne et par mois ou par an alors que le répondant n'a pas toujours les moyens d'apprécier le poids que représentera le paiement de la cotisation pour l'ensemble des membres de son ménage.

2. Le taux d'allocation tend à décroître avec l'augmentation des revenus :

    Il est nettement plus élevé (supérieur à 4,2 %) pour les ménages les plus modestes disposant de moins de 500 00 FCFA de revenus annuels, et moins de 2 % pour les revenus supérieurs à la médiane estimée à 870 000 FCFA par ménage et par an.

    On peut comprendre que, pour des ménages plus pauvres, plus exposés à des difficultés financières en cas de maladie, l'attractivité de l'assurance maladie soit plus forte. Peut-on pour autant attendre que les ménages les plus pauvres affectent une part plus importante de leurs revenus pour une dépense qui reste aléatoire, alors qu'ils parviennent moins que les autres à faire face à des dépenses obligatoires ?

3. Le montant moyen de cotisations déclarées par les ménages de la tranche médiane des revenus est de 2,2 %.

4. Le questionnaire demandait aux enquêtés de choisir le type de soins qu'ils souhaitaient voir être pris en charge par le SAMV. Les résultats montrent qu'il n'existe pas de corrélation entre le taux d'affection des ressources à l'assurance maladie, représentant l'effort que la famille est prête à effectuer pour réduire ses difficultés financières et l'étendue de la garantie choisie par l'enquêté. Ce constat s'explique par le fait que les enquêtés n'ont pas d'éléments d'appréciation du service rendu qui n'était pas défini au moment de l'enquête. Ce ratio de 2.2 % d'intention d'affectation des ressources n'est donc pas lié à un type de couverture particulier (petit ou gros risque).

LES ENSEIGNEMENTS TIRÉS DES ÉTUDES DE CAS

Le niveau de contribution des ménages à faibles ressources

Lorsque le montant de la cotisation augmente plus rapidement que le taux d'inflation (Ghana), les unités familiales observées tendent à réduire le nombre d'inscrits, ce qui laisserait supposer l'existence d'un seuil qu'elles ne pourraient ou ne voudraient dépasser.

Lorsque le montant de la cotisation baisse en valeur constante (en Guinée), le taux d'inscription a tendance à augmenter.

Pour la population prise en compte dans les études de cas, à savoir des familles à revenus irréguliers (non salariés) et modestes (moins de 700 €/ménage et par an ou moins de 100 € par personne et par an), lorsque l'assurance proposée ne couvre que les gros risques (avec accouchements) à l'exclusion des soins ambulatoires, les familles allouent rarement plus de 2 % (+/− 25 %) de leurs revenus annuels au paiement de la prime.

Ce ratio de 2 % est un point de repère pour prévoir la contribution des ménages à un système de micro-assurance maladie proposant des garanties limitées aux gros risques.

Il est probable que ce ratio soit plus faible pour les ménages urbains dans la mesure où ils disposent de moins de ressources en nature et ont davantage de dépenses incompressibles à financer (dont celles de nourriture et de logement). Dans la ville de Mopti au Mali, les femmes n'ont pas affecté les 2.4 % de leurs revenus nécessaires pour inscrire toutes les personnes dont elles avaient la charge. Leur contribution n'a pas dépassé 1.4 % de leurs revenus estimés.

Des études complémentaires sont à effectuer pour savoir quelle part de leurs revenus les ménages sont prêts à affecter à l'assurance maladie pour des garanties plus complètes, incluant les soins ambulatoires ou les soins spécialisés par exemple.

Applications opérationnelles

La prise en compte du facteur économique qu'est le pouvoir d'achat, influe sur les choix des zones d'implantation, le positionnement des produits, le nombre de garanties proposé, les modalités d'adhésion et la négociation avec les prestataires.

Conséquence sur le choix des zones d'implantation de systèmes d'assurance

Un pouvoir d'achat minimum est nécessaire pour développer des SAMV. Dans de nombreux pays d'Afrique, les revenus monétaires des populations rurales sont susceptibles de varier fortement d'une année à l'autre, en particulier s'ils proviennent de cultures de rente dont les prix sont soumis à de fortes fluctuations.

Si une portée significative des mutuelles est recherchée, la sensibilité de la contribution des ménages à la variation de leurs revenus monétaires invite à privilégier des zones présentant des sources de revenus diversifiées et en croissance économique stable.

Conséquence sur le positionnement des couples cotisations/prestations

La plupart des promoteurs ou des opérateurs de systèmes de micro-assurance, observe des écarts importants entre les intentions d'adhésions ou de cotisations à un système de micro-assurance et les contributions réelles constatées. Parmi les multiples raisons qui peuvent être invoquées, l'existence d'un seuil dans le niveau de contribution des populations cibles doit être prise en compte. Malgré le souci de ces promoteurs d'impliquer les mutualistes dans le choix du coût et de l'étendue des garanties couvertes, on observe souvent une tendance compréhensible à privilégier l'étendue de la garantie, l'attractivité du produit, au détriment de son accessibilité au plus grand nombre. De sorte que le produit proposé dépasse souvent le niveau de contribution acceptable par une grande partie de la population-cible.

Lorsque le produit est en phase de conception avec les intéressés, une connaissance de la structure des revenus et de leur distribution, permet d'apprécier la part de la population cible qui pourrait accepter de payer la cotisation demandée. Elle est constituée des ménages pour lesquels la cotisation n'excèderait pas 2 à 2.5 % de leurs revenus annuels. Un équilibre doit être trouvé entre l'attractivité d'un produit d'assurance et son coût. Selon les conclusions de ce travail, les garanties les plus complètes, correspondant à une prime dépassant 2 % du revenu moyen de la population cible, ne permettraient d'obtenir les taux de pénétration les plus élevés.

Conséquence sur la diversification de produits proposés par des SAMV

Bien qu'elle ne soit pas toujours facile à faire accepter dans les SAMV à gestion mutualiste, la possibilité de proposer différentes garanties est souhaitable pour s'adapter à la dispersion des intentions de cotisation au sein d'un public cible et donner la possibilité à des ménages à revenus modestes d'avoir un niveau de couverture minimum compatible avec leurs ressources.

Du choix des modalités d'adhésion en fonction du niveau de contribution acceptable par les ménages

La règle de l'adhésion obligatoire de toutes les personnes à charge d'une unité familiale est un moyen souvent recommandé pour contrôler l'anti-sélection. Elle peut avoir un effet négatif sur les taux d'adhésion, lorsque les ménages candidats n'ont pas une « capacité contributive » ou une propension à payer suffisante pour faire adhérer toutes leurs personnes à charge. Les réductions du taux unitaire de la cotisation accordées aux familles nombreuses ne suffisent pas toujours à maintenir le montant de la cotisation en dessous du seuil de contribution acceptable par ces familles. Des solutions alternatives sont à proposer. Parmi elles, l'adhésion automatique de groupes homogènes (enfants scolarisés, membres d'un même groupe d'entraide ou socio professionnel ou d'une institution de micro finance) peut être une stratégie pour couvrir progressivement le plus possible de personnes d'une unité familiale.

Niveau de contribution acceptable et négociation du prix des prestations de soins à la charge des usagers

La réduction du coût des prestations, par la négociation avec les prestataires ou la promotion d'une offre de soins plus efficiente, est de nature à augmenter la portée des SAMV. La connaissance du niveau de contribution acceptable par des adhérents potentiels à un SAMV peut être utilisée dans la négociation des tarifs avec les prestataires.

Lorsqu'elle est connue, la distribution des familles en fonction de leurs revenus monétaires donne des indications précieuses pour estimer le coût des prestations dont la mutualisation est possible par un prélèvement de moins de 2 % des revenus des ménages, en fonction du taux de pénétration souhaité.

Par exemple, un coût moyen d'une hospitalisation médicalisée de 20 000 FCFA avec une fréquence d'hospitalisation de 5 % et un ticket modérateur de 30 % induit une prime technique de 20 000 * (1 – 30 %) * 5 % = 700 FCFA et une cotisation totale de +/– 900 FCFA/personne et par an, frais de gestion compris. En appliquant un seuil de contribution de 2 % des revenus monétaires, cette garantie seule serait accessible aux ménages dont les revenus des membres seraient supérieurs à 45 000 FCFA ou 270 000 FCFA pour une famille de 6 personnes à charge.

DISCUSSION

Dans quelle mesure les contributions constatées ou les intentions exprimées traduisent-elles la capacité maximale des ménages à l'assurance maladie volontaire ? Lorsque les ménages n'adhèrent pas à un SAMV est-ce parce qu'ils ne le veulent pas ou parce que le manque de ressources ne leur permet pas de le faire ?

Les économistes avanceront que cette contribution exprime la fonction d'utilité que les ménages accordent à l'assurance maladie. Ils en déduiront que l'assurance maladie est peu attractive ou qu'elle occupe une place marginale dans les priorités des ménages étudiés. D'autres mettront en avant l'aversion pour le risque qui influerait négativement sur la volonté des ménages à contribuer à l'AMV. Ils s'appuieront sur les déclarations parfois entendues en milieu rural selon lesquelles « prévoir la maladie, c'est provoquer sa survenue ». Ces deux facteurs interviennent sûrement pour expliquer le faible taux d'allocation des ressources constaté ou exprimé.

Le libre arbitre des chefs de ménages s'exerce en effet dans l'affectation des ressources disponibles. La décision d'adhérer et le montant alloué sont fonction des priorités définies par chacun. Pour autant, le niveau de contribution d'un ménage à faibles ressources n'est pas illimité.

On peut ainsi difficilement imaginer que la contribution d'un ménage à l'AMV dépasse le niveau de dépenses qu'ils effectuent pour leur santé. Or celui-ci a été estimé[4] dans une fourchette de 5 % pour les dépenses courantes ou occasionnelles et jusqu'à 10 ou 12 % si on inclue les dépenses exceptionnelles qui endettent souvent cette catégorie de la population ou l'obligent à décapitaliser.

On obtient un deuxième point de repère qui situerait le niveau de contribution en dessous de 10 % des revenus monétaires annuels des ménages pour une garantie complète. Si les garanties proposées ne couvraient que les soins ambulatoires ou que les dépenses exceptionnelles, le risque couvert par l'AMV serait plus proche de 5 %. Un niveau de contribution de 5 % supposerait que le ménage serait prêt à allouer volontairement le même montant pour l'assurance maladie que celui qu'il effectue pour ses dépenses de santé. Or les garanties proposées sont le plus souvent sélectives et rarement couvertes à 100 %.

Parmi le public concerné par ces études de cas, c'est le plus souvent l'obligation de la dépense qui conduit à la mobilisation des ressources. Par conséquence, il semble hasardeux de retenir comme possible un niveau de contribution de 5 % pour une dépense qui est rarement considérée comme obligatoire.

Dans cette dernière partie on a cherché à montrer pourquoi le niveau de cotisation constaté pouvait raisonnablement refléter le niveau de cotisation qu'il était possible d'obtenir de cette catégorie de population, compte tenu de leurs ressources plutôt que de leur volonté à payer.

On est parti du constat que parmi les ménages adhérents dans les 4 systèmes étudiés, aucun n'inscrivait la totalité des personnes dont ils avaient la charge.

A N'Koranza au Ghana, les « Fields workers », chargés des adhésions des bénéficiaires[5], acceptaient que le ménage n'inscrive qu'une partie de leurs membres. Les fiches tenues par le SAMV permettent d'identifier les membres du ménage inscrits. Si le nombre d'inscrits reste constant en moyenne, on observe souvent une modification des bénéficiaires d'une année à l'autre au sein d'un même ménage. La perception d'un risque potentiel (une grossesse, une maladie chronique) constitue probablement un facteur de sélection des bénéficiaires. Pourtant, sur une période de 10 ans, on peut poser l'hypothèse que tous les membres d'une famille ont pu être exposés à l'un ou l'autre des risques pris en charge par le SAMV, de sorte que le ménage aurait intérêt à les inscrire tous. La variation des inscrits d'une année sur l'autre traduit la recherche d'utilité maximale.

Dans le Borgou au Bénin, les mutualistes s'acquittent d'une cotisation forfaitaire par tranche. Cette formule a été retenue afin d'inciter le ménage à faire adhérer le plus de membres possible. Cette mesure décidée par les mutualistes après une première année de tests de différentes modalités (cotisation au prorata du nombre d'inscrits, cotisation forfaitaire quel que soit le nombre d'inscrits) a eu un impact fort sur le nombre moyen d'inscrits par membre adhérent. Un taux d'inscription de 100 % n'a cependant pas pu être atteint.

A Mopti au Mali, après l'annonce du montant unitaire de la cotisation, les femmes ont demandé la possibilité d'inscrire les enfants de moins de 16 ans, résidents sur place, l'inscription des autres membres du ménage et de leur mari restant facultative. Cette facilité leur a été accordée à l'issue du deuxième exercice. Sur une taille moyenne de ménage estimé à 6, les femmes n'ont inscrit en moyenne que 3.5 membres. Moins de 20 % d'entre elles ont inscrit leur mari.

En Guinée Forestière, l'adhésion de tous les membres de la famille est de règle. Les mutualistes ont demandé que les familles nombreuses puissent bénéficier d'une réduction. Un taux de 10 % a été retenu. Mais ces familles se plaignent toujours du montant élevé de la cotisation. C'est dans ce pays que le taux d'inscription est le plus élevé et que la part allouée pour inscrire tous les membres de la famille est la plus faible (1.8 %).

Pourquoi les ménages n'inscrivent-ils pas toutes les personnes dont ils ont la charge ?

Les contributions des ménages enregistrées par les SAMV sont fonction à la fois de leur niveau de ressources et de leur volonté à payer le montant demandé. Le niveau de ressources détermine une « capacité contributive » théorique qui peut se définir comme étant la part des revenus monétaires qu'un ménage peut affecter à l'assurance maladie, tout en continuant à faire face aux autres besoins fondamentaux (nourriture, logement, éducation, transport . . .). Il s'agit d'un concept normatif qui détermine un seuil qu'il sera difficile au ménage de dépasser, sans réduire ses autres dépenses qu'il juge incompressibles.

La volonté à payer caractérise la décision d'un ménage d'utiliser ou non tout ou partie de sa « capacité contributive » pour l'assurance maladie. Elle reflète la priorité accordée au SAMV par rapport à d'autres dépenses. C'est là qu'interviennent la fonction d'utilité, l'aversion pour le risque et le libre arbitre de l'adhérent potentiel.

Trois arguments conduisent à considérer que les contributions constatées seraient d'avantage représentatives de la capacité contributive des ménages que de leur propension à payer.

1- Pour les ménages ayant pris la décision d'adhérer et adhérant depuis de nombreuses années, l'utilité de l'assurance maladie peut être considérée comme acquise (ce serait le cas à N'Koranza au Ghana). Le niveau de contribution exprimerait leur « capacité contributive ».

La fonction d'utilité est caractérisée par un ensemble de facteurs et de déterminants qui peuvent se résumer ainsi :

- Le déterminant économique : c'est ici le montant de la cotisation que doit finalement payer l'adhérent qui est en jeu (taux unitaire, modalités d'adhésion) par rapport au service apporté.

- Le déterminant technique : il regroupe les facteurs directement liés à la conception des produits. L'étendue, le niveau de couverture des prestations de soins vont directement influer sur l'attractivité des produits proposés par le SAMV. La définition des modalités d'adhésions et de cotisations : période, paiement fractionné ou non, collecte active ou passive des cotisations, règles d'inscription imposées, peuvent également avoir une influence sur la décision finale d'adhérer ou non à un SAMV.

- Le déterminant institutionnel : il met en jeu l'organisation de la gouvernance. Elle influe sur la confiance qu'auront les adhérents dans le SAMV dans laquelle l'information et les relations entre les responsables du SAMV joueront un rôle important.

Par rapport aux déterminants influençant la propension à payer : tous les systèmes étudiés apportent des garanties (prestations hospitalières à l'exclusion des soins ambulatoires) et un niveau de sécurité comparable : au Ghana et en Guinée les prestations couvertes sont prises en charge à 100 % sans ticket modérateur[6]. Au Mali, les montants forfaitaires remboursés couvrent de l'ordre de 80 à 90 % des dépenses effectuées.

La qualité perçue des soins est considérée comme acceptable dans les 4 systèmes. On pose l'hypothèse que, pour les garanties proposées, ce facteur ne varie pas en fonction du bénéficiaire à inscrire.

Le déterminant principal influençant la volonté à payer une cotisation, est la probabilité de survenue du risque parmi les membres du ménage. Mais les prestations prises en charge portant sur le gros risque (prestations hospitalières, médico-chirurgicales), la survenue du risque peut être considérée comme possible pour tous les membres du ménage. L'opportunité de bénéficier des services du SAMV existe pour tous les membres de l'unité familiale.

Si on considère que les ménages adhérents ont intérêt à inscrire tous les membres de la famille afin d'être à l'abri de dépenses exceptionnelles, alors on peut poser l'hypothèse que le montant de la cotisation payée est un indicateur direct de leur « capacité contributive » pour les services proposés plutôt que de leur volonté à payer. La limitation du nombre d'inscrits par titulaire exprimerait le niveau de cette capacité.

2- L'écart entre les intentions de cotisations et les contributions réellement effectuées par les ménages déclarant les ressources les plus faibles

Les intentions de cotisations peuvent être considérées comme des indicateurs indirects de la volonté à payer, de la perception de la fonction d'utilité et de l'aversion pour le risque. Dans cette hypothèse, l'écart entre les intentions de cotisations et les contributions réellement consenties plaiderait en faveur d'une limitation de leur pouvoir d'achat. Or on a vu que les ménages les plus pauvres se déclarent prêts à consacrer proportionnellement une part plus importante de leurs revenus que les plus riches. Chez eux, la perception de l'utilité de l'assurance maladie serait forte, alors que dans la réalité, l'assurance maladie volontaire a de la difficulté à attirer ces ménages à plus faibles revenus.

3- La variation des effectifs d'adhérents en fonction de la situation économique des zones d'implantation des mutuelles.

Dans les régions agricoles où les cultures de rentes prédominent, le prix de vente des productions ou la qualité des récoltes ont une incidence directe sur le niveau des adhésions qui fluctuent d'une année sur l'autre. Cette observation a été faite en Tanzanie dans la Région de Mbeya (café), au Kenya (café et thé), au Bénin (coton).

CONCLUSION

Un faisceau de présomptions amène à situer le niveau de contribution possible des ménages à faibles revenus autour de 2 % de leurs ressources monétaires annuelles. Selon les résultats de ce travail, si le déterminant économique de l'adhésion ne saurait seul expliquer la faible portée des SAMV, il constitue un facteur important.

Plus d'informations sont nécessaires pour préciser les poids relatifs du niveau du pouvoir d'achat par rapport à d'autres facteurs qui déterminent la décision d'adhérer à un SAMV. Ce constat invite à poursuivre la recherche dans la conception de produits de micro assurance qui tiennent compte de l'hétérogénéité des moyens financiers des publics cibles des SAMV et de leur volonté à payer pour les services proposés. Il invite également à concevoir des stratégies globales de financement des services de santé qui auront pour objectif de demander à la population cible des tarifs de prestations, dont la couverture par un SAMV puisse être compatible avec « sa capacité contributive » individuelle et collective.

NOTES

1. Au Ghana, un service de « mise en observation » est payant. Au Bénin certaines mutuelles ont commencé à instituer un co-paiement sous forme de franchise après la période étudiée.

2. Le tarif forfaitaire global pour une intervention chirurgicale majeure était de 15 € à l'hôpital préfectoral et de moins de 25 € à l'hôpital régional de N'Zérékoré.

3. L'enquêté connaissait parfois le type de garanties couvertes, mais n'a pas encore pu apprécier l'utilité du service offert par le SAMV.

4. Les Services de Santé et la Population CIDR/GTZ

5. Bénéficiaires = membres titulaires + ayant droit inscrits sur la carte

6. Au Ghana, un service de « mise en observation » est payant. Au Bénin certaines mutuelles ont commencé à instituer un co-paiement sous forme de franchise.

DÉFINITION DE CERTAINS TERMES UTILISÉS

Bénéficiaires : Le titulaire et les ayants-droit inscrits sur la carte qui peuvent bénéficier des prestations du SAMV.

Adhérents : Titulaire de la carte d'adhésion qui s'acquitte de la cotisation pour lui et ses ayants-droit.

Taux de pénétration : Rapport entre le nombre de bénéficiaires du SAMV et le nombre d'habitants dans la zone de recrutement du SAMV (public cible).

Taux d'adhésion des ménages/familles : Rapport entre le nombre des ménages/familles adhérentes et le nombre de ménages/familles dans la zone de recrutement de la mutuelle (public cible)

Taux d'inscription : Rapport entre le nombre moyen de bénéficiaires inscrits par ménage-famille mutualiste et le nombre moyen de membres de ces mêmes ménages-famille.

Taux d'affectation des ressources (ou taux d'allocation) : Il exprime le montant des cotisations payées à un SAMV en pourcentage de leurs revenus annuels monétaires des unités familiales.

L'unité familiale : Ensemble des personnes à charge d'une famille monogame ou polygame.

Personnes à charges : Mari, épouse(s), enfants vivant sous le même toit, autres personnes (parents ou autres).

BIBLIOGRAPHIE

Bénin. 2003. Programme de promotion de mutuelles de santé dans le Borgou et le Département des Collines. Rapport d'activité.

Centre International de Développement et de Recherche (CRDI). Documents internes, rapports d'activités.

Galland, B., O. Louis dit Guérin, M. de la Rocque, et H. Görgen. 1994. *Les services de santé et la population*. Eschborn (Allemagne) : GTZ.

Galland, B. 2002. *Modes de collaboration entre des prestataires de soins et des systèmes d'assurance maladie. Etude de cas d'un système d'assurance maladie géré par l'hôpital de N'Koranza au Ghana*. Autrêches (France) : Centre International de Développement et de Recherche (www.cidr.org/Modes-de-collaboration-entre-des.html).

Guinée. 2003. Programme de promotion des mutuelles villageoises en Guinée Forestière : Rapport d'activité.

Letourmy, A. 2003. « État et assurance maladie dans les pays africains ». Communication au CERDI, 9–10 janvier 2003. Clermont-Ferrand : CERDI (www.cerdi.org/Colloque/Sante2003/Letourmy.pdf).

Mali. 2001–2003. Programme de création d'un système mutualiste d'assurance maladie dans le cadre de l'institution financière Nyeta Mussow Rapport d'étude de faisabilité : Rapports d'activités

PARTIE 3

L'expansion de la couverture

3.1. Les relations de l'assurance maladie avec l'offre de soins

3.2. Protection sociale, assurance maladie et lutte contre la pauvreté

3.1. Les relations de l'assurance maladie avec l'offre de soins

Mutuelles de santé en Afrique et qualité des soins dans les services : Une interaction dynamique

Bart Criel, Pierre Blaise, Daniel Ferette

Résumé : *La qualité perçue des soins est un élément important dans la décision des ménages africains à adhérer ou non à une mutuelle de santé. En effet, l'expérience empirique nous montre qu'il y a trois facteurs clés dans la décision d'adhérer à une mutuelle de santé : la capacité des ménages à payer les contributions, la confiance que les gens ont dans la gestion du système, et la qualité de l'offre dans les structures auxquelles la mutuelle de santé donne accès.*

Nous faisons l'hypothèse qu'une mutuelle de santé peut aussi constituer un levier pour améliorer la qualité de l'offre. D'abord via un levier financier : une mutuelle de santé peut apporter aux services de santé de nouvelles ressources financières. Ensuite, il y a un levier contractuel : le contrat établi entre la mutuelle de santé et le service de santé peut constituer un moyen pour peser sur la qualité de l'offre. Un dernier levier finalement est celui du militantisme des mutualistes qui vont veiller à ce que tout se passe comme convenu. Aujourd'hui, les données validant ou pas cette hypothèse restent encore . . . fragmentaires.

Un obstacle de taille auquel nous faisons face dans l'étude de l'interaction entre mutuelles de santé et qualité des soins est la difficulté de définir cette dernière. Patients et prestataires perçoivent et définissent la qualité des soins de façon différente.

Nous proposons que la qualité des soins est un concept socialement construit dans un contexte donné. L'interaction entre mutuelles de santé et prestataires de soins, avec l'espace d'échange et de dialogue que cette interaction implique, constitue une opportunité pour arriver localement à une définition plus consensuelle de ce qu'est la qualité des soins. Il convient d'explorer les modalités pour gérer un tel processus interactif et d'étudier ses effets sur la qualité des soins.

INTRODUCTION : POURQUOI LA QUALITÉ DES SOINS EST-ELLE SI IMPORTANTE POUR UNE MUTUELLE DE SANTÉ EN AFRIQUE ?

Le problème de l'accès aux soins en Afrique Sub-Saharienne est sérieux. Les systèmes de santé africains sont en crise. Après leur indépendance, les États ont réduit leur contribution au financement des services de santé, si bien qu'aujourd'hui les patients doivent financer de leur poche la plus grosse part du coût des soins. Un énorme problème d'accès financier aux soins se pose donc. Comme les mutuelles de santé[1] ont pour raison d'être de faciliter cet accès, leur développement était attendu et souhaité. Dans plusieurs pays d'Afrique, le concept de mutuelle est compris, il séduit et intéresse la population[2]. Pourtant, tant en Afrique de l'Est qu'en Afrique de l'Ouest, leur développement a été moins rapide qu'espéré par leurs promoteurs. Le pourcentage de la population cible qui y adhère est faible[3], de même que la part de la dépense de santé des ménages qu'elles prennent en charge.

Une revue de la littérature[4] a permis de dégager les causes de la faible couverture des systèmes de mutualisation du risque maladie. Elle a fait apparaître toute une série de facteurs dont trois semblent particulièrement importants dans la décision d'adhérer ou non à une mutuelle de santé[5]. Ce sont :

1. La capacité des ménages à payer les cotisations à la mutuelle. Même si on ne prend pas en compte les indigents[6], une part non négligeable de la population rencontre des difficultés pour cotiser, soit lorsqu'elle ne bénéficie pas de revenus stables, soit lorsqu'il s'agit de familles nombreuses.

2. La confiance qu'ont les gens dans les promoteurs et le système de gestion de la mutuelle. Certaines ont été gérées de façon calamiteuse et des souvenirs subsistent.

3. Enfin et surtout, la qualité des soins telle qu'elle est perçue par les adhérents.

Que ce dernier facteur soit déterminant ne nous étonnera point. Adhérer à une mutuelle de santé, c'est décider d'échanger le paiement régulier de cotisations à la mutuelle contre la prise en charge par celle-ci de tout ou partie des frais de recours aux soins. C'est préfinancer, de façon solidaire, le coût de soins de santé. Cela n'a de sens que si ce qui doit être financé en vaut la peine, a une valeur suffisante, c'est-à-dire si les soins ont une qualité suffisante. Une mutuelle ne connaîtra le succès que dans des régions où la qualité des soins est perçue comme satisfaisante et où la population cible a une confiance suffisante dans la dispensation des soins[7].

LA CRISE DES SYSTÈMES DE SANTÉ AFRICAINS : LA SPIRALE DE DÉGRADATION DE LA QUALITÉ DES SOINS

Dans les pays où l'État a la responsabilité à la fois de l'organisation et du financement des services de santé, la limitation des moyens budgétaires disponibles a eu des retombées directes sur l'efficacité des services de santé et la qualité des soins délivrés. L'application à certains pays de plans d'ajustement structurel a encore aggravé la situation[8]. Beaucoup de formations sanitaires ont cessé d'être fonctionnelles ou ne reçoivent pas les moyens correspondant à la mission qui leur est impartie, et une spirale de dégradation se met en place. Echaudés par une qualité de services insuffisante, les usagers hésitent à recourir aux soins, privant ainsi les services de santé des recettes qui leur parviennent normalement le plus rapidement : les participations personnelles qu'ils paient. De plus, le manque de confiance dans les services de santé provoque le recours à des alternatives souvent dommageables, comme les thérapies traditionnelles ou les circuits illicites de délivrance des médicaments tels que les pharmacies « trottoir » ou « par terre ». Les patients consultent tardivement, avec dès lors un état de santé aggravé et un besoin de soins plus lourds. Lorsqu'ils finissent par s'adresser aux services de santé, ceux-ci ont encore plus de difficultés à prendre en charge les traitements.

Lorsque la population n'a plus confiance dans le système de soins, créer une mutuelle n'a guère de sens. Ainsi, avant de lancer une mutuelle de santé, il faut remettre à niveau la qualité des services de santé, renforcer l'offre de soins pour pouvoir ensuite relancer la demande[9]. Et vice-versa, quand une mutuelle de santé est lancée, la

Graphique 1 : Lien mutuelle-qualité

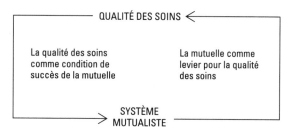

qualité des soins est au centre de ses préoccupations (voir graphique). Si les adhérents sont mécontents de la qualité des soins, même une mutuelle bien construite, bien gérée et qui a bien démarré, verra son effectif stagner voire régresser. Elle doit donc prendre des initiatives pour améliorer cette qualité des soins, en collaboration avec les prestataires.

MAIS QUE SIGNIFIE : « AMÉLIORER LA QUALITÉ » DES SOINS ?

Les différents acteurs du système de santé ont leur conception de la qualité, privilégiant les dimensions qui sont, à leurs yeux, essentielles[10]. Si on se place dans l'optique du patient, ce sera son niveau de satisfaction personnelle[11]. Après l'accès géographique à la formation sanitaire, le patient sera surtout sensible à la qualité de l'accueil et de la relation avec le prestataire (écoute et respect), au délai d'attente pour obtenir rendez-vous et soins, à la qualité du cadre et l'agrément du cabinet de consultation, au caractère adéquat de l'information fournie. Sur la base de leurs expériences personnelles ou de celles de leurs connaissances et en parlant autour d'eux, les patients se forgent une opinion et sont plus ou moins satisfaits. Cette opinion positive ou négative pour subjective qu'elle soit, aura des conséquences sur le recours aux soins, la santé financière du système de soins, et la volonté des ménages d'affecter une part de leurs ressources au financement des soins.

Le professionnel privilégiera la conformité du traitement aux indications de la science généralement admise (evidence based medicine) et aux meilleures pratiques (le regard et la vision de ses pairs). Les gestionnaires seront soucieux de la conformité des soins à des standards définis pour la prestation de service ou le traitement (au niveau micro).

À un niveau plus élevé, ils se préoccuperont aussi de la réalisation des objectifs fixés dans le cadre de la politique de santé ou des programmes verticaux. La relation coût/efficacité sera un critère décisif pour une bonne qualité des soins.

Etant donné ces différences d'optiques que nous avons évidemment poussées à la caricature, Lohr[12] a pu constater qu'il existait une centaine de définitions de la qualité. Si les définitions de la qualité sont si nombreuses, il sera difficile d'avoir une vision unique de ce qu'il faut faire pour l'améliorer, et même seulement pour la mesurer. Mais à défaut de trouver cette définition, il est possible de faire un relevé des composantes de la qualité, des déterminants auxquels les divers acteurs reconnaissent une certaine importance. Ainsi la qualité n'apparaît pas comme une variable dichotomique. On n'est pas dans le « tout ou rien ». Par rapport à divers déterminants, on atteint un niveau plus ou moins élevé. Pris isolément, aucun de ces déterminants n'est un indicateur complet de la qualité. Il faut donc se résoudre à regrouper différents déterminants pour constituer un cadre d'analyse de la qualité acceptable pour les divers acteurs du système de santé. Il pourrait ainsi comporter la plupart des éléments suivants, exprimés de manière plus concrète :

- satisfaction des patients et en particulier qualité de la relation avec le prestataire

- accessibilité (dans le temps et financière)

- efficacité

- sécurité du traitement

- rapport coût/efficacité

- continuité . . . .

Pour que pareil cadre puisse être utile à des fins de mesure et d'évaluation, une pondération des différents déterminants doit être définie. Vu les visions propres à chacun des acteurs, on risque de se retrouver avec un nombre encore plus grand de grilles d'analyse de la qualité . . . , sauf si les divers acteurs admettent la nécessité de s'accorder sur des pondérations et priorités. L'exercice est délicat car la notion de qualité est utilisée dans des perspectives parfois opposées pour défendre certains intérêts propres. Ainsi, lorsqu'ils définissent la qualité d'une manière qu'ils sont les seuls à bien maîtriser (la conformité à la science, aux preuves scientifiques), les prestataires tentent de se préserver une certaine autonomie professionnelle. Au contraire, lorsqu'ils mettent l'accent sur l'aspect coût/efficacité et définissent des normes pour une fourniture de soins efficiente, les gestionnaires (autorités sanitaires, gestionnaires d'institutions, de programmes et aussi mutuelles) entendent réduire la sphère de liberté des prestataires pour influencer leur comportement.

Lorsque les patients désirent une relation avec le prestataire empreinte d'écoute et de respect, un vrai dialogue, un accès rapide et un accueil dans des locaux agréables, tout ceci peut aller à l'encontre du souci des gestionnaires de rationaliser et standardiser le processus de soins et de maîtriser les coûts. Lorsque la mutuelle recherche auprès des formations sanitaires un meilleur rapport coût/qualité pour les soins à ses adhérents, celles-ci pourront y voir un danger[13]. Les enjeux de pouvoir sont bien présents dans la recherche de la qualité des soins. Des risques de conflits de pouvoir se profilent donc. Souvent le dialogue entre deux acteurs débouchera sur la confrontation.

Tous les déterminants de la qualité que nous avons cités ont cependant du sens et une certaine importance. Tous les acteurs soucieux de maintenir le système en conviendront. Ce qui crée problème, c'est leur importance relative et le choix des priorités. En fait, la qualité suppose la présence d'un peu de chacun des attributs précités. Ainsi les gestionnaires ne peuvent ignorer l'importance de l'aspect humain et relationnel de la fourniture de soin. De même, les professionnels ne peuvent négliger le poids des contraintes économiques sur le financement de leurs activités et la nécessité, pour une plus grande efficience, d'une certaine standardisation des procédures.

Il reste donc aux acteurs à s'entendre, en fonction d'une analyse du contexte, sur l'importance à conférer à chaque attribut de la qualité, et sur les priorités dans les actions à mener. Comme la vie et le contexte social sont très mouvants, les acteurs désireux de garantir ou améliorer la qualité des soins s'engageront, en fait, dans un processus d'ajustement permanent de l'importance des attributs de qualité. Plus ce processus sera participatif et débouchera sur une vision partagée, plus il y a de chances que les acteurs s'impliquent dans les actions visant à améliorer la performance par rapport à un attribut donné. Le processus devant conduire à un équilibre entre les valeurs des divers protagonistes, il y aura aussi un équilibre dans les actions à mener, celles souhaitées par chacun des acteurs du système de soins dépendant pour leur mise en œuvre d'une certaine contribution des autres. Le renforcement de la présence d'un attribut de qualité n'a pas nécessairement pour conséquence une dégradation au regard d'un autre. Mais comme les ressources pour des actions visant à améliorer différents indicateurs sont limitées, l'énergie et les moyens utilisés pour améliorer un attribut ne sont plus disponibles pour améliorer un autre.

La qualité des soins est donc un concept construit par rapport à un contexte donné et donc très évolutif. Les acteurs partent d'un état donné de la qualité et veulent faire bouger les choses, dans une direction qui est bonne d'abord pour eux, mais probablement aussi pour d'autres. Notons en passant que cette vision dynamique de la qualité se heurte à certaines pratiques visant à garantir la qualité via une accréditation des prestataires et structures de santé. Ainsi, l'accréditation, c'est parfois tout ou rien : le prestataire satisfait ou non à des conditions fixées. Si elle est obtenue une fois pour toutes, elle peut engendrer un certain immobilisme : « Nous avons eu ce label, et maintenant qu'on nous laisse tranquille ». Et on oublie les exigences auxquelles il fallait satisfaire ! En fait, pour maintenir la compétence des professionnels également, il faudrait mettre en place un processus continu et participatif pour rester en phase avec l'évolution des bonnes pratiques. Une accréditation devrait donc « se mériter tous les jours ».

Nous avons ainsi montré le caractère relatif, évolutif, dynamique de la recherche d'améliorations par rapport à divers attributs de la qualité des soins.

QUE PEUT FAIRE UNE MUTUELLE DE SANTÉ ?

Comme ses membres souhaitent des soins de qualité, elle va naturellement s'efforcer de négocier avec les prestataires une amélioration de cette qualité des soins. Elle fournira aussi à ses membres une information utile pour qu'ils recourent aux soins de façon avisée (respect des règles et conventions), dialoguent et interagissent efficacement avec les prestataires (bonnes attitudes, bonnes questions, bonne mémoire de ce qui a été dit par le prestataire). Elle peut jouer le rôle d'un intermédiaire informé, actif et compétent entre patients et prestataires.

Dans les pays africains, l'étroitesse des moyens financiers des systèmes publics de santé et la faible capacité de paiement d'une grande partie de la population et de ses systèmes d'assurance imposent des limites aux normes et objectifs de qualité qu'ils se fixent. Une grande part des traitements conformes aux indications de la science des pays occidentaux ne peut pas être payée par les populations, les États, ni par des systèmes de protection sociale ou d'assurances encore embryonnaires. Dans ces pays, la qualité et les bonnes pratiques sont définies de façon moins précise et moins exigeante pour les prestataires. Les structures pour en suivre le respect sont encore embryonnaires. Les usagers des systèmes de soins ont donc moins de garanties. De plus, les autorités sanitaires organisent et gèrent des services publics de soins parfois déficients. Elles sont en situation délicate lorsqu'elles soutiennent la définition de normes auxquelles leurs services publics de santé ne satisfont pas. Et que peuvent-elles réaliser de façon efficace si elles ne disposent pas de l'information et de la capacité administrative suffisante ?

Dans pareil contexte, les initiatives de mutuelles de santé visant à garantir ou améliorer la qualité des soins semblent nécessaires et bienvenues. Les mutuelles de santé peuvent contribuer à améliorer la qualité des soins par leur dialogue et leurs relations avec les prestataires de soins grâce aux leviers[14] que nous allons décrire. Nous évoquerons aussi ce qu'elles peuvent faire en relation avec les autres acteurs[15].

Un levier financier

La mutuelle de santé apporte aux services de santé des ressources supplémentaires et plus stables dans le temps, qui leur permettent d'améliorer la qualité des soins lorsque leurs insuffisances sur le plan de la qualité résultent d'une insuffisance de moyens financiers. En rendant leur demande de soins plus solvable, elle permet à ses adhérents un recours aux soins plus fréquent. Elle augmente ainsi le chiffre d'affaires des prestataires de soins, qui peuvent donc s'engager davantage dans une activité mieux financée. Par exemple, un recours aux soins plus élevé de la part des mutualistes a augmenté les recettes du centre de santé dans le projet Prima en Guinée[16]. Si les services de santé ne disposent pas d'un financement suffisant, et que l'apport de la mutuelle est conséquent, ce levier peut être fort.

Un levier contractuel

Si la mutuelle prend en charge uniquement les soins délivrés par les formations sanitaires avec lesquelles elle a conclu une convention, elle pourra, dans cette convention, inclure certaines exigences quant à la qualité des soins fournis. Par exemple une mutuelle prenant en charge les médicaments négociera avec les prescripteurs et pharmacies qui ont passé une convention avec elle, diverses dispositions pour encourager la prescription de médicaments génériques essentiels. Ce faisant, elle améliorera l'accessibilité des soins et procurera une valeur ajoutée à ses membres.

Un levier de contrepouvoir vis-à-vis des prestataires de soins

Grâce à la capacité des membres de la mutuelle de se défendre, leurs droits seront mieux respectés et les abus seront sanctionnés. Les adhérents à la mutuelle sont mieux informés au sujet des problèmes d'accès aux soins, des soins délivrés par les formations sanitaires et de leurs coûts. Plus sûrs de leur bon droit, ils peuvent se montrer plus exigeants et exprimer leur point de vue avec davantage de force. Par ailleurs, les membres des mutuelles ne sont plus isolés, soumis. Ils ont des canaux et relais d'information (l'Assemblée Générale de la mutuelle ou le contact avec des délégués). Ils peuvent décider d'adopter des comportements communs dans la relation avec les prestataires de soins[17]. Avec la mutuelle, ils ont des moyens (financiers et humains) pour défendre un point de vue commun au nom d'un groupe important d'adhérents.

Un levier de porte-parole compétent des usagers dans les débats et enjeux de politique de santé

Enfin, les réunions de « la Concertation »[18] nous ont suggéré un quatrième levier. Ensemble, les mutuelles de santé pourraient exprimer avec compétence la voix des usagers, dans les débats de politique de santé et particulièrement par rapport à la qualité des soins. Porteur de valeurs de solidarité, participation, démocratie, un ensemble de mutuelles de santé pourrait contribuer à éclairer certains débats et enjeux stratégiques dans différents pays d'Afrique de l'Ouest. Par cette participation aux débats, les mutuelles de santé bénéficieront d'une légitimité de représentants des usagers et d'un crédit renforcé dans leur pays.

DES LEVIERS PUISSANTS ; EN FAIT, PAS SI PUISSANTS QUE CELA !

En théorie, la mutuelle de santé peut donc mettre en œuvre de puissants leviers pour améliorer la qualité des soins. Certains promoteurs des mutuelles de santé ont même eu l'espoir qu'il suffise de mettre en place une mutuelle de santé pour que la qualité des soins s'améliore. La littérature existante concernant les expériences de mutuelles de santé est trop limitée pour valider ou infirmer cette vision théorique. Il y a, à notre connaissance, peu d'expériences bien documentées qui décrivent un impact sur la qualité des soins. Quelle est l'explication de cela ? Certes, il n'est pas simple de mesurer l'évolution de la qualité des soins à partir de l'apparition de la mutuelle de santé et du fait de son action. Mais le peu de littérature peut s'expliquer par le manque d'expériences concluantes. A défaut de littérature, il est tout de même possible d'expliquer, sans trop de risque d'erreur, pourquoi l'influence actuelle des mutuelles de santé sur la qualité des soins reste limitée. Quelle est l'efficacité réelle des différents leviers ?

Le levier financier

À ce jour, le taux de pénétration des mutuelles de santé au niveau de la population cible reste faible[19] et l'apport de ressources supplémentaires pour les formations sanitaires reste donc assez marginal. Le levier financier a donc des effets limités. Seul un développement plus rapide du nombre d'adhérents permettra d'y remédier. Pour y arriver, on peut envisager diverses voies :

- se développer en s'appuyant sur des organisations existantes ayant une base de membres assez large comme, par exemple, les syndicats.

- essayer d'en arriver à une obligation de s'affilier plus pressante au sein des groupes cibles.

- obtenir un appui plus considérable de l'État ou de partenaires financiers pour convaincre les adhérents potentiels que ce serait une erreur de ne pas devenir membre d'une mutuelle de santé.

Le levier contractuel

Son efficacité est liée à certaines conditions :

- une pluralité de prestataires entre lesquels la mutuelle fera jouer la concurrence. Mais en beaucoup d'endroits, il n'y a pas toujours plusieurs formations sanitaires dans le cadre des services de santé mis en place par les États[20].

- la capacité juridique pour les formations sanitaires de conclure des conventions avec des mutuelles. Dans des services de santé publics, toute la capacité juridique ne reste-t-elle pas concentrée à la direction du ministère de la santé ou de la région ?

- la possibilité pour la mutuelle d'obtenir, le cas échéant, l'exécution forcée de la convention par un recours au système judiciaire.

De manière plus fondamentale, il n'est pas facile pour une mutuelle de santé d'arriver à introduire dans des conventions des objectifs d'amélioration de la qualité. Pour qu'elle puisse négocier avec les prestataires concernant la qualité des soins, il faut que ceux-ci lui reconnaissent une certaine compétence en la matière. Or si les prestataires comprennent l'intérêt d'une mutuelle comme instrument technique de prépaiement des soins, ils ne la perçoivent pas encore comme un instrument de promotion de la qualité des soins, dans l'intérêt de ses adhérents. Pour beaucoup, une mutuelle est d'abord un instrument financier, qui progressivement, au fur et à mesure de son développement pose des exigences plus précises pour un paiement direct ou un remboursement (composantes de la prestation, conditions pour la prise en charge). La mutuelle est crédible lorsqu'elle demande que soient définies des règles plus précises et transparentes pour la participation personnelle des usagers[21]. Ainsi une des premières retombées de la création d'une mutuelle en Guinée a été la disparition des suppléments illicites réclamés par les infirmiers et agents du centre de santé[22]. Ceci a malheureusement engendré une certaine méfiance des agents à l'égard de la mutuelle.

Une définition trop sommaire des prestations de soins dans le système de recouvrement des coûts ne facilite pas le suivi et l'évaluation de la dépense par la mutuelle de santé. Par contre, si la mutuelle arrive dans la convention à définir ce que doit payer tout usager pour divers types de soins, elle pourra par la suite imposer des conditions de prise en charge de plus en plus précises. Et ces conditions pourront avoir un effet sur la qualité du service rendu aux adhérents. On ne peut sous-estimer la difficulté de capter dans des conventions les différentes dimensions de la qualité. Capter les intrants est encore relativement facile. Par contre, capter le processus et les rèsultats des soins offerts aux mutualistes est bien plus difficile.

A sa création, la mutuelle ne dispose d'ailleurs pas immédiatement des compétences et de l'organisation pour s'occuper de la qualité des soins : la priorité est la mise en place d'une bonne administration et d'un circuit administratif efficace pour l'inscription des membres, la collecte des cotisations, la vérification des droits à la prise en charge, le remboursement. La priorité pour la mutuelle est de construire une capacité de gestion administrative solide. Dans la négociation avec les prestataires, la priorité est de mettre en place un processus, un flux administratif qui tienne la route. Une bonne maîtrise de tous ces aspects est vitale pour la mutuelle. Par contre, lorsqu'elle s'avance sur le terrain de la qualité des soins, les prestataires rechignent, ne l'estimant pas qualifiée pour ce débat[23]. Des services de santé créés et gérés directement par le ministère de la santé n'admettront pas non plus spontanément comme interlocuteurs les représentants d'une simple association d'usagers. Leur statut au sein d'un service public de santé leur fait l'obligation de traiter tous les usagers de la même manière[24] et de servir l'intérêt général : pas question de prendre des engagements spéciaux, privilégiés, au profit d'adhérents à une mutuelle.

Nous voudrions ci-après illustrer toutes les difficultés qu'ont les représentants de mutuelles de parler de qualité avec les prestataires, les techniciens, en nous référant au projet PRIMA en Guinée Conakry. Face à une remise en cause critique de la qualité de leur offre, les prestataires peuvent éprouver un malaise et peuvent même faire de la résistance.

LE PROJET PRIMA EN GUINÉE CONAKRY

L'expérience du projet PRIMA[25] en Guinée Conakry a été pour l'équipe de l'Institut de Médecine Tropicale d'Anvers une source importante de nouvelles connaissances sur le phénomène des mutuelles de santé en Afrique. Le contexte était évidemment particulier : un important projet de recherche, avec la présence sur le terrain de chercheurs de disciplines diverses rassemblant une énorme documentation et évaluant de façon systématique les différentes étapes de la mise en place d'une mutuelle de santé .

Et qu'est-ce qui a été constaté ?

- Rappelons d'abord que le facteur essentiel de la faible pénétration de la mutuelle était la perception de la faible qualité des soins de première ligne délivrés par le centre de santé proche des adhérents.

Comment y remédier ? Ce n'était pas simple[26].

- Malgré toute l'attention et l'énergie investies par l'équipe de recherche dans la préparation du lancement de la mutuelle (préparation qui a duré environ un an avec une information et une sensibilisation en profondeur), les prestataires étaient mal à l'aise par rapport aux changements intervenus à la suite de la création de la mutuelle de santé et craignaient d'engager un dialogue avec elle.

Les premiers constats étaient les suivants :

- Beaucoup d'agents de santé estimaient que les mutualistes ont une attitude plus exigeante, plus revendicative.

- La première conséquence de la mutuelle a été la suppression de la perception de suppléments illicites (même s'il y avait une forme de compensation pour les agents sous la forme d'une augmentation des primes, certains se sentaient lésés).

- la mutuelle se faisait le relais du mécontentement des adhérents par rapport à la qualité des soins du centre de santé (prestataires peu respectueux et peu attentionnés, bons médicaments non disponibles ou non délivrés, pas de guérison rapide . . .). Certains agents refusaient ces critiques.

Si les prestataires reconnaissent[27] l'intérêt de la mutuelle comme outil technique pour améliorer l'accès aux soins par le prépaiement, ils ne la considèrent pas comme un interlocuteur, un partenaire pour une négociation visant à améliorer l'offre de soins[28]. Elle n'a pas à demander de « revoir l'organisation du travail, le circuit du malade, le dialogue avec les malades et la population »[29]. Confrontés aux critiques des usagers concernant la qualité des soins du centre de santé lors de la restitution des résultats de l'enquête, certains prestataires exprimaient le sentiment que « la population n'y connaissait rien et n'avait qu'à s'occuper de ses propres affaires ».

Cette absence d'ouverture des prestataires a conduit à se demander si le projet « a suffisamment préparé les agents de santé à la situation et tenu compte des contraintes et de la rigidité du système pour eux : ils n'ont aucune marge de manœuvre, et il n'est pas forcément bon de les exposer au partenariat avec ses exigences[30]. Il aurait fallu former et intéresser le personnel au dialogue, au partenariat, à la négociation avec la population et les représentants de la mutuelle. Ceci impliquerait aussi des changements dans l'organisation du travail et les niveaux de prise de décision. Il faut arriver à ce que les services de santé se sentent plus responsables vis-à-vis des usagers (cf. la notion d'« accountability ») et que leur gestion soit plus transparente »[31]. Une évolution de la « culture d'entreprise » du centre de santé est nécessaire et elle n'est possible qu'avec l'aval des autorités sanitaires. Celles-ci doivent montrer la voie et sans doute procéder à certaines adaptations du cadre de fonctionnement des centres de santé.

Pour que la mutuelle puisse jouer ce rôle de négociateur et de contre-pouvoir une préparation intense des interlocuteurs est donc indispensable. D'abord, il faut lever la méfiance et les craintes liées au risque d'une dégradation du statut (disparition de certains avantages) et de la position des professionnels (obligation de rendre compte). Il faut ensuite les convaincre que la relation sera porteuse pour chacun (relation gagnant-gagnant de véritables partenaires). Dans le cas d'espèce, il est probable que le maintien de procédures étouffant l'initiative et la créativité n'intéressait qu'une minorité d'agents. Mais la majorité n'a pas perçu les changements positifs qui auraient pu se produire : la dynamique s'est arrêtée. Le poids des appréhensions, des logiques bureaucratiques, de la résistance au changement a été sous-estimé dans ce projet, avec pour conséquences qu'après quelques avancées[32], et malgré une apparente bonne volonté, le processus de dialogue s'est enlisé. Pour l'éviter, il aurait fallu envisager une action durable de supervision des agents du centre de santé, avec un objectif de formation pour développer leur créativité, l'écoute active du patient, une meilleure perception de l'aspect relationnel dans le processus de soins. Les agents auraient réalisé qu'il y a des alternatives à l'observance stricte et rigide de normes et procédures standardisées, d'autres manières de bien faire leur métier. Ce dialogue à propos de la qualité leur serait apparu intéressant et valorisant.

Le levier de contre-pouvoir

La capacité collective des adhérents de se poser en contre-pouvoir par rapport aux prestataires de soins sera limitée aussi longtemps que la mutuelle ne représentera qu'un pourcentage limité des usagers. Il ne suffit donc pas qu'une mutuelle apparaisse et manifeste sa volonté d'améliorer la qualité des soins pour que les choses s'améliorent : les pressions exercées, le rôle de contre-pouvoir, ne conduisent pas automatiquement à des changements de comportements des prestataires dans la façon de délivrer leurs services, leurs soins. Le réalisme devrait inciter la mutuelle à se présenter plutôt comme partenaire que comme contre-pouvoir, un partenaire soucieux d'établir une relation durable et profitable pour les deux. C'est particulièrement le cas de la discussion concernant la qualité des soins. Une attitude trop dure de contrepouvoir peut faire passer d'une logique de collaboration, de partenariat à une logique de confrontation. Une mutuelle doit toujours veiller à ne pas perturber les prestataires avec des peccadilles administratives, en se concentrant sur l'essentiel. En principe, elle doit faciliter la vie et simplifier l'administration des formations sanitaires.

Un levier de porte-parole compétent des usagers dans les débats et enjeux de politique de santé

Ceci suppose que les mutuelles s'organisent pour travailler en réseau, en évitant de disperser leurs efforts et en partageant les informations, et donc . . . certaines évolutions par rapport à ce qui s'observe dans différents pays. La collaboration entre mutuelles est seulement en train de s'y structurer. De plus, la qualité des soins étant un domaine collatéral à l'activité des mutuelles de santé, leur expertise en la matière ne pourra se construire que progressivement. En revanche, la capacité d'une mutuelle de santé à rassembler des données chiffrées, à quantifier et à évaluer est un élément important dans le contexte de divers pays d'Afrique où les données sont rares. Elle donne aux mutuelles de santé une valeur appréciable. Il faudra certes y ajouter une capacité de bien communiquer, surtout avec les prestataires, mais aussi avec les autorités sanitaires. Dans cette démarche de qualité, en fait, les mutuelles de santé défendront les intérêts de tous les usagers, et pas uniquement de leurs adhérents, ce qui est mieux perçu par les prestataires lorsque les services publics de santé, en raison de leur mission d'intérêt général, ont des difficultés à imaginer un traitement plus favorable pour les mutualistes.

LA MUTUELLE DE SANTÉ, ACTEUR DANS UN ENSEMBLE

Il ne suffit donc pas qu'une mutuelle s'intéresse à la qualité des soins des institutions fréquentées par ses adhérents pour que la qualité des soins qu'elles dispensent s'améliore. Des initiatives isolées de la mutuelle comportent leurs limites. Pour que le contexte devienne favorable aux évolutions en matière de qualité, la mutuelle soutiendra les initiatives valables d'autres acteurs ayant un impact sur cette qualité. Elle stimulera des actions pour réduire les blocages et la résistance aux changements. Si elle n'est qu'un des acteurs parmi d'autres du système de santé, elle est normalement bien placée pour sensibiliser, faciliter, accompagner le changement. Les mutuelles de santé s'efforceront aussi, ensemble, de convaincre les autorités sanitaires de mettre en route un processus d'amélioration de la qualité dans ses différentes dimensions, en associant tous les acteurs concernés. Pour ce faire, les autorités sanitaires peuvent recourir à des stimulants et autres leviers. Dans un contexte devenu plus favorable, il sera plus facile aux mutuelles de santé de proposer aux formations sanitaires qui leur sont proches des initiatives d'amélioration de la qualité en phase avec la vision et le discours des principaux acteurs.

CONCLUSION

La qualité des soins dispensés dans les formations sanitaires accessibles aux adhérents des mutuelles de santé est une condition indispensable à leur développement. Malgré les leviers dont elles disposent, les mutuelles de santé n'arrivent pas aisément, par leur action isolée, à influencer la qualité des soins. L'espoir qu'il suffise de mettre en place une mutuelle de santé pour que la qualité des soins s'améliore est peu réaliste. Une relation de partenariat avec les formations sanitaires ne se réalise pas naturellement. Cela nécessite un gros effort pour convaincre les prestataires qu'ils ont aussi à gagner dans un dialogue au sujet de la qualité des soins. Pour être vraiment efficace, l'action de la mutuelle s'inscrira dans l'ensemble des interventions des divers acteurs en faveur de la qualité. Elle soutiendra les initiatives des autres acteurs pour améliorer la qualité des soins et s'efforcera de les relayer dans sa relation de proximité avec les formations sanitaires. Et ce qui est à gagner par cette « construction sociale permanente » de la qualité, c'est un renforcement de la confiance de chacun dans le système de soins. Alors, chaque acteur est gagnant, et le système de soins entre dans une spirale vertueuse de constante amélioration.

NOTES

1. Mutual Health Organisation. Pour saisir les nuances par rapport à un concept proche (Community Health Insurance) voir M.P. Waelkens et B. Criel (2004) pp 26 et suiv.

2. C'est le cas pour le pays qui retiendra particulièrement notre attention, la Guinée Conakry. Voir Criel, B., A. Noumou Barry et F. Roenne (2002)

3. Criel, B., A. Noumou Barry et F. Roenne (2002) pp. 7 et suiv.

4. Pour les références Criel, B., A. Noumou Barry et F. Roenne (2002) pp 61

5. Criel, B., A. Noumou Barry et F. Roenne (2002) pp. 61 et suiv.

6. Pour les indigents, le mécanisme de la mutuelle de santé est inadéquat, sauf si l'État alloue une subvention importante à la mutuelle pour leur prise en charge.

7. Nous parlons bien de la qualité perçue : ainsi dans plusieurs pays, les autorités sanitaires, confrontées au marketing agressif de l'industrie pharmaceutique auprès des médecins, rencontrent de grosses difficultés à convaincre la population que les médicaments génériques essentiels qui sont pris en charge par le système de santé public et les mutuelles ne sont pas, en règle, de qualité moindre.

8. Voir le constat du rapport de la Commission pour l'Afrique (2005) pp. 183 à 192

9. C'est, par exemple, la vision qui ressort du Plan de Développement sanitaire du Niger : le renforcement des services de santé est la priorité.

10. Les réflexions qui suivent concernant le concept de qualité sont inspirées de travaux de P. Blaise, (2003).

11. Voir Criel, B., A. Noumou Barry et F. Roenne (2002) sur le Projet Prima. Les usagers souhaitent d'abord que les médicaments nécessaires, les « bons » médicaments soient disponibles pour eux-mêmes. De façon plus générale, ils attendent seulement « une guérison rapide », de « retrouver rapidement la santé ».

12. P. Blaise (2003) pp. 29

13. Le dialogue entre les groupes de mutuelles et les prestataires évolue souvent vers la confrontation. Ainsi pour diverses raisons, dont le fait que les mutualités gèrent elles-mêmes indirectement certaines institutions, le corps médical belge a refusé de considérer les mutuelles comme des interlocuteurs compétents en matière de qualité des soins. Les mutuelles n'ont été admises à débattre de qualité qu'à partir du moment où le législateur a créé un cadre pour la promotion de la qualité associant tous les acteurs.

14. Letourmy, A. (1998) ; Waelkens M.P., et B. Criel (2004) et références qui y sont citées p. 56.

15. Voir levier de porte-parole compétent des usagers dans les débats et enjeux de politique de santé.

16. Quatre fois plus élevées pour les membres de la mutuelle du projet PRIMA op. cit. p. 37.

17. Les infirmiers et agents de santé n'ont plus la possibilité d'exiger des suppléments illicites. Projet PRIMA op. cit.

18. « La Concertation » est une plateforme d'échanges et de rencontre des mutuelles de santé en Afrique de l'ouest. Elle est appuyée par

une dizaine d'organisations européennes non gouvernementales, de coopération bilatérale et multilatérales, http://www.concertation.org/

19. Waelkens M.P., et B. Criel (2004)

20. Dans le projet PRIMA, c'était le cas pour le centre de santé de Yendé.

21. Voir le projet de mutuelle de santé pour les agents de l'État au Niger : il est difficile pour une mutuelle de bien financer les soins de première ligne délivrés par les centres de santé intégrés si les règles de recouvrement des coûts varient par district sanitaire. Ainsi pour Niamey, il y a trois systèmes de forfaits par épisode de maladie, couvrant ou non les médicaments. Les promoteurs du projet se sont engagés à négocier avec les autorités sanitaires des conditions permettant une bonne prise en charge de ces soins par la mutuelle.

22. Leur importance était non négligeable : 22 % des recettes du Centre de Santé, le Projet PRIMA, Waelkens M.P., et B. Criel (2004) pp. 116 et 117.

23. En Belgique, les médecins se sont toujours refusés à considérer les mutuelles comme des partenaires pour gérer la qualité des soins. Ils ne s'y sont résolus que quand le législateur a créé des instances pour la promotion de la qualité où tous les acteurs étaient représentés, y compris les mutuelles.

24. Waelkens M.P., et B. Criel (2004) pp. 220.

25. Projet de recherche sur le partage du risque maladie.

26. Le projet a permis un certain nombre d'améliorations de la qualité des soins : disponibilité d'une gamme étendue de médicaments, financement des transports de malades rendant les formations sanitaires plus accessibles, recours plus rapide à la consultation, référence plus rapide à l'hôpital. Mais ce n'était pas suffisant.

27. Waelkens M.P., et B. Criel (2004) Chap. 3 : La perception des professionnels de la santé.

28. Les prestataires du centre de santé ne considèrent pas non plus la population comme un interlocuteur valable : « Une masse ignorante et passive qu'il faut sans cesse encadrer, informer éduquer ».

29. Waelkens M.P., et B. Criel (2004) pp. 217.

30. Waelkens M.P., et B. Criel (2004) pp. 219.

31. Waelkens M.P., et B. Criel (2004) pp. 229.

32. Rappel : le projet a permis un certain nombre d'améliorations de la qualité des soins : disponibilité d'une gamme étendue de médicaments, financement des transports de malades rendant les formations sanitaires plus accessibles, recours plus rapide à la consultation, référence plus rapide à l'hôpital.

BIBLIOGRAPHIE

Blaise, P. 2003. « Measuring quality ». Texte présenté au séminaire d'épidémiologie de l'Institut de Médecine Tropicale : Méthodes en santé publique Anvers (13 Mars).

Commission for Africa. 2005. Notre intérêt commun. Rapport de la Commission for Africa, Londres.

Criel, B., A. Noumou Barry, et F. von Roenne (editeurs). 2002. *Le projet PRIMA en Guinée Conakry. Une expérience d'organisation de mutuelles de santé en Afrique rurale.* Anvers : Institut de Médecine Tropicale—Méthodes en santé publique.

Letourmy, A. 1998. *Etude pour une stratégie d'appui aux mutuelles de santé.* Paris : Ministère des Affaires Etrangères.

Waelkens, M. P., et B. Criel. 2004. « Les Mutuelles de Santé en Afrique Subsaharienne ». HNP Discussion Paper. Washington, DC. : World Bank.

CHAPITRE 13

L'assureur face à l'hôpital : Questions pour un dialogue

Eric De Roodenbeke

Résumé : *Après avoir présenté un certain nombre de préalables relatifs au financement, à l'autonomie hospitalière et au rôle des pouvoirs publics, il est possible d'engager un solide dialogue entre l'hôpital et l'assureur. Une fois les pré-requis établis, un cadre analytique permet de passer en revue les questions essentielles que l'hôpital et l'assureur peuvent se poser lorsque l'assurance maladie est mise en place.*

Ainsi l'assureur doit se demander à quelle priorité de santé publique l'hôpital répond au mieux et dans quelle mesure l'hôpital est efficient et équitable. Mais l'hôpital joue aussi un rôle pour les événements catastrophiques de santé, pour la fourniture de services publics et pour la formation : toutes ces dimensions doivent être prises en compte par l'assureur pour mieux identifier les bénéficiaires des prestations.

Les hôpitaux offrent une large gamme de services qu'il faut considérer pour déterminer auprès de qui les acheter. La nature des services peut dépendre du niveau du prestataire dans la pyramide sanitaire mais aussi du statut de l'établissement tout en considérant la productivité et non seulement les prix proposés. Il est aussi intéressant de s'interroger sur le rôle de l'assurance en tant que prestataire.

Les modes de paiement ont une influence sur la performance, pour cette raison, leurs avantages et inconvénients doivent être identifiés. En relation avec le mode de paiement, la trésorerie est une dimension qui ne peut pas être ignorée.

Quant au prix à payer, des précautions sont nécessaires lorsque l'on souhaite les baser sur une estimation des coûts alors que les systèmes d'information sont déficients. De plus il peut être intéressant de jouer sur les marges pour favoriser des subventions croisées. L'introduction du ticket modérateur doit être évaluée en fonction de sa capacité à limiter l'utilisation excessive sans réduire l'accessibilité. Prendre en compte le rôle de la subvention est crucial si l'on cherche à atteindre plus de performance en jouant sur un mécanisme d'achat. Dissocier alors la subvention d'exploitation de la subvention en capital conduit à adopter des stratégies différentes.

Enfin, pour la régulation, il est important que l'hôpital et l'assureur puissent s'appuyer sur la contractualisation et le contrôle médical avant d'opter pour l'accréditation.

Compte tenu de l'importance du secteur hospitalier dans les dépenses publiques de santé et du rôle particulier que joue l'hôpital pour la prise en charge des événements catastrophiques de santé[1], il est important de passer en revue les questions que l'assureur[2] et l'hôpital[3] doivent examiner dans la perspective de la mise en place d'une assurance maladie. Cet ensemble de questions, proposé dans un cadre logique, couvre le champ des préoccupations de l'assureur afin de déterminer comment il peut mettre en place des réponses pour satisfaire ses objectifs. L'enjeu de cet exercice est aussi de rechercher comment utiliser l'hôpital au mieux de l'intérêt des bénéficiaires tout en favorisant l'amélioration de sa performance.

Si l'atteinte d'une couverture universelle peut constituer un objectif ultime, il est important que les pays démarrent un processus avec une montée en charge progressive.

Tout au long de cet exposé, on considérera que la recherche de l'intérêt général guide les approches pour identifier les alternatives qui devront être examinées. Ce principe d'intérêt général est appliqué tant vis-à-vis de l'assureur que de l'hôpital, même si l'un comme l'autre doivent aussi faire face à des contraintes de gestion pour assurer leur viabilité.

Cependant pour s'engager en faveur du développement de l'assurance, un certain nombre de pré requis méritent une attention particulière. S'ils ne sont pas réunis, formaliser les relations entre l'assurance et le secteur hospitalier n'aura pas l'impact escompté. Dans ce cas, il faudra d'abord intervenir pour mettre en place les conditions minimales d'un dialogue favorable entre les trois acteurs incontournables : les assureurs qui financent les soins, les hôpitaux qui délivrent des soins et les pouvoirs publics qui régulent le système.

QUEL ENVIRONNEMENT LÉGAL ET INSTITUTIONNEL ?

En finançant des soins hospitaliers, les assurances peuvent participer à l'amélioration de leur efficience et de leur équité. Mais pour cela, il faut un environnement légal et institutionnel répondant à un minimum de critères favorables dans les domaines du financement, du statut des hôpitaux et en ce qui concerne le rôle des pouvoirs publics. De manière implicite, quelque soit le statut et le champ de compétence des acteurs publics et privés, il doit être possible de dissocier les fonctions de financement, de production de service et de régulation du système. Ce qui importe c'est davantage l'accomplissement des fonctions que le statut juridique de l'acteur qui les accomplit. Dans un pays où ces trois fonctions seraient entre les mains d'un même acteur, il manquera les mécanismes essentiels pour favoriser les incitations pouvant améliorer l'efficience du système de santé.

Dans le domaine du financement

Il est indispensable que le financement s'inscrive dans un mécanisme de tiers payant que celui-ci soit du fait d'une institution d'assurance autonome ou de l'État jouant le rôle d'assurance maladie. L'un comme l'autre peuvent être financés par des primes individuelles liées à un risque et/ou par des recettes fiscales mais l'assureur se comporte comme un acheteur de services au bénéfice de la population qu'il couvre. L'assureur doit disposer d'une part significative du financement de l'offre hospitalière de manière à être considéré par le secteur hospitalier comme un interlocuteur important. Dans un premier temps, cela peut s'exprimer pour une population limitée, située principalement en milieu urbain accédant facilement aux services hospitaliers. Cela peut aussi concerner certains risques, pour une population plus large, mais qui serait alors couverte pour faire face au recours hospitalier.

Ainsi, en tant qu'acheteur de service, l'assureur doit pouvoir :

- Participer à la décision sur la couverture des risques tout en s'inscrivant dans un schéma national précisant les risques devant être obligatoirement pris en charge.

- Négocier avec les fournisseurs de soins afin d'acheter ce qu'il considère comme le mieux adapté pour ses bénéficiaires.

- Faire des choix dans le cadre de sa stratégie, des conditions du marché et des pressions sociales qui s'exercent sur lui.

Le terme d'assureur pris sous forme générique ne spécifie pas si une ou plusieurs personnes morales prennent en charge cette mission. Dans l'hypothèse où la couverture obligatoire est gérée par plusieurs organismes, il est préférable qu'une fédération puisse assurer le dialogue avec l'offre hospitalière.

Dans le domaine du statut des hôpitaux

Les hôpitaux doivent disposer d'une autonomie minimale tant au niveau de leur gestion que de leur gouvernance. Le statut peut varier du privé commercial au public en passant par le privé non lucratif, et l'autonomie ne doit pas obligatoirement être totale. Dans de nombreux pays, l'autonomie hospitalière est limitée quand la gestion des ressources humaines est contrainte par les réglementations applicables aux fonctionnaires.

Bien qu'une autonomie limitée en réduise sa portée, il restera possible d'enclencher des mécanismes favorables à l'amélioration de la performance, du moment que les hôpitaux disposent d'une liberté suffisante pour :

- Modifier leur offre de service afin de pouvoir s'adapter aux évolutions de la demande (gamme de services et de prestations, volume et modalité de distribution).

- Négocier les prix et modalités de paiement avec le tiers payant (système de prix, niveaux des prix, modalité de facturation, . . .)

- Décider comment utiliser au mieux leurs ressources (facteurs de production, y compris le personnel, mais aussi orientation des investissements mobiliers et immobiliers).

Bien qu'autonomes, les hôpitaux peuvent appartenir à des organisations fédératives. L'existence de telles organisations est aussi importante pour favoriser les relations entre l'assurance et le secteur hospitalier. Ce n'est pas un pré requis mais une condition additionnelle favorisant le succès d'un dialogue sectoriel entre assureurs et hôpitaux.

En ce qui concerne le rôle des pouvoirs publics

Que ce soit au niveau national ou décentralisé (collectivité territoriale), les pouvoirs publics ont une responsabilité pour la tutelle et l'accompagnement, comme pour la régulation du système de soins de santé. En autorisant un tiers payant à acheter des services de santé, cela ne signifie pas pour autant que les services de santé soient proposés dans le cadre d'un marché libre. Les offreurs comme les acheteurs doivent respecter un certain nombre de règles. Cependant, appliquer les mécanismes issus du marché apporte de meilleurs résultats que les autres systèmes d'allocation des ressources.

Ainsi pour rendre pleinement efficaces les mécanismes d'achat de services, les pouvoirs publics doivent intervenir pour :

- Définir le niveau d'équité, de solidarité et d'équilibre social qui doit être atteint dans le système de santé.

- Établir des priorités pour les missions des hôpitaux en relation avec les priorités de santé publique et les objectifs attendus dans un certain délai

- Financer les services de santé en relation avec les priorités sociales et sanitaires.

Il faut aussi garder à l'esprit que les analyses économiques sur l'efficience et l'équité du système de santé prennent en compte de manière globale l'offre hospitalière afin de la comparer à celles des services de soins de santé primaire. Une telle approche masque un système complexe (Liu et Mills 2003) qui doit aussi être examiné pour améliorer l'efficience et l'équité des services hospitaliers. Dans un contexte donné, certaines alternatives peuvent se révéler plus efficientes pour un assureur que les modèles économiques ne le montrent en opposant soins hospitaliers et soins de santé primaire. Cette approche revient à dissocier l'acteur hospitalier, qui peut offrir une gamme de prestation, de la production hospitalière globale telle qu'elle peut être mesurée à un moment donné. Le dialogue entre l'assureur et l'hôpital s'articule sur la relation entre les acteurs.

Les pré-requis énoncés précédemment permettent d'envisager des solutions où l'un comme l'autre peuvent s'adapter pour améliorer leur efficience. Cela exclut de vouloir faire table rase de l'existant pour proposer une réponse, théoriquement meilleure, mais qui ignorerait la dynamique des organisations et des groupes sociaux.

POUR QUI ACHETER ?

Si l'un des objectifs prioritaires d'une assurance maladie obligatoire est de réduire les inégalités dans l'accès aux soins, il sera alors nécessaire de veiller à favoriser les mécanismes pour corriger les disparités régionales en privilégiant le financement des populations dans les régions marquées par une sous-consommation de soins hospitaliers. Une attention particulière peut aussi être portée à des groupes sociaux qui fréquentent peu ou trop tardivement l'hôpital avec pour conséquence surmorbidité et/ou surmortalité. Une telle approche privilégie le ciblage d'individus ou groupes d'individus pour leur garantir un meilleur accès aux services hospitaliers. L'assureur répond à la question pour qui acheter en intervenant plutôt du côté de la demande. Il s'inscrit dans une approche ex-ante dans laquelle il garantit des soins pour une population dont les individus sont identifiés au départ, qu'ils utilisent ou non les services que l'assureur couvre.

En relation avec les objectifs du millénaire pour le développement (OMD), il serait logique de donner priorités aux services de maladies infectieuses ainsi qu'à ceux pour la mère et l'enfant. Dans les pays en développement caractérisés par une forte croissance démographique, ces services regroupent entre la moitié et deux tiers des utilisateurs de l'hôpital. En abordant la question pour qui acheter en s'intéressant aux pathologies dont il faut réduire l'impact, l'assureur va plutôt intervenir auprès de l'offre afin de s'assurer de la disponibilité du service pour la personne qui en a besoin. Son intervention est ex-post en relation avec la consommation effective de certains services bien identifiés. Des conditions additionnelles peuvent ensuite définir des modalités différenciant les populations qui peuvent en bénéficier.

Ces deux approches, davantage complémentaires que concurrentes, s'appuient sur la connaissance de la situation actuelle de l'utilisation des services hospitaliers pour permettre de cibler au mieux le couple population et pathologies. En s'orientant dans cette direction, il est admis implicitement que l'assureur doit participer aux objectifs prioritaires de santé décidés par les pouvoirs publics. Le mécanisme d'assurance ne se résume pas en une relation entre cotisant et bénéficiaire, comme cela serait le cas pour une assurance privée volontaire. Dans un système d'assurance maladie obligatoire, le bénéficiaire ne choisit pas nécessairement d'être protégé et il ne cotise pas obligatoirement. Ainsi la réponse à la question pour qui faut-il acheter des soins ne se résume pas à ceux qui sont en mesure de payer une cotisation. Dans certains pays, la création d'une assurance maladie obligatoire s'appuie sur l'existence de populations solvables du secteur privé formel ou public (fonctionnaires). Si cela peut constituer un point de départ historique, cela ne peut constituer une stratégie de développement en relation avec des objectifs d'équité et de santé publique dans un cadre d'intérêt général.

Afin de mieux cerner les bénéficiaires d'une assurance maladie obligatoire, en reprenant le double objectif d'accroître l'équité et de mieux répondre aux priorités de santé publique, l'assureur prendra en considération des critères additionnels pour décider des bénéficiaires qu'il faut couvrir en priorité.

Pour augmenter l'équité du système de soins hospitaliers, l'assureur portera son attention sur :

- Les différences géographiques : un effort particulier peut permettre de prendre en compte les populations éloignées ou ayant un accès physique limité

- Les différences socio-économiques : des groupes spécifiques peuvent être ciblés pour accroître leur utilisation des hôpitaux.

- Les différences socio-démographiques : un effort particulier peut être fait pour inclure des groupes en fonction du genre et de l'âge (en particulier pour la santé maternelle et infantile)

Pour mieux intégrer les priorités de santé publique, l'assureur portera son attention sur :

- La nature des maladies. Les principales maladies infectieuses constituent un exemple de cible pour le financement de l'offre en rendant la vaccination et les autres services utiles immédiatement disponibles

- La nature des services de soins. En particulier en différenciant son intervention selon que le service réponde à des épisodes aigus ou chroniques, ou de degré d'urgence variable vis-à-vis du pronostic vital.

L'assurance aura un impact maximal si les objectifs tiennent bien compte de la situation actuelle. C'est pour cette raison qu'il est important de pouvoir disposer d'une bonne connaissance de la situation de départ et des priorités poursuivies. Le choix des bénéficiaires pourra se faire ensuite au travers de la grille de lecture : pathologie/population – équité/priorités de santé publique.

QUELLES PRESTATIONS ACHETER ?

Répondre à la question : quelle prestation acheter ? Cela revient implicitement à considérer que l'assureur mobilise ses ressources pour financer la réalisation de ces prestations. La réponse n'est cependant pas simple car il doit passer en revue ce qu'il souhaite privilégier car des approches alternatives mais pas nécessairement exclusives lui sont offertes : (i) favoriser des activités prioritaires de santé publique, (ii) viser les services hospitaliers les plus efficients, (iii) couvrir les gros risques, (iv) assurer les services publics essentiels, (v) participer à la formation des professionnels de santé, (vi) prendre en charge les évacuations. En se positionnant vis-à-vis de ces alternatives, l'assureur pèsera de manière importante sur des aspects essentiels pour la performance du système de santé.

Dans les pays en développement, les hôpitaux sont rarement en mesure de soigner les patients avec des résultats conformes à leurs attentes légitimes en relation avec l'état actuel de la médecine. Ainsi souvent les pouvoirs publics devront contribuer à améliorer l'offre hospitalière pour que celle-ci soit en mesure d'offrir les prestations demandées dans des conditions permettant de les réaliser avec succès. Cela implique souvent d'investir pour renforcer l'outil de production tant au niveau physique (matériel et locaux) qu'humain (compétences, qualité et quantité des personnels) afin de le rendre crédible vis-à-vis des populations. De tels investissements ne produisent leurs effets qu'au bout de plusieurs années, ainsi il est particulièrement important de mettre en phase l'intervention des pouvoirs publics pour renforcer la crédibilité de l'offre hospitalière avec les prestations identifiées par l'assureur comme prioritaire.

Renforcer le rôle de l'hôpital pour répondre aux priorités de santé publique ?

En lien avec les OMD sur la santé maternelle et infantile, il serait logique de renforcer le rôle que joue l'hôpital pour soutenir les services de base. Ainsi l'identification et le suivi des grossesses à risque peuvent être privilégiés pour les populations résidant dans l'aire d'attraction des hôpitaux. La capacité de prendre en charge rapidement les évacuées constitue une autre possibilité pour mieux fixer l'activité hospitalière sur ces priorités.

Les maladies transmissibles constituent un second axe important pour orienter l'activité des hôpitaux en relation avec les OMD. Cela concerne en particulier le paludisme pour les enfants de moins de 5 ans dont la mortalité résulte souvent d'un recours trop tardif et de l'absence de l'évacuation des cas sévères pouvant uniquement être pris en charge au niveau hospitalier.

Enfin la lutte contre le sida constitue une grande priorité pour laquelle l'hôpital peut jouer un rôle essentiel. La mise de patients sous anti rétro viraux (ARV) et leur suivi clinique et psycho-social mobilisent des ressources très importantes. Les hôpitaux ont un défi à relever afin d'organiser cette prise en charge. Pour l'assureur il s'agit d'intégrer cette pathologie dans la stratégie globale de financement alors qu'actuellement des fonds spécifiques sont mobilisés dans un cadre particulier.

Ce panorama rapide permet d'orienter le dialogue entre hôpital et assureur sur les pathologies à prendre en charge afin de renforcer les efforts pour obtenir des résultats sur les priorités de santé publique en lien avec les OMD.

Miser sur les services hospitaliers les plus efficients ?

Quand les ressources sont rares, se préoccuper d'efficience apparaît encore plus légitime. Une approche coût/efficacité permet de privilégier les établissements et/ou services qui fournissent les meilleurs services dans le cadre d'une contrainte de coût. Ainsi des travaux antérieurs ont montré (Banque mondiale 1994) que les hôpitaux de district étaient d'un bon rapport coût/efficacité pour répondre aux besoins de référence pour les pathologies les plus fréquentes en Afrique Sub-saharienne.

Pour les services d'hospitalisation l'approche coût/efficacité prendra en compte le rôle spécifique des hôpitaux de différents niveaux (district, région, national). Pour les services ambulatoires, l'efficacité se mesurera au travers de l'adéquation entre compétences et complexité des pathologies.

En favorisant une meilleure utilisation des services hospitaliers, on participe à la recherche d'une amélioration de la productivité des hôpitaux. De plus il peut être préférable de s'appuyer sur une structure existante plutôt que d'en développer une nouvelle, même lorsqu'il s'agit de proposer des soins de base. Ainsi pour une zone donnée, le coût global pour les populations couvertes devrait guider le choix de l'assureur. Compte tenu des caractéristiques historiques de l'offre de service, le choix devrait intervenir au niveau du district de santé. Un schéma national peut entraîner des effets pervers car des coûts unitaires théoriquement bas pour une alternative peuvent conduire à des coûts globaux supérieurs du fait de duplication de structures insuffisamment utilisées.

Il résulte de ces réflexions qu'il serait hasardeux d'écarter a priori certains services hospitaliers mais qu'il est préférable d'aborder la recherche de l'efficience au niveau du district en favorisant des solutions visant à augmenter la productivité des services existants, y compris hospitaliers, plutôt que d'en créer de nouveaux.

Quelle place pour les gros risques pris en charge en milieu hospitalier ?

Les gros risques peuvent ne pas être considérés comme prioritaires car ils ne touchent qu'une infime partie de la population. Mais pour les individus concernés ces gros risques constituent une priorité majeure car ils ne disposeront pas des ressources pour y faire face. La couverture des gros risques, induit peu de risque de surutilisation, en revanche pour limiter l'aléa financier sur la réalisation du risque la population couverte doit être importante. En choisissant de protéger contre le petit risque, l'assureur doit faire face à une forte pression de surutilisation, mais il maîtrise son aléa financier avec une population de taille moyenne. Pour orienter la stratégie il faut aussi prendre en compte la nature de la pathologie.

Pour les pathologies aigues, le gros risque correspond le plus souvent à des situations d'urgences dont le caractère vital peut justifier d'en faire une priorité même si les coûts sont élevés. Les exclure de la couverture devient une préoccupation éthique quand il existe une forte probabilité de pronostic favorable. Si la neuro-chirurgie est disponible est ce que les riches seraient les seuls à en bénéficier alors que les plus pauvres sont davantage touchés par les accidents de circulation ?

Pour des maladies évolutives, la décision est plus difficile. Le coût de la prise en charge est élevé et la demande augmente du fait de la transition épidémiologique. Les pays en développement ne peuvent traiter toutes ces pathologies avec les derniers traitements disponibles. En faisant des choix, il faudra exclure certaines pathologies bien que constituant un gros risque du fait du coût du traitement (cancer, insuffisance rénale, . . .). Le coût du traitement en relation avec le pronostic aidera un comité national qui devrait établir une liste révisable des pathologies prises en charge par l'assurance.

Si l'assurance vise à apporter de la protection et non pas seulement une couverture de base alors les gros risques relevant de pathologies aigues devraient être systématiquement couverts. Cette option peut nécessiter de prévoir un système de réassurance si l'assureur intervient au niveau d'un district ou pour une petite population. La couverture du gros risque peut améliorer significativement la référence vers l'hôpital mais il faudra bien en préciser les limites, soit par voie contractuelle, soit par une réglementation.

Financer l'offre hospitalière de services publics essentiels de santé ?

Les hôpitaux fournissent des services de santé aux individus mais aussi pour la communauté. Par certains aspects l'hôpital est comme un service de lutte contre l'incendie. On espère ne pas en avoir besoin mais sa présence rassure la communauté. Si l'hôpital, en tant qu'institution, peut être assimilé à un service public essentiel de santé, toute une partie de son activité relève d'une logique de consommation individuelle. Il faut donc pouvoir identifier la part des coûts hospitaliers qui relève d'une logique individuelle et celle qui relève du collectif.

Les hôpitaux peuvent recevoir des subventions pour financer leur mission de service public, mais en l'absence de comptabilité analytique dans la plupart des pays, il est difficile de vérifier si ces ressources sont bien mobilisées pour la production de ces services. Une approche pourrait consister à mobiliser les ressources publiques pour fiancer les coûts fixes alors que l'assurance financera plutôt les coûts variables pour le traitement spécifique à chaque individu.

Il n'existe pas de règles pré-établies pouvant garantir d'une bonne répartition du financement en fonction de la nature publique ou privée de la prestation. Mais quand l'assurance n'est pas le seul bailleur de l'hôpital, il devra être bien précisé comment la dimension de service public essentiel de santé sera financée. L'hôpital sera responsabilisé pour la mise en œuvre de ces services et en particulier les urgences et la permanence médicale qui l'accompagne.

Participer à la formation des professionnels de santé ?

La formation des professionnels de santé est une des missions de l'hôpital. L'impact de cette mission sur les coûts de fonctionnement n'est pas bien identifié. Le surcoût de la formation se mesure à la fois par une moindre productivité du personnel titulaire (temps consacré à l'encadrement) et une potentielle augmentation des coûts de traitement (les stagiaires prescrivent plus pour limiter les risques). Si institutionnellement, la fonction de formation n'est pas rémunérée, il y a un risque d'usage inapproprié des compétences : stagiaires faisant le travail de titulaires et titulaires n'encadrant pas les stagiaires.

On peut estimer que cette charge devrait être supportée par le budget de l'éducation nationale. Mais, dans un contexte d'insuffisance chronique de ressources dans ce secteur, investir dans la formation contribue à améliorer la qualité future des prestations. Cette remarque vaut aussi pour la formation continue qui permet d'améliorer les compétences des personnels.

L'assureur doit réfléchir sur les modalités de prise en compte de l'effort fait par l'hôpital pour former les ressources humaines. Il peut considérer que la formation fait partie des coûts de production qu'il finance en payant la prestation, mais il peut aussi favoriser la formation en allouant des ressources spécifiques à l'hôpital pour la formation initiale et continue de son personnel.

Prendre en charge le transport pour accéder à l'hôpital ?

Même quand les soins sont gratuits, le transport peut exclure les populations, le plus souvent pauvres, habitant dans les zones éloignées. L'absence de financement réduit aussi la recherche de solutions pour son organisation. Le réflexe consistant à demander une ambulance auprès de chaque centre de santé ne participe pas à une gestion rationnelle des ressources. Dans la majeure partie des cas, des transporteurs privés pourraient assurer ces transports dans des conditions acceptables si leur financement était assuré.

Par ailleurs, pour des populations dispersées, organiser le transport vers des services hospitaliers ou financer des stratégies avancées vers les dispensaires renforce à la fois l'efficacité des services de base et la pertinence des références.

Pour les hôpitaux, si l'assurance prend en charge les transports, il sera utile de voir s'il est préférable qu'il organise un service pour y répondre ou si c'est plus judicieux de mobiliser un partenaire privé. Dans ce dernier cas de figure, il restera à réglementer à minima les conditions dans lesquelles s'effectuent les transports sanitaires.

Auprès de qui acheter les services hospitaliers ?

Si l'on choisit d'acheter des services hospitaliers de base pour les populations les plus isolées, il est assez évident que l'hôpital de district constituera la réponse adéquate. Mais compte tenu des combinaisons de réponses possibles aux questions précédentes, il reste utile de s'interroger sur le niveau de soins le plus approprié pour l'assureur.

Quelque soit le niveau de soins, la nature du statut de l'hôpital doit aussi être pris en compte. Selon les pays, il y a plus ou moins possibilité de choix mais l'hôpital public est rarement en situation de monopole. Enfin, il faut s'interroger sur l'intérêt à privilégier l'achat auprès d'un tiers plutôt que de mettre en place soi-même une offre de soins. Cette interrogation peut paraître en partie contradictoire avec les préalables institutionnels séparant bien les fonctions d'assureur de celles de prestataires. L'existence d'hôpitaux relevant de caisses d'assurance maladie obligatoire pousse toutefois à revenir sur cette question.

Quel niveau de soins pour quels services ?

Dans beaucoup de pays l'offre hospitalière se décline théoriquement sur 3 niveaux, alors que dans les faits il existe deux niveaux pleinement opérationnels :

- *Les hôpitaux assurant la référence des services de soins de santé primaire.* Il s'agit de l'hôpital de district qui appuie les services de santé de base. Son rôle et ses fonctions sont largement documentés (OMS 1992) et sa contribution au système de santé a été étudiée depuis longtemps (OMS 1987, Banque mondiale 1994).

* *Les hôpitaux assurant la référence des services hospitaliers de première ligne.* De tels établissements peuvent être aussi bien classés comme hôpitaux régionaux (CHR) ou dénommés CHU ou hôpitaux nationaux (HN). Les services très spécialisés existants au niveau des CHU ou HN ne modifient pas fondamentalement leur fonctionnalité dans le système hospitalier, car ces services ne concernent qu'une activité marginale dans la production de ces établissements.

Pour l'assureur, cette distinction est importante car elle lui permet d'adopter une stratégie pour le financement des services de santé. En fonction du niveau, la nature des soins pris en charge ou l'importance de la couverture peuvent varier. Cependant dans beaucoup de pays, même une classification en 2 niveaux n'est pas toujours évidente car certains hôpitaux de niveau 1 dépassent à peine ce qu'offrent des dispensaires renforcés alors que certains établissements de niveau 2 sont à peine supérieurs à un hôpital de district.

Mais cette distinction n'est pas suffisante car, quelque soit le niveau de soins, il existe des prestations que l'on peut qualifier de spécifiques pour les hôpitaux, alors que d'autres ne le sont pas. Ainsi pour une large part de l'activité de diagnostic (imagerie, analyses, explorations, avis spécialisé . . .) il y a une alternative entre l'hôpital et les cabinets privés. Enfin certaines spécialités particulières peuvent n'exister qu'à l'hôpital du fait des compétences requises et/ou de l'équipement nécessaire. Un classement peut être établi pour mieux cerner ce qui peut relever de qui. Ensuite l'assureur devra préciser s'il accepte que le prestataire de niveau supérieur délivre des soins qui peuvent être assurés à un niveau inférieur. Si oui, la question du prix (voir infra) deviendra essentielle pour influencer le lieu de production.

Quelle place donner au secteur privé ?

La place du secteur privé varie beaucoup d'un pays à l'autre, mais dans tous les pays il existe une offre privée au niveau du district et dans les grandes villes.

Dans certains pays (Ghana, Cameroun, . . .) le secteur confessionnel est important. Si les soins sont souvent reconnus de bonne qualité, les tarifs sont en général plus élevés que dans le secteur public. Cela peut s'expliquer par les subventions qui bénéficient moins au privé qu'au public. Là où il existe une alternative entre le secteur public et le secteur privé, l'assureur ne devrait pas uniquement considérer le prix des prestations mais aussi la productivité des hôpitaux. Une première approche peut s'appuyer sur une comparaison de la productivité globale du facteur travail (personnel/activité) et de la productivité du capital mobilisé pour l'hospitalisation (taux d'occupation, durées de séjour et admissions). Lorsque la productivité est supérieure dans le privé, il serait désastreux que la mise en place d'un système d'assurance conduise à la faillite les hôpitaux avec la meilleure productivité sous prétexte que leurs tarifs sont plus élevés car non subventionnés par ailleurs.

Le développement de l'assurance maladie obligatoire peut être perçu comme une opportunité pour les cliniques commerciales. Il sera alors important de ne pas perdre de vue les objectifs de santé publique et d'amélioration de l'équité. Il ne serait pas acceptable que le financement de l'assurance maladie obligatoire favorise l'augmentation des profits sur les activités de santé.

Il n'est pas possible d'affirmer qu'une forme ou une autre de propriété favorise plus ou moins la performance globale des services hospitaliers. Compte tenu des différences dans leurs objectifs, les comparaisons sont difficiles car elles reposent sur les critères choisis en amont (Reisa 2002). Ainsi l'assureur ne devrait pas exclure a priori un type d'établissement sur le critère de son statut, il devra examiner, en fonction de la prestation et du mode de paiement, l'établissement qui réponde le mieux aux besoins des assurés. En se situant dans une perspective à moyen terme, il peut avoir des politiques différentes pour l'achat de services selon l'importance qu'il accorde à la productivité des établissements où il se fournit.

La fourniture de services par l'assureur lui-même

Il est globalement impossible de démontrer que des systèmes de soins intégrés sont plus performants que des systèmes dans lesquels les fonctions d'assurance et de fourniture de service sont séparées. Cependant la faible qualité des soins proposés peuvent limiter le développement de l'assurance maladie, comme en témoigne certaines expériences en relation avec le mouvement mutualiste (Audibert, Mathonnat, de Roodenbeke, 2003). De plus proposer des soins peut aussi se concevoir quand l'assureur souhaite rééquilibrer un marché où les offreurs sont en position trop dominante.

Pour entrer dans le marché hospitalier les coûts sont très élevés et les retours sur investissement sont longs. Dans les pays où des organismes d'assurance possèdent des hôpitaux, le choix d'investissement a rarement été guidé par la rationalité économique, elle a plutôt répondu à une logique de prestige alors que l'assureur disposait d'importants surplus. La tendance actuelle est de dissocier la production de soins de la pure fonction d'assurance afin d'éviter que l'assurance finance le déficit structurel d'un hôpital au détriment de la couverture des ayants droit.

En revanche, il peut être tentant pour l'assureur de développer des services ambulatoires à faible coût d'investissement mais qui peuvent fortement concurrencer un hôpital dominant et ou se substituer à une offre défaillante. Sans pouvoir proposer une solution définitive, il semble préférable que cette alternative reste un instrument du dialogue avec l'offre plutôt qu'une solution de première intention. De plus le contrôle médical sous la responsabilité de l'assureur permet aussi de négocier en des termes qualitatifs l'offre hospitalière, cela peut constituer une alternative pour faire face à un hôpital dominant.

COMMENT PAYER L'HÔPITAL ?

Dotation budgétaire

Ce mode de financement présente un intérêt lorsque l'assureur intervient pour la majeure part des ressources de l'hôpital. En effet en limitant les ressources, sans pour autant réduire ses missions ni le niveau d'activité attendu, l'hôpital recherche des gains de productivité pour développer de nouvelles activités ou pour intégrer l'augmentation du prix de ses facteurs de production. Mais si la dotation n'est pas mise en place avec une clause d'activité minimale et que la concurrence est absente, alors elle induit des effets pervers : pas d'incitation à l'innovation et à l'amélioration de la qualité et tendance à limiter l'activité si les coûts de production augmentent. La dotation globale ne facilite pas la comparaison entre établissements et la détermination du juste prix à payer.

Dans le contexte des pays d'Afrique sub-saharienne où l'assurance maladie obligatoire n'est envisagée que pour une population limitée, le principe de versement d'un financement global reviendrait à la logique de capitation qui est décrite ci-dessous.

Paiement à l'activité

Selon les pays les formules de paiement à l'activité varient en fonction de la nature des prestations couvertes et des modalités de paiement. Dans tous les cas le paiement à l'activité est reconnu comme ayant une plus grande portée incitative que les systèmes de budget global.

Pour les hôpitaux des pays en développement les formules de paiement à l'activité assurent le plus souvent une flexibilité tant pour la gestion de la trésorerie que pour les modalités d'achat que les fonds de la subvention publique n'autorisent pas.

Quelque soit le barème de prix, il est aussi important qu'il puisse y avoir une incitation en fonction de la prestation délivrée pour éviter que les hôpitaux en cherchant à réduire les coûts de production pour augmenter leurs marges ne le fassent au détriment de la qualité.

Ainsi, pour que cet instrument serve les objectifs de l'assureur, il doit permettre :

- une négociation pour payer le minimum pour un certain niveau de qualité

- de ne payer que les services délivrés aux assurés sociaux (risque de surfacturation)

- d'éviter d'exclure les pauvres (implique de subventionner l'assureur qui couvre des populations qui ne cotisent pas)

- être simple à mettre en œuvre (système d'information souvent trop limité pour s'engager au paiement par cas ou groupe homogène de malades – GHM).

Si le système de paiement selon l'activité présente de nombreux avantages tant pour l'assureur que pour l'hôpital, il ne prend en compte qu'une partie des missions de l'hôpital. Il faut un autre mode de financement, en particulier pour l'offre de services publics essentiels. De plus pour des activités de soutien au système tels que la formation ou la supervision, il faut définir des paramètres spécifiques pour les financer.

Le système par capitation

Ce système, qui peut se combiner avec le paiement à l'activité, incite l'hôpital à enregistrer le plus de bénéficiaires possible. Cela peut être un fort incitatif pour améliorer la qualité de service lorsque les patients disposent d'alternatives et qu'ils ont l'initiative de leur enregistrement. La capitation est particulièrement recommandée pour des prestations qui impliquent un suivi et pour lesquels il y a peu d'incertitude sur les coûts. Le suivi prénatal est un bon exemple de ce type de prestation sous réserve que le service rendu soit bien décrit et que des prestations additionnelles puissent être facturées. En revanche pour couvrir une population limitée, y compris pour des gros risques, la capitation introduit trop d'incertitudes tant du coté de l'assureur que de l'hôpital : l'un ou l'autre a de forte chance d'être perdant, à moins d'envisager des mécanismes correctifs qui complexifient le montage.

Si la concurrence est faible, la capitation peut entraîner des effets pervers car les hôpitaux n'auront pas intérêt à développer la qualité de service pour ce qui s'assimile à une rente. Pour faire face à de tels comportements l'assureur doit pouvoir refuser de payer un service jugé en dessous du niveau attendu.

Dans tous les cas, un système par capitation implique un contrat entre assureur et hôpital pour préciser les modalités de délivrance du service et de paiement. La capitation ne peut pas couvrir toutes les activités de l'hôpital si l'on veut que le système de paiement participe à l'amélioration de la performance hospitalière.

Conséquences du système de paiement sur la trésorerie et l'organisation de la facturation

Les hôpitaux disposent immédiatement des ressources lorsque les patients paient au point de service. Avec un tiers payant les hôpitaux peuvent bénéficier d'une clientèle additionnelle du fait de la réduction de la barrière financière pour l'accès aux soins. Si les hôpitaux demandent au patient de payer puis de se faire rembourser, cela préserve sa capacité de trésorerie mais dresse une barrière à l'accès. Rien n'incite non plus l'hôpital à renseigner promptement l'assureur qui voudra contrôler la réalité de la prestation. Pour le paiement à l'activité, facturer l'assureur est la seule alternative raisonnable dans les pays en développement, mais cela impliquera que l'hôpital vérifie si le patient dispose d'une prise en charge. Il devra s'organiser pour suivre la facturation auprès de l'assureur.

Si le système d'assurance est complexe (multiples organisations), l'hôpital devra investir pour rendre performant son système de recouvrement des créances. Le passage d'une situation, où les ressources sont perçues directement au point de service, à un tiers payant qui règle les factures avec un différé, peut mettre en péril l'hôpital. Dans ce cas, il importe que l'assureur verse un acompte périodique qu'il régularisera avec la facturation. Le coût de la mise en place d'un système de facturation devra être financé soit au travers du recouvrement (prix du service incluant cette charge) auprès de l'assureur, soit par une subvention.

Le système de capitation avec versement mensualisé, ajusté en fonction de l'évolution des bénéficiaires, est celui qui assure la meilleure trésorerie à l'hôpital, mais son application (cf. supra) restera limitée à certaines prestations.

QUEL PRIX PAYER ?

Si les prix sont administrés, la seule marge de manœuvre reposera sur la possibilité de remise ou de facturation de prestations supplémentaires hors du cadre des prix administrés.

Estimation du coût des services ?

Il serait logique que l'assureur paie les services en fonction de ce qu'ils coûtent. Une telle approche est une forte incitation pour améliorer la productivité. Mais il ne faut pas minimiser la difficulté à estimer les coûts dans le contexte d'une indigence des services de gestion et de faible fiabilité des systèmes d'information. S'il est particulièrement difficile d'établir le coût par épisode (Shepard et al. 2003), il est toujours possible de conduire une étude ponctuelle pour estimer le coût des principales activités d'un hôpital. Mais de telles études sont davantage adaptées à la mise en place d'incitations à la performance au niveau de l'établissement (Nusau 2003) que pour définir un système de prix applicable au niveau national.

Dans un tel contexte, aligner brutalement les remboursements de l'assurance sur le résultat d'un calcul de coût peut avoir un impact désastreux pour les hôpitaux, en particulier dans un contexte où le financement est largement mal identifié et qu'il bénéficie de l'aide internationale.

L'introduction de l'assurance doit inciter à développer des études de coûts dans les hôpitaux, en adoptant une démarche progressive débutant par une analyse plus systématique des coûts variables directs (consommables) et indirects (fluides, entretien, . . .) puis des coûts semi-variables avec une attention particulière aux ressources humaines et enfin abordant la ventilation des coûts fixes (mobilier et immobilier). Dans la plupart des pays, l'investissement est actuellement essentiellement constitué par de l'apport direct soit de l'État (Budget Commun d'Investissement) soit par les dons de certains bailleurs. Une période de transition s'impose avant que les investissements puissent être supportés par le financement courant via la couverture de la charge de l'amortissement et du recours à l'emprunt.

Mais, même si l'estimation des coûts des services se révèle difficile, cela ne doit pas empêcher de débuter un système de paiements. En effet, l'assureur comme l'hôpital peuvent utiliser le système de prix préexistant tout en suivant les conséquences de l'intervention d'un tiers payant. L'hôpital devra suivre de manière précise son activité et posséder une comptabilité retraçant l'évolution de ses recettes et dépenses afin de mesurer l'impact de l'intervention de l'assureur. Pour l'assureur, une analyse coût/efficacité permettrait de mieux affiner une stratégie de couverture entre niveau et type de prestataires et de prestations.

Politique de marge et logique de subvention croisée

Même si une analyse des coûts permet d'identifier des prix de revient, il n'est pas nécessairement souhaitable que le tarif reflète le coût. L'hôpital assure la prise en charge de gros risques et dans le cas d'une assurance maladie qui ne couvre qu'un petit groupe de population, payer au prix de revient peut impliquer des cotisations élevées qui rendront l'assurance impopulaire. Pour la population non assurée, si la tarification est établie au niveau du prix de revient alors l'accès sera quasi impossible et en tout cas il sera un puissant facteur de pauvreté s'il oblige à vendre les biens et/ou l'outil de production. Un système de double tarif (assurance tarifée au prix de revient et particuliers payant un prix subventionné) peut introduire des mécanismes pervers poussant l'assurance à rembourser le particulier plutôt que de proposer une prise en charge à un tarif prohibitif.

Quand les tarifs incluent une marge positive sur les petits risques mais représentant une activité importante et que les gros risques sont facturés bien en deçà du prix de revient alors l'hôpital pratique des subventions croisées entre les patients. Une telle approche implique que l'hôpital ne soit pas exclu du remboursement pour les petits risques car sinon il aura intérêt à limiter les activités déficitaires du point de vue des tarifs pour se placer sur le marché des soins non couverts par l'assurance.

Avant de jouer sur les marges, il est utile de s'interroger aussi sur la nature du service. Pour des services entrant dans les priorités de santé publique, la mise en place de marge positive peut augmenter l'iniquité d'accès. Ainsi la politique de tarification devrait combiner la notion de risque et de nature de service pour optimiser l'impact des subventions croisés en faveur des gros risques et des activités prioritaires.

Que faire avec les subventions ?

Dans des pays où la majeure partie des facteurs de production est subventionnée, la politique tarifaire est souvent davantage liée aux coûts des consommables qu'au prix de revient total de la production. La mise à plat de tout le système de subvention apparaît incontournable pour pousser les hôpitaux vers plus de performance. Cependant, les approches peuvent varier selon qu'il s'agisse de l'exploitation ou des investissements.

Une première évolution possible serait de passer d'une subvention d'exploitation pour les facteurs de production à une subvention sur la production elle-même. Cette modalité permet de subventionner les gros risques afin que l'assureur paie les petits risques en relation avec le prix de revient et bénéficie de tarifs inférieurs aux prix de revient pour les gros risques. Dans ce cadre, les hôpitaux quelque soit leur statut, devraient être subventionnés du moment qu'ils peuvent justifier d'une activité pour ces risques. Il faut noter qu'en passant d'une subvention des facteurs de production à une subvention sur la production, l'État se rapproche de l'assureur. Comme lui, il achète des services à l'hôpital et les questions énoncées pour l'assureur lui sont largement applicables. Une période de transition sera inévitable pour passer d'une modalité à l'autre. A terme, il sera sans doute préférable que l'ensemble des ressources transite par un seul canal, celui de l'assureur. Cela semble nécessaire pour plus de cohérence et pour limiter les coûts de transaction.

L'investissement relève le plus souvent de l'autorité du ministère de la santé généralement avec une contribution des bailleurs internationaux. Avec la décentralisation, les communautés territoriales deviennent aussi des acteurs. Enfin, l'hôpital attire aussi des financements privés car il apporte une visibilité immédiate pour des acteurs en mal de reconnaissance sociale. Dans ce contexte, avant que l'assureur ne participe au financement des investissements, il serait important qu'il y ait un régime d'autorisation imposant un minimum de règles pour rationaliser les investissements immobiliers (le lieu, la nature et les surcoûts induits). Les évolutions des modalités de l'aide influenceront la stratégie : l'aide budgétaire favorise l'intégration des investissements dans les relations entre l'assureur et l'hôpital, l'aide directe sous l'autorité du bailleur incite à dissocier les stratégies.

Le rôle du ticket modérateur

Le ticket modérateur, qui n'a pas besoin d'être important, réduit sensiblement le risque de surutilisation en particulier pour les soins de première intention. Mais la mise en place du ticket modérateur doit être simple pour en limiter la charge administrative. Le ticket modérateur peut être forfaitaire ou sous la forme d'une proportion du prix du service. L'avantage d'un ticket modérateur forfaitaire est de peser lourdement sur les soins de première ligne, réduisant ainsi le risque d'utilisation excessive, et de peser faiblement sur des dépenses importantes. Cette approche doit aussi tenir compte des services jugés prioritaires d'un point de vu de santé publique, pour lesquels on peut privilégier le risque de surutilisation au risque de sousutilisation.

Pour les gros risques, et en particulier l'hospitalisation, des professionnels de santé interviennent au préalable de la décision. Un ticket modérateur pesant sur le patient n'aura qu'une portée limitée. Les mécanismes d'incitation pour favoriser un usage rationnel de la chaîne de soins concernent davantage les professionnels et les institutions qui les emploient. A ce moment, l'assureur peut intervenir par le biais du contrôle médical et sanctionner ou encourager les professionnels et institutions qui orientent au mieux les patients.

EN GUISE DE CONCLUSION : COMMENT RÉGULER LES RELATIONS ASSUREUR/HÔPITAL ?

La faiblesse de la gestion des hôpitaux est un trait commun à la plupart des pays (de Roodenbeke 2003) et les hôpitaux comme les pouvoirs publics consacrent davantage d'énergie aux procédures et la réponse au quotidien qu'à la planification stratégique et la recherche de l'usage rationnel des ressources (ministère de la santé du Ghana 2003). Alors que le manque de responsabilité domine et que des pratiques de paiements occultes sont fréquentes, une profonde évolution est nécessaire pour que les populations retirent ce qu'elles attendent du secteur hospitalier. Un système d'assurance, peut avoir un impact majeur pour améliorer l'efficience des hôpitaux s'il couvre une large part du financement des établissements et s'il se comporte comme un véritable acheteur (Preker et Harding 2003).

Dans cette perspective il faut s'interroger sur la place qui doit être réservée à l'accréditation qui permet à l'acheteur de bénéficier d'une garantie sur la qualité de la prestation qu'il finance. Si l'accréditation apporte un certain nombre de garanties, sa mise en œuvre est complexe et coûteuse (Shaw 2005). Ainsi il est peu probable que les pays à faible revenu puissent développer rapidement un véritable système d'accréditation de leurs hôpitaux, il convient donc d'éviter de faire de l'accréditation un préalable à la mise en place de l'assurance obligatoire.

Historiquement, l'accréditation est assez récente. Dans de nombreux pays l'assurance maladie obligatoire l'a précédée. Ainsi, plutôt que de miser uniquement sur l'accréditation, il faut mieux favoriser deux autres outils de régulation de portée plus immédiate.

- *La contractualisation* : elle est moins normative que l'accréditation tout en permettant de pousser les acteurs à atteindre des résultats acceptés en commun. La contractualisation ne se substitue pas à l'accréditation mais elle peut se mettre en place plus facilement tout en lui préparant le terrain.

- *Le contrôle médical* : il joue un rôle important pour éviter les abus dans les relations entre les assureurs et leurs assurés et avec leurs prestataires. Le contrôle médical doit être reconnu de manière à disposer d'un libre accès à l'hôpital et aux dossiers médicaux des patients. Il doit avoir un pouvoir de sanction.

Enfin l'assureur ne doit pas réduire son rôle à l'achat de prestations médicales curatives, il peut aussi intervenir pour des activités de prévention. Pour l'une comme l'autre, il ne peut pas s'intéresser qu'à l'hôpital mais favoriser l'efficience d'ensemble du système de santé, en considérant à la fois prix et qualité en relation avec les prestations les plus judicieuses pour répondre aux priorités de santé publique.

NOTES

1. Sous le terme d'événement catastrophique de santé on regroupe les recours hospitaliers dont le coût est insupportable pour le budget du patient et de sa famille. Il peut s'agir de situations où le pronostic vital est immédiatement en jeu, mais aussi de pathologies plus ou moins longues dont le traitement est coûteux.

2. Le terme d'assureur sera utilisé de manière générique pour designer les acteurs qui interviennent pour couvrir le risque santé pour une population donnée, en prenant en charge tout ou partie des frais engagés, pour donner les soins appropriés aux individus qui en ont besoin. Cet assureur est l'entité qui met en œuvre l'assurance maladie obligatoire de toute ou partie de la population.s

3. Le terme d'hôpital sera utilisé de manière générique pour designer le secteur hospitalier dans son ensemble

BIBLIOGRAPHIE

Aligon, A., et N. Grandfils. 1997. *Analyse socio-économique des dépenses d'hospitalisation en 1992*. Paris : CREDES.

Audibert, M., J. Mathonnat, et E. de Roodenbeke. 2003. *Le financement de la santé dans les pays d'Afrique et d'Asie à faible revenu*. Paris : Karthala.

Blatt, A. 1996. « Évaluation des facteurs influençant le recrutement des patients de l'hôpital central de YAOUNDE ». Yaoundé : Organisation de Coordination et de Coopération pour la Lutte contre les Grandes Endémies en Afrique Centrale.

de Roodenbeke, E. 1995. *L'hôpital Africain, bilan et perspectives*. Paris : Ministère de la Coopération.

———. 2001. « La dynamique du projet d'établissement ». Paris : La documentation Française.

————. 2003. « Privatisation des hôpitaux dans les pays en développement » (http://www.univ-lille1.fr/bustl-grisemine/pdf/colloque/G2003-9.pdf).

Fournier, P., et S. Haddad. 1995. « Facteurs associés a l'utilisation des services de santé dans les pays en développement ». Montréal : Presses de l'Université de Montréal/AUPELF-UREF.

Ghana. 2003.« Hospital strategy : A document for hospital reforms in health sector ». Accra : Ministère de la Santé.

————. 2004. *Ghana Clinical Services Review*. Vol. 1. Accra : Ministère de la santé.

Jaffré, Y., et J. Olivier de Sardan. 2003. *Une médecine inhospitalière : Les difficiles relations entre soignants et soignés dans cinq capitales d'Afrique de l'Ouest*. Paris : Karthala.

Liu, X., et A. Mills. 2003. *Economic models of hospital behavior and their application to provider payments systems*. Washington, DC. : World Bank.

Nusau, S. 2003. « Improving hospital management skills in Eritrea : Costing hospital services ». Bethesda, Maryland : Partners for Health Reform Plus Project, ABT Associates Inc.

World Health Organization. 1987. « Hôpitaux et santé pour tous ». Série de rapports techniques, no. 744. Genève : World Health Organization.

————. 1992. « Hospitals in rural and urban districts ». Genève : World Health Organization.

Preker, A. S., et A. Harding. 2003. *Innovations in health service delivery : The corporatization of public hospitals*. Washington, DC. : World Bank.

Raisa, B. 2002. « Delivering health care services : Public, not for profit or private ». Discussion paper No. 17. Toronto : Commission on the Future of Health Care in Canada.

Senah, K., J. Adusei, et S.Akor. 2001. « A baseline study into traditional medicine in Ghana ». MOH/DANIDA Project. Accra : Ministère de la Santé.

Shaw, C. D. 2005. *A toolkit for accreditation*. Melbourne : The International Society for Quality in Health Care Inc.

Shepard, D., D. Hodgkin, et Y. Anthonhy. 2000. *Analysis of hospital costs : A manual for managers*. Genève : World Health Organization.

World Bank. 1994. *Better health in Africa : Experiences and lessons learned*. Washington, DC. : World Bank.

————. 2004. « Mutual health insurance in Ghana : Fiscal sustainability and strategic purchasing of priority health services » Washington, DC. : World Bank.

Vilayleck, M. 1999. *Rapport stage EDH 98-99*. Rennes : Ecole nationale de santé publique.

3.2. Protection sociale, assurance maladie et lutte contre la pauvreté

CHAPITRE 14

La contribution de l'assurance aux politiques de lutte contre la pauvreté

Slim Haddad, Florence Morestin

Résumé : *Nous nous questionnons sur le rôle éventuel de la micro-assurance de santé dans les stratégies de lutte contre la pauvreté dans les pays en développement. A partir de données collectées au Burkina Faso, nous comparons l'appauvrissement monétaire attribuable aux dépenses de santé, dans la situation actuelle d'absence d'assurance, avec deux scénarios simulés : a) assurance communautaire aux paramètres similaires à ceux habituellement pratiqués ; b) même assurance, avec subvention de l'adhésion des ménages pauvres.*

Les dépenses directes de santé entraînent dans la pauvreté les ménages vulnérables, et appauvrissent davantage les pauvres. Nos simulations montrent que, lorsque les primes d'assurance restent modestes pour tenir compte de la capacité contributive des familles, la couverture par l'assurance communautaire a un impact limité sur les dépenses de santé. Elle ne réduit pas l'incidence de la pauvreté, et n'a qu'un effet restreint sur le niveau de pauvreté des pauvres, même lorsque leur adhésion est subventionnée. Nous observons également des effets distributifs paradoxaux. La demande de soins restant contrainte par la capacité contributive (co-paiement), les ménages les plus nantis, plus gros consommateurs, sont les principaux bénéficiaires de l'assurance. Les ménages pauvres bénéficient d'une protection financière relative lorsque leur prime d'adhésion est subventionnée. Les ménages intermédiaires, au revenu proche de la ligne de pauvreté, sont désavantagés par l'assurance.

L'action sur la demande (assurance) n'apporterait donc qu'une contribution limitée aux stratégies de lutte contre la pauvreté. Pour diminuer l'appauvrissement monétaire dû aux dépenses de santé, elle est indissociable d'interventions sur l'offre visant à réduire le coût d'utilisation ou améliorer l'efficacité des services. Il est illusoire de penser que la généralisation de l'assurance communautaire résoudrait seule, sans remise en question du modèle de tarification dérivant de l'initiative de Bamako et sans une mobilisation significative de ressources additionnelles, la crise du financement des systèmes de santé.

INTRODUCTION

La micro-assurance de santé, communément désignée par les expressions « assurance de santé à base communautaire » ou « mutuelle de santé », constitue depuis une décennie l'une des alternatives les plus promues par les acteurs de la coopération internationale pour améliorer et concilier équité d'accès aux soins et financement viable des systèmes de santé. Une troisième finalité est envisageable, même si elle n'est pas, à proprement parler, la raison première de l'assurance santé : une contribution à la lutte contre la pauvreté. En offrant une protection contre le risque-maladie, l'assurance santé s'inscrit en effet dans une logique qui est celle des politiques de lutte contre la pauvreté et des mesures de gestion du risque social visant à contrer la vulnérabilité. L'assurance santé pourrait ainsi légitimement trouver sa place dans la panoplie d'interventions au service de la lutte contre la pauvreté.

Ce travail aborde certains enjeux liés à l'assurance-santé telle qu'elle est communément envisagée en Afrique subsaharienne. On y mettra en lumière, en se fondant sur les réflexions personnelles des auteurs et sur des simulations réalisées à partir de données d'une étude réalisée au Burkina Faso, le potentiel mais aussi les limites de la contribution de l'assurance-santé communautaire à la lutte contre la pauvreté.

MALADIE ET APPAUVRISSEMENT EN AFRIQUE SUBSAHARIENNE

La généralisation de la tarification des services de santé aux patients constitue l'une des composantes majeures des réformes mises en œuvre dans les pays de la région. Les modalités de la tarification comme les montants réclamés aux populations varient grandement, chaque pays tentant, à sa manière, de concilier deux exigences antagonistes : maximiser les recettes en provenance des usagers pour assurer un financement viable des services, dans des contextes où les capacités de financement public sont limitées ; et maintenir des tarifs abordables pour accommoder des populations dont la capacité contributive est limitée.

Quinze ans de recul et une quantité impressionnante d'études ont désormais largement montré les limites de ce modèle. Premièrement, la contribution de la tarification au financement global des systèmes de santé demeure, dans le contexte de l'Afrique subsaharienne du moins, marginale, même si elle peut significativement contribuer au financement du médicament et des consommables dans les services périphériques. Deuxièmement, la tarification constitue une source d'exclusion et, même lorsqu'elle s'accompagne de gains qualitatifs au niveau des services et qu'elle est jugée abordable par ses promoteurs, la capacité des ménages à utiliser – et à utiliser adéquatement – les services de santé demeure largement contrainte par leur capacité contributive. Certains sont ainsi exclus des soins de manière permanente ; d'autres, selon les fluctuations de leur situation financière, constituent le groupe des exclus temporaires. Dans ces contextes où la protection sociale est limitée, voire inexistante, le recours aux soins implique des sacrifices financiers, et les dépenses directes de santé des ménages (DDSM) pèsent lourd dans le budget familial (Bloom and Lucas 2000 ; Wagstaff 2001 ; McIntyre et al. 2006). Le fardeau des dépenses de santé est d'autant plus lourd qu'il peut affecter la consommation d'autres biens nécessaires, voire entamer le capital du ménage et obérer durablement sa capacité de production. Les dépenses de santé sont alors dites catastrophiques[1].

Ces manifestations observées au niveau des ménages ont d'importantes conséquences distributives à l'échelle de la population prise dans son ensemble. L'appauvrissement attribuable aux dépenses directes de santé en est une. Pour l'illustrer, basons-nous sur un exemple fictif composé d'une population de six ménages (graphique 1). La position du ménage par rapport à la ligne de pauvreté est représentée par chaque cercle de gauche. Deux des six ménages ont donc un revenu annuel inférieur au seuil de pauvreté. Le revenu des ménages 1 à 4 (M1 à M4) les place dans la catégorie des ménages non pauvres. La position du cercle sombre traduit le revenu résiduel, une fois déduites les dépenses annuelles directes du ménage pour l'achat de biens et services de santé. La distance verticale entre les deux cercles est fonction des dépenses de santé. Celles-ci viennent réduire la capacité des ménages à satisfaire leurs besoins essentiels, et on peut considérer que

Graphique 1 : Pertes de revenu reliées aux dépenses directes de santé des ménages

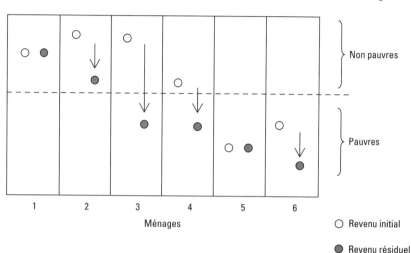

les ménages s'appauvrissent d'un montant équivalent à leurs dépenses de santé (Wagstaff et van Doorsaleer, 2003).

M1 n'a rien dépensé pour sa santé. Son revenu résiduel est égal à son revenu initial. M2, en revanche, a fait face à des dépenses de santé. Son revenu a été amputé, mais son revenu résiduel est tel que le ménage appartient toujours à la catégorie des non-pauvres. M3 et M2 ont le même revenu initial, mais M3 fait face à davantage de dépenses. Son revenu résiduel le place désormais parmi les pauvres : c'est un ménage vulnérable. M4 n'était pas pauvre, mais il était très vulnérable. Une dépense modeste l'a fait plonger sous la ligne de pauvreté. M5 était pauvre. Il n'a rien dépensé et est toujours aussi pauvre. M6 est un pauvre qui s'est davantage appauvri.

Cet exemple fictif montre qu'une stratégie de lutte contre la pauvreté a intérêt à protéger les deux ménages qui étaient originellement identifiés comme pauvres, mais aussi les ménages vulnérables, c'est-à-dire ceux à risque d'appauvrissement. Originellement, un ménage sur trois était pauvre, mais, en raison de l'absence de protection effective face au risque maladie, ils sont désormais deux sur trois. L'incidence de la pauvreté (proportion de pauvres dans la population) est donc passée de 33,3 % à 66,6 %, et l'appauvrissement monétaire de court terme[2] attribuable aux dépenses directes de santé peut être estimé par l'augmentation absolue (+ 33 points de pauvreté) ou relative (+ 100 %) de l'incidence de la pauvreté. En d'autres termes :

$$PIa = [PI(z)2 - PI(z)1] / PI(z)1$$

PIa est l'appauvrissement mesuré en termes d'incidence de la pauvreté ; z est la ligne de pauvreté ; $PI(z)1$ et $PI(z)2$ sont les niveaux d'incidence de la pauvreté avant et après déduction des dépenses de santé.

Un second indicateur, l'intensité de la pauvreté, rend compte du niveau de pauvreté des pauvres. L'intensité de la pauvreté est mesurable par l'écart moyen entre le revenu des pauvres et la ligne de pauvreté. L'appauvrissement monétaire de court terme attribuable aux dépenses directes de santé peut donc être estimé sur la base de l'écart entre la pauvreté moyenne avant et après prise en compte des dépenses de santé (Wagstaff et al., 2003). Cette mesure a l'avantage de s'exprimer en unités monétaires[3] et de correspondre au coût minimal d'une stratégie de protection financière des ménages pauvres (Ravaillon, 1992), autrement dit au montant à investir pour ramener ces ménages au niveau de la ligne de pauvreté. En d'autres termes :

$$DIa = DI(z)2 - DI(z)1$$

DIa est l'appauvrissement mesuré en termes d'intensité de la pauvreté ; z est la ligne de pauvreté ; $DI(z)1$ et $DI(z)2$ sont les déficits de pauvreté moyens avant et après déduction des dépenses de santé.

ASSURANCE SANTÉ ET CONTRIBUTION À LA LUTTE CONTRE LA PAUVRETÉ

Si elle assume bien son rôle, l'assurance devrait protéger les ménages vulnérables contre le risque d'appauvrissement subséquent au risque maladie. Elle devrait aussi améliorer l'accès aux soins des assurés, réduire l'exclusion et favoriser l'utilisation des services. Ainsi, l'effet positif de l'assurance devrait aussi concerner l'état de santé des ménages, et par conséquent leur productivité, et, in fine, leur niveau de bien-être. Ces hypothèses fondées sur les principes mêmes de fonctionnement de l'assurance semblent donc la désigner comme un instrument naturel et potentiellement efficace de lutte contre la pauvreté.

En pratique toutefois, la réalité de cette contribution n'est pas encore scientifiquement établie ni confirmée par des données probantes. Les raisons semblent en être de trois ordres. La première tiendrait au faible nombre d'études d'impact existantes. Les bénéfices attendus des micro-assurances santé commencent à peine à être évalués. Longtemps limités à leurs aspects intra-organisationnels (fonctionnement, viabilité financière), les travaux sur les effets des assurances tendent à négliger l'analyse de leur performance en raison, semble-t-il, de préjugés favorables dans les milieux de recherche quant aux bienfaits de ces assurances (Baeza et al. 2002). La seconde raison tient à l'inégale qualité scientifique des évaluations disponibles et à leur validité approximative. De bonnes analyses d'impact requièrent des devis d'évaluation robustes qui sont complexes et coûteux à mettre en œuvre de sorte que la plupart des études réalisées reposent sur des devis de type « post-test seulement » ou « post-test avec groupes contrôle non équivalents », malheureusement peu robustes (Shadish, Cook & Campbell, 2002). L'usage restreint de données quantitatives limite également la robustesse des analyses et des conclusions (Preker et al., 2001 ; Baeza et al., 2002 ; Ekman, 2004). La perspective est généralement celle d'une analyse des clientèles assurées plutôt que de populations cibles qui permettrait de juger de l'efficacité ou des impacts populationnels de l'introduction de l'assurance (Baeza et al., 2002 ; Bennett, 2004). La validité externe est enfin exposée aux limites inhérentes à l'évaluation portant uniquement sur des organisations assurantielles survivantes (en omettant celles qui n'ont pu se maintenir) (Baeza et al., 2002). La troisième raison réside dans le fait que les évaluations disponibles sont peu concluantes. En pratique, on sait peu de chose des impacts réels de l'assurance sur le revenu des ménages et, a fortiori, sur l'incidence et l'intensité de la pauvreté. Des travaux permettent d'avancer quelques résultats sur l'efficacité de la fonction de protection financière des ménages. Mais les résultats ne sont pas toujours consistants et la majorité des quelques études réalisées ne parvient qu'à révéler de modestes incidences de la participation à l'assurance en termes d'allègement du fardeau des dépenses de santé des ménages (Ekman, 2004 ; Baeza et al., 2002). Plusieurs explications sont avancées à ce propos : couverture limitée des risques et des dépenses, restriction de la prise en charge aux dépenses directes pour les biens et services de santé, coût des primes d'assurance, etc., mais leur validation aurait requis des études plus précises.

Les évaluations réalisées n'apportent donc qu'une assistance limitée pour la compréhension des mécanismes par lesquels l'assurance communautaire peut contribuer à la lutte contre la pauvreté. Pour autant, cette contribution reste en principe plausible si l'assurance parvient à offrir une protection financière suffisante aux ménages.

Revenons donc à notre population fictive de six ménages et supposons que chacun ait décidé d'adhérer à une assurance communautaire (graphique 2). Le niveau du cercle grisé traduit le nouveau revenu résiduel du ménage. M1 n'a toujours pas eu à dépenser pour l'achat de biens et services de santé. Il doit néanmoins payer sa prime d'assurance et il subit une perte de revenu correspondant au montant payé pour la prime. Son revenu résiduel le place toujours au-dessus de la ligne de pauvreté. M2 voit sa perte de revenu diminuée, l'assurance prenant en charge une partie de ses dépenses. Il subit néanmoins une perte de revenu correspondant aux primes payées et aux dépenses encourues pour le recours aux soins et non remboursées par l'assurance. Son niveau de revenu résiduel le place toujours au-dessus de la ligne de pauvreté. M3 voit sa perte de revenu diminuée pour les mêmes raisons. L'assurance l'a efficacement protégé puisqu'elle l'a empêché de plonger sous le seuil de pauvreté. M4 fait aussi face à une perte de revenu faisant suite au paiement de la prime d'assurance. L'assurance ne lui évite pas de passer sous la ligne de pauvreté, mais limite l'ampleur de son appauvrissement. M5 s'appauvrit du montant des primes versées.

Graphique 2 : Pertes de revenu reliées aux dépenses directes de santé des ménages selon la couverture d'assurance

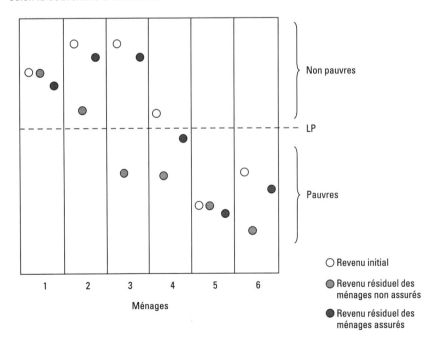

Grâce à l'assurance, M6 voit sa perte de revenu diminuée. Il continue toutefois à faire partie des pauvres.

Deux ménages étaient pauvres au départ. Ils sont trois, désormais. Un seul des deux nouveaux pauvres aurait été efficacement protégé par l'assurance. Notons donc que l'assurance ne permet pas une protection financière efficace de la totalité des non-pauvres. Son effet protecteur dépend de leur niveau de revenu initial, des paramètres assurantiels (notamment le montant de la prime d'adhésion) et, bien sûr, de la nature et de l'intensité des besoins de santé. Plus un ménage est initialement proche du seuil de pauvreté, moins l'assurance a de chance de le protéger efficacement. Comme dans l'exemple illustré par la graphique 1, l'appauvrissement monétaire de court terme attribuable aux dépenses directes de santé (incluant la prime d'assurance) peut être estimé par l'augmentation absolue (+ 17 points) ou relative (+ 33 %) de l'incidence de la pauvreté. L'assurance a réduit l'appauvrissement attribuable aux dépenses de santé de 17 points (l'incidence de pauvreté après dépenses de santé n'est plus que de 50 %, au lieu de 67 % en l'absence d'assurance). En termes relatifs, l'appauvrissement est diminué, grâce à l'assurance, de 50 % (l'augmentation de l'incidence de la pauvreté n'est « que de » +50 % alors qu'elle était auparavant de +100 %).

Bien évidemment, l'assurance est incapable de faire transiter un ménage du statut de pauvre à celui de non-pauvre. Autrement dit, elle n'a pas d'effet sur l'incidence de la pauvreté. C'est une limite intrinsèque qui la distingue des stratégies de génération de revenu comme le microcrédit. Mais on l'a vu, elle peut réduire les pertes de revenu des ménages pauvres. Notons toutefois que la prime d'assurance peut opérer une ponction substantielle sur le revenu des familles pauvres dont le revenu disponible est souvent très faible. Par conséquent, plus un ménage pauvre est pauvre, plus grand est le sacrifice à accomplir pour adhérer à l'assurance et moins il risque d'être disposé à s'assurer.

Que prédirait le modèle si une subvention extérieure permettait, par exemple, de payer les primes de certains ménages ? Supposons que la prime des pauvres soit entièrement subventionnée. Rien ne changerait pour les quatre premiers ménages et M4 continuerait à traverser la ligne de pauvreté. M5 et M6 verraient leur sort s'améliorer. Le premier ne subirait désormais plus aucune perte de revenu, et le second verrait la sienne diminuer. En définitive, cette mesure n'aurait aucun effet sur l'incidence de la pauvreté, mais elle aurait un impact tangible sur l'appauvrissement attribuable aux dépenses de santé, mesuré en termes de variation de l'intensité de la pauvreté. Autrement dit, on améliorerait sensiblement le sort des ménages pauvres, mais pas celui des ménages vulnérables. Cela suggère d'emblée que, pour répondre aux besoins de ces derniers, il faudrait non seulement subventionner la prime des pauvres, mais aussi celle de tous les ménages vulnérables et étendre ainsi le ciblage des interventions publiques de protection à des non-pauvres.

Afin d'initier l'exploration des prédictions du modèle et des éventuels impacts de l'assurance sur la pauvreté, nous avons procédé par simulations. L'objectif est de comparer une situation existante marquée par l'absence d'assurance avec celle, simulée, qui prévaudrait en présence d'une assurance comparable à celles que l'on observe couramment en Afrique subsaharienne. Nous tenterons ainsi d'apporter des éléments de réponse aux questions suivantes :

- en quoi l'assurance modifie-t-elle les flux financiers de santé et, en particulier, l'origine et l'affectation des ressources mobilisées pour le financement de la santé ?

- quel serait l'impact de l'assurance sur le fardeau économique de la santé pour les familles ? Quels groupes sociaux tireraient davantage profit de l'assurance ?

- quel effet cela aurait-il sur l'appauvrissement attribuable aux dépenses directes de santé des ménages (incidence et intensité de la pauvreté) ?

- quels sont les avantages comparés d'une bonification de l'assurance communautaire via la subvention des cotisations des pauvres ?

Nous présentons ces simulations dans les sections suivantes. Nous utiliserons à cet effet une base de données provenant d'une enquête réalisée au Burkina Faso dans le cadre d'un partenariat de recherche associant l'Association Burkinabé de Santé publique et l'Université de Montréal (Haddad et al., 2004 ; Nougtara et coll., 2001).

CONTEXTE ET SCÉNARIOS POUR LES SIMULATIONS

Le Burkina Faso a amorcé, depuis 1992, une réforme du système de santé qui s'inspire du modèle de l'initiative de Bamako et des solutions promues par les agences de coopération internationales. La réforme s'est traduite par une forte mobilisation de moyens. L'accessibilité géographique des services de première ligne s'est généralement améliorée dans le pays, y compris dans les zones rurales. Mais, comme ailleurs, les barrières à l'accès sont encore nombreuses, particulièrement en zones rurales où se conjuguent pauvreté économique, solidarités locales trop limitées pour assister efficacement les familles, et prix relatif élevé des services de santé. La tarification des services publics et l'accroissement de la pauvreté ont renforcé les barrières financières à l'accès aux soins, et plus des deux tiers des ménages éprouvent des difficultés à assumer les dépenses de santé (Haddad et al. 2006).

Les ménages constituant la base de données résident dans une zone urbaine et deux zones rurales choisies pour leur capacité à illustrer la diversité des milieux et des conditions de vie. L'assurance communautaire y était, au moment de l'étude, quasi inexistante.

Deux scénarios sont considérés pour les simulations. Le premier – scénario A – considère l'introduction d'une assurance communautaire couvrant 80 % des dépenses de consultations curatives et préventives, et 100 % des dépenses d'hospitalisation. Les paramètres assurantiels ont été définis de manière à équilibrer les recettes et les dépenses de l'assurance, en postulant une excellente gouverne de l'organisation et des frais généraux minimaux. La prime d'adhésion ainsi retenue est du même ordre que celles habituellement pratiquées. Elle est fixée à 1 000 francs CFA par équivalent adulte soit, compte tenu des facteurs d'équivalence pratiqués au Burkina Faso, 1 000 francs par adulte et 500 francs par enfant. Les ménages adhèrent en bloc, tous les membres de la famille sont assurés. Un plafond de remboursement est fixé à 100 000 FCFA par famille et par an. Aux fins de la démonstration, on suppose que tous les ménages dont le revenu disponible[4] est supérieur ou égal au montant de la prime adhèrent à l'assurance. Les autres n'adhèrent pas. Le scénario B repose sur les mêmes paramètres assurantiels. On suppose toutefois qu'une subvention extérieure est octroyée afin de prendre en charge les cotisations des familles dont le revenu par tête est inférieur au seuil de pauvreté.

MÉTHODES

Les données disponibles portent sur divers attributs sociodémographiques et économiques des ménages, leur état de santé et leur consommation de biens et services de santé. Les variables utilisées pour les simulations et les analyses sont le revenu des ménages, leurs dépenses de santé (consommation totale de biens et services de santé par équivalent adulte et en proportion du revenu du ménage), leur revenu résiduel (revenu total déduit des dépenses de santé), leur revenu disponible, leur habitat (rural – urbain) et l'éloignement de la formation sanitaire de première ligne la plus proche.

Les analyses visent à comparer les trois situations au regard de leur impact sur le fardeau économique de la maladie et sur l'appauvrissement économique de court terme attribuable aux dépenses de santé, dans une population constituée par les ménages de notre échantillon. Au Burkina Faso, la ligne de pauvreté est définie en termes de satisfaction des besoins nutritifs de base. Étant donné cette définition a minima, l'hypothèse selon laquelle les ménages s'appauvrissent d'un montant équivalent à leurs dépenses de santé est pertinente. La ligne de pauvreté et la mesure du revenu (estimé par la consommation annuelle totale par équivalent adulte) sont établies par le Ministère de l'Économie et des Finances (Institut National de la Statistique et de la Démographie 2000). La ligne de pauvreté était de 72 690 FCFA par équivalent adulte lors de l'enquête, réalisée en 1999.

L'appauvrissement monétaire de court terme attribuable aux dépenses directes de santé sera estimé en suivant la méthode présentée dans l'introduction, sachant toutefois que les valeurs ainsi calculées seront des estimés minimaux de l'appauvrissement réel. Une estimation complète aurait requis une évaluation des autres pertes de productivité et des effets de long terme de la maladie sur les composantes monétaires et non monétaires du bien-être du ménage. Or, si les données disponibles permettent d'estimer pour chaque scénario, les dépenses directes des ménages pour leur santé et la ponction que ces dépenses opèrent sur leur revenu, en revanche, elles ne permettent pas de procéder à une analyse précise des effets de la maladie sur la productivité et la production des ménages.

RÉSULTATS

Situation actuelle

La dépense de santé moyenne par tête est de 13 332 Francs CFA par an. Les dépenses d'hospitalisation ne représentent en moyenne que 3 % des dépenses de santé des ménages, leur important poids financier étant compensé, dans le calcul de la moyenne, par la rareté des événements de santé nécessitant une hospitalisation. Les inégalités verticales sont marquées. Un quart des ménages (432 sur 1602) n'a consommé aucun bien et service de santé pendant une période d'un an. Dans ce contexte où la quasi-totalité des biens et services de santé sont payants, les pauvres sont sur-représentés parmi les ménages non consommateurs. Les ménages très pauvres représentent 11 % de l'échantillon, mais constituent 21 % des non-consommateurs de soins. Moins d'un ménage très pauvre sur deux a consommé des biens et services de santé tandis qu'ils sont quatre sur cinq à l'avoir fait parmi ceux dont le revenu est supérieur au double de la ligne de pauvreté (tableau 1).

La consommation est donc très élastique au revenu et les écarts entre strates, considérables. Comparativement aux dépenses de santé des ménages très pauvres, la dépense de santé moyenne par tête est 30 fois supérieure dans les ménages dont le revenu est supérieur au double de la ligne de pauvreté. Ce rapport passe à 66 lorsqu'on considère les dépenses d'hospitalisation. Il est probable que les familles pauvres soient généralement obligées de renoncer à utiliser des services hospitaliers. La part du revenu disponible consacré à la santé progresse avec le revenu, suivant ainsi la progression de la capacité contributive. Ce ratio serait vraisemblablement beaucoup plus élevé chez les pauvres, si leur consommation de soins était proportionnelle à leurs besoins réels. Les facteurs d'exclusion se concentrant en milieu rural, les ménages les plus éloignés des formations sanitaires de première ligne (distance du domicile supérieure à 5 km) tendent à consommer nettement moins.

Flux financiers selon les différents scénarios

La graphique 3a présente les principaux flux financiers entre particuliers, prestataires et éventuels tiers-payants. Ce travail étant axé sur les dépenses des ménages en rapport avec les biens et services de santé consommés, les flux éventuels entre État et prestataires n'apparaissent pas dans ce graphique. La situation la plus simple est celle prévalant dans la situation de référence au moment de l'étude (graphique 3b). Les transactions ne concernent que deux acteurs, les prestataires de services et les ménages intervenant dans le recours aux soins[5]. La présence d'un assureur modifie les flux et les sources de financement du système (graphique 3c). Les paiements directs des ménages dans le cadre du scé-

Tableau 1 : Fardeau des dépenses de santé selon les caractéristiques du ménage (situation actuelle, en FCFA)

		N	Revenu par tête	Dépenses de santé par tête	Revenu résiduel par tête	Part du revenu disponible consacrée à la santé
Ménage ayant dépensé pour sa santé	Non	432	139 194	0	139 194	0.0 %
	Oui	1170	189 977	18 254	171 733	21.8 %
Accessibilité des formations sanitaires	d(CS) < 5km	1152	212 211	16 149	196 072	16.6 %
	d(CS) > = 5km	450	84 306	6 120	78 186	14.2 %
Niveau de pauvreté du ménage	Inférieur à 1/2 LP	170	23 703	1 043	22 660	10.1 %
	Sup à 1/2LP et inf à LP	432	53 807	3 075	50 732	14.9 %
	Sup à LP et inf à 2 LP	495	102 762	7 766	94 996	17.6 %
	Supérieur 2 LP	505	404 481	31 699	372 807	17.2 %
Tous les ménages	Total	1602	176 282	13 332	162 958	15.9 %

Revenu résiduel : consommation annuelle totale déduite de la consommation consacrée à la santé
Revenu disponible : consommation annuelle déduite de la valeur de la consommation alimentaire
d(CS) : distance domicile — formation sanitaire

nario A diminuent d'un montant modeste : ils représentent 17 076 FCFA en moyenne par tête pour les ménages utilisateurs, contre 18 254 FCFA en situation de paiement direct, la différence représentant les dépenses remboursées par l'assurance. Par ailleurs, les ménages paient une prime d'assurance (984 FCFA par tête en moyenne)[6]. Pour les ménages qui, in fine, n'utiliseront pas les soins, le paiement de la prime conduit à une perte de revenu nette. La moyenne des remboursements effectués par l'assureur est de 860 Francs, opérant au passage une redistribution partielle du fardeau des dépenses, des utilisateurs vers les non-utilisateurs. La graphique 3d réfère au scénario B. La subvention publique réduit substantiellement le paiement moyen effectué par les ménages pauvres au titre des primes mais ne modifie pas les paiements

Graphique 3a : Acteurs et flux financiers dans le système de soins : le modèle

État—Bailleur de fonds

Subventions

Primes

Assurance

Versements directs

Financements

Ménages

Biens et Services

Prestataires

Source : Adapté de Evans (1995)

Graphique 3b : Acteurs et flux financiers dans le système de soins : Dépenses et rémunérations moyennes (Francs CFA par tête) – situation initiale

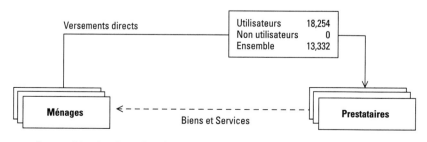

Versements directs

Utilisateurs	18,254
Non utilisateurs	0
Ensemble	13,332

Ménages

Biens et Services

Prestataires

Source : Adapté de Evans (1995)

Graphique 3c : Acteurs et flux financiers dans le système de soins : Dépenses et rémunérations moyennes (Francs CFA par tête) – Scénario A

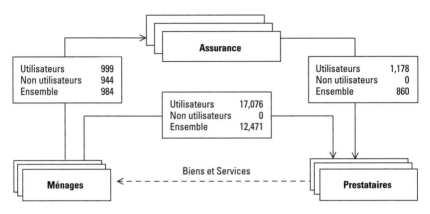

Graphique 3d : Acteurs et flux financiers dans le système de soins : Dépenses et rémunérations moyennes (Francs CFA par tête) – Scénario B

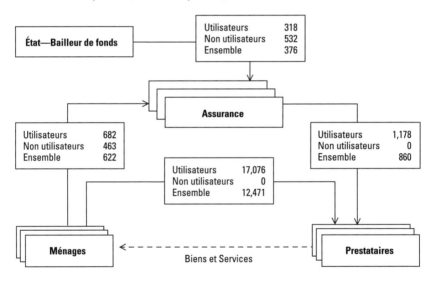

effectués pour rémunérer les prestataires. Les paiements directs des ménages aux prestataires ainsi que les remboursements accordés par l'assurance ne changent pas.

Ces résultats invitent à examiner plus précisément les variations des dépenses de santé induites par l'introduction de l'assurance. Pour la majorité des ménages, les dépenses de santé, prime d'assurance incluse, varient peu (tableau 2). Parmi les ménages connaissant une variation significative de leurs dépenses de santé, la dépense se fait le

Tableau 2 : Variations des dépenses de santé par tête par rapport à la situation actuelle (pourcentage de ménages concernés)
(n = 1170 ménages ayant eu des dépenses de santé)

Variation	Scénario A	Scénario B
Diminution supérieure à 50 %	1.0 %	2.5 %
Diminution entre 20 et 50 %	4.1 %	4.6 %
Variation inférieure à ± 20 %	54.8 %	73.8 %
Accroissement entre 20 et 50 %	15.2 %	8.4 %
Augmentation supérieure à 50 %	24.9 %	10.8 %
Ensemble	100.0 %	100.0 %

plus souvent dans le sens d'une augmentation, ce qui semble a priori paradoxal, mais, comme le montrent le tableau 3 et les graphiques 4a et 4b, s'explique par le fardeau additionnel constitué par la prime d'assurance sur deux types de ménages.

La première catégorie de ménages « perdants » est constituée des non-consommateurs s'étant assurés et n'ayant pas bénéficié de la subvention, soit tous les assurés dans le scénario A (quel que soit leur niveau de revenu, l'adhésion à l'assurance représente une augmentation de 1000 Francs de leur dépense de santé) ; et tous les assurés non pauvres dans le scénario B. Le scénario B protège efficacement les ménages pauvres puisque leurs primes d'assurance sont subventionnées, mais les ménages des autres groupes de revenus continuent à subir une perte financière en adhérant à l'assurance. Les ménages consommateurs dont les dépenses remboursées sont inférieures à 1000 francs par tête constituent la seconde catégorie de perdants. Ils peuvent être pauvres ou non pauvres dans le scénario A ; en revanche, cette situation ne concerne aucun pauvre dans le scénario B (graphique 4).

L'analyse montre aussi que l'assurance n'induit pas une protection financière uniforme : un grand nombre de ménages paient davantage pour leur santé alors que quelques-uns seulement en bénéficient. On assiste donc, comme c'est le cas habituellement avec toute forme d'assurance, à une redistribution entre de gros consommateurs peu nombreux et de faibles consommateurs plus nombreux. Il est essentiel toutefois de noter que la redistribution ne s'opère pas, comme pour un mécanisme assurantiel offrant une couverture totale, exclusivement sur la base des risques encourus, c'est-à-dire des besoins de santé. En effet, lorsque la demande est fortement contrainte par la capacité contributive et qu'un co-paiement subsiste, comme dans le scénario A, la redistribution s'opère non seulement sur la base des besoins, mais aussi, malheureuse-

Graphique 4 : Variation des dépenses de santé par tête selon le plan d'assurance et le revenu

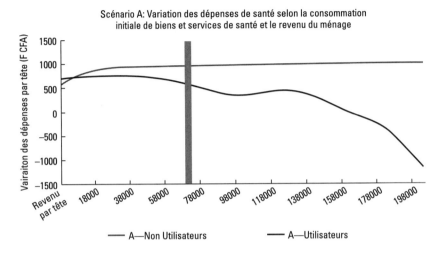

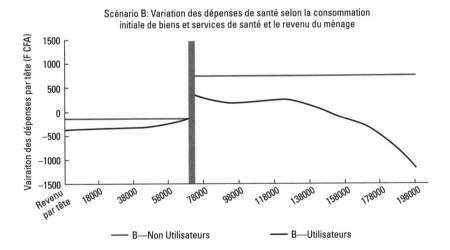

ment, sur celle de la capacité contributive. Parce qu'ils sont les plus gros consommateurs, ce sont les ménages les plus nantis qui sont les principaux bénéficiaires de l'assurance (tableau 3). Ainsi deux mécanismes de redistribution coexistent ; l'un souhaitable et vraisemblablement progressif, qui permet de protéger les ménages dont les besoins sont les plus grands ; et l'autre, non souhaitable et assurément régressif, qui aboutit à protéger davantage le bien-être des plus nantis. À moins de lever complètement les iniquités verticales au sein du pool d'assurés par le biais d'une suppression de toute forme de barrière financière à l'accès, ces mécanismes régressifs sont inévitables. Ils peuvent éventuellement être minimisés en manipulant de manière appropriée les paramètres assurantiels, mais ils ne pourront être totalement supprimés. Le scénario B en est une illustration. La subvention fait en sorte que les pauvres font partie des « gagnants » aux côtés des ménages les plus nantis (graphique 4). Dans le scénario B, les ménages pauvres, dont la prime d'assurance est subventionnée, bénéficient, comme les ménages les plus riches, d'une légère diminution de leurs dépenses de santé (200 à 350 FCFA en moyenne). Le scénario B protège efficacement les pauvres. Il s'inscrit donc bien dans une logique redistributive en leur faveur même si on pourrait, là aussi, argumenter que toutes les barrières financières qu'ils rencontrent n'étant pas levées, les pauvres retireront moins d'avantages de l'assurance que les ménages plus nantis.

Mais, pour les ménages non-pauvres, la courbe rejoint exactement celle du scénario A. La frange des ménages intermédiaires, non éligibles à la subvention mais ne faisant pas partie des classes privilégiées, voit dépenses de santé par tête augmenter et continueses à faire partie des « perdants ». Ces ménages constituent, dans le cas présent, environ la moitié des familles de l'échantillon. En ne s'intéressant qu'aux ménages déjà pauvres, le scénario B échoue donc à protéger les ménages potentiellement vulnérables, dont le revenu par tête se trouve juste au-dessus de la ligne de pauvreté. Autrement dit, après introduction d'un mécanisme de protection des ménages pauvres, le seul groupe désavantagé dans le système d'assurance est celui des ménages potentiellement vulnérables. Certes, la fraction de population que constituent ces ménages perdants variera d'une situation à l'autre selon la couverture assurantielle, les prix des biens et services de santé et la distribution du revenu dans la population. Mais : (i) il restera une catégorie intermédiaire de ménages qui ne tirera pas autant d'avantages du montage assurance-contribution publique ciblée que les catégories situées aux deux extrêmes du spectre de revenu ; et (ii) les ménages dont le revenu est proche de la ligne de pauvreté, même assurés, demeureront particulièrement vulnérables.

Effet des différents scénarios sur l'incidence et l'intensité de la pauvreté

Les graphiques 5a et b confirment fortement les prédictions du modèle et montrent que, dans la situation actuelle de paiement de l'ensemble des dépenses de santé par les ménages, les dépenses de santé sont source d'appauvrissement des ménages, tant en termes d'incidence (elles créent davantage de pauvres) que d'intensité (elles appauvrissent les pauvres). L'appauvrissement est considérablement plus marqué en zones rurales mal desservies où, comme nous l'avons vu, se concentrent les facteurs défavorables. La graphique 5c indique que la mise en place d'un système d'assurance ne réduit pas l'incidence de la pauvreté, quelle que soit l'accessibilité géographique des soins, ce qui fait écho à nos analyses antérieures de la variation des dépenses de santé. Aucune différence n'apparaît entre le scénario A et le scénario B. Autrement dit, l'assurance ne parvient pas à protéger les ménages vulnérables, qui sont précisément ceux qui risquent de passer sous la ligne de pauvreté. Le graphique 5d montre que, si la prime des pauvres n'est pas subventionnée, leur appauvrissement s'accroît lorsqu'ils contractent une assurance, quelle que soit l'accessibilité géographique. Cet appauvrissement est principalement attribuable à la prime d'assurance dans des ménages qui, en raison de leur faible capacité contributive, consomment peu ou pas de biens et services de santé. En revanche, la subvention des primes des pauvres a quand même un effet

Graphique 5 : Appauvrissement attribuable aux dépenses directes de santé des ménages

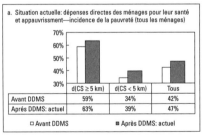

a. Situation actuelle: dépenses directes des ménages pour leur santé et appauvrissment—incidence de la pauvreté (tous les ménages)

	d(CS ≥ 5 km)	d(CS < 5 km)	Tous
Avant DDMS	59%	34%	42%
Après DDMS: actuel	63%	39%	47%

□ Avant DDMS ■ Après DDMS: actuel

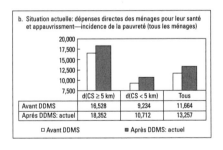

b. Situation actuelle: dépenses directes des ménages pour leur santé et appauvrissment—incidence de la pauvreté (tous les ménages)

	d(CS ≥ 5 km)	d(CS < 5 km)	Tous
Avant DDMS	16,528	9,234	11,664
Après DDMS: actuel	18,352	10,712	13,257

□ Avant DDMS ■ Après DDMS: actuel

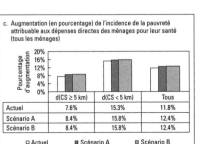

c. Augmentation (en pourcentage) de l'incidence de la pauvreté attribuable aux dépenses directes des ménages pour leur santé (tous les ménages)

	d(CS ≥ 5 km)	d(CS < 5 km)	Tous
Actuel	7.6%	15.3%	11.8%
Scénario A	8.4%	15.8%	12.4%
Scénario B	8.4%	15.8%	12.4%

□ Actuel ■ Scénario A ▨ Scénario B

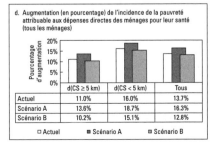

d. Augmentation (en pourcentage) de l'incidence de la pauvreté attribuable aux dépenses directes des ménages pour leur santé (tous les ménages)

	d(CS ≥ 5 km)	d(CS < 5 km)	Tous
Actuel	11.0%	16.0%	13.7%
Scénario A	13.6%	18.7%	16.3%
Scénario B	10.2%	15.1%	12.8%

□ Actuel ■ Scénario A ▨ Scénario B

positif sur la pauvreté : elle induit une légère baisse de l'intensité de la pauvreté par rapport à la situation d'absence d'assurance.

Quel que soit le scénario, l'intensité et surtout l'incidence de la pauvreté augmentent relativement plus après des dépenses de soins pour les populations proches des structures de soins que pour les populations éloignées (graphiques 5c et d). Ce résultat en apparence paradoxal s'explique par le fait que l'intensité et, surtout, l'incidence de la pauvreté, sont au départ déjà considérables dans les populations rurales (voir graphiques 5a et b), et que la consommation de biens et services de santé des pauvres qui y vivent est très faible. C'est donc dans les zones rurales que doivent se concentrer des efforts soutenus visant à réduire les barrières à l'accès aux soins des ménages.

Sensibilité des résultats à l'élasticité de la demande

En l'absence de données précises quant à l'effet de l'assurance sur la demande de soins des ménages dans chaque groupe de revenu, nos analyses ont été faites en supposant une demande constante. Or, il est probable que l'introduction de l'assurance aurait conduit les assurés à accroître leur demande. La prise en compte de ces augmentations aurait modifié les valeurs prédites par les simulations, notamment les estimés, sous assurance, des dépenses des ménages, de leur revenu résiduel et de la part des dépenses de santé dans leur revenu disponible. Mais, à l'exception notable de la situation, hautement irréaliste dans le contexte, d'une couverture de l'ensemble des dépenses directes de santé par l'assurance, ces changements n'auraient pas modifié le sens des résultats des simulations ni les conclusions tirées quant aux avantages et aux inconvénients des deux scénarios. En effet, si la demande sous assurance augmente, (i) la maladie et la prime éventuellement payée continuent à opérer une ponction sur le revenu des ménages et donc à les appauvrir ; (ii) à couverture égale, la dépense par tête du ménage, la part du revenu disponible consacrée aux dépenses de santé et l'appauvrissement du ménage ne peuvent, comme l'illustre le tableau 3, qu'augmenter. Par conséquent, la valeur de l'appauvrissement calculée par des simulations à demande constante est un estimé minimal de l'appauvrissement réel entraîné par l'introduction de l'assurance, et nos résultats reflètent la capacité maximale que l'on peut attendre de l'assurance dans la lutte contre la pauvreté.

Tableau 3 : Variation de la demande de biens et services de santé sous assurance et appauvrissement attribuable aux dépenses de santé

	Revenu Initial (a)	Dépenses directes de santé (b)	Dépenses remboursées (c)	Prime d'assurance payée (d)	Revenu résiduel (e = a – b – d + c)	Appauvrissement attribuable (a – e)
Ménage non assuré	1000	80	0	0	920	80
Ménage assuré						
1 Demande constante	1000	80	40	5	955	45
2 Demande augmentée de 50 %	1000	120	60	5	935	65
3 Demande augmentée de 100 %	1000	160	80	5	915	85
Ménage assuré avec prime subventionée						
1 Demande constante	1000	80	40	0	960	40
2 Demande augmentée de 50 %	1000	120	60	0	940	60
3 Demande augmentée de 100 %	1000	160	80	0	920	80

* : On suppose que le plan d'assurance rembourse 50 % des dépenses

DISCUSSION

Quelles stratégies les pouvoirs publics pourraient-ils mettre en œuvre pour protéger les ménages de l'appauvrissement lié aux dépenses directes de santé des ménages ? Les réponses sont encore à trouver tant les enjeux sont complexes. Les résultats présentés ici viennent toutefois apporter certains éclairages quant aux principes pouvant guider les stratégies publiques de protection financière des ménages et de correction des iniquités.

Nos simulations montrent que l'assurance modifie finalement peu la répartition globale entre acteurs des flux financiers de santé, dont la majorité continue à peser sur les ménages. La raison principale réside dans la couverture limitée proposée et, donc, dans l'ampleur des dépenses non remboursées par l'assurance. Dans les simulations effectuées, une partie des dépenses non couvertes est de type directement médical, comme le médicament qui représente une part importante des dépenses de santé des ménages. Son inclusion dans les dépenses remboursables aurait cependant impliqué une hausse drastique du coût des primes d'adhésion que la plupart des ménages n'auraient vraisemblablement pas accepté. Par ailleurs, une autre part, souvent substantielle, des dépenses liées au recours aux soins, inclut des dépenses non médicales (transport vers les structures sanitaires, hébergement) qui, sauf exception, ne sont pas prises en charge par l'assurance.

Même si cette réalité est souvent omise dans les considérations sur les assurances, la prime d'assurance est une dépense de santé additionnelle dont le poids est d'autant plus lourd que le revenu est limité. Or les remboursements dont bénéficient les ménages assurés vont compenser à peine, voire pas du tout, le montant de la prime. Et le paiement de la prime va constituer une perte nette pour les familles qui ne seront pas éligibles à des remboursements. Ces constats ont des implications en termes de comportement d'adhésion des ménages vis-à-vis de l'assurance qui doivent être pris en compte en vue de l'application de mesures concrètes. En situation réelle, l'impact mitigé, voire négatif, de l'adhésion assurantielle en termes de protection financière des ménages risque d'inciter nombre d'entre eux à peser soigneusement leur décision d'adhésion à l'assurance. Certains constats empiriques sur les expériences mutualistes relèvent que le bénéfice de l'assurance pourrait être peu perçu par les bénéficiaires, notamment pour les risques santé rares (Huber et al. 2003). La rareté de l'évènement l'emporterait ainsi sur les bénéfices potentiels de la couverture du risque, les assurés étant en fin de compte réticents à renouveler leur adhésion après une première période au cours de laquelle ils n'ont pas bénéficié concrètement des services de l'assurance, même si elle couvre des risques dont on s'entend pour reconnaître la dangerosité.

Certains auteurs rappellent également que, si on postule un comportement rationnel des ménages, ils n'adhèreront que si la prime n'excède pas le montant de leurs dépenses habituelles de santé (Waelkens et Criel 2004) ; celà pose problème si ces dépenses, en raison d'un faible revenu, correspondent à une sous-utilisation des soins – situation clairement identifiée pour de nombreux ménages pauvres dans notre population d'étude. Dans ces conditions, notre hypothèse de travail selon laquelle tous les ménages dont le revenu disponible est suffisant pour payer la prime adhèrent à l'assurance est sans doute maximaliste ; on peut s'interroger sur la proportion de ménages, notamment pauvres, qui, en l'absence de subvention, s'assureraient réellement.

Tel qu'anticipé, les simulations montrent que, même modeste, la prime d'assurance opère une ponction substantielle sur le revenu des familles à faible revenu. Le sacrifice financier que représente l'adhésion est d'autant plus lourd que le ménage est pauvre, ce qui explique qu'on observe, en pratique, une forte sous-représentation des ménages pauvres parmi les assurés (Baeza et al. 2002). Ces sacrifices sont plus importants encore en milieu rural où nos résultats mettent en lumière la coïncidence de l'enclavement géographique et des poches de pauvreté, et confirment les observations révélant une relation inverse entre la participation à l'assurance et la distance à parcourir pour accéder à des formations sanitaires (Waelkens et Criel 2004).

Ces observations justifient le choix de stratégies destinées à faciliter l'adhésion des ménages rencontrant des difficultés pour payer la prime. La modulation du montant des primes, voire leur indexation au revenu des ménages, serait une stratégie en principe envisageable. Mais, en plus d'être techniquement difficile à mettre en œuvre dans le contexte de micro-assurances communautaires, son acceptation semble, au vu des travaux de Diallo au Sénégal, loin d'être assurée (Diop et al. 2004). Reste donc la subvention de l'adhésion de ceux pour qui la participation à l'assurance représenterait un sacrifice financier trop lourd. Le scénario B de nos simulations montre que la prise en charge des primes d'assurance des ménages pauvres a un effet protecteur pour ces ménages qui se traduit au niveau populationnel par une diminution de l'intensité de la pauvreté. Mais, l'effet protecteur de cette mesure demeure limité. Les dépenses de santé des ménages pauvres ne diminuent que modestement puisque la grande majorité des dépenses de santé reste non couverte par l'assurance. Les pauvres s'appauvrissement moins, mais le gain demeure modéré.

En revanche, comme nous l'avions anticipé, la subvention de la prime des pauvres ne permet en aucune manière de limiter l'augmentation du nombre de nouveaux pauvres attribuable aux dépenses directes[7]. Ni le scénario A – globalement défavorable à tous les groupes de revenus sauf le plus élevé – ni le scénario B ne protègent les ménages vulnérables qui, fragilisés par leurs dépenses de santé (encore accrues par le paiement d'une prime d'assurance), risquent de grossir les rangs des ménages pauvres.

Enfin, des effets d'ordre sociologique pourraient tempérer le potentiel de réussite de mesures visant à favoriser l'adhésion des ménages pauvres à une assurance. Les travaux de recherche montrent que pauvres et riches sont sous-représentés parmi les assurés (Baeza et al. 2002 ; Preker et al. 2001 ; Carrin 2002). Cette homogénéité socio-économique assez marquée des assurés (le plus souvent, les classes moyennes rurales) ébranle la conception de la micro-assurance comme instrument potentiel de solidarité et de redistribution du bien-être entre groupes de revenu (Bennett 2004). Or la confiance semble jouer un rôle important dans les comportements d'adhésion, mais davantage comme un intérêt réciproque à s'associer que comme une attitude solidaire (Carrin 2002). Cette hypothèse reste à confirmer par des études appropriées ; mais il est fort possible que les ménages soient réticents à s'associer, dans un système de partage du risque comme l'assurance, à d'autres ménages n'ayant pas un revenu au moins aussi élevé que le leur.

La subvention des primes d'assurance de certains ménages par un agent de financement extérieur soulève également plusieurs questions. Cet apport extérieur est indispensable, car les assurances-santé communautaires, telles qu'elles existent actuellement, caractérisées par une capacité limitée de partage du risque et de redistribution, ne peuvent assumer seules des exemptions en faveur des pauvres sans mettre en péril leur viabilité financière (Waelkens et Criel 2004). Mais les modalités d'une subvention extérieure sont problématiques. Si celle-ci est assurée par un bailleur de fonds, la question de la pérennité du système se pose inévitablement. Si celle-ci est assurée par l'État, encore faut-il que celui-ci en ait la capacité financière et que la réallocation de ressources publiques au profit de l'assurance fasse la démonstration de son opportunité.

Par ailleurs, si la perspective de l'intervention étatique est la lutte contre la pauvreté, elle devrait prendre la forme d'une action globale, d'ampleur nationale, pour être cohérente et efficace. Parle-t-on alors d'un soutien étatique partiel à une nébuleuse d'initiatives micro-locales ne couvrant pas systématiquement l'ensemble de la population ou d'une forme de système national de protection sociale ? Les études suggèrent de manière récurrente, plus comme une attente que comme un constat, que les micro-assurances communautaires peuvent constituer une première étape vers des systèmes nationaux de protection sociale en familiarisant la population avec le concept d'assurance maladie et en poussant l'État à développer ses capacités d'organisation et de régulation du secteur (Huber et al. 2003). Cette mise en relation des assurances communautaires avec le cadre national est jugée souhaitable afin de tempérer leurs limites, dont le faible partage du risque dû à leur petite taille et l'absence de redistribution entre groupes de revenu en raison de leur absence de mixité sociale (Carrin 2002). Quant à ce dernier point, on peut d'ailleurs supposer que seul un système public pourrait « imposer » aux ménages des différents groupes de revenus d'adhérer à un système redistributif.

Face à ces attentes importantes, force est de rappeler, comme Bennett (2004), que la plupart des assurances-santé à base communautaire sont mises en place dans des situations où, précisément, les gouvernements ont peu de capacités de régulation et n'inspirent à leur population qu'une confiance limitée, contraintes auxquelles nous ajoutons les limites des budgets publics.

Enfin, en ce qui concerne les subventions, le problème des ménages vulnérables se pose avec acuité. La désignation des pauvres repose sur un critère clair : la position du revenu par rapport à la ligne de pauvreté – même si ce critère est évidemment arbitraire et même si l'identification, en pratique, des ménages pauvres n'est pas chose aisée. Mais l'identification des ménages vulnérables pose des défis autrement plus grands : la probabilité qu'un ménage passe sous la ligne de pauvreté à la suite de ses dépenses de santé dépend de son revenu initial, mais aussi de l'ampleur de ses dépenses de santé, impossible à anticiper en raison du caractère imprévisible du risque maladie et des coûts qui y sont associés. Il peut donc être difficile d'envisager des mesures de protection ciblées des ménages vulnérables. Ce constat amène à promouvoir des interventions visant les barrières à l'accès aux soins et les déficits d'opportunité, parallèlement à des mesures ciblées sur des sous-groupes de la population. Ainsi, dans notre exemple, la subvention de la prime d'assurance des pauvres a des effets positifs pour son groupe-cible (diminution de l'intensité de la pauvreté) ; mais elle est par nature incapable de répondre à d'autres aspects de la pauvreté, liés aux ménages vulnérables (groupe quasiment impossible à délimiter et donc à cibler) ou à la situation des ménages des zones isolées (problème d'ordre structurel), auxquels seules des mesures globales peuvent répondre.

Diverses stratégies sont envisageables pour lever les barrières à l'accès aux soins et pour assurer une protection efficace des ménages contre les risques financiers liés à la maladie. Certaines stratégies, comme le soutien à la micro-assurance santé, ciblent davantage la demande de services. D'autres ciblent davantage l'offre pour améliorer, par exemple, l'accessibilité géographique des services publics, renforcer l'accès à des services de qualité, diminuer les prix de leurs prestations, voire organiser des système d'exemption pour les pauvres. La tentation peut être forte, en situation de contrainte budgétaire, de ne retenir qu'une alternative. Ainsi, si l'État choisit de subventionner la demande (dans notre exemple, les primes d'assurance des ménages pauvres), cela peut se traduire par une réallocation des ressources publiques vers les assurances plutôt que vers les structures sanitaires (Bennett, 2004). Or nous avons montré les limites d'un tel choix pour les supposés bénéficiaires, et rien n'indique qu'il conduise à une meilleure efficience allocative.

En conclusion, les limites mises en lumière par nos simulations ne doivent pas conduire à déconsidérer l'apport potentiel de la micro-assurance santé dans la lutte contre la pauvreté. Elles invitent simplement à tempérer l'engouement suscité par cette forme d'assurance et à poursuivre la recherche d'une part sur son potentiel de protection financière des ménages assurés, d'autre part sur sa capacité à rejoindre les ménages pauvres et vulnérables. Nos résultats soulignent que la responsabilité de la lutte contre la pauvreté et l'appauvrissement lié à la santé ne doit en aucun cas être déléguée aux assurances seules : il faut éviter de se priver de moyens d'action potentiellement efficaces en les érigeant en alternatives mutuellement exclusives ; deux modalités d'action, l'une centrée sur l'offre – l'accès géographique et la subvention de l'offre de soins – l'autre, centrée sur la demande – l'assurance santé –

pourraient se conjuguer efficacement pour diminuer l'appauvrissement monétaire causé par les dépenses de santé.

Ce que notre réflexion et nos simulations montrent surtout, c'est qu'il est illusoire de penser que la généralisation de l'assurance communautaire sera susceptible de résoudre la crise du financement des systèmes de santé. Le discours sur l'assurance-santé tend parfois à véhiculer cette vision et assumer plus ou moins implicitement qu'il s'agit d'un mécanisme qui, une fois généralisé, permettra de garantir un niveau de financement approprié, sans que les inconvénients de la tarification ne pèsent trop fortement sur les usagers. Il s'agit, selon nous, d'un vœu pieux ; une forme de reconditionnement du modèle de participation financière des communautés promu dans le cadre de l'initiative de Bamako. A supposer même que l'assurance couvre l'ensemble de la population, nos simulations montrent que, dans un contexte de pays africain pauvre, la contribution globale de l'assurance communautaire à la lutte contre la pauvreté comme au financement global des services de santé ne peut qu'être limitée. De plus, une couverture totale de la population ne peut être réalisée qu'à l'aide de mesures permettant de rejoindre les pauvres. Dans ces conditions, l'assurance n'est pas une solution miracle auto-génératrice de revenus ; au contraire, elle exige des investissements supplémentaires. Il convient d'éviter une réinterprétation hasardeuse du rôle de l'assurance-santé communautaire. Sa principale finalité réside dans la protection financière des assurés contre des dépenses catastrophiques. L'assurance-santé n'est pas un instrument visant à corriger les inconvénients de la tarification, et elle ne pourra se substituer aux États ou à la communauté internationale pour résoudre la crise du financement des systèmes de santé. Une simple réingéniérie du modèle de financement dérivant de l'initiative de Bamako ne suffit pas ; dans les pays africains à faible revenu, la résolution de la crise du financement passe inévitablement, comme le soulignait déjà la Commission Macroéconomie et Santé (2002), par une mobilisation significative de ressources additionnelles.

NOTES

1. Le seuil à partir duquel on considère que les dépenses deviennent catastrophiques varie. Carrin (2002) propose un seuil correspondant à 40 % du revenu déduit des dépenses alimentaires.

2.　Sachant que l'appauvrissement ainsi mesuré est un estimé minimal. Une estimation complète aurait requis une évaluation des autres pertes de productivité et effets de long terme sur les composantes monétaires et non monétaires du bien-être du ménage.

3.　Si l'écart initial moyen entre le revenu des pauvres et la ligne de pauvreté était de 1000 francs et qu'il est désormais de 1500 francs, alors chaque pauvre s'est en moyenne appauvri de 500 francs.

4.　Revenu disponible = revenu total par tête (calculé, ici, en termes d'équivalents-adultes) moins la valeur de la consommation alimentaire par tête.

5.　Professionnels de santé, établissements de soins, vendeurs de médicaments, prestataires du secteur informel ainsi que l'ensemble des acteurs économiques offrant des services tels que le transport, l'hébergement, qui seront consommés dans le cadre du recours aux soins

6.　Le montant moyen est inférieur à la valeur de la prime proposée, car 25 des 1602 ménages ont un revenu disponible inférieur à la valeur de la prime et ne peuvent, de ce fait, adhérer à l'assurance.

7.　En fait, l'incidence de la pauvreté attribuable aux dépenses directes augmente légèrement dans les deux cas par rapport à la situation d'absence d'assurance ; le prélèvement opéré par la prime faisant de certains ménages, dont le revenu se situait légèrement au-dessus de la ligne de pauvreté, de nouveaux pauvres.

BIBLIOGRAPHIE

Baeza, C. et al. 2002. « Extending social protection in health through community based health organizations—Evidence and challenges ». Discussion paper. Universitas Programme. Genève : International Labour Organization.

Bennett, S. 2004. « The role of community-based health insurance within the health care financing system : A framework for analysis ». *Health Policy and Planning* 19(3) : 147–158.

Bloom, G., et H. Lucas. 2000. « Health and poverty in sub-Saharan Africa ». IDS Working Paper no. 103. Brighton : Institute of Development Studies.

Carrin, G. 2002. « Community based health insurance schemes in developing countries : Facts, problems and perspectives ». Genève : World Health Organization.

Commission on Macroeconomics and Health. 2002. « Executive summary », dans *Mobilization of domestic resources for health. Report of Working Group 3 of the Commission on Macroeconomics and Health.* Genève : World Health Organization.

Diop, I. 2004. « Equité et mutualité au Sénégal ». Rapport de recherche. Initiative de recherche : Politique de santé, accès aux soins et équité en Afrique de l'Ouest. Dakar : Cabinet d'étude et de recherche Hygea.

Ekman, B. 2004. « Community-based health insurance in low-income countries : A systematic review of the evidence ». *Health Policy and Planning* 19(5) : 249–270.

Haddad, S., A. Nougtara, et P. Fournier. En préparation « Learning from health system reforms : Lessons from Burkina Faso ». Soumis à *Tropical Medicine and International Health.*

Haddad, S., A. Nougtara, et V. Ridde. 2004. « Les inégalités d'accès aux services de santé et leurs déterminants au Burkina Faso. » *Santé, société et solidarité* 2 : 199–210.

Huber, G., J. Hohmann, et K. Reinhard. 2003. « Mutuelles de santé—5 années d'expérience en Afrique de l'Ouest : Débats, controverses et solutions proposées ». Eschborn (Allemagne) : GTZ.

Institut national de la Statistique et de la Démographie, Burkina Faso. 2000. *Profil et évolution de la pauvreté au Burkina Faso.* Première édition. Ouagadougou : Ministère de l'Économie et des Finances.

McIntyre, D., M. Thiede, G. Dahlgren, et M. Whitehead. 2006. « What are the economic consequences for households of illness and of paying for health care in low- and middle-income country contexts ? » *Social Science & Medicine* 62(4) : 858–865.

Nougtara, A., J. Ouedraogo, S. Haddad, S. Ouedraogo-Ky, A. Zoubga, C. Yoda, et B. Ouedraogo. 2001. *Évaluation des liens entre les programmes d'ajustement macroéconomique, la réforme du secteur de la santé et l'accessibilité, l'utilisation et la qualité des services de santé.* Université de Montréal.

Preker, A., G. Carrin, D. Dror, M. Jakab, W. Hsiao, et D. Arhin. 2001. « Role of communities in resource mobilization and risk sharing. A synthesis report ». Health, nutrition and population discussion paper. Ouagadougou : Ministère de l'Économie et des Finances.

Ravaillon, M. 1992. « Poverty comparisons—A guide to concepts and methods ». Living Standards Measurement seriesNo. 88, Washington, DC. : World Bank.

Shadish, W. R., T. D. Cook, et D. T. Campbell. 2002. *Experimental and quasi-experimental designs for generalized causal inference.* Boston : Houghton Mifflin.

Waelkens, M. P., et B. Criel. 2004 « Les mutuelles de santé en Afrique sub-saharienne». HNP Discussion Paper Washington, DC. : World Bank

Wagstaff, A. 2001. « Poverty and health ». Commission on Macroeconomics and Health Working Paper no. WG1-5. Genève : World Health Organization.

Wagstaff, A., et E. van Doorsaleer. 2003. « Catastrophe and impoverishment in paying for health care : With applications to Vietnam 1993–1998 ». *Health Economics* 12(11) : 921–34.

CHAPITRE 15

Les fonds d'équité, une stratégie pour améliorer l'accès aux soins de santé des plus pauvres en Afrique ?

Mathieu Noirhomme, Jean-Marc Thomé

Résumé : *L'Initiative de Bamako a généralisé la participation financière de la population dans de nombreux pays en voie de développement. Dans un souci d'équité, la plupart des gouvernements concernés ont décrété la gratuité des soins pour les plus pauvres. Les résultats de cette politique ont été décevants. Les structures de santé, généralement sous-financées, ne peuvent se permettre d'octroyer trop d'exemptions. Il en résulte une exclusion financière des plus pauvres, entraînant une dégradation de leur statut sanitaire et socio-économique.*

Les fonds d'équité proposent une alternative : créer un fonds chargé de compenser les prestataires pour les soins qu'ils prodiguent aux plus pauvres. Cette idée simple peut stimuler l'accès des plus pauvres aux soins de santé et renforcer la viabilité économique des formations sanitaires.

Plusieurs expériences ont été développées avec succès au Cambodge. Une politique nationale y est actuellement en préparation. L'approche a été récemment introduite dans plusieurs pays africains, dont le Mali, Madagascar et la Mauritanie. Un premier examen de ces jeunes expériences semble confirmer, parfois a contrario, les leçons dégagées au Cambodge. Des leçons complémentaires s'en dégagent, telle la nécessité d'un acteur fort pour le lancement et le suivi du modèle ou l'introduction d'une fonction d'assistance sociale au sein de l'hôpital.

INTRODUCTION

Suite à l'Initiative de Bamako, de nombreux pays africains ont introduit la participation de la population au financement des soins de santé, en complément des ressources publiques. Cette contribution de la population est destinée au financement des médicaments, de primes de motivation au personnel ou de frais de fonctionnement. Combiné à une démarche active d'amélioration de la qualité des soins, ce système a rencontré un certain succès en terme d'augmentation de la fréquentation des structures et de leur cofinancement (Audibert and Mathonnat 2000 ; Litvack and Bodart 1993). Dans d'autres cas, le résultat final a été beaucoup moins positif. D'un côté, le surcoût pour le patient peut entraîner une baisse de l'utilisation des services (Gilson 1997). D'un autre, les ressources dégagées se sont parfois révélées insuffisantes pour relever le salaire des prestataires à un niveau décent. Les pratiques de survie persistent alors, telles que les paiements de dessous-de-table ou l'absentéisme (Ensor 2004 ; Ferrinho and Van Lerberghe 2000). Il en résulte une incertitude au niveau du coût d'une hospitalisation pour le patient, aggravée par les frais de participation tels le transport ou la nourriture. Le cumul de ces frais constitue une barrière financière à l'accès aux soins (Thompson and Witter 2000), qui influe négativement sur l'itinéraire thérapeutique du patient. Les pauvres sont les premiers touchés, en particulier quand leurs problèmes de santé requièrent des soins hospitaliers.

Dans un souci d'équité, la plupart des gouvernements ont décrété la gratuité des soins pour les plus pauvres. En l'absence de mécanisme de compensation pour le prestataire, les résultats de cette politique d'exemption ont été décevants. Souffrant déjà d'un sous-financement, les structures de santé ne peuvent se permettre d'octroyer trop d'exemptions. Les pauvres, anticipant leur exclusion, retardent leur recours à la structure de santé publique (Russell 1996) ou optent pour des alternatives plus accessibles mais de moindre qualité. Il en résulte une dégradation de leur statut sanitaire et socio-économique (Ranson 2002 ; Xu et al. 2003) : sanitaire en raison d'un traitement tardif ou de mauvaise qualité, et socio-économique en raison d'une spirale d'endettement et de dépenses irrationnelles dans laquelle le ménage est rapidement absorbé. Le cercle vicieux se referme : la pauvreté devient une cause de mauvaise santé, qui elle-même intensifie l'appauvrissement (Meessen et al. 2003 ; Wagstaff 2002 ; Whitehead et al. 2001).

Peu de réponses ont été apportées jusqu'à présent. L'ampleur des frais liés à une hospitalisation dépasse la capacité des mécanismes de solidarité traditionnels. Les systèmes formalisés de protection sociale, s'ils existent, ne s'adressent pas aux plus pauvres. Les gouvernements enfin ne sont pas en mesure de développer des mécanismes de redistribution.

PRINCIPES DES FONDS D'ÉQUITÉ, ET PRINCIPALES LEÇONS DES EXPÉRIENCES CAMBODGIENNES

Dans la communauté internationale, des voix s'élèvent actuellement pour réclamer un retour à la gratuité universelle dans les soins de santé (Save the Children 2005). Cette option radicale a ses attraits et ses limites. Ses conditions d'application doivent encore faire l'objet d'investigations plus approfondies. Les fonds d'équité[1] proposent une alternative, mitigeant les effets négatifs de la participation financière des usagers, tout en permettant leur maintien[2]. L'idée est d'instaurer un système de tiers-payeur qui garantit aux prestataires de soins une juste compensation pour les services offerts aux plus pauvres. Les objectifs pour le patient se formulent selon deux dimensions :

- Dimension « santé publique » : Améliorer l'accès aux soins de santé pour les plus pauvres.

- Dimension « protection contre la pauvreté » : Éviter les dépenses de santé catastrophiques (les dépenses de santé entraînant les ménages dans la misère).

La transaction classique entre prestataire et patient (payant) tient à deux fonctions principales : (1) délivrance de soins de santé par le prestataire (2) en échange d'un paiement par le patient.

Cette fonction de paiement n'est pas à la portée des plus pauvres. Le principe du tiers-payeur s'y substitue en la divisant en :

1) Identification des patients nécessitant une assistance financière. Deux objectifs : (1) éviter de dilapider des ressources vers des patients non pauvres (erreur d'inclusion) et (2) éviter d'exclure des patients pauvres (erreur d'exclusion).

2) Paiement au prestataire des soins consommés par les patients identifiés.

En augmentant la patientèle des structures de santé supportées[3], le fonds d'équité contribue à la promotion de leur utilisation et contribue de manière significative à leur financement. Il est donc également conforme aux objectifs des prestataires de soins et des autorités sanitaires. Il offre en outre l'opportunité de développer des activités d'assistance sociale plus élaborées auprès des patients pauvres hospitalisés, incluant la défense de leurs droits d'usagers.

Les premières expériences systématiques de fonds d'équité ont vu le jour au Cambodge en 2000 (Bitran et al. 2003 ; Hardeman et al. 2004 ; Jacobs and Price 2005). Le modèle, initié par des ONG internationales, s'est développé et compte aujourd'hui 16 implantations. Le succès a conduit à un projet de politique nationale, supervisée par le Ministère de la Santé et supportée par des bailleurs de fonds internationaux. Le Cambodge reste à ce jour le terrain de référence en la matière. Certaines leçons s'en dégagent, qui peuvent servir de cadre pour l'analyse de l'approche dans d'autres pays.

• **Leçon 1** : l'impact en termes d'augmentation **de l'accès aux soins** par les plus pauvres est reconnu. Il a été démontré par la triple observation suivante : (1) une augmentation de l'utilisation totale des services de santé ; (2) une confirmation du profil de pauvres des bénéficiaires de l'assistance (échantillonnage aléatoire) ; (3) l'absence d'une diminution de l'utilisation par les patients payants. On considère donc que les patients supplémentaires n'avaient pas accès auparavant, en raison de leur incapacité de payer.

• **Leçon 2** : Pour un ménage, l'importance des dépenses en soins de santé peut être due en grande part au recours à un secteur privé informel de qualité douteuse, qui capture le patient et retarde son accès à l'hôpital. La protection apportée par le fonds d'équité tient donc non seulement dans le financement des soins de santé, mais également dans son action de prévention contre des dépenses de santé irrationnelles et peu pertinentes par les plus pauvres. Même si les preuves restent éparses, les acteurs de terrain sont convaincus que les fonds d'équité ont un impact important en termes de **protection sociale**.

• **Leçon 3** : La **séparation des fonctions** est un principe fondamental des fonds d'équité. L'idée centrale est d'**éviter les conflits d'intérêt**. Pour un programme avec financement extérieur, confier l'identification des pauvres à la population seule résulterait probablement dans une multiplication des erreurs d'inclusion (tous ont intérêt à bénéficier de soins hospitaliers gratuits). Accorder la gestion du fonds au prestataire produirait un résultat similaire (tout patient supplémentaire, quel que soit son statut économique, représentant un revenu supplémentaire pour le prestataire). Ce principe conduit à distinguer les fonctions d'agent de financement, d'acheteur, de prestataire, d' « identificateur » et de contrôleur. Par ailleurs, deux acteurs apparaissent comme particulièrement importants : (1) l'initiateur de l'approche (au Cambodge, souvent une ONG internationale) qui joue un rôle de moteur, d'arbitrage et d'expertise et (2) le gestionnaire local du fonds qui, en plus de procéder au paiement du prestataire, assure une identification à l'hôpital, ainsi que l'accueil et le suivi des bénéficiaires.

- **Leçon 4** : Les expériences cambodgiennes ont clairement démontré le besoin d'un **financement** (1) **suffisant** car le coût des soins de santé dépasse largement les capacités locales[4] (contribution de la population, budgets nationaux) ; (2) **extérieur à la structure de santé** pour éviter le conflit d'intérêt exposé ci-dessus, et largement démontré par les échecs des politiques d'exemption classiques. C'est le relâchement de la contrainte budgétaire qui a permis de prouver la performance de l'approche au Cambodge, et d'apporter les arguments nécessaires pour convaincre les bailleurs de fonds de financer une stratégie nationale. La recherche d'une **efficacité opérationnelle** de l'approche a donc résulté en une relative pérennité financière, via la **sécurisation du financement**, dans un contexte international où la corrélation entre mauvaise santé et pauvreté est de plus en plus reconnue (Gwatkin et al. 2004 ; The World Bank 2005).

- **Leçon 5** : Concevoir un fonds d'équité ne se résume pas à une simple fonction de paiement. Il faut développer une **vision systémique de l'accès aux soins** intégrant, en plus de la problématique de l'accessibilité financière, les questions relatives aux barrières liées au prestataire (heures d'ouverture, qualité des services), à la distance, aux choix des usagers (habitudes de santé, perception de la qualité des soins, peur de peser sur la famille). Il faut donc veiller à adapter le modèle au contexte, en tenant compte des raisons de la (non-) performance des structures de santé, des mécanismes de protection existants (ex : solidarité villageoise, systèmes confessionnels) à ne pas détruire, et des intérêts des parties en présence (ex : cofinancement du prestataire). La bonne compréhension du contexte permet notamment d'adapter le paquet de bénéfices qui va être offert aux personnes assistées (voir Leçon 7). De la sorte, travailler à la réduction de la barrière financière contribuera à **lever d'autres barrières**, telles que la distance (via le financement du transport), ou la pression sociale (incertitude quant au coût, peur de l'endettement).

- **Leçon 6** : Les fonds d'équité visent une augmentation de l'utilisation des services de santé. Il est donc impératif de s'assurer que les structures supportées (1) délivrent des soins de santé de qualité et (2) acceptent les conditions du fonds d'équité. Dans le cas contraire, l'impact tant au niveau sanitaire que socio-économique pourrait être nul, voire négatif. Cela suppose que le fonds d'équité s'inscrive en complément à un service de santé qui fonctionne correctement et que les conditions qui le sous-tendent fassent l'objet d'un consensus entre l'opérateur et le prestataire, qui sera ou non formalisé via un contrat.

- **Leçon 7** : Le **paquet de bénéfices** doit être défini en **fonction des barrières** à l'accès aux soins de santé qui sont vulnérables à une intervention financière. Il s'agit donc de s'attaquer aux dépenses diverses qui, pour une raison ou une autre, empêchent le patient d'accéder aux soins de santé. A ce titre, la quasi totalité des expériences cambodgiennes ont inclus dans le paquet de bénéfices (1) la **totalité des soins** disponibles au niveau de l'hôpital de district et (2) le financement des frais de **transport**. D'autres ont également inclus d'autres frais non médicaux (nourriture, draps, etc.) et le financement des frais de santé à l'échelon supérieur. Ce dernier point représente cependant un surcoût important.

- **Leçon 8** : Différents modèles d'**identification** ont été testés. Plusieurs distinctions s'imposent. (1) Une première distinction peut être faite entre **pré-identification** (au domicile du ménage, avant le besoin de soins de santé) et **identification passive** (à l'hôpital, au moment où le patient nécessite des soins). L'expérience cambodgienne a montré que commencer par la seule identification passive était une stratégie intelligente de lancement d'un fonds d'équité. Elle permet un démarrage rapide de l'approche, une souplesse dans la sélection, et concrétise le rôle du tiers-payeur au sein de l'hôpital. La pré-identification, plus longue et plus onéreuse, est considérée comme plus fiable (on observe les caractéristiques au domicile même) et plus sécurisante pour le patient (garantie de prise en charge avant l'apparition du problème de santé). Ces deux derniers points restent cependant à l'état de présomption. (2) D'autres distinctions apparaissent au niveau du degré de formalisation des outils (de l'absence de critères jusqu'au questionnaire coté), et des acteurs inclus dans la pré-identification (de la communauté aux enquêteurs formés) avec des impacts différents en terme de coûts, de performance supposée, et de collecte d'information socio-économique sur les identifiés. (3) Les critères d'identification varient d'une expérience à l'autre. Ils ont chaque fois été construits par une démarche d'essai et erreur, en testant les critères sur un échantillon de la population. Leur efficacité semble similaire, ce qui plaide pour une adaptation des critères au contexte.

- **Leçon 9** : Les expériences cambodgiennes ont produit des résultats opérationnellement intéressants, mais à qualité scientifique moyenne. En terme d'apprentissage, l'une des erreurs a sans doute été de ne pas avoir, **dès le départ**, développé et standardisé une **batterie d'indicateurs et d'enquêtes** permettant de dégager une évidence scientifique irréfutable. Celle-ci est facile à collecter si organisée dès le départ, beaucoup plus malaisée si l'on cherche à la rattraper par la suite.

EXPÉRIENCES EN AFRIQUE

Fournir des subventions aux les soins de santé des plus pauvres via un tiers-payeur n'est pas une idée neuve en Afrique. On retrouve une logique similaire dans des mécanismes de solidarité traditionnels (la communauté payant pour ses pauvres) et certaines actions supportées par des organisations non gouvernementales ou confessionnelles. Cependant, les fonds d'équité cambodgiens représentent probablement la plus vaste expérience de formalisation de cette logique de tiers-payeur. La seule façon de savoir si le modèle a du sens sur le continent africain passe par le développement et la documentation d'expériences. Dans cet article, nous passons en revue trois approches appliquant une logique semblable : au Mali, en Mauritanie et à Madagascar[5].

Méthodes

Depuis juillet 2003, l'auteur principal concentre ses activités de consultant et de chercheur sur les fonds d'équité. Il intervient fréquemment au Cambodge, et offre un appui au développement de stratégies similaires en Afrique sub-saharienne. A ce jour, il a pu rassembler suffisamment d'informations sur les expériences décrites dans cet article. Toutes trois ont bénéficié de l'appui direct d'un des deux auteurs. Le coauteur a contribué activement à la genèse des premières expériences au Cambodge et consacre une part importante de son travail sur le sujet.

Outre les observations faites par les auteurs sur le terrain, cet article a tiré parti de la littérature grise produite dans le cadre des trois projets, ainsi que des données de routine rassemblées par les opérateurs des fonds d'équité.

Contexte

Le Mali, la Mauritanie et Madagascar ont des structures de financement des soins de santé similaires à celle décrite dans notre introduction. Un système de participation financière y est en place, avec une politique officielle d'exemption pour les plus pauvres. Les résultats de cette politique d'exemption restent très faibles, en raison du sous-financement des prestataires et du manque d'organisation de l'identification des plus pauvres. Le besoin est pourtant criant, comme en témoigne l'ampleur de la population vivant en dessous du seuil de pauvreté[6]. Dans les trois pays, un système de tarification à l'acte est appliqué. Chaque intervention, médicament, examens (et dans certain cas chaque nuitée) est facturée au patient[7] (excepté sur les deux projets maliens cités, où un système de paiement au forfait est testé). D'autres frais, officieux ou externes à la structure de santé, alourdissent la facture. Cela entraîne une insécurisation de tout patient par rapport au coût des services. Enfin, les mécanismes de protection existants sont pratiquement impuissants pour faciliter l'accès aux soins des plus pauvres.

Derrière l'hétérogénéité des contextes humains, on retrouve donc une même réalité : des systèmes peu favorables aux plus pauvres. Les leçons cambodgiennes seraient-elles également réplicables ? Il n'y a très probablement pas d'universalité. Toutefois, la connaissance des succès et erreurs des fonds d'équité cambodgiens devraient permettre d'accélérer le développement des expériences africaines.

Les interventions

Au Mali, des Fonds d'Assistance Médicale ont été développés dans deux Centres de Santé de Référence, équivalents à des hôpitaux de district : à Sélingué en 2001 et à Bougouni en 2003 (Ngwakum 2005 ; Touré and Boré 2004). Le modèle retenu résulte d'un consensus entre représentants des autorités sanitaires et administratives, société civile et l'ONG Médecins Sans Frontières (MSF) Luxembourg. Les initiateurs ont cherché à créer un modèle participatif, avec une dépendance minimale par rapport aux acteurs externes à la zone de santé. Cela se manifeste tant au niveau du modèle de fonctionnement que des options de financement retenues.

Le Fonds d'Assistance Médicale (FAM) s'adresse à deux catégories de patients : (1) les indigents, définis comme « toute personne sans ressources, ne bénéficiant d'aucun soutien social[8] » et (2) les pauvres en difficulté de paiement. Les premiers bénéficient d'une exemption de tous les frais médicaux auprès de la structure de santé ; les seconds de facilités de paiement via un système de crédit à rembourser. Selon les cas, les services proposés peuvent s'étendre au transport de référence vers l'échelon supérieur ainsi qu'à l'octroi de nourriture ou de produits d'hygiène.

Les fonctions principales du FAM sont assurées par le personnel de la structure de santé. La formalisation des outils est minimale pour ne pas rajouter de pression administrative. Seule une méthode d'identification passive lors de l'épisode de maladie a été retenue. Lors de son séjour, tout patient en difficulté de paiement peut requérir l'assistance du Service Social de l'hôpital. L'assistant social procède à un entretien non structuré pour déterminer l'éligibilité du candidat et évaluer ses besoins. Le comptable de la structure de santé se charge du paiement des services. Une politique de cofinancement a été érigée, avec un soutien de départ de MSF. La supervision et la définition des orientations stratégiques sont confiées à un comité de gestion rassemblant les différentes parties en présence.

Malgré des efforts importants d'appropriation par les acteurs locaux, les expériences maliennes sont restées relativement modestes en termes de résultats. Après trois années d'existence, le FAM de Sélingué n'avait supporté que 2 % des patients hospitalisés. Parmi eux, seuls 9 % étaient considérés comme indigents et intégralement exemptés de leurs frais médicaux. Ceci est lié à une définition volontairement restrictive de l'indigence. Parmi les 91 % restants, 60 concernaient des crédits en attente de paiement, et 19 des créditeurs décédés. Sur la même période, 57 % des ressources ont reposé sur les fonds de MSF, résultant d'une faible réponse des sources de financement locales. Enfin, le manque d'implication du Comité de Gestion a réduit les possibilités de développement participatif et de contrôle social de l'approche, en laissant les responsabilités entre les mains de l'assistant social et du comptable du centre de santé.

En Mauritanie, la GTZ (Gesellschaft für Technische Zusammenarbeit) a initié fin 2002 une réflexion sur un système de fonds d'indigence, destiné à favoriser l'accès aux soins de santé des plus pauvres dans les régions des Hodh El Garbi et Hodh El Chargi. Celle-ci a pris la forme d'un processus de concertation entre tous les acteurs concernés[9], dans une volonté d'ancrage dans le contexte socioculturel, religieux et politique. Ce processus a entre autres donné lieu à la création d'un décret islamique national, une *fatwa*, visant à promouvoir les fonds d'indigence. Les programmes ont démarré en juillet 2003, autour de 17 structures de santé pilotes couvrant les trois premiers échelons du système sanitaire. La GTZ s'est retirée de ses programmes médicaux dans la région au même moment, laissant un budget de fonctionnement auprès des autorités sanitaires régionales pour couvrir les frais de supervision.

D'après la définition ressortant d'un atelier de consensus, est considéré comme indigent « tout ménage dans l'incapacité de satisfaire un besoin alimentaire élémentaire ». Les membres des ménages retenus peuvent bénéficier de la gratuité des soins auprès de la structure de santé et des échelons supérieurs jusqu'à l'hôpital régional, ainsi que du transport de référence pour l'hôpital régional.

Les principales fonctions sont décentralisées dans chaque zone pilote à des comités d'indigence locaux. Un effort préalable de standardisation a été fait, à travers le développement d'outils de gestion standards et la formation des comités d'indigence à leur utilisation. Ces comités se composent principalement de notables, autorités religieuses, administratives et agents de santé. Ils bénéficient d'une grande autonomie dans leur mode de fonctionnement. Leurs principales fonctions sont l'identification des indigents, la collecte et la gestion des ressources financières, et le paiement de la structure de santé.

Le comité édite une liste d'indigents, basée sur sa connaissance de la communauté et sur son appropriation de la définition. Après approbation par les autorités sanitaires régionales et validation par l'imam local, chaque membre des ménages retenus reçoit une carte d'indigence qui lui ouvre accès aux services du fonds en cas de maladie. Les individus non-identifiés peuvent demander au comité leur affiliation lorsqu'ils recourent aux structures de santé supportées.

Le fonds géré par le comité est alimenté par un financement mixte provenant de l'État, des recettes de la structure de santé, des communes et de la population. La *fatwa* offre une source de financement complémentaire, en autorisant le versement de la *Zakât*[10] dans le fonds d'indigence. Les autorités sanitaires régionales sont chargées de superviser le fonctionnement des fonds d'indigence locaux.

En pratique, les activités de support et de supervision depuis le lancement des projets sont restées très rares et peu structurées. Après deux ans d'existence, aucun chiffre précis n'était disponible concernant les expériences de fonds d'indigence mauritaniennes. On les sait cependant faibles, les bénéficiaires ne dépassant probablement pas 2 % des utilisateurs des structures de santé. Ce chiffre est encore inférieur au niveau des hôpitaux. Passée la création d'outils, les efforts de standardisation sont restés des événements isolés : la formation des comités n'a duré qu'un jour, laissant toute flexibilité aux comités sur leurs objectifs et méthodes de travail. D'une zone à l'autre, le fonds d'indigence diverge, certains comités s'étant même contentés d'établir une liste d'indigents. Le financement des fonds d'indigence a principalement pesé sur le budget de l'État et les revenus des structures de santé, diminuant la capacité de prise en charge. Les ressources dégagées par la fatwa sont restées très maigres, malgré la qualité du document. Cela tient probablement à la limitation de la sensibilisation à une session orale d'information dans chaque zone de santé, alors que le système de versement de la Zakât répond à une tradition séculaire.

À Madagascar, la GTZ soutient le développement d'un fonds d'équité à l'hôpital de district de Marovoay depuis janvier 2005. Il couvre la population des deux districts administratifs de Marovoay et Ambato Boeni (Noirhomme and Criel 2004). La réflexion, débutée en avril 2004, s'est faite en concertation avec les autorités sanitaires, religieuses et administratives au niveau de la province et du district. Les efforts de communication au niveau national visent à favoriser la visibilité de l'approche auprès des autorités d'Antanarivo.

Le fonds d'équité vise une population vulnérable mixte, composée d'indigents (estimés à 20 % de la population totale), de personnes en difficulté temporaire de paiement (20 % supplémentaires, principalement en période de soudure) et de parturientes (quel que soit leur statut socio-économique). Le paquet de bénéfices comprend la totalité des soins à l'hôpital de Marovoay, les frais de transport du domicile à l'hôpital pour le patient et un accompagnant, et la nourriture du patient durant son hospitalisation.

Les fonctions ont été réparties entre différents acteurs locaux. Deux méthodes d'identification se combinent. (1) Une pré-identification, conduite par des groupements œcuméniques constitués à cette occasion dans chaque zone de santé. Elle est ensuite validée par le comité de gestion du centre de santé de la zone. (2) Une identification passive au sein de l'hôpital, assurée par des assistantes sociales payées par le fonds d'équité. A ce stade, il n'y a pas de réelle formalisation des critères et procédures d'identification des groupements œcuméniques. Dans un premier temps, l'objectif est de bénéficier de la connaissance intrinsèque que les religieux ont de leur population. Un bureau d'étude local contrôle ensuite les résultats de l'identification sur le terrain, et détermine de manière empirique une liste d'indicateurs de pauvreté communs à tous les « vrais pauvres » identifiés. Les assistantes sociales tiennent également le rôle de gestionnaire local du fonds et défendent les droits des patients auprès des autorités hospitalières. L'expérience est pilotée par un bureau exécutif, composé de représentants de toutes les parties concernées. Ce bureau décide entre autres du paiement du prestataire, après présentation des résultats par les assistantes sociales.

Le financement pèse principalement sur la KfW (Kreditanstalt für Wiederaufbau) et la GTZ qui prennent respectivement en charge les frais d'hospitalisation et les frais administratifs. Le transport est financé par les communautés, via les groupements œcuméniques, et les frais de nourriture par les budgets de l'État. Les estimations tablent sur un budget annuel d'approximativement 30.000 euros pour une population totale de 300.000 habitants, avec des taux d'hospitalisation variant entre 7,5 et 15 °/°° pour les 20 % d'indigents permanents, et 7,5 °/°° pour les indigents temporaires, principalement durant les trois mois de soudure. Ceci porterait le coût de cette « assurance hospitalisation » pour les plus pauvres à 10 centimes d'euro par habitant et par an.

L'identification par les groupements œcuméniques s'est avérée assez restrictive. Seuls 2 % de la population ont été identifiés comme indigents, alors que les projections tablaient sur une identification préalable de 5 %. Celle-ci devrait s'étendre, après développement des outils par le bureau d'étude local. Les taux d'utilisation sur les six premiers mois de l'approche sont satisfaisants : 12,5 % des hospitalisations ont concerné des bénéficiaires du fonds d'équité, auxquels se rajoutent 1,7 % de patients bénéficiant de facilités de paiement. 40 % de ces hospitalisations concernent des interventions chirurgicales. La fonction d'accompagnement social semble s'étendre aux non-bénéficiaires, ce qui constitue une externalité positive inattendue. Le Bureau Exécutif suit régulièrement les indicateurs de performance et veille à la collégialité des décisions. Le financement des soins de santé est suffisant et satisfait le prestataire de soin. Par contre, les frais hors bailleur externe posent problème : les capacités de contribution des communautés pour le transport sont limitées et réduisent fortement l'accès pour les populations les plus éloignées, et les dotations en nutriments ont été supprimées des budgets de l'État.

Leçons préliminaires des expériences africaines

Les modèles décrits dans cet article témoignent de l'émergence d'un processus de réflexion autour de l'accès aux soins des plus pauvres, avec la recherche d'une alternative aux mécanismes d'exemption classiques. Leurs résultats sont louables, mais mitigés. Le nombre de bénéficiaires reste faible dans les expériences maliennes et mauritaniennes. Marovoay affiche des résultats encourageants, mais sans doute encore trop récents pour mener à conclusions.

Les raisons sont à chercher dans les leçons cambodgiennes, dont certaines se confirment a contrario. Les expériences africaines nous permettent d'en mettre de nouvelles en évidence.

- **Leçon 1** : Le Cambodge nous a aidés à comprendre l'importance d'un **financement suffisant**. Au Mali et en Mauritanie, l'architecture institutionnelle a primé sur une vraie ambition en termes de couverture. On le constate à travers : (1) l'absence d'estimation préalable du budget nécessaire pour rencontrer les besoins en soins de santé[11] et (2) la focalisation sur les sources de financement locales, sans tenir compte de leur capacité de contribution. Ceci a mené à un sous-financement structurel condamnant les interventions à des résultats insatisfaisants en termes de population assistée. A noter qu'à

Marovoay également, les sources de financement locales se sont révélées peu fiables jusqu'à présent[12].

Notre analyse est que trop de timidité nuit aux fonds d'équité. Les **besoins importants** des plus pauvres requièrent des moyens financiers suffisants. Autant ces budgets sont modestes au regard d'un bailleur[13], autant ils sont infinançables par les seules communautés locales. Pour un gouvernement ou un opérateur, le premier objectif doit plutôt être la **démonstration de l'efficacité** de la stratégie. L'expérience cambodgienne a montré que cette étape franchie, les bailleurs peuvent faire preuve d'un enthousiasme massif.

- **Leçon 2** : Tout programme de développement demande suivi et coordination. L'assistance sociale ne fait pas exception. Ceci met en évidence la nécessité d'un **acteur-moteur** qui lance l'approche et la maintienne sur les rails. Ce rôle doit se manifester non seulement au stade de **formulation** de l'approche, mais aussi lors de sa **mise en œuvre** et de son **évaluation**. Lors de la formulation du programme, de ses objectifs et de ses outils, l'acteur-moteur doit modérer les débats, pour aboutir à un modèle adapté à son contexte et aux intérêts des parties en présence. Ce rôle a été correctement rempli dans les trois expériences africaines. Lors de la mise en œuvre, il s'agit de faciliter l'appropriation de l'approche par les acteurs locaux et de s'assurer que les opérations sont cohérentes avec le consensus dégagé lors de la formulation. On ne retrouve que partiellement cette cohérence en Mauritanie (de nombreux comités d'indigence se sont écartés du modèle de base, sans que les autorités sanitaires interviennent) et au Mali (la plupart des bénéficiaires ne sont pas des patients en incapacité permanente de paiement). L'acteur-moteur peut enfin aider au stade de l'évaluation des résultats en contribuant à la définition et au suivi des indicateurs de performance, à l'identification des problèmes, et à leur résolution.

  Il est intéressant de noter que l'identité de cet acteur-moteur est considérée comme l'un des principaux défis des projets pilotes à lancer à Madagascar et au Kenya (voir infra). La fonction ne doit pas nécessairement être assumée par des organisations extérieures de type ONG ou agences de coopération. Par contre les candidats doivent (1) avoir une **expertise** suffisante sur le sujet et le contexte local ; (2) faire preuve de **neutralité** par rapport aux parties en présence ; (3) avoir de bonne capacité de **négociation**, ainsi que de (4) bonnes capacités d'**analyse**.

- **Leçon 3** : L'absence d'un **organe de pilotage** compétent nuit à la performance d'un fonds d'équité. Cet organe peut comprendre, mais ne se limite pas à, l'acteur moteur évoqué ci-dessus. En Mauritanie et au Mali, la quasi intégralité des rôles a été décentralisée respectivement aux comités d'indigence et au personnel de l'hôpital. Le manque de coordination induit un risque de faible mise en œuvre des décisions[14], de diversion des objectifs originaux et de mauvaise organisation de la collecte des données. En conséquence, dans les deux expériences, les décisions d'adaptation du modèle et d'extension de l'approche se prennent sur base d'impressions et de croyances plus que de faits soutenus par des résultats. En Mauritanie, cette décentralisation excessive a mené dans certains cas à l'émergence de programmes tellement différents qu'ils ne conservent que peu de points de comparaison.

  Or, pour qu'une approche soit pilotable, il faut (1) que ces résultats soient **objectivables**, et (2) qu'elle reste conforme à certains **principes** de base. Cela n'exclut en rien l'adaptation du modèle aux opportunités et contraintes locales. Un organe de pilotage peut veiller à assurer cet **équilibre nécessaire entre décentralisation et coordination**. Son rôle est de tirer les leçons des expériences et d'orienter les décisions en fonction des résultats. Cela suppose la définition d'indicateurs et l'organisation d'un système de collecte de données, comme nous en soulignions le besoin sur les fonds d'équité cambodgiens. On retrouve un tel organe sur l'expérience de Marovoay. La Mauritanie et le Mali en ont fait une ébauche mais sa mise en œuvre a manqué de formalisation et de rigueur.

- **Leçon 4** : En Mauritanie, la défaillance de certains comités a entraîné l'échec du fonds d'indigence sur leur zone de santé. Au Mali, l'assistant social est souvent influencé par des membres de l'hôpital, ou par certaines personnes importantes de la communauté. Cela met en évidence la nécessité, déjà soulignée au Cambodge, d'une **diversification des acteurs**. Leur choix doit dépendre de (1) leur compétence et engagement à remplir la fonction et (2) leur absence de conflits d'intérêts et leur capacité de résistance aux pressions. Il peut être intéressant à cet égard de (3) partager les responsabilités sur certaines fonctions, comme c'est le cas à Marovoay où l'identification relève des groupements œcuméniques, des assistantes sociales et du bureau d'étude local. Cela permet d'établir des (4) mécanismes de contrôle croisés entre les acteurs, et dans certains cas de les dédouaner de certaines responsabilités par rapport à la communauté à travers, par exemple, une fonction de supervision externe.

Les expériences africaines ont de plus permis de souligner l'importance des **opportunités du contexte** dans le choix des acteurs. Nous retenons particulièrement (1) les chefs religieux en Mauritanie : dans une république islamique, la fatwa qu'ils ont rédigée recèle un potentiel en termes de communication et d'acceptabilité de l'approche ; (2) les groupements œcuméniques chargés de la pré-identification à Marovoay, qui s'inscrivent dans une tradition de solidarité entre les religions à Madagascar.

- **Leçon 5** : Au Cambodge, les opérateurs du Fonds d'Equité se sont souvent vu reprocher leur focalisation sur les tâches administratives, au détriment des fonctions plus empathiques de suivi et de soutien des patients. A Marovoay, les assistantes sociales montrent qu'il est possible de développer un vrai rôle **d'assistance psychologique**, y compris aux non-bénéficiaires. Cela tient très probablement à leur statut. Elles sont (1) externes au personnel de l'hôpital et à sa hiérarchie, (2) payées par le fonds d'équité et (3) ont une fonction d'acheteur de services, ce qui leur donne un certain pouvoir de négociation. Bien que provisoires, ces résultats mériteraient d'être suivis.

- **Leçon 6** : L'**identification** s'avère très **restrictive** dans les trois expériences[15]. Les contraintes budgétaires peuvent apporter une explication partielle en Mauritanie et au Mali. Toutefois les faibles taux de pré-identification dans l'expérience de Marovoay nous poussent à rechercher d'autres causes. L'organisation sociale en Afrique sub-saharienne rurale est souvent dépeinte comme **fortement communautaire**, et organisée autour de traditions de solidarité familiale élargie. Cela expliquerait peut-être que l'éligibilité soit réduite à l'indigence, elle-même assimilée à l'exclusion sociale[16]. A contrario la communauté se percevrait à tort ou à raison comme égalitaire, d'où ses réticences à établir des distinctions en son sein. Quel qu'en soit la raison, la notion de pauvreté semble soit englober **l'ensemble de la communauté**, soit se restreindre à quelques **individus isolés**. Notre population cible se situe probablement entre les deux. Cela appelle à la création d'outils spécifiques, via la diversification des expériences d'identification en Afrique, et à l'application souple de la logique de fonds d'équité.

PERSPECTIVES – DÉFIS FUTURS

Les expériences existantes de fonds d'équité ont toutes été développées localement. Au Cambodge, cela a conduit à un processus d'émulation entre acteurs de terrain qui a finalement abouti au développement d'un programme national. Nous assistons actuellement à un mouvement inverse dans d'autres contextes. A Madagascar (Noirhomme et al. 2005) et au Kenya, c'est le Ministère de la Santé qui s'apprête à lancer en 2006 des programmes pilotes dans des hôpitaux décentralisés, avec le soutien financier de bailleurs internationaux.

Cette approche du haut vers le bas, encore inédite à notre connaissance, inscrit les fonds d'équité dans le cadre institutionnel étatique. Cela engendre de nouvelles questions et contraintes en termes de capacité de mise en œuvre des opérations sur les terrains pilotes, de diversification des acteurs, et de modalités de financement. A ce stade, seules les grandes lignes des programmes sont dressées. Il en ressort déjà deux dimensions intéressantes.

La première concerne la sécurisation financière des fonds d'équité. Dans les expériences cambodgiennes, l'appui financier des agences internationales apparaît comme une étape intermédiaire, avant la sécurisation des sources de financement via un programme national. L'expérience de Marovoay table sur une même logique. Le pari n'est pas gagné d'avance. Cela demande à terme un engagement (1) politique des ministères concernés, et (2) financier des bailleurs internationaux qui les soutiennent. A Madagascar et au Kenya, cet engagement est présent d'entrée de jeu. Les fonds d'équité y sont perçus comme un outil potentiel de réduction de la pauvreté, s'intégrant dans une réflexion sur la réforme du financement de la santé. Des résultats probants justifieraient le maintien d'une ligne de financement spécifique.

Cela demande toutefois de pouvoir mesurer les résultats et leurs causes. Dans les deux pays, il a été décidé que les programmes décentralisés seraient à la fois similaires et différents. Similaires car répondant à des objectifs et principes de fonctionnement arrêtés au niveau central. Différents car adaptés aux contraintes et opportunités du contexte. Une approche du haut vers le bas représente ici aussi un avantage. Le pilotage au niveau national permet d'imposer une uniformisation des indicateurs de suivi et méthodes de collecte de données. Cela garantirait une comparabilité qui devrait aider à identifier les avantages stratégiques de chaque approche et à orienter les décisions politiques futures. L'absence d'un tel système reste la principale frustration des décideurs et des scientifiques au Cambodge.

L'intérêt manifesté à Madagascar et au Kenya tient à la conscience croissante des liens entre pauvreté et santé. Les préoccupations qui innervent l'aide internationale ont de fait changé. La lutte contre la pauvreté est aujourd'hui centrale, tant dans les discours que les plans d'action[17]. Les fonds d'équité s'inscrivent dans cette logique. Ils offrent une stratégie efficiente, simple à mettre en œuvre et offrant rapidement des résultats concrets. En ce sens, ils sont susceptibles de séduire d'autres gouvernements.

Les fonds d'équité recèlent de plus un potentiel encore inexploité à ce jour. L'un des principaux développements envisagé concerne leur intégration au sein d'un système d'assurance maladie. Le fonds d'équité ne paierait plus les soins de santé consommés, mais les primes d'assurances des patients les plus pauvres. Cela renforcerait la viabilité des assurances, et favoriserait l'émergence de mécanismes d'assistance sociale universelle. Le Rwanda par exemple avance vers un tel modèle.

Parallèlement, des fonds d'équité pourraient être établis pour des catégories de patients spécifiques, telles que les patients souffrant du SIDA ou de la tuberculose. Les maladies chroniques entraînent en effet des dépenses récurrentes susceptibles de plonger les ménages dans la pauvreté. Enfin, il y a d'évidentes synergies entre les fonds d'équité et les autres programmes d'assistance sociale pour les plus pauvres, tels que l'aide alimentaire ou les bourses scolaires. Ne peut-on rêver et imaginer une convergence vers un embryon de système de protection sociale ? L'avenir nous le dira.

REMERCIEMENTS

Les auteurs tiennent à remercier les autorités sanitaires, administratives et religieuses des provinces et régions où les expériences décrites se sont développées. Ils remercient particulièrement, pour leurs commentaires sur une première version du texte, Paul Ngwakum (Médecins Sans Frontières Luxembourg au Mali), Dieter Köcher (GTZ Madagascar), Ahmed Ould Aida (conseiller auprès de la GTZ en Mauritanie), Wim Van Damme et Bruno Meessen (Institut de Médecine Tropicale d'Anvers).

NOTES

1. « Fonds d'Equité » ou *Health Equity Funds* » est la dénomination consensuelle utilisée au Cambodge pour ce type de stratégie, et qui tend à s'imposer dans la littérature scientifique. Dans d'autres pays, elle est dénommée « fonds de solidarité », « Fonds d'Assistance Maladie » (au Mali) ou « Fonds d'Indigence » (en Mauritanie).

2. Un fonds d'équité est également envisageable dans un contexte de gratuité universelle des soins. En effet, les coûts de participation (transport, nourriture) subsistent, et peuvent représenter une barrière financière pour les plus pauvres.

3. Qui sont, dans l'intégralité des cas existants, des structures de santé publique.

4. Les modèles qui ont compté sur ces seules sources locales ont conduit à de sévères restrictions de l'accès aux soins.

5. D'autres expériences existent ou vont être lancées prochainement en Afrique. Elles restent rares. Notre sélection est fonction de la durée des expériences et de la disponibilité des informations.

6. Le pourcentage de la population vivant en dessous du seuil de pauvreté (fixé à un dollar international par personne et par jour) est estimé à 34.1 % au Cambodge, 25.9 % en Mauritanie, 49.1 % à Madagascar et 72.8 % au Mali (The World Bank 2004).

7. Ceci constitue une différence entre ces trois pays et le Cambodge, où (officiellement) seul l'acte médical est facturé.

8. Les concepteurs du FAM ont repris la définition formulée en 1968 à l'attention des services sociaux étatiques. Les acteurs locaux la limitent aux orphelins, personnes âgées isolées, handicapés et toute autre personne vulnérable dont l'identification est facile et n'appelle pas de remise en question. Cette définition tente de prémunir l'identificateur des pressions sociales.

9. Trois grands volets ont marqué ce processus de concertation :
(1) une série de réunions avec les autorités sanitaires, administratives et
religieuses ; (2) une recherche sur la problématique de l'indigence et de
l'accès aux soins et (3) un atelier de concertation ouvert à tous les
acteurs locaux concernés, et destiné à jeter les bases d'un modus
operandi.

10. La *Zakât* est un des mécanismes de solidarité islamique, et un des
piliers de l'islam. Chaque musulman qui en a les moyens doit distribuer
2,5 % de son bénéfice annuel auprès de pauvres qu'il connaît. La particularité de la *fatwa* est d'avoir délié le donateur de cette condition de
proximité, en désignant le fonds d'indigence comme destination
acceptable de la *Zakât* au regard de l'islam.

11. Ou, à l'inverse, un plafonnement du nombre de patients que le
projet pourra supporter en fonction des ressources attendues (comme à
Sélingué où les bénéficiaires furent plafonnés à 50 par an).

12. Nous trouvons un constat similaire au Cambodge : après deux ans
d'existence, le Fonds d'Equité de Kirivong montrait de faibles résultats
en termes d'accès à l'hôpital. Il s'est donc tourné vers un bailleur
externe pour ce volet du financement. A noter que la population continue à financer les soins délivrés aux centres de santé.

13. Les estimations de Marovoay – en ligne avec les expériences cambodgiennes – peuvent nous en donner une idée. Bien que l'utilisation
effective n'ait pas encore atteint les résultats escomptés, l'estimation de
10 centimes d'euro par habitant semble réaliste dans des conditions
similaires.

14. Ceci est particulièrement flagrant en Mauritanie où la *fatwa* est
restée lettre morte, et la plupart des outils développés négligés par les
comités.

15. En comparaison, dans de nombreuses expériences cambodgiennes, les listes de pré-identification comptent pour 10 à 20 % de la population totale, et les bénéficiaires du fonds d'équité pour 10 à 50 % des
hospitalisations.

16. Comme dans de nombreux cas où seuls sont identifiés le fou du village, l'orphelin et la personne âgée sans famille.

17. On la retrouve entre autres dans l'initiative en faveur des Pays Pauvres Très Endettés, les Documents Stratégiques de Réduction de la Pauvreté et les Objectifs du Millénaire pour le Développement.

BIBLIOGRAPHIE

Audibert, M., et J. Mathonnat. 2000. « Cost recovery in Mauritania : Initial lessons ». *Health Policy and Planning* 15(1) : 66–75.

Bitran, R., V. Turbat, B. Meessen, et W. Van Damme. 2003. « Preserving equity in health in Cambodia : Health equity funds and prospects for replications ». Online Journal of the World Bank Institute. Washington, DC. : World Bank.

Ensor, T. 2004. « Informal payments for health care in transition économies » *Social Science and Medicine* 58(2) : 237–246.

Ferrinho, P., et W. Van Lerberghe. 2000. *Providing health care under adverse conditions.* Antwerp : Studies in Health Services Organisation & Policy, ITG Press.

Gilson, L. 1997. « The lessons of user fee experience in Africa ». *Health Policy and Planning* 12(4) : 273–285.

Gwatkin, D. R., A. Bhuiya, et C. G. Victora. 2004. « Making health systems more equitable ». *The Lancet* 364 : 1273–1280.

Hardeman, W., W. Van Damme, M. Van Pelt, I. Por, H. Kimvan, et B. Meessen. 2004. « Access to health care for all ? User fees plus a health equity fund in Sotnikum, Cambodia ». *Health Policy and Planning* 19(1) : 22–32.

Jacobs, B., et N. Price. 2006. « Improving access for the poorest to public sector health services : Insights from Kirivong Operational District in Cambodia ». *Health Policy and Planning* 21(1) : 27–39.

Litvack, J. I., et C. Bodart. 1993. « User fees plus quality equals improved access to health care : Results of a field experiment in Cameroon ». *Social Science and Medicine* 37(3) : 369–383.

Meessen, B., Z. Zhenzhong, W. Van Damme, N. Devadasan, B. Criel B, et G. Bloom. 2003. « Iatrogenic poverty ». *Tropical Medicine and International Health* 8(7) : 581–584.

Ngwakum, P. 2005. « Looking back ». *INFI Newsletter* 19 : 38–42. Antwerp : Institute of Tropical Medicine.

Noirhomme, M., et B. Criel. 2004. *Implémentation d'un Fonds d'Equité[d'un Fond d'E-quité ? de Fonds d'Equité ? And what should be capitalized ? hospitalier au niveau du CHD II de Marovoay (rapport de consultance). 2004.* Eschborn (Allemagne) : GTZ.

Noirhomme, M., B. Criel, et B. Meessen. 2005. *Feuille de route pour le développement de Fonds d'Equité Hospitaliers à Madagascar (rapport de consultance).* Antananarivo : Ministère de la Santé et du Planning Familial and World Bank.

Ranson, M. K. 2002. « Reduction of catastrophic health care expenditures by a community-based health insurance scheme in Gujarat, India : Current experiences and challenges ». *Bulletin of the World Health Organization* 80(8) : 613–621.

Russell, S. 1996. « Ability to pay for health care : Concepts and evidence ». *Health Policy and Planning* 11(3) : 219–237.

Save the Children. 2005. *An unnecessary evil ? User fees for healthcare in low-income countries.* London : Save the Children.

The World Bank. 2004. *World development indicators.* Washington, DC. : World Bank.

———. 2005. *World development report 2006 : Equity and development.* Washington, DC. : World Bank.

Thompson, R., et S. Witter. 2000. « Informal payments in transitional économies : Implications for health sector reform ». *International Journal of Health Planning and Management* 15(3) : 169–187.

Touré, L., et A. Boré. 2004. « État des lieux des expériences de fonds d'assistance médicale et perspectives » (document de travail). Bruxelles : Médecins Sans Frontières Luxembourg.

Wagstaff, A. 2002. « Poverty and health sector inequalities ». *Bulletin of the World Health Organization* 80(2) : 97–105.

Whitehead, M., G. Dahlgren, et T. Evans. 2001. « Equity and health sector reforms : Can low-income countries escape the medical poverty trap ? » *The Lancet* 358 : 833–836.

Xu, K., D. B. Evans, K. Kawabata, R. Zeramdini, J. Klavus, et C. J. Murray. 2003. « Household catastrophic health expenditure : A multicountry analysis ». *The Lancet* 362 : 111–117.

Perspectives

L'assurance maladie obligatoire : Transition vers la couverture universelle et évaluation de la performance

Guy Carrin, Chris James

Résumé : *L'Assurance Maladie Obligatoire (AMO) est une des méthodes principales de financement de la santé. Plusieurs pays à faible ou moyen revenus sont actuellement intéressés par l'extension de la couverture de leur assurance maladie existante à des groupes spécifiques pour couvrir éventuellement la totalité de leur population. Pour les pays intéressés par ce genre d'extension, il est important de comprendre ce qui caractérise un régime AMO performant et combien de temps il faut prévoir pour passer d'une couverture incomplète à une couverture universelle.*

Nous présentons le concept de la couverture universelle et les différentes voies y menant, afin que les décideurs politiques gardent en perspective les options autres que l'AMO pour le financement de leur système de santé. Nous analysons également la transition vers la couverture universelle sur la base de l'expérience de certains pays sélectionnés ayant développés ou mûris des régimes AMO. Ensuite, nous proposons un cadre simple pour l'analyse des résultats du régime AMO, sur la base des composantes de la couverture universelle et des objectifs fondamentaux d'un système de santé. Des indicateurs de performance sont présentés pouvant être utilisés dans le suivi et l'évaluation des progrès réalisés lors de la mise en œuvre de l'AMO. Finalement, nous soulignons le rôle stratégique du gouvernement dans la mise en œuvre de l'AMO et présentons nos remarques conclusives dans la section cinq.

L'Assurance Maladie Obligatoire (AMO) est une des méthodes principales de financement de la santé. Trente pays ont établi le principe de la couverture universelle par cette méthode (Carrin et al. 2001). Plusieurs pays à faible ou moyen revenu sont actuellement intéressés par l'extension de la couverture de leur assurance maladie à des groupes spécifiques, pour éventuellement couvrir la totalité de leur population. Pour ces pays intéressés, il est important de comprendre ce qui caractérise un régime AMO performant, et combien de temps il faut prévoir pour passer d'une couverture incomplète à une couverture universelle.

Nous analyserons la transition vers la couverture universelle sur la base de l'expérience de quelques pays ayant développé un régime AMO et discuterons des facteurs critiques qui peuvent accélérer la période de transition. Nous proposerons ensuite un cadre simple pour l'analyse des résultats du régime AMO, sur la base des composantes de la couverture universelle et des objectifs fondamentaux d'un système de santé. Des indicateurs de performance pour le suivi et l'évaluation des progrès de la mise en œuvre de l'AMO seront présentés. Finalement, nous soulignons le rôle stratégique du gouvernement dans la mise en œuvre de l'AMO.

Il existe essentiellement deux principales options pour arriver à la couverture universelle. L'une où les impôts sont la source principale de financement des services de santé, habituellement rendus par un réseau de contractants publics et privés, appelé Service National de la Santé. Deuxièmement, il y a l'AMO, qui, en principe, implique une adhésion obligatoire de toute la population. Salariés, travailleurs indépendants, entreprises et gouvernement paient une contribution à une caisse d'AMO. La base de contribution des salariés et entreprises est normalement le salaire. La contribution des travailleurs indépendants est soit forfaitaire, soit basée sur un revenu prévisionnel. Le gouvernement peut apporter une aide à ceux qui, autrement, ne pourraient payer, tels que les sans emploi ou les salariés à bas salaires du secteur informel. L'AMO a son propre réseau de prestataires, travaille avec des prestataires accrédités publics et privés ou alors combine les deux. Dans l'AMO, des fonctions (par exemple, les adhésions, la collecte des cotisations, les contrats et les remboursements des prestataires) peuvent être exécutées par des institutions paragouvernementales ou non gouvernementales, souvent connues sous le nom de Caisse Maladie.

Quoiqu'il en soit, on remarque que certains pays utilisent une combinaison des deux principales options. C'est pourquoi il existe des systèmes mixtes de financement de la santé pour lesquels une partie de la population est couverte grâce au financement par l'impôt, et d'autres groupes sont couverts seulement par l'assurance maladie. Cette assurance peut être fournie par un ou plusieurs systèmes paragouvernementaux d'assurance maladie qui fonctionnent selon les principes de l'AMO. Comme alternative, on pourrait également envisager un système d'assureurs privés offrant un panier de prestations spécifiques, à condition qu'ils soient soumis aux réglementations gouvernementales.

Il convient de noter qu'au sein même de chacune des options décrites ci-dessus, l'assurance maladie privée peut aussi jouer un rôle complémentaire (Sekhri et Savedoff 2003). Celle-ci couvre normalement des services de santé supplémentaires qui ne sont pas couverts par les paniers de prestations de base (de l'un des trois systèmes décrits ci-dessus), permet une réduction du temps d'attente ou couvre certains des coûts relatifs au ticket modérateur. En réalité, aucun système de financement de la santé n'est entièrement financé par les impôts, par l'AMO ou par le système mixte de financement décrit plus haut.

Ici, nous insistons sur le développement de l'AMO, surtout dans les pays à revenus faibles et intermédiaires. Il sera supposé que les questions de faisabilité de base ont été résolues par les pays qui souhaitent adopter ce choix. Ceci veut dire que le pays a analysé minutieusement les avantages et les inconvénients du financement par l'impôt, de l'AMO et de la combinaison des deux pour parvenir à la couverture universelle.

En ce qui concerne l'AMO, un certain nombre de conditions doivent être remplies et certaines questions clefs doivent être résolues avant qu'un pays ne s'embarque dans sa mise en place ou son extension. Ces questions sont tout d'abord relatives au marché du travail. Si les travailleurs indépendants et ceux du secteur informel sont majoritaires, dans quelle mesure peut-on les enregistrer et percevoir leurs cotisations ? De plus, si les cotisations prélevées sur les salaires sont supposées constituer la majeure partie des contributions de l'AMO, vont-elles augmenter le coût du travail de telle façon qu'elles auront un impact négatif sur l'emploi ? Y a-t-il un nombre suffisant de personnel administratif compétent pour créer et gérer les institutions de l'AMO ? Y aura-t-il un cadre juridique qui déterminera les objectifs de l'AMO pour le pays, les droits et les devoirs des affiliés, les rôles et fonctions des organisations gérant l'AMO ? Y a-t-il une infrastructure sanitaire en place capable de fournir les services de santé faisant partie du panier de prestations offert par l'AMO ? Et finalement, y a-t-il un consensus entre les différentes parties prenantes de la société (surtout les affiliés et les patients, les prestataires de santé et les employeurs, le Parlement et le Gouvernement) permettant de respecter les règles de base d'un régime AMO ? (Normand, Weber 1994) Dans tous les cas, compte tenu des nombreuses tâches de préparation et de mise en œuvre de l'AMO, les pays qui optent pour cette méthode de financement auront sans doute besoin de passer par une période de transition. En nous basant sur l'expérience de pays ayant des régimes AMO développés, nous identifierons les facteurs importants de facilitation qui peuvent écourter la période de transition.

FACTEURS QUI AFFECTENT LA DURÉE DE LA PÉRIODE DE TRANSITION

Parvenir à la couverture universelle n'est pas un processus facile : les pays qui ont un système de couverture universelle ont souvent mis des dizaines d'années à le mettre en œuvre. Si la décision se porte sur la voie de l'AMO, plusieurs facteurs peuvent venir ralentir la démarche vers la couverture universelle. Pour évaluer les expériences de transition vers la couverture universelle par l'AMO, nous utiliserons des données sur l'évolution de la législation en matière d'assurance maladie dans 8 pays bénéficiant d'un régime AMO suffisamment documenté : Autriche, Belgique, Costa Rica, Allemagne, Israël, Japon, République de Corée (RdC) et Luxembourg (European Observatory of Health Systems 2002 ; Cutler 2002 ; Miranda 1994 ; Moon 1998 ; et Bärnighausen et Sauerborn 2002). Nous examinerons les différentes formes d'organisation en place pendant la période de transition dans ces pays et insisterons surtout sur le rôle des caisses maladie à enrôlement facultatif durant les phases initiales de mise en œuvre de l'AMO.

La période de transition a été définie comme étant le nombre d'années écoulées entre le vote de la première loi sur l'assurance maladie et la dernière loi pour la mise en œuvre de la couverture universelle. Les périodes de transition ont été de 79 ans en Autriche, 118 ans en Belgique, 20 ans au Costa Rica, 127 ans en Allemagne, 84 ans en Israël, 36 ans au Japon, 26 ans en RdC et 72 ans au Luxembourg, pour une période moyenne de transition de 70 ans. Notons que la loi finale au

Costa Rica a introduit le principe de la couverture universelle par l'AMO plutôt que de fournir réellement une couverture maladie universelle. De même, au Japon, la loi de 1958 sur l'assurance maladie obligatoire n'a été appliquée que trois ans plus tard.

Ce n'est pas seulement la durée totale de la période de transition qui est importante. Il faut aussi prendre en compte l'évolution du pourcentage de la population qui sera couverte pendant cette période. Il faut garder à l'esprit que l'extension de la couverture à certains groupes de la population est plus difficile qu'à d'autres, par exemple, les travailleurs occasionnels et les travailleurs indépendants. En d'autres termes, l'extension de la couverture n'est pas nécessairement un simple accroissement linéaire. La période nécessaire pour passer par exemple de 25 % à 50 % de couverture peut prendre moins de temps que celle nécessaire pour passer de 50 % à 75 de %.

Il a fallu 40 ans à l'Autriche (de 1890 à 1930) pour passer de 7 % à 60 %, mais environ 36 (de 1930 à 1965 – 67) ont été nécessaires pour couvrir les agriculteurs et les fonctionnaires et atteindre 96 % de couverture. En Allemagne, la couverture a augmenté de 10 % à 50 % en 47 ans (de 1883 à 1930), mais 58 années additionnelles ont été nécessaires pour augmenter la couverture à 88 %, et inclure, entre autres, les travailleurs indépendants. Au Costa Rica, il a fallu vingt ans pour atteindre un niveau de couverture de 17 % (en 1961), mais seulement 5 ans pour doubler cette couverture. Cette dernière augmentation fut la conséquence immédiate d'une loi votée en 1961 qui a introduit le principe de l'universalité. Plus de 10 ans ont été quand même nécessaires pour doubler à nouveau la couverture de la population ; en 1978 elle s'élevait à 74 % et à 83,4 % en 1991. Toujours au Costa Rica, des efforts spéciaux ont été nécessaires afin d'étendre la couverture aux travailleurs indépendants et à la population pauvre à bas salaires, et encore plus de temps pour faire adhérer systématiquement ces groupes de population.

Certains pays ont mis plus de temps que d'autres pour développer leur régime. Nous résumons les différentes phases que ces pays ont traversées durant leur transition vers la couverture universelle. Les phases décrites sont surtout celles comprises entre la première loi relative à l'assurance maladie et la dernière loi stipulant la mise en oeuvre de la couverture universelle, bien que nous décrivons aussi les phases pertinentes ayant précédé la première loi sur l'assurance maladie, dans les cas pour lesquels les informations étaient disponibles. Nous discutons ensuite des facteurs qui ont facilité la transition dans les pays sélectionnés.

Allemagne

Trois phases graduelles de développement ont caractérisé l'introduction, par Bismarck, de l'AMO dans tout le pays en tant que système complet d'assurance, en 1883 (Bärnighausen et Sauerborn 2002). En effet, au 18ème siècle et au début du 19ème siècle, les lois prévoyaient les détails des règles d'organisation des caisses maladie volontaires. Ces règles comprenaient les dispositions relatives aux contributions, aux prestations, aux conditions d'accès et à la gestion de la caisse. Dans une deuxième étape, en 1843, les lois ont introduit la notion d'adhésion obligatoire. Les gouvernements locaux ont obtenu le droit de reconnaître les caisses volontaires existantes et même d'introduire l'adhésion obligatoire à ces caisses. En 1849, il est aussi devenu possible de rendre l'adhésion obligatoire pour des groupes spécifiques de salariés. Dans un troisième temps, certaines lois ont été appliquées au niveau national. La première assurance maladie obligatoire date de 1854, quand la couverture d'assurance maladie est devenue obligatoire pour les mineurs. Ceci a constitué une étape importante dans la mesure où ce fut la première loi couvrant un groupe professionnel sur tout le territoire allemand, les mineurs étant obligés de devenir membre d'une des « caisses régionales d'assurance maladie de mineurs ».

Une autre étape clé date de 1883, lorsque Bismark a introduit l'AMO pour un nombre plus important de groupes professionnels. Initialement, la loi sur l'assurance maladie de 1883 couvrait les travailleurs de certains secteurs industriels, des artisans et d'autres professionnels choisis. Cette loi devait augmenter la couverture de l'assurance maladie de 5 % à 10 % de la population totale. Après 1883, l'approche graduelle vers la couverture universelle s'est poursuivie par l'intégration systématique de tous les groupes socioprofessionnels à l'assurance obligatoire. La couverture de la population est passée de 37 % à 50 % entre 1910 et 1930. En 1950, l'assurance maladie couvrait 70 % de la population. Une des dernières lois votées a permis l'adhésion des artistes et journalistes au régime AMO en 1981. En 2000, 88 % de la population allemande avait adhéré (European Observatory of Health Systems 2000). La couverture de la population par l'AMO n'est pas de 100 %, car au-delà d'un certain niveau de revenu, il est possible de se retirer du régime et de s'assurer de façon privée. Excluant la population assurée de façon privée (9 % de la population), 2 % de la population est couverte par des soins gratuits offerts par le gouvernement (dont les policiers et les soldats), alors que 0,1 % de la population n'est pas assurée.

Autriche

Une approche graduelle a été adoptée comme en Allemagne. Un premier régime d'« Assurance Maladie et Accidents Industriels » pour les travailleurs des entreprises a été établi en 1887 – 88. Il a été créé par les premières dispositions réglementaires obligeant les employeurs à payer pour les soins hospitaliers et de santé de leurs employés au début du 19ème siècle. En 1859, un Code Industriel a été mis en place pour réglementer la création de caisses bénévoles et de caisses coopératives d'assurance maladie. Toutefois, ces dispositions et réglementations avaient été largement ignorées jusqu'à ce moment. Puis vint, en 1867, l'Acte Associatif qui a autorisé la création de caisses associatives. En conséquence, les caisses maladie et d'invalidité des associations de salariés ont été respectivement créées en 1868 et 1873.

Le système initial de 1887 – 1888 a été élargi au début du 20ème siècle par l'adhésion systématique de toutes les catégories de travailleurs, qu'ils soient salariés, ouvriers ou agriculteurs. L'élargissement définitif de la couverture a été réalisé grâce aux lois sur l'assurance maladie des fermiers et des fonctionnaires, votées respectivement en 1965 et 1967. En 1980, le niveau de couverture de la population avait atteint 96 %.

Belgique

En 1851, une loi spéciale a officiellement reconnu les caisses maladie, connues sous le nom de mutuelles de santé. Ces caisses étaient créées en fonction des différents groupes professionnels et étaient plutôt de petite taille. Plus tard, en 1894, une législation plus large a créé les bases juridiques de ces caisses pour environ un siècle : un domaine d'activités plus étendue leur a été reconnu et elles ont pu bénéficier à partir de ce moment de subventions gouvernementales. Par la suite, des caisses mutuelles d'assurance à caractère politique et idéologique commun se groupèrent en alliances nationales ou syndicats.

Jusqu'au début des années 1940, l'adhésion à ces mutuelles de santé était volontaire. Le 28 décembre 1944, un décret fut adopté pour rendre l'assurance maladie obligatoire pour tous les travailleurs salariés.

Une Caisse Nationale d'Assurance Maladie-Invalidité (faisant partie de l'Office National de la Sécurité Sociale) recevait les cotisations et les distribuait aux mutuelles de santé qui étaient chargées de la gestion de l'assurance obligatoire. Les phases importantes suivantes furent les lois de 1964, 1965, 1967, 1968 et 1969, qui ont respectivement étendu l'assurance maladie obligatoire aux travailleurs indépendants (mais seulement pour les risques de santé majeurs), aux fonctionnaires et aux invalides physiques, handicapés mentaux et autres catégories non assurées.

Luxembourg

En 1901, l'assurance maladie obligatoire a été établie pour les travailleurs des secteurs industriel et manufacturier. Cette loi a été inspirée d'une loi votée en 1883 en Allemagne. L'assurance maladie s'est développée et, en 1903, 73 caisses maladie étaient actives. Plus tard, en 1925, une législation fut introduite pour réglementer le secteur de l'assurance maladie qui devenait de plus en plus complexe. Comme dans les autres pays européens, l'AMO s'est développée après la deuxième guerre mondiale. Le premier groupe couvert fut les retraités. Puis en 1952, l'assurance maladie est devenue obligatoire pour les fonctionnaires et les autres salariés du secteur public. En 1958, 1963 et 1964, des lois rendant l'assurance maladie obligatoire pour les professions indépendantes (hommes d'affaires, artisans, etc.), les agriculteurs et les professions libérales (médecins, architectes, avocats, etc.) ont été adoptées. Dès 1973, toute la population était couverte par l'AMO.

Israël

Une première caisse d'assurance maladie, le Kupat Holim Chalit (Caisse Maladie générale) a été fondée en 1911 par un petit groupe de travailleurs agricoles. Plus tard, en 1920, cette caisse a été reprise par le Histradut (La Fédération Générale du Travail), et a constitué une de ses bases politiques. De même, trois autres caisses d'assurance maladie ont été créées. En 1948, 53 % de la population était couverte, la majorité (80 %) étant assurée par le Kupat Holim Chalit. Par la suite, l'assurance maladie s'est étendue de façon significative sans toutefois être obligatoire. En 1995, 96 % de la population était assurée. Cette même année, la loi sur l'Assurance Maladie Nationale fut votée, confirmant le caractère obligatoire de l'assurance et l'obligation pour chaque résident d'adhérer à l'une des caisses existantes.

Costa Rica

Ce pays a initié son régime AMO par la création de la Caisse de Sécurité Sociale du Costa Rica (CSSC) en novembre 1941 (Miranda 1994). Au début, les populations ciblées étaient celles des zones urbaines ainsi que celles de certaines zones productrices de café, avec en principe une adhésion obligatoire pour ces groupes. Une des caractéristiques importantes du régime était qu'au début, seuls les salariés pouvaient bénéficier de l'AMO. Toutefois, dès 1944, lors de l'extension à d'autres zones, il y avait déjà des pressions pour que toute la famille de l'affilié soit couverte. Ce n'est qu'en 1956 que la couverture familiale fut introduite de manière obligatoire, incluant la couverture pour le conjoint légal ou en union libre, les enfants en-dessous de 12 ans et les parents s'ils étaient considérés dépendants de l'affilié.

Un autre événement important a eu lieu en 1960, lorsque la réglementation a plus que doublé le revenu maximum imposable. Jusqu'à ce moment, l'AMO s'était concentré sur la protection des travailleurs à bas salaires. La réglementation de 1960 a permis une augmentation importante des cotisations et une extension des prestations de l'AMO. De plus, en 1961, une loi a été votée dans le but d'étendre l'AMO à toute la population. La loi de 1961 impliquait que même les travailleurs indépendants et les indigents devaient être incorporés dans le régime. En fait, le Parlement du Costa Rica avait fixé une période de 10 ans pour atteindre une couverture nationale. Ce dernier objectif n'avait toujours pas été atteint au début des années 1990 et, 29 ans après la loi de 1961 seule 85 % de la population était effectivement couverte par l'AMO.

Japon

L'AMO puise ses sources dans les premiers développements du système d'assurance maladie volontaire communautaire au début du 19ème siècle. En 1835, le système d'assurance maladie communautaire (« Jyorei », basé sur des cotisations payées en grains de riz et des prestations limitées aux soins de base) a été établi dans la préfecture de Fukuoka. Dans les décennies suivantes, ce type d'assurance maladie mutuelle devient de plus en plus important. Durant les années suivant 1930, le gouvernement encourage la reproduction du schéma de l'assurance maladie communautaire au niveau national. En 1934 – 45, 12 modèles d'assurance maladie communautaires existaient déjà dans trois préfectures. En 1938, une loi plus générale de l' « Assurance Maladie Nationale des Citoyens », basée sur les principes du financement communautaire, mais avec des cotisations en numéraire, a été passée et mise en oeuvre. Cette loi a été conçue pour servir les besoins des pauvres dans les villages ruraux mal desservis, les fermiers et les travailleurs indépendants dans les communautés rurales ainsi que dans les petites entreprises. Le régime était également géré sur une base volontaire. Quoiqu'il en soit, cette loi a contribué de façon significative à la couverture assurantielle, en augmentant le taux de couverture de 2 % à 51,2 % de la population totale (Ogawa et al., 2003).

En ce qui concerne les salariés, une loi importante a été votée en 1922, instaurant l'assurance obligatoire pour certains groupes de travailleurs. C'était la première loi votée relative à l'assurance maladie. L'assurance maladie pour les salariés et que l'« Assurance Maladie Nationale des Citoyens » couvraient ensemble 60 % de la population en 1945 (Ministry of Health and Welfare 2003a). Ces deux types d'assurance se sont ensuite graduellement étendus à 90 % de la population. La législation, rendant l'assurance obligatoire pour tous, a été finalement adoptée en 1958 et mise en œuvre en 1961.

République de Corée

En 1963, la loi sur l'Assurance Maladie a été votée, lançant la dynamique vers une couverture maladie universelle. Toutefois, l'assurance maladie est restée facultative jusqu'en 1977. Plusieurs sociétés d'assurance maladie facultatives se sont organisées en tant que projets pilotes, couvrant au plus 0,2 % de la population. À partir de 1977, l'assurance obligatoire a été progressivement établie pour les différents segments de la population. Cette même année, l'assurance maladie des salariés – et leurs dépendants – est devenue obligatoire (pour les compagnies employant plus de 500 salariés). En 1979, la couverture est devenue obligatoire dans les compagnies employant 300 salariés et plus, et pour les fonctionnaires et les professeurs des écoles privées. En 1981, la couverture a été étendue aux entreprises employant au moins 100 salariés et en 1983, à celles employant au moins 16 salariés.

Une autre étape a été franchie en 1981, avec des programmes de démonstration pour les travailleurs indépendants dans les régions rurales et urbaines. Finalement, en 1988, l'assurance maladie est devenue obligatoire sur tout le territoire pour les travailleurs indépendants dans les régions rurales et en 1989, dans les régions urbaines.

Dans tous les pays étudiés, le mouvement vers une couverture totale par l'AMO a été réalisé de façon progressive, avec une extension systématique de la couverture durant la période de transition. Les arrangements organisationnels introduits pour arriver à cette extension ont toutefois été différents dans chacun des pays. Ces arrangements sont variés et vont de l'augmentation régulière des adhésions aux différentes caisses maladie, initialement gérées sur une base volontaire, jusqu'à l'augmentation du nombre d'adhésions suite à une action gouvernementale (Tableau 1).

Facteurs d'accélération de la période de transition vers une couverture universelle

Certains facteurs peuvent en principe accélérer le processus vers une couverture universelle à travers l'AMO. *Le niveau de revenu* par habitant lorsqu'il est plus élevé peut augmenter la capacité des entreprises et des citoyens à assumer les cotisations payées d'avance au régime AMO. De plus, les recettes fiscales ont tendance à augmenter en fonction de l'augmentation des revenus, facilitant ainsi les subventions gouvernementales à l'AMO. La capacité de payer les cotisations en avance sera plus grande dans une situation de forte croissance économique (Ensor, 1999). Dans les huit pays étudiés, l'assurance maladie a démarré quand le niveau de revenu était intermédiaire (Allemagne, 2237 US\$; Autriche, 2420 US\$; Belgique, 1808 US\$; Japon, 2140 US\$) ou bas (RdC, 209 US\$). La croissance dans ces pays était soit élevée ou au moins stable. Ces pays avaient développé une capacité économique substantielle depuis le milieu du 19ème siècle, facilitant ainsi l'établissement du financement de l'AMO. Au Costa Rica, la croissance économique des années cinquante était assez élevée, atteignant jusqu'à 7 %, permettant ainsi le renforcement du développement initial de l'AMO (Miranda 1994). Au Japon, la croissance économique a été stable bien que non spectaculaire, avec un taux d'environ 2,9 % entre 1920 et 1940. Entre 1940 et 1961, le PIB a continué de croître, quoique à un taux moyen modeste de 1,75 % par année. En 1961, le PIB par habitant avait

Tableau 1 : Étapes de transition de quelques régimes nationaux d'assurance maladie obligatoire (AMO)

	Processus de transition	Étapes importantes de l'extension de la couverture de l'assurance maladie obligatoire (AMO)
Allemagne	1854 – 1988	1*. Caisses d'assistance volontaire (début-moitié 19ème siècle) établies 2*. Adhésion obligatoire à une caisse d'assurance maladie (1843) ; pour des groupes d'employés (1849). 3. Première loi votée au niveau national, rendant l'assurance maladie obligatoire pour les mineurs (1854). 4. L'AMO devient un système couvrant tout le pays (1883), avec une adhésion systématique des différents groupes socioprofessionnels (jusqu'à 1988).
Autriche	1888 – 1967	1*. La fourniture des soins par les employeurs est régulée (début-moitié 19ème siècle). 2*. Création d'associations d'entraide autorisées (1867). 3. Systèmes d'assurance maladie et accidents industriels (1887 – 8), avec une adhésion systématique de différents groupes socioéconomiques (jusqu'à 1967).
Belgique	1851 – 1969	1. Les mutuelles de santé de différents groupes professionnels sont officiellement reconnues (1851). 2. Caisses subventionnés par le gouvernement (1894), avec des alliances nationales ou des syndicats entre les caisses. 3. L'assurance maladie est rendue obligatoire pour tous les travailleurs salariés (1944), avec une extension aux groupes non-couverts (1964 – 9).
Luxembourg	1901 – 1973	1. Assurance maladie obligatoire pour les ouvriers des secteurs manufacturier et industriel (1901). 2. Extension de la couverture aux retraités (après la 2ème guerre mondiale), fonctionnaires/ autres secteurs publics (1952), autres groupes socioprofessionnels (1958 – 64).
Israël	1911 – 1995	1. Caisses d'assurance maladie – Kupat Holim Chalit – pour certains travailleurs agricoles (1911). 2. Trois autres caisses d'assurance maladie établies durant cette période.
Costa Rica	1941–1961¹	1. Caisse de sécurité sociale – CSSC – principalement pour la population urbaine et certaines zones productrices de café (1941). 2. Couverture obligatoire des familles des assurés (1956). 3. Augmentation des contributions et des bénéfices (1960). 4. Extension au reste de la population (1961), avec adhésion systématique des non-membres sur une période de 10 ans. 5. Adhésion réelle de 83.4 % en 1991.

Tableau 1 (*Suite*)

Japon	1922 – 1958[1]	1*.	Systèmes d'assurance maladie communautaire volontaire (AMCs) développés (début du 19ème siècle).
		2.	Assurance obligatoire – Assurance maladie pour les employés – pour certains groupes de travailleurs sélectionnés (1922).
		3.	AMCs répliquées au niveau national (1930 – 40), principalement pour les pauvres des zones rurales, les fermiers, les travailleurs indépendants et des petites entreprises, culminant en « Loi d'Assurance Maladie Nationale des Citoyens » (1938).
		4.	Expansion simultanée des deux systèmes d'assurance maladie (1944 – 1958).
RdC	1963 – 1989	1.	Première loi d'assurance maladie votée (1963), avec quelques projets d'assurance maladie volontaire en cours (1963 – 77).
		2.	Obligatoire pour les travailleurs et les personnes à leur charge dans les entreprises de plus de 500 employés (1977) ; entreprises de plus de 100 employés (1981) ; entreprises de plus de 16 employés (1983).
		3.	Extension à la population restante, tels les travailleurs indépendants (jusqu'à 1989).

* Les étapes accompagnées d'un astérisque ont précédé la première loi établissant l'assurance maladie.

[1] Il faut noter que dans le cas du Costa Rica, la couverture universelle n'a pas été atteinte suite à la loi de 1961. Au Japon, la couverture universelle par une assurance maladie obligatoire a été atteinte en 1961.

atteint 5150 US$, soit plus du double du niveau de 40 ans plus tôt. Le taux annuel de croissance de la RdC était bien plus élevé, à 13,3 %. En 1989, lorsque la couverture universelle a été atteinte, le PIB par habitant avait plus que quadruplé en 12 ans, atteignant 4994 US$.

La *structure de l'économie* a aussi son importance, en particulier la taille relative des secteurs formel et informel. Les pays pauvres ont d'importants secteurs agricoles, manufacturiers et de services, et un niveau élevé d'emploi informel. Ces pays ont de fortes chances de faire face à des difficultés administratives dans l'établissement de l'impôt sur le revenu et le prélèvement des cotisations car beaucoup de travailleurs ne reçoivent pas un salaire déclaré. Ceci rend difficile l'application de la protection maladie au secteur informel de la population, surtout lorsque le système d'AMO repose de façon significative sur les contributions des ménages. Dans les pays analysés, le secteur formel de l'économie a crû durant la période de transition. Ceci leur a permis d'augmenter le nombre d'adhésions des travailleurs de façon systématique. En Allemagne, par exemple, les travailleurs des secteurs agricole et forestier étaient déjà couverts à partir de 1911. En RdC, la croissance économique élevée a rapidement modifié la structure de l'économie, et la croissance du secteur formel a joué un rôle positif dans le développement de l'AMO (Moon 1998).

Troisièmement, les coûts administratifs sont influencés par la *répartition de la population* (Ensor, 1999) que l'on souhaite couvrir. La population des zones urbaines, où on trouve un minimum d'infrastructures et de moyens de communication de qualité, ainsi qu'une densité élevée, a plus de chance d'être servie par le régime d'AMO que la population dispersée des zones rurales. Le renforcement du secteur formel dans les pays étudiés est corrélé à l'urbanisation et à la densité de la population. Des économies sur les coûts administratifs peuvent être réalisées grâce à cette évolution, particulièrement par une plus grande efficacité dans l'identification et l'enregistrement des cotisants à l'AMO et dans le recouvrement des cotisations. Par exemple en RdC, la population urbaine représentait 36,6 % de la population totale en 1966, 3 ans après l'introduction de l'assurance maladie facultative et 48,4 % en 1975 , deux ans avant que l'AMO ne devienne obligatoire. En 1980, la population urbaine s'élevait déjà à 57,3 % (National Bureau of Statistics 1980). Nous pensons que cette évolution a contribué à la vitesse de transition vers la couverture universelle en RdC.

Un quatrième facteur est la *capacité de gestion* disponible. La mise en place d'un régime AMO requiert une main-d'œuvre suffisamment qualifiée ayant des capacités comptables, bancaires et informatiques. L'éducation secondaire et tertiaire devrait en principe répondre à cette demande de formation. D'autres secteurs proches, tels que les services financiers, d'autres services d'assurance et même les systèmes communautaires d'assurance maladie existants, peuvent offrir du personnel adéquatement formé. Dans l'expérience allemande, les caisses facultatives de secours qui ont précédé les lois initiales sur l'AMO « ont servi de lieu d'apprentissage pour le développement des capacités de gestion de l'assurance et en sciences actuarielles ainsi que pour la régulation de l'assurance au niveau gouvernemental » (Bärnighausen et Sauerborn 2002). Une interprétation similaire pourrait aussi être valable pour les autres pays dans lesquels les caisses volontaires fonctionnaient avant les premières lois officielles. En RdC, la disponibilité de cadres intermédiaires bien formés a contribué au développement de l'AMO (Moon 1998).

Un cinquième facteur est le niveau de *solidarité* parmi les membres de la société. On considère ici une société ayant un niveau de solidarité élevé comme étant une société dans laquelle les individus ont une propension plus grande à soutenir les autres individus. Un système de protection financière totale requiert une quantité significative d'interfinancement, aussi bien des riches aux pauvres que des personnes à faibles risques à celles à hauts risques. Chaque pays doit définir le niveau approprié de solidarité qui permet l'interfinancement. Les décideurs politiques peuvent, parfois, imposer la solidarité, mais un degré suffisamment élevé de solidarité dans la société est nécessaire afin que l'interfinancement de l'AMO puisse être durable. Les premiers systèmes facultatifs en Allemagne peuvent être interprétés comme des « modèles d'apprentissage de la solidarité » qui ont facilité l'établissement ou la participation à de grands systèmes, ou qui ont suscité le respect des dispositions obligatoires. La solidarité a été soutenue par l'établissement d'un important mouvement de *confiance* des affiliés en la gestion des systèmes volontaires.

Enfin, il faut un appui du gouvernement pour lancer et orienter le processus qui mènera à un système d'assurance maladie obligatoire pour tous. Un élément important est d'accorder aux diverses parties prenantes de la société, et à la population dans son ensemble, le pouvoir de s'exprimer dans le cadre de la mise en place des politiques sociales. Un débat politique ouvert et une disponibilité d'informations financières amèneront une plus grande confiance de la population dans le gouvernement et dans les autres organisations impliquées dans la mise en œuvre de l'AMO. Il est alors plus probable que les affiliés de l'AMO, les prestataires et la population (à travers les associations professionnelles et communautaires, par exemple) agiront de concert avec les décideurs dans l'élaboration de l'AMO.

Une forte capacité d'*administration générale* de la part des gouvernements est critique pour la mise en place d'un régime AMO. En Allemagne, Bismarck a fait le premier pas vers la couverture universelle en 1883, avec la loi sur l'Assurance Maladie, et s'est inspiré de l'expertise acquise à partir des systèmes volontaires des décennies précédentes. Ce genre d'actions positives de la part du gouvernement n'était toutefois pas seulement motivé par un intérêt pour le bien-être populaire. Les intérêts politiques y étaient souvent pour quelque chose. Il est admis que Bismarck utilisa cette loi pour contrecarrer le poids politique des travailleurs et des syndicats afin de renforcer l'état allemand (Bärnighausen, Sauerborn 2002). De même, en Autriche (Hofmarcher, Rack 2001) et au Japon (Ministry of Health and Welfare 2003a) la montée des mouvements des travailleurs au début du 20ème siècle a donné un coup de pouce à l'extension de l'AMO.

Au lendemain de la deuxième guerre mondiale, les gouvernements avaient planifié d'importantes améliorations de l'assurance maladie avec à l'esprit l'intérêt public. En Belgique, en Allemagne et en Autriche, l'administration générale était bâtie en grande partie sur un consensus, donnant voix aux partenaires concernés et trouvant un équilibre entre leurs différents intérêts. L'histoire de l'AMO en Belgique a été caractérisée dès le début par un consensus entre les salariés et les employeurs. En 1943, par exemple, un accord sur la Solidarité Sociale a été signé entre les employeurs et les syndicats d'ouvriers. Cet accord a été le précurseur du décret du 28 décembre 1944 qui a créé la Sécurité sociale pour les travailleurs. Cet accord a aussi reconnu l'importance des caisses d'assurance maladie dans le système. Les organisations d'employeurs, les syndicats d'ouvriers et les caisses d'assurance maladie continuent d'être d'importantes parties prenantes dans la gestion de cet accord. Ils sont maintenant rejoints par les associations de travailleurs indépendants et représentés au conseil de gestion de l'agence d'AMO belge.

Au *Japon*, la protection sociale a explicitement fait partie des politiques gouvernementales. En effet, la Constitution japonaise postguerre mondiale stipule que l'État « entreprendra de promouvoir et d'étendre la protection et la sécurité sociale ainsi que la santé publique » (Ministry of Health and Welfare 2003b). Ainsi, cette constitution apporte les bases de la création d'une sécurité sociale dans le Japon d'après-guerre. Néanmoins, ceci ne veut pas dire que le gouvernement intervient unilatéralement dans le domaine de la santé. La politique de la santé est plutôt caractérisée par une attitude pragmatique du gouvernement. On peut se référer à « l'art de l'équilibre en matière de politiques de santé », l'équilibre étant atteint entre les groupes d'intérêts bien établis, surtout le Ministère japonais de la santé et de la protection sociale (avec des intérêts dans la gestion de la santé) et l'association médicale japonaise (dont les intérêts vont vers l'autonomie professionnelle) (Ikegami, Campbell 1998).

En *Israël*, 96 % de la population était couverte dès 1990 (Chernichovsky 1991), mais il y avait un mécontentement croissant envers le système, aussi bien de la part de la population que des prestataires (files d'attente trop longues et paiements sous la table). De plus, la plus grande caisse d'assurance maladie a dû faire face à d'importants problèmes financiers à cause de petites caisses engagées dans des opérations d'écrémage de la clientèle. Une Commission d'Enquête étatique a recommandé, en août 1990, d'introduire une loi sur l'Assurance Maladie Nationale, qui couvrirait tous les citoyens et déterminerait le cadre juridique du financement et de la fourniture de soins. Un Institut National de Santé collecterait les cotisations et les distribuerait sous forme de capitations individuelles aux différentes caisses. Cette loi a été votée en 1995 et a permis d'atteindre des objectifs importants, i.e. octroyer à l'État la responsabilité de fournir les services de santé à tous les résidents ; clarifier le droit de la population aux soins ; instaurer une obligation d'accepter tous les assurés quel que soit le risque lié à leur maladie (Chernichovsky 1991). Il a également fallu que les hauts dirigeants du Histadrut et de la Fédération Israélienne Générale du Travail appuient la loi sur la couverture universelle qui entraînait la séparation de la caisse maladie de la Fédération du Travail et par laquelle les travailleurs syndicalisés pouvaient adhérer à une autre caisse d'assurance maladie (Chinitz 1995).

CARACTÉRISTIQUES D'UN RÉGIME PERFORMANT

La mise en oeuvre d'un régime d'AMO exige une préparation substantielle et une attention soutenue. (Normand, Weber 1994 ; Ron 1993). Les problèmes de conception de l'assurance maladie obligatoire dans le contexte spécifique de l'Afrique subsaharienne ont aussi été analysés (Ron 2003).

La performance d'un régime AMO – et en fait de tout autre système de financement de la santé – peut être évaluée en deux étapes. Dans une première étape, on peut évaluer la performance de l'AMO en termes de « financement de la santé » pur : recouvrement des ressources financières, allocation de ces ressources et garantie d'un panier de prestations spécifiques. Alors que la couverture universelle est au centre des objectifs visés par les politiques de financement de la santé, ses composantes ont besoin d'être examinées de plus près. Par exemple, un régime d'AMO qui couvre 80 % de la population, mais qui a un impact positif limité sur l'état de santé global de la population, ne semble pas être un régime bien performant. Ceci pourrait peut-être se produire si le panier de prestations ne contient pas d'interventions efficientes ou si l'accès est limité à cause d'un ticket modérateur trop onéreux. Donc, un tel régime couvre une grande partie de la population, mais n'offre pas une couverture élevée des besoins de santé.

Dans une deuxième étape, la performance d'un régime d'AMO doit être évaluée en fonction de l'objectif final d'un système de santé[1]. Premièrement, la santé est l'objectif premier ou directeur d'un système de santé et l'état de santé global de la population ainsi que la distribution de l'état de santé à travers la population sont importants. Toutefois, les résultats qui ne sont pas liés à la santé sont aussi importants. La réactivité aux attentes (non–médicales) de la population et l'équité dans les contributions financières sont aussi reconnues comme d'importants objectifs du système de santé. Un financement équitable est un objectif important puisque les coûts des soins de santé peuvent être catastrophiquement élevés, avec des besoins en soins de santé qui ne sont souvent pas prévisibles. La réactivité aux anticipations de la population est importante puisque la maladie ainsi que les soins médicaux ont un effet particulièrement marquant sur la dignité et l'autonomie des personnes (OMS, 2000). Ces trois objectifs sont utilisés comme base de la structure d'analyse adoptée ici, même si l'inclusion de la réactivité et de l'objectif de contributions financières équitables dans les objectifs des systèmes de santé a été critiquée. (Richardson et al. 2003).

Un système réactif assure que les individus sont traités avec respect et que le régime est suffisamment orienté vers le client. L'OMS distingue sept dimensions de la réactivité : respect de la dignité des personnes, de la confidentialité, et de l'autonomie de faire des choix concernant sa propre santé ; « orientation client » dans la prestation des services ; installations d'une qualité adéquate ; accès à des réseaux sociaux de support ; possibilité de choix du fournisseur sans distinction entre les différentes catégories de la population (OMS 2000). Les contributions financières sont considérées comme équitables lorsque les dépenses de santé sont réparties en fonction de la capacité de payer plutôt qu'en fonction des risques de maladie. Ces objectifs de réactivité et d'équité concernant les contributions financières ont un impact sur l'objectif primordial de la santé, de la même façon qu'ils sont importants en eux-mêmes.

Dans la deuxième étape de l'évaluation, les régimes d'AMO devraient idéalement être évalués en fonction de ces objectifs. Plus spécifiquement, l'AMO bien conçue devrait être un moyen efficace de réaliser l'objectif d'équité des contributions financières, puisque l'AMO partage les risques et acquiert des fonds en fonction de la capacité de payer. Mais l'AMO, comme tout autre régime de financement de la santé, a un effet sur la distribution et l'état de santé général de la population, en fournissant des ressources pour la santé et en décidant de la façon dont elles seront utilisées. Finalement, un bon régime d'AMO peut avoir un effet positif sur l'objectif de réactivité, en modifiant les incitatifs des prestataires de santé (Graphique 1).

Dans ce graphique, les flèches indiquent comment le succès de l'AMO affecte les objectifs finaux du régime de santé (la flèche en pointillé montre une relation plus faible), illustrant le lien entre la

Graphique 1 : Assurance maladie obligatoire – objectifs du financement et buts du système de santé

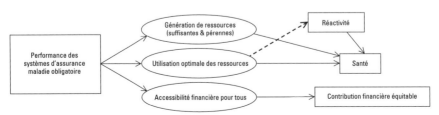

première et la deuxième étape de l'évaluation. Par exemple, la santé et l'équité dépendent aussi de facteurs autres que le financement de la santé, tels le degré de développement économique et un grand nombre de caractéristiques socioéconomiques et épidémiologiques. De la même façon, la réactivité pourrait aussi dépendre de facteurs autres que le régime de financement de la santé. Ainsi, il est nécessaire d'établir avec prudence des méthodes capables d'isoler l'effet « net » de l'AMO sur les objectifs du système.

Dans tout système de services de santé, il y a quatre grandes fonctions inter-reliées : prestation de services, création des ressources nécessaires (investissements et formation), financement, administration générale et supervision du système (OMS 2000). S'agissant de financement par l'AMO, il y a trois sous-fonctions inter-reliées : recouvrement des cotisations, mise en commun des risques et achat de services. Les indicateurs de performance proposés seront classifiés selon ces sous-fonctions.

Le *recouvrement des cotisations* est le procédé par lequel le système reçoit l'argent des ménages, des entreprises, du gouvernement et d'autres organisations y compris les bailleurs de fonds. La *mise en commun des risques* est l'accumulation et la gestion de ces revenus afin d'étaler les risques de paiement des soins parmi les membres du groupe ; ainsi les individus ne supportent plus de risque sur une base individuelle. L'*achat* est le procédé par lequel les contributions sont utilisées pour payer les prestataires. L'achat peut être soit passif, étant réalisé selon des budgets prédéterminés ou par le paiement des factures lorsqu'elles se présentent, ou stratégique, ce qui suppose une recherche continue de meilleurs services.

La Graphique 2 présente ces problématiques clé (dans les rectangles) en relation avec les trois sous-fonctions de l'AMO.

INDICATEURS DE PERFORMANCE

Indicateurs relatifs au recouvrement des cotisations

Couverture de la population

Pour tout pays qui a choisi la voie de l'AMO, un des problèmes à résoudre est le niveau de population à couvrir par le régime d'AMO.

Graphique 2 : Problématiques clé des sous-fonctions du financement de la santé

Recouvrement des cotisations

Mise en commun des risques

| 1. Couverture de la population | 2. Méthode de financement | 3. Niveau de fragmentation | 4. Composition de la mise en commun du risque |

Génération de ressources (suffisante & pérenne)

Utilisation optimale des ressources

Accessibilité financiére pour tous

| 5. Panier de prestations de soins de santé | 6. Mécanismes de paiements des founisseurs de services | 7. Efficacité administrative |

Achat de services

Plus il est élevé, plus grande est l'accessibilité financière et plus les revenus sont importants. Un indicateur de performance est donc le *pourcentage de population couverte* par ce régime. Les pourcentages élevés obtenus sont associés à une meilleure performance, toutes choses étant égales par ailleurs. Les facteurs liés à la structure économique vont aussi influer sur le taux de couverture de la population. Par exemple, il est plus facile de collecter les cotisations des salariés du secteur formel que des indépendants ou des agriculteurs. Les économies qui comprennent de grands secteurs industriels, miniers ou de services ont plus de chance d'avoir un pourcentage plus élevé de population couverte par l'AMO dès le début.

Afin de mieux comprendre l'évolution de ce ratio, nous proposons d'ajouter des indicateurs relatifs aux différentes catégories de population. Au lieu de regarder simplement le pourcentage de population couverte, il convient d'analyser la *couverture par groupe de population* : fonctionnaires (y compris les enseignants, la police et le personnel militaire) ; salariés des entreprises publiques et privées ; professionnels indépendants ; travailleurs immigrés et occasionnels, travailleurs agricoles et autres travailleurs indépendants ; fonctionnaires retraités et autres retraités ; certains groupes dans la population non active (étudiants, handicapés, chômeurs)[2]. D'autres groupes pourraient être pris en compte s'ils sont importants dans le pays, par exemple les employés des entreprises ayant un nombre minimum d'employés, comme ce fut le cas en RdC (Kwon

2003). On pourrait aussi suivre la couverture des différentes catégories de population citées ci-dessus par région ou par province.

Les indicateurs de performance de la couverture par groupe cible reflètent pourquoi une couverture élevée ou universelle sera difficile à atteindre, en montrant que certaines catégories de population sont plus faciles à couvrir que d'autres. Par exemple, une extension de la couverture relativement facile à réaliser est celle des personnes dépendantes. Au moment de l'introduction de l'AMO en Colombie en 1993, seulement 20,6 % de la population était affiliée à la sécurité sociale. Quatre ans plus tard, 53 % de la population avait adhéré, une partie significative de l'augmentation étant expliquée par l'adhésion des membres des familles des travailleurs du secteur formel qui étaient déjà assurés (Rossetti 2002).

Ce n'est pas seulement la structure économique d'un pays qui explique les taux de couverture. Les décideurs politiques peuvent fixer l'ampleur des financements croisés. L'éligibilité aux prestations est généralement basée sur les cotisations au régime. Toutefois, le pourcentage couvert peut excéder le pourcentage de cotisants si le gouvernement crée des arrangements permettant de payer les cotisations de certaines catégories de population, comme les plus pauvres, qui autrement n'auraient pas pu se permettre l'adhésion au régime d'assurance. Ceci implique un certain financement croisé puisque ces paiements seront financés à travers les revenus des contributions fiscales et/ou les transferts de la part de ceux qui auront payé leurs cotisations en totalité. L'ampleur des financements croisés dépend du niveau de solidarité entre les membres de la société.

Méthodes de financement

Les méthodes de financement de l'AMO sont importantes pour assurer une protection financière contre les coûts de la santé et par là même une meilleure accessibilité financière. Mais il est aussi important que les mécanismes de paiement utilisés pour les soins de santé puissent générer des revenus suffisants et de façon pérenne. Un premier indicateur de performance est le *ratio des cotisations payées d'avance par rapport au coût total des prestations* d'AMO. Les cotisations payées d'avance sont préférables car elles améliorent l'accessibilité financière et offrent une meilleure protection contre les conséquences financières imprévues des soins (OMS 2000). Ce genre de protection est souhaitable lorsque la population est peu disposée à prendre des risques et que le gouvernement a un souci d'équité sociale.

Dans les pays à régime d'AMO, le niveau des cotisations payées d'avance affecte l'accessibilité au panier de prestations du régime. Ce dernier peut être très large, mais le ticket modérateur peut être tellement cher que l'accès est compromis. Les cotisations payées d'avance sont aussi préférables, car elles constituent une condition préalable à la mise en commun des risques parmi la population.

Un ratio plus élevé de cotisations payées d'avance par rapport aux coûts assumés par l'assuré et l'utilisation des services de santé offerts dans le cadre du panier de prestations indiquent un régime d'AMO plus performant. Toutefois, le ratio des cotisations payées d'avance peut être très élevé mais le panier de prestations très restreint. Clairement, ceci n'est pas idéal, car plusieurs ménages peuvent encore avoir à payer d'importantes factures de soins ou peuvent être simplement incapables de payer, donc d'utiliser les services. C'est pourquoi un ratio élevé de cotisations payées d'avance par rapport aux coûts du panier de prestations de l'AMO est l'indication d'une bonne performance seulement si, au même moment, les prestations offertes sont complètes, i.e. soins externes (soins de santé primaires, certains services de spécialistes, médicaments essentiels) et soins hospitaliers (dont les médicaments essentiels et les services auxiliaires comme les tests de laboratoire) (Normand, Weber 1994),

Aussi un niveau important de cotisations payées d'avance, combiné à une mise en commun du risque peut entraîner pour certains un droit à plus de soins qu'ils n'en ont payés. À l'extrême, ceci peut conduire à des soins « gratuits » au moment de la consommation. La théorie du risque moral implique que les individus peuvent avoir une demande excessive lorsque les prix sont subventionnés. De plus, cet effet de risque moral peut être accentué par les fournisseurs qui encouragent une utilisation excessive dans certaines situations. Certains soutiennent que le risque moral n'est pas très présent dans le secteur de la santé, car on devrait s'attendre à ce que les individus préfèrent être en bonne santé que demander à être soignés. Toutefois, le risque moral reste important, puisqu'une fois qu'ils sont malades, les individus pourraient vouloir obtenir le plus de soins possibles. Dans la littérature, ces différents types de risque moral sont appelés respectivement *ex-ante* et *ex-post*. L'évidence empirique supporte le fait que le risque moral *ex-post* a plus de probabilité d'être significatif. (Zweifel, Manning 2000).

Lorsqu'il n'existe pas de barrières financières à la demande de soins de santé aux divers niveaux du système, les ménages peuvent être tentés d'éviter les échelons inférieurs et demander à être soignés dans des installations plus spécialisées. De plus, il peut y avoir une mauvaise utilisation du système, par exemple, lorsque les produits pharmaceutiques prescrits sont vendus à des fins mercantiles. Les solutions pour faire face aux comportements découlant du risque moral sont basées sur le maintien d'un certain niveau de ticket modérateur. On pourrait aussi assigner à certains prestataires une tâche de filtrage, par laquelle l'accès aux échelons supérieurs du système ne sera donné qu'en fonction des besoins. Imposer des cotisations payées d'avance élevées à ceux qui ne respectent pas le système d'aiguillage vers les services appropriés pourrait aussi renforcer ce dispositif. Pour ces raisons, une maximisation complète (100 %) du ratio de cotisations payées d'avance n'est pas nécessairement la meilleure politique. Dans la plupart des régimes d'AMO européens, les tickets modérateurs à hauteur de 30 % sont assez communs ; des tickets modérateurs plus élevés ont même été observés dans le cas de certaines catégories de produits pharmaceutiques (Mossialos, Le Grand 1999).

Par contre, il n'est pas possible d'identifier un ratio précis vers lequel s'orienter. En effet, la nécessité de prendre en compte le risque moral peut différer d'un pays à l'autre, amenant des niveaux variables de tickets modérateurs et donc des ratios. De plus, le ratio peut dépendre du niveau de revenu de chaque pays. Par exemple, les pays à revenus élevés peuvent décider d'introduire des niveaux plus élevés de ticket modérateur pour certaines prestations, jugeant que l'accessibilité financière est assurée pour la population. L'expérience internationale peut être utile dans la formulation d'une recommandation, sauf qu'il n'y a pas de données comparables sur les cotisations. Par contre, les données relatives à la participation du gouvernement aux dépenses générales de santé sont disponibles. On pourrait utiliser cette proportion comme une mesure indirecte du ratio des cotisations payées d'avance. La moyenne de ces ratios dans 27 pays est de 71,1 %, avec 16 pays ayant un ratio variant entre 70 % et 91.9 % (Tableau 2). En termes de protection financière contre les coûts des soins, il est plus raisonnable d'utiliser la dernière proportion comme référence dans les pays pauvres.

L'analyse de la diversité des cotisations par groupes ciblés est importante car elle indique la manière par laquelle le régime d'AMO parvient à introduire une protection financière universelle. Les différences entre les groupes ciblés peuvent être causées par les différents

Tableau 2 : Ratio des cotisations payées d'avance dans les régimes d'AMO, 2000

Ratio (%)	Pays		
40 – 49.9	Chili (42.6 %)	République de Corée (44.1 %)	Monaco (48.1 %)
50 – 59.9	Yougoslavie (51 %)	Grèce (55.5 %)	Suisse (55.6 %)
60 – 69.9		Roumanie (63.8 %)	Pays-Bas (67.5 %)
	Costa Rica (68.4 %)	Autriche (69.7 %)	Pologne (69.7 %)
70 – 79.9	Belgique (71.2 %)	Lituanie (72.4 %)	Allemagne (75.1 %)
	Hongrie (75.7 %)	Israël (75.9 %)	France (76 %)
	Estonie (76.7 %)	Japon (76.7 %)	Bulgarie (77.6 %)
	Slovénie (78.9 %)		
80 – 89.9	Macédoine (84.5 %)	Croatie (84.6 %)	
	Saint Marin (85.7 %)	Slovaquie (89.6 %)	
90+	République Tchèque (91.4 %)	Luxembourg (91.9 %)	

Source : OMS (2002, Annexe Tableau 5).

niveaux d'assurance contractées par ces groupes, par la fragmentation du système de mise en commun des risques entraînant différents niveaux de protection financière, et par l'existence de mécanismes de cotisations alternatifs, comme les régimes d'assurance communautaire.

Il existe un risque sérieux de voir les employés, et les autres travailleurs pouvant adhérer facilement, bénéficier d'un ratio plus élevé de cotisations par rapport aux coûts totaux des soins. Le défi pour les régimes d'AMO est de développer un plan par lequel les autres groupes ciblés adhèrent systématiquement au régime selon des conditions similaires à celles des affiliés initiaux. Ceci conduira éventuellement à des ratios similaires pour tous les groupes, avec une accessibilité financière aux prestations comparables.

Une autre dimension de la performance est la protection contre des dépenses d'urgence, mesurée par le *pourcentage de ménages avec des dépenses d'urgence*. Alors que les cotisations payées d'avance sont préférables aux paiements directs en termes d'amélioration de l'accessibilité financière, ceci ne garantit pas que les cotisations demandées soient accessibles financièrement pour tous. Les régimes d'AMO plus performants minimisent le pourcentage des ménages ayant à effectuer des dépenses d'urgence[3]. Par exemple, si les cotisations sont trop élevées pour un certain nombre de ménages ou si les tickets modérateurs pour certaines prestations sont trop élevés, ou simplement si certaines prestations sont exclues du panier de prestations, alors les cotisations demandées pour les soins de santé pourraient ne pas être accessibles financièrement à tous. Les cotisations restent importantes comme mesure d'accessibilité financière ; l'analyse par groupe ciblé est utile puisqu'elle montre dans quelle mesure le régime d'AMO est équitable. Les dépenses d'urgence constituent un problème plus important parmi les groupes ciblés plus vulnérables, mais un régime d'AMO performant pourrait limiter ces dépenses.

Les indicateurs de performance que nous avons présentés mesurent l'accessibilité financière des cotisations, à travers l'analyse des cotisations payées d'avance et des dépenses d'urgence. Toutefois, les *sources de financement* sont aussi importantes pour la mesure de l'équité d'un régime d'AMO : il est important qu'elles génèrent des revenus suffisants et de façon pérenne. La source primaire du financement d'un régime d'AMO est constituée par les *cotisations*. Dans le cas des salariés, elles sont habituellement liées au salaire et souvent payées en partie par l'employeur. Dans le cas des travailleurs indépendants, elles peuvent être soit forfaitaires soit liées au revenu. Les cotisations liées au revenu sont préférables pour des raisons d'équité, vu qu' elles sont basées sur la capacité de payer. Les cotisations forfaitaires, surtout dans un pays où il est très difficile d'évaluer les revenus, peuvent éviter des pertes de temps et faciliter la gestion. Une solution intermédiaire est d'avoir une série de tarifs forfaitaires comme alternative à des modèles basés uniquement sur les revenus ou sur une contribution forfaitaire unique. Ceci prend en compte la capacité de payer des individus sans trop augmenter les coûts administratifs et les pertes de temps.

Il peut aussi exister une limite à ce que la société est prête à accepter pour la poursuite de l'équité. Quand, dans un régime d'AMO, toutes les cotisations sont mises en commun et que le panier de prestation est universel, les différences de cotisations entre les groupes peuvent devenir si grandes qu'elles ne sont plus acceptables pour certains. Alors, l'acceptabilité et la pérennité d'un régime d'AMO pourraient être compromises. Une des manières de reconnaître les limites de la solidarité financière dans un régime est de déterminer que le salaire, sur lequel sont basées les cotisations, soit plafonné. De cette façon, on réduira les différences entre les niveaux de cotisations des différents groupes de salariés. Les cotisations basées sur les salaires représentent une source de financement relativement pérenne, puisqu'elles constituent un montant fixe du revenu des salariés. Par conséquent, ce type de cotisations est moins sujet aux arbitrages budgétaires annuels que si les fonds provenaient des contributions fiscales. Toutefois, les montants générés fluctueront en fonction de l'état de l'économie.

Cependant, financer un régime d'AMO seulement par des cotisations n'assure pas toujours des ressources suffisantes et stables. C'est le cas si les décideurs politiques désirent couvrir une plus grande partie de la population plutôt qu'uniquement ceux qui ont cotisé. En effet, les chômeurs, les retraités, les étudiants et les pauvres ont aussi besoin d'une couverture maladie. C'est pourquoi dans plusieurs régimes AMO, les cotisations sont souvent complétées par des *subventions gouvernementales à travers la taxation générale*. Celles-ci peuvent assurer l'accessibilité financière des soins de santé à un plus grand nombre de personnes et contribuer à améliorer l'équité. Certains critiquent ces subventions gouvernementales car elles réduisent l'indépendance du financement du régime d'AMO par rapport au budget gouvernemental (Normand, Weber 1994).

D'autres sources de financement sont les *impôts spéciaux* et les *aides extérieures*. Des taxes sur la consommation de produits (comme le tabac ou l'alcool) et d'activités nocifs peuvent aider à modifier les comportements des consommateurs et couvrir certains coûts de santé occasionnés par ces produits ou activités. L'aide extérieure peut s'avérer utile pour le financement de certaines tâches spécifiques isolées, comme par exemple la mise en place d'un changement d'organisation du régime d'AMO, ou le cofinancement temporaire de la couverture de ceux qui ne peuvent pas payer. Toutefois, ce n'est pas, par sa nature, une solution de long terme.

Les *tickets modérateurs* peuvent aussi influencer les incitations des consommateurs et jouent donc un rôle important pour limiter les coûts. Toutefois, en général, les tickets modérateurs ne sont pas considérés comme générateurs de ressources pour le régime d'AMO. Au lieu de cela, ce sont typiquement les prestataires des soins de santé qui reçoivent les revenus générés par les tickets. Ceux-ci ont quand même un impact sur le niveau des dépenses du régime d'AMO, car si les dépenses des assurés sont moindres, toutes choses étant égales par ailleurs, le niveau des tickets modérateurs sera plus élevé.

Indicateurs relatifs à la mise en commun du risque

Le *degré et la forme de mise en commun du risque* est une autre dimension sur laquelle, la performance de l'AMO peut être évaluée. Dans les systèmes avec couverture universelle, les cotisations payées d'avance sont combinées à une répartition des risques entre les affiliés. Les Comptes d'Épargne Médicale sont l'exception, ceux-ci impliquant des cotisations mais limitant la mise en commun des risques[4]. Ceci offre une plus grande protection contre les coûts élevés des dépenses de santé et améliore du même coup l'accessibilité financière. Bien que les régimes d'AMO – par définition – mettent en commun le risque, l'étendue réelle de celle-ci peut varier grandement selon les pays. Ceci dépend non seulement de l'étendue des cotisations payées par les usagers, mais aussi du niveau de fragmentation de la mise en commun du risque. La fragmentation se produit lorsqu'il y a trop de petits systèmes de mise en commun du risque (OMS 2000). Elle peut amener dans certains segments de la population, particulièrement dans les groupes à faible revenu, une protection moins élevée. Les systèmes de mise en commun auxquels sont associées ces personnes recevront un montant moins élevé de cotisations, et offriront des paniers de prestations de santé moins généreux et des restrictions dans l'accès. Une minimisation de la fragmentation peut donc permettre une meilleure accessibilité financière aux services de santé. Toutefois, il est important de noter que la fragmentation ne correspond pas simplement à l'existence de plusieurs systèmes de mise en commun du risque. Si un mécanisme appelé compensation des risques, qui permet une rectification des ressources disponibles mises en commun selon les divers risques des affiliés, est en vigueur, la fragmentation peut être évitée. Dans la plupart des cas, les régimes d'AMO établissent ce genre de compensation.

Les questions à poser pour évaluer la performance de l'AMO sur cette dimension, sont les suivantes. Y a-t-il mise en commun multiple des risques ? Si oui, existe-t-il des mécanismes de compensation des risques ? Les régimes AMO peuvent soit être composés d'une mise en commun multiple des risques (caisses multiples), ou d'une mise en commun unique des risques (caisse unique). Dans le cas d'une caisse unique, toutes les opérations financières y sont transigées, tandis que pour les systèmes à caisses multiples, chaque mise en commun du risque a son propre fonds de réserves financières. Une caisse unique peut avoir des bureaux dans plusieurs régions ou provinces, mais même dans cette situation, les gestionnaires sont responsables de l'ensemble des transactions financières du système. C'est le cas de l'Assurance Maladie Nationale à Taiwan : le Bureau de l'Assurance Maladie Nationale (AMN) gère le système en totalité et est responsable des opérations financières des six bureaux régionaux. Les principales responsabilités de ces derniers sont le traitement des adhésions et l'analyse des plaintes (Chiang 1997).

Il y a plusieurs raisons pour préférer les systèmes à caisses multiples, mais une caisse unique demeure la meilleure option pour limiter la fragmentation en combinant les risques des affiliés dans un fonds commun, tout en fournissant un panier de prestations identique à tous les affiliés. Un régime à caisses multiples n'est pas synonyme de fragmentation. Bien sûr, l'objectif des décideurs politiques d'offrir un panier de prestations de santé identique à tous les affiliés peut permettre la jonction nécessaire entre les systèmes de mise en commun. Ce phénomène est connu sous le nom de compensation des risques, par lequel des subventions sont données aux personnes à haut risque, à travers un « fonds de solidarité ». Ceci est nécessaire afin d'assurer que les caisses acceptent toutes les catégories de membres, dont ceux à haut risque. Ainsi, les fonds de solidarité reçoivent les ressources financières suffisantes afin de couvrir les personnes à haut risque. De plus, l'incitation à systématiquement rechercher des personnes à faible risque devrait être réduite. Les caisses ayant un niveau disproportionné d'affiliés à faible risque accumuleront plus facilement des surplus financiers, mais, ceux-ci devront être répartis avec les autres caisses par le mécanisme de compensation des risques.

Afin de mesurer la performance des régimes d'AMO en fonction de cette dimension, il faut tout d'abord identifier si le système de mise en commun des risques est unique ou multiple. Ensuite, si le système est une caisse multiple, il faut déterminer si des mécanismes de compensation des risques sont en place. Deux formes de mécanismes de compensation des risques peuvent être distinguées : les dispositifs de régulation des risques ou le partage ex-post des risques (van de Ven et al. 2002). Les dispositifs de régulation des risques cités peuvent être trouvés dans plusieurs pays européens (Allemagne, Belgique, Pays-Bas et Suisse). Les dispositifs de régulation des risques sont utilisés pour estimer les déterminants des dépenses de santé : âge, sexe, invalidité, revenu, statut d'emploi, région (profil épidémiologique, prédominance rurale et urbaine), dépenses antérieures, utilisation antérieure (informations provenant des diagnostics).

Les caisses d'assurance ayant un nombre élevé disproportionné d'affiliés avec une de ces caractéristiques, provoquant ainsi une proportion attendue plus grande d'affiliés à haut risque, peuvent recevoir des subventions du fonds de solidarité. Ceci aide à compenser l'impact des profils de risque différents, mais demeure imparfait puisque les dispositifs de régulation des risques sont seulement des estimations des dépenses de santé individuelles. Les informations sur certaines caractéristiques sont plus facilement accessibles, tels l'âge, le sexe et le statut d'emploi du bassin de population de la zone couverte par la caisse, ainsi que les caractéristiques de la région. Un régime d'AMO devrait utiliser des données sur les dispositifs de régulation des risques qui ne sont pas onéreuses à obtenir, mais qui restent de bons indicateurs prévisionnels des futures dépenses individuelles. Par exemple, cinq sous-groupes d'âge couplés à des indicateurs de sexe, du type de région (rurale ou urbaine) et de l'incidence de la malaria (faible, moyen ou élevé), résultent en 36 options sur lesquelles les subventions aux caisses à haut risque peuvent se baser.

Le régime d'assurance maladie universelle de la Colombie est un bon exemple de mécanisme de compensation des risques entre systèmes de mise en commun du risque (Londoño 2000 ; Savedoff 2000). Les personnes assurées contribuent à hauteur de 12 % de leur salaire (le *Regimen Contributivo*), à moins que leur salaire soit insuffisant et dans ce cas, le régime renonce à la contribution (le *Regimen Subsidiado*). Tous les assurés peuvent s'affilier à la caisse d'assurance maladie de leur choix (*Entitad Promotora de Salud* – EPS). Les charges prélevées sur les salaires sont payées directement aux caisses. Parallèlement, le gouvernement décide du niveau de revenus d'assurance maladie auxquels chaque caisse a droit. Ce revenu équivaut à un montant identique pour toutes les personnes (*Unidad de Pago por capitación* – UPC), et est ajusté selon l'âge et le sexe, lesquels sont multipliés par le nombre d'affiliés de la caisse. Les montants sont répartis entre les caisses de façon à ce que les revenus totaux d'une caisse couvrent les coûts des services de santé utilisés par les affiliés. Le mécanisme de compensation des risques s'effectue donc de la manière suivante : (i) les caisses d'assurance maladie, percevant des revenus de charges salariales qui excédent les revenus qui leur sont dus, doivent remettre ce montant « excédentaire » au fonds de solidarité (*Fondo de Solidaridad y Garantia* – FOSYGA), (ii) la FOSYGA distribue ensuite les montants nets qu'elle reçoit entre les caisses d'assurance maladie dont les charges perçues sont moins élevées que les revenus.

Le partage des risques ex-post implique le remboursement rétroactif de certains coûts des caisses d'assurance maladie par le fonds de solidarité. Par exemple, ceci peut être conçu pour couvrir des personnes dont les coûts se révèlent exceptionnellement élevés. Il est intéressant de noter que la limite extrême du remboursement complet est un régime de caisse unique.

La responsabilité financière des régimes à caisse unique ou multiple a un effet important sur l'efficacité. Les succursales d'un régime à caisse unique n'ont aucune incitation à contenir leurs coûts lorsqu'elles n'ont aucune responsabilité financière et que leurs dépenses sont financées à partir des fonds centraux. Par contre, dans un régime à caisses multiples, il peut exister une incitation à l'efficacité pour chaque caisse, lorsqu'elles conservent les revenus perçus des divers contributeurs desquels sont soustraites les contributions au fonds de solidarité. Toutefois, le partage des risques ex-post réduit cette incitation, alors que les coûts des caisses sont remboursés par le fonds de solidarité.

Dans un régime à caisse unique, l'efficacité peut être améliorée en donnant des incitations financières aux succursales pour rendre la gestion du travail le plus efficace possible, ou en donnant des contrats à des fournisseurs efficaces. Que ce soit dans des régimes à caisses unique ou multiples ayant une certaine délégation financière, il est important qu'il y ait des règles empêchant les comportements qui vont à l'encontre de la couverture des personnes à haut risque (écrémage de la clientèle). De tels comportements sont indésirables, étant donné qu'ils augmenteront la fragmentation par l'exclusion des personnes à haut risque. Un régime d'AMO pourrait introduire le principe d'une adhésion ouverte à tous, par lequel la caisse d'assurance doit accepter toutes les demandes d'inscription dans la zone géographique (van de Ven et al., 2000), tout en mettant en place des règles strictes concernant les primes à payer et la mise en place du ticket modérateur, afin de limiter les comportements biaisés lors du choix des affiliés. Une raison plus pragmatique dans le choix d'un régime est l'existence d'infrastructures institutionnelles. Par exemple, en Belgique, le régime d'AMO à caisses multiples s'est développé grâce aux mutuelles de santé existantes, aux racines sociales et politiques profondes de la société.

L'assurance complémentaire doit aussi être considérée. Celle-ci couvre des services supplémentaires qui ne sont pas compris dans le panier de prestations de santé de l'AMO et qui ne sont pas considérés essentiels, tels les chambres privées dans les hôpitaux. Il peut aussi s'agir de certains médicaments ou traitements réputés moins essentiels ou simplement trop onéreux. Les temps d'attente peuvent ainsi être réduits tout comme le coût de certains tickets modérateurs. Si les services supplémentaires sont offerts par les caisses d'AMO elles-mêmes, il se peut que les personnes à haut risque soient exclues des régimes, dans le mesure où ces derniers sont conçus de manière à satisfaire les préférences des personnes à faible risque. Il peut être préférable de laisser la fourniture de services supplémentaires à des sociétés d'assurance maladie privées.

Finalement, il peut exister une limite aux mécanismes de compensation des risques entre divers groupes de population, au moins temporairement. Par exemple, ce sera le cas des pays dans lesquels uniquement le secteur formel de la population, serait capable de soutenir le financement d'un système équitable et complet de prestations de soins. Fournir immédiatement un panier identique à toute la population nécessiterait d'importants transferts de ressources du secteur formel à l'informel ainsi que des subventions supplémentaires du gouvernement. Il pourrait donc être très difficile, à court terme, d'offrir un panier identique à tous. Dans de telles circonstances, il pourrait être préférable à court terme de mettre en place un régime à caisses multiples, tout en conservant l'objectif de long terme d'un panier semblable pour toute la population. Afin d'atteindre l'objectif, les caisses d'un régime multiple devront être reliées dès le début, afin que soient institutionnalisés les mécanismes de compensation des risques.

Tout comme il est essentiel de minimiser la fragmentation, il est nécessaire que la composition de chaque mise en commun du risque soit représentative de la population visée. Ceci pour assurer que certains groupes ne soient pas exclus et que, plus fondamentalement, la mise en commun des risques soit pérenne. Par définition, un régime de mise en commun des risques de type AMO ne pourrait pas être à adhésion volontaire ; l'adhésion obligatoire permet d'empêcher l'exode potentiel de certains affiliés et est incontournable *si* les décideurs politiques souhaitent aller vers l'universalité de la couverture.

L'*unité* d'adhésion ou d'enregistrement à l'AMO est généralement soit l'individu, soit l'ensemble d'un ménage. L'adhésion d'un ménage complet est avantageuse étant donné que la couverture est élargie et que la sélection adverse est réduite. Toutefois, un problème à considérer est la fraude potentielle de la part de personnes qui ne contribuent pas au régime, mais qui se disent membre d'un ménage alors qu'elles ne le sont pas. Afin d'éviter ceci, les ménages et ses ayants droits doivent être définis clairement. Une autre option est d'enregistrer chaque membre de la famille individuellement et leur procurer chacun une carte d'assurance maladie. Les différentes options d'adhésion peuvent impliquer divers niveaux de coûts administratifs, les coûts les plus élevés découlant de l'enregistrement de la clientèle. Cette dernière manière de faire pourrait être un investissement valable si les cas frauduleux peuvent ainsi être réduits de façon importante.

Dans plusieurs pays pauvres, la mobilité des salariés et travailleurs indépendants est très importante. Ces migrants ne devraient pas être exclus du régime pour autant. On doit par contre décider à quel endroit ils devront s'enregistrer et payer leurs cotisations. Les salariés et travailleurs indépendants qui se déplacent de leur ville d'origine à une autre ville pourraient en principe s'enregistrer à l'un ou l'autre des endroits. Toutefois, peu importe l'endroit d'enregistrement, les ayants droits du ménage devraient être couverts. Ceci est particulièrement important dans le cas des familles des travailleurs indépendants qui doivent contribuer une somme uniforme pour chaque membre du ménage. Cette préoccupation est de moindre importance pour les salariés dont les contributions (et celles de leurs employeurs) garantissent une couverture à l'ensemble du ménage.

Indicateurs relatifs à l'achat de services

Une cinquième dimension de la performance concerne le *panier de prestations et son contenu*. Les cotisations mises en commun sont utilisées pour acheter un panier de prestations, définies dans un contrat liant l'AMO et les fournisseurs de soins de santé de tous les niveaux du système. Ce panier devrait être le plus complet possible en tenant compte des contraintes budgétaires du régime. De plus, ses spécifications devraient être basées sur les préférences de la société en ce qui a trait à l'efficacité et à l'équité, de telle sorte que les ressources soient utilisées de la meilleure manière possible. Plus fondamentalement encore, il ne devrait pas exister de « sous-fourniture » de soins de santé, tout comme il ne devrait pas exister de « sur-fourniture », ce qui n'est ni dans l'intérêt des affiliés, ni du régime d'AMO. Le contrôle de la « sur » et « sous » fourniture représente donc une tâche importante dans la gestion de l'AMO.

Les indicateurs de performance, ici, sont : *l'existence et le bon fonctionnement de mécanismes de contrôle* (révision, informations sur les droits des usagers, comités d'appréciation des actes médicaux, revue des réclamations), *l'existence de contrats bien faits et leur mise en œuvre*. Des mécanismes de contrôle devraient être mis en place pour assurer que le panier de prestations de soins est bien reçu par les affiliés qui y ont droit. En l'absence d'informations suffisantes sur les droits des usagers, les affiliés du régime pourraient ne pas avoir accès à l'ensemble des services auxquels ils ont droit. Ceci devrait être jumelé à des mécanismes de demandes de révisions, de telle sorte que les patients peuvent se plaindre, lorsqu'ils ont l'impression de ne pas avoir reçu les soins adéquats. Même avec une connaissance complète de ses droits et une accessibilité totale aux mécanismes de révision, l'usager doit s'en remettre au fournisseur de soins pour décider quel service il devrait recevoir : il existe une *asymétrie d'information*. Ce phénomène est connu comme le « problème de l'agent », où le fournisseur (« l'agent ») prend la décision pour le compte de l'usager (« le principal ») (McGuire et al. 1988). Le problème de l'agent peut amener le fournisseur à ne pas offrir aux patients les interventions médicales comprises dans le panier de prestations même lorsqu'elles sont nécessaires. Ce phénomène se produira plus fréquemment si, par exemple, le fournisseur a un budget serré. Un comité d'appréciation des actes médicaux peut évaluer si les fournisseurs ont offert les soins adéquats.

Une sur-production est aussi possible, particulièrement lorsque le fournisseur est payé à l'acte. L'asymétrie d'information est encore présente ici entre les caisses d'assurance (le principal) et le prestataire de soins de santé (l'agent). Un comité d'appréciation des actes médicaux, par lequel les réclamations d'assurance sont révisées de manière indépendante par du personnel de santé approprié, permet d'assurer que les réclamations faites par les prestataires sont justifiées. Ces mécanismes de contrôle – des mécanismes de demandes de révision, des informations complètes sur les droits des prestataires, des comités d'appréciation des actes médicaux et des revues des réclamations – sont une indication d'un panier de prestations bien mis en œuvre et donc de bonne performance.

Bien que les mécanismes de contrôle soient importants, le contrat entre le prestataire de soins et la caisse d'assurance doit d'abord être bien conçu. (Perrot 2002) Ce n'est pas simplement ce qui est stipulé dans le contrat, mais bien le potentiel de *contestabilité* du contrat qui importe. La nécessité de renouveler les contrats mettrait de la pression sur les fournisseurs pour offrir des soins de qualité (Perrot 2002).

Pour ce qui est du contenu du panier de soins, les décideurs politiques doivent décider de l'importance relative des critères d'efficacité et d'équité. Les critères suivants d'efficacité et d'équité peuvent être considérés : (1) rentabilité, (2) impact positif significatif sur la santé /

conditions graves de santé de l'individu, (3) égalité de santé durant la vie, (4) réduction de la pauvreté, (5) équité horizontale, i.e. « traitement égal à besoin égal », (6) responsabilité collective ou individuelle. Il est particulièrement important que les substitutions possibles entre l'équité et l'efficacité soient connues et comprises. Par exemple, si une intervention vise les conditions graves de santé, mais n'est pas très rentable, le choix des décideurs politiques de l'inclure dépendra du poids qu'ils accordent aux critères. Le poids relatif donné à chacun des critères devrait refléter les préférences de la société. En d'autres mots, certains peuvent préférer moins d'efficacité en échange d'une plus grande équité. Les décideurs politiques peuvent aussi refléter les préférences de la société en mettant en œuvre des tickets modérateurs selon les niveaux de priorité des interventions

La *façon de payer les prestataires* individuels ou institutionnels peut significativement affecter les coûts et la qualité des soins, et peut donc, dans ce cas, contribuer à l'atteinte de l'utilisation optimale des ressources. Il est impossible d'établir catégoriquement quel mécanisme de paiement est meilleur car chacun a ses forces et faiblesses. Pour chaque méthode de paiement, nous faisons une brève description et proposers des paramètres de conception susceptibles d'assurer une meilleure performance en terme de rentabilité et de qualité des soins (Carrin, Hanvoravongchai 2003 ; Normand, Weber 1994 ; Witter et al. 2000).

La *rémunération à l'acte* est un mécanisme de paiement par lequel les fournisseurs sont payés pour chaque acte fourni à un client. Sa principale force est d'encourager la productivité, ce pourquoi elle est aussi souvent critiquée, puisqu'elle encouragerait une sur-production (demande induite de l'offreur) non-appropriée et une tendance à réduire le temps par activité ou à déléguer à des personnes moins qualifiées. De plus, les coûts administratifs seront élevés, étant donné les coûts de facturation, les frais de remboursement et les frais de contrôle et d'ajustement des honoraires. La sur-production peut être contrecarrée par une combinaison de rémunération à l'acte à des budgets ou en ajustant la rémunération après qu'un certain niveau de soins soit dépassé (Carrin, Hanvoravongchai 2003). Des tickets modérateurs aux patients peuvent aussi agir en contrepoids à la demande induite de l'offreur. La concurrence entre les fournisseurs peut atténuer les aspects négatifs décrits ci-dessus, étant donné que la mauvaise qualité des soins amènera les usagers à choisir d'autres fournisseurs, bien que la capacité des patients à déterminer ce qu'est un bon et un mauvais service de santé soit limitée (Witter et al. 2000). Des mesures de contrôle, tels que l'utilisation de comités d'appréciation des actes médicaux, peuvent aussi limiter la délégation inappropriée et le temps insuffisant passé avec les usagers.

La *rémunération à la journée* pour des soins hospitaliers est simple et peu coûteuse à administrer. Toutefois, elle peut être une incitation à augmenter la durée du séjour des patients et à accroître le nombre d'admissions. L'effet sur la qualité peut être négatif en l'absence de concurrence ou de contrôle, puisque les hôpitaux ont intérêt à réduire leurs facteurs de production afin de diminuer les coûts. Afin de créer une incitation à réduire la durée du séjour moyen à l'hôpital, la rémunération à la journée peut être progressivement diminuée à mesure que la durée du séjour augmente. C'est le cas au Japon, où le tarif quotidien après 90 jours est moins de la moitié de celui des 14 premiers (Ikegami, Campbell 1999).

La *rémunération au cas* peut être utilisée pour les soins ambulatoires et pour les malades hospitalisés, et est facile à administrer. Un exemple connu est la méthode de paiement « Diagnosis Related Group (DRG) », pour laquelle l'hôpital est payé une somme fixe pour les traitements selon le groupe dans lequel l'usager a été diagnostiqué. Ceci est bon pour le contrôle des coûts puisque les fournisseurs sont poussés à être plus efficaces, mais cet effet est annulé par l'incitation à augmenter les admissions. De plus, cette méthode incite les prestataires à poser des diagnostics plus graves – et donc plus coûteux – et à transférer les cas plus complexes à d'autres fournisseurs. Les groupes diagnostiques doivent être clairement définis. Les mécanismes de contrôle sont particulièrement importants afin d'assurer que les patients sont correctement diagnostiqués et que les cas compliqués ne sont pas transférés sans raison, mais ces mesures de contrôle sont coûteuses.

La rémunération à la *capitation* est celle où les fournisseurs reçoivent des paiements selon la taille de la population desservie ; elle peut être utilisée pour les soins ambulatoires et pour les malades hospitalisés. L'administration est facile, même lorsque les paiements sont ajustés de manière à refléter la morbidité attendue de la population (mesurée, par exemple, par l'âge et les structures socioéconomiques). Il n'y a pas d'incitation à fournir des soins en excès. Ce contrôle amélioré des coûts peut donner naissance au problème opposé, soit une sous-production de soins de santé. Afin d'éviter la sous-production, une bonne méthode est d'appliquer la capitation à des groupes de prestataires individuels, réduisant l'incitation qu'aurait un prestataire unique à réduire la production. La concurrence entre les prestataires peut aussi aider à réduire ce problème, puisque les revenus des prestataires dépendent du nombre et du type de personnes servies.

Les *budgets*, s'ils sont strictement mis en oeuvre, peuvent aider à contrôler les coûts. Tout comme avec la capitation, il n'y a pas de lien entre la quantité et la composition des soins et les montants reçus par les prestataires. Toutefois, la capacité de contrôler les coûts totaux est limitée si le budget est insuffisant. De plus, lorsque les budgets ne sont pas stricts, et comme ils sont souvent basés sur les coûts historiques, il n'existe pas d'incitation à minimiser les coûts pour les fournisseurs, et il peut même exister une incitation à les excéder. Les transferts de cas sont aussi probables, ainsi qu'une sous-production et des listes d'attente. Les budgets doivent être vus comme étant stricts et non basés sur les allocations historiques, mais plutôt sur la taille de la population et la morbidité attendue. Le contrôle est encore ici nécessaire afin d'éviter la sous-production et des transferts inappropriés de cas. Tout comme avec la capitation, un budget unique pour le système intégral de référence est possible, mais pourrait être difficile à appliquer pour les mêmes raisons.

Le *salaire* est une méthode de rémunération simple administrativement, mais ne couvre que les coûts du personnel. La sur-production est peu probable, mais la sous-production l'est, puisque les salaires peuvent amener une faible motivation personnelle. Ceci peut même mener les prestataires à travailler aussi dans le secteur privé.

Un régime d'AMO adéquat doit s'assurer que les fournisseurs sont soumis à des incitations appropriées afin que les ressources soient utilisées de manière optimale. Comme chaque méthode a ses forces et faiblesses (voir tableau 3), un mélange de plusieurs méthodes de rémunération serait préférable. Par exemple, à un salaire de base pourrait être ajoutée une indemnité sous forme de capitation et une rémunération à l'acte pour certaines interventions dont la production élevée est jugée hautement désirable, comme les immunisations.

L'efficacité administrative, enfin, est une autre dimension de la performance de l'AMO. Les coûts administratifs sont le résultat de la planification, de la gestion, de la régulation et du recouvrement des fonds et du traitement des réclamations portant sur les dispositifs d'administration (OECD, 2001). Certaines dépenses d'investissements peuvent aussi faire partie des coûts administratifs. Une certaine quantité de fonds devrait être conservée comme réserve, afin de se prémunir contre des coûts

Tableau 3 : Méthodes de paiement des fournisseurs et effets de production attendus

Méthode de paiement	Sur/sous production	Principales activités de contrôle
Rémunération à l'acte	Sur-production	Combiner avec budgets Ajuster les frais lorsqu'un certain niveau est dépassé
Rémunération à la journée (per diem)	Sur-production	Réduire les paiements quotidiens à mesure que la durée d'hospitalisation s'allonge
Rémunération au cas (DRGs)	Sur-production	S'assurer que les groupes de diagnostics sont clairement définis
Rémunération à la capitation	Sous-production	Intégrer les systèmes d'orientation
Budget	Sous-production	Budgets stricts non basés sur les allocations historiques Intégrer les systèmes d'orientation
Salaires	Sous-production	Salaires déterminés selon les performances

inattendus et des fluctuations dans les dépenses. Toutefois, associer une meilleure performance à des coûts administratifs moins élevés est simpliste ; des informations complètes sur les droits des prestataires, des revues des réclamations, des mécanismes de demandes de révision et des comités d'appréciation des actes médicaux, sont tout aussi importants pour assurer une utilisation optimale des ressources, mais vont nécessairement accroître les coûts administratifs.

A ce niveau, un indicateur de performance est le *pourcentage des dépenses consacrées aux coûts administratifs*. Nous suggérons un pourcentage basé sur l'expérience des régimes d'AMO arrivés à maturité. La part moyenne des coûts administratifs dans les dépenses de santé était de 4,2 % pour une sélection de régimes (Carrin et Hanvoravongchai, 2003), la fourchette allant de 2 % (Japon) à 6,6 % (Suisse), quoique certains de ces coûts aient pu avoir été quelque peu sous-estimés. Par exemple, en France, où seuls les coûts centralisés sont inclus dans les coûts administratifs. Ainsi, un pourcentage maximum de 6 à 7 % est recommandé seulement lorsque le pays a atteint les dernières étapes de développement de son régime d'AMO. Avant cela, les performances peuvent être contrôlées, une baisse des coûts administratifs étant attendue à mesure que le régime se développe. Une réduction minimum de 0,1 % par année (basée sur l'expérience de pays de l'OCDE) pourrait être visée.

Imposer des limites budgétaires sur les ressources est une façon simple de contrôler les coûts administratifs. Par exemple, en Belgique, un budget typique consiste en une portion fixe, qui est allouée inconditionnellement, et une composante variable qui est fonction de la performance de la caisse. De plus, l'exclusion de certaines interventions fréquentes peu coûteuses du panier de soins peut aider à réduire les coûts administratifs, en évitant les coûts de transaction des remboursements. Si de telles interventions satisfont les critères d'efficacité et d'équité, elles devraient être exclues uniquement si elles sont facilement accessibles financièrement et peuvent être payées, même par les plus pauvres.

RÔLE DU GOUVERNEMENT DANS LE DÉVELOPPEMENT DE L'AMO

Nous avons passé en revue les facteurs importants qui facilitent la transition vers une couverture universelle, ces enseignements étant tirés du développement de régimes d'AMO dans quelques pays choisis. L'administration générale a été identifiée comme un facteur essentiel ; sa première fonction est de définir une stratégie d'AMO claire et cohérente, qui doit viser les principales caractéristiques de conception du régime : (1) un calendrier pour la couverture systématique de la population ou de groupes spécifiques de population, (2) la définition des cotisants et des bénéficiaires, (3) les sources de financement, (4) l'attribution des revenus et la méthode de paiement des fournisseurs de soins, et (5) le cadre organisationnel et administratif. La stratégie doit ensuite être accompagnée d'un projet de loi sur le régime d'AMO. Ce dernier doit contenir les principes généraux de la couverture universelle par l'AMO, les caractéristiques de conception de base et la réglementation. Le calendrier menant à l'établissement du régime d'AMO devrait être précisé, spécifiant quand la loi d'AMO sera votée et le moment de la mise en œuvre, qui, elle, demandera une administration générale de qualité de la part du gouvernement. Il faudra assurer la disponibilité de capacités administratives adéquates, que les soins inclus dans le panier soient disponibles, et que le développement du régime puisse être contrôlé et évalué.

CONCLUSION

Les commentaires qui précèdent soulignent le rôle d'administrateur général du gouvernement dans le lancement et le suivi de la transition vers un régime d'AMO à couverture universelle. Un certain nombre de facteurs ont été jugés cruciaux pour faciliter la transition : le niveau des revenus, la structure de l'économie, la distribution de la population, la capacité des pays à administrer le régime d'AMO et le niveau de solidarité de la société. Il est aussi essentiel que les décideurs prennent ces facteurs en compte et essaient de les utiliser comme leviers politiques. L'amélioration des capacités administratives et la stimulation de la solidarité dans la société sont des facteurs qui peuvent être davantage affectés par une administration générale directe du gouvernement.

Ainsi, il est clair que le développement d'un régime d'AMO dans un pays particulier dépend en grande partie des conditions socio-économiques et du contexte politique. Il est donc important que les politiques d'AMO soient bien conçues et réalistes, en particulier, au niveau des paramètres de conception : couverture de la population, méthodes de financement, niveau de fragmentation, composition de la mise en commun du risque, panier de soins , mécanismes de paiement des fournisseurs et efficacité administrative. Comme l'atteinte de la couverture universelle peut prendre beaucoup de temps, durant la période de transition, un ensemble d'indicateurs de performance devraient aussi être utilisés afin d'identifier les secteurs nécessitant des ajustements et des améliorations.

La couverture universelle, qui est un accès sécurisé à des soins de santé adéquats pour tous à un prix accessible, est l'objectif ultime d'un régime d'AMO. Nous avons décrit ce qui peut être fait afin d'atteindre ce but, en analysant le processus de transition et en détaillant ce qui caractérise un régime d'AMO performant. Un tel régime d'AMO peut alors non seulement contribuer à une plus grande justice dans le financement et à une meilleure réactivité, mais aussi au but ultime d'un meilleur état de santé pour toute la population.

Nous remercions Jan van Lente, Jean Perrot et William Savedoff pour leurs suggestions et commentaires et Manique Abayasekara pour son aide technique.

NOTES

1.   L'OMS a défini les objectifs des régimes de financement de la santé ainsi : « Le but du financement de la santé est de rendre des fonds disponibles et établir des incitations financières pour les prestataires,

afin d'assurer que tous les individus ont accès à un système de santé publique efficace et à des soins de santé individuels » (OMS 2000).

Un système de financement de la santé performant, et par le fait même un régime d'AMO performant, devrait avoir les objectifs suivants : générer des ressources suffisantes et pérennes pour la santé ; utiliser ces ressources de façon optimale (en modifiant les incitatifs et en utilisant de façon appropriée ces ressources) ; Assurer une accessibilité financière pour tous.

2. Les personnes dépendantes sont incluses dans les différentes catégories.

3. Les dépenses d'urgence sont définies par l'OMS comme étant 40 % ou plus du revenu d'un ménage, après les dépenses de subsistance (nourriture), Les dépenses de subsistance sont calculées comme les dépenses alimentaires des ménages pour lesquels la portion allouée à la nourriture par rapport aux dépenses totales du ménage est à la médiane de tous les ménages (Xu et al. 2003).

4. Pour une discussion sur leur utilisation potentielle comme instrument de financement de la santé, voir Hanvoravongchai (2002).

BIBLIOGRAPHIE

Abel-Smith, B. 1992. « Health insurance in developing countries : Lessons from experience ». *Health Policy and Planning* 7(3) : 215–226.

Bärnighausen, T., et R. Sauerborn. 2002. « One hundred and eighteen years of the German health insurance system : Are there any lessons for middle[middle- ?] and low-income countries ? » *Social Science and Medicine* 54(10) : 1559–1587.

Carrin, G. 2002. « Social health insurance in developing countries : A continuing challenge ». *International Social Security Review* 55(2) : 57–69.

Carrin, G., et C. James. 2003. « Determinants of achieving universal coverage of health care : an empirical analysis », dans M. Audibert, J. Mathonnat, et E. de Roodenbeke (éditeurs), *Financement de la santé dans les pays d'Afrique et d'Asie à faible revenu*. Paris : Karthala, pp. 299–321.

————. 2005. « Key performance indicators for the implementation of social health insurance ». *Applied Health Economics and Health Policy* 4(1) : 15–22.

Carrin, G., et P. Hanvoravongchai. 2003. « Health care cost containment policies in high-income countries : How successful are monetary incentives ? » *Human Resources for Health* 1(6) (http://www.human-resources-health.com/content/1/1/6).

Carrin, G., R. Zeramdini, P. Musgrove, J. P. Pouillier, N. Valentine, et K. Xu. 2001. « The impact of the degree of risk-sharing in health financing on health system attainment ». Health, Nutrition, and Population Discussion paper. Washington, DC. : World Bank.

Chernichovsky, D. 1991. *Economic dimensions of the crisis in the Israeli health-care system : Key principles and proposals for reform.* Jerusalem : JDC-Brookdale Institute of Gerontology.

Chinitz, D. 1995. « Israel's health policy breakthrough : The politics of reform and the reform of politics ». *Journal of Health Politics, Policy and Law* 20(4) : 909–932.

Commission on Macroeconomics and Health. 2002. « Improving health outcomes of the poor ». Report of Working Group 5 of the Commission on Macroeconomics and Health. Genève : World Health Organization.

Cutler, D. M. 2002. « Equality, efficiency and market fundamentals : The dynamics of international medical-care reform ». *Journal of Economic Literature* XL(3) : 881–906.

Ensor, T. 1999. « Developing health insurance in transitional Asia ». *Social Science and Medicine* 48(7) : 871–879.

European Observatory of Health Systems. 2000. *Germany.* Copenhague : World Health Organization (http://www.euro.who.int/observatory/CtryInfo/CtryInfo).

————. 2002. *Country profiles.* Copenhague : World Health Organization (http://www.euro.who.int/observatory/CtryInfo/CtryInfo).

Guisán, S., M. Carmen, et al. 2002. « Economic growth and cycles in European Union, USA and Japan 1900–1999 ». *Review on Economic Cycles* 3(1) (http://ideas.repec.org/a/rec/cycles/v3y2001i1_1.html).

Hanvoravongchai, P. 2002. « Medical savings accounts : Lessons learned from limited international experience ». Discussion paper WHO/EIP/FER/DP02.3. Genève : World Health Organization (http : //www.who.int/health_financing).

Hrbac, B., B. Ljubic, et I. Bagaric. 2000. « Basic package of entitlements and solidarity in the Federation of Bosnia and Herzegovina ». *Croatian Medical Journal* 41(3) : 287–293.

Hofmarcher, M. M., et H. Rack. 2001. *Health care systems in transition : Austria.* Copenhague : World Health Organization.

Ikegami, N., et J. C. Campbell. 1998. *The art of balance in health policy : Maintaining Japan's low-cost, egalitarian system.* New York : Cambridge University Press.

James, C., G. Carrin, W. Savedoff, et P. Hanvoravongchai. 2003. « Clarifying efficiency-equity tradeoffs through explicit criteria, with a focus on developing countries ». Discussion paper WHO/EIP/FER/DP04.5. Genève : World Health Organization (http : //www.who.int/health_financing).

Jack, W. 2002. « Public intervention in health insurance markets : Theory and four examples from Latin America ». *The World Bank Research Observer* 17(1) : 67–88.

Kwon, S. 2003. « Healthcare financing reform and the new single payer system in the Republic of Korea : Social solidarity or efficiency ». *International Social Security Review* 56(1) : 75–94.

Londoño, J. L. 2000. « Managing competition in the tropics ». IDB Workshop on Comparative Study on Health. Washington, DC. : Inter-American Development Bank.

McGuire, A., J. Henderson, et G. Mooney. 1988. *The economics of health care.* London : Routledge.

Maddison, A. 1994. *L'économie mondiale 1820–1992.* Paris : OCDE, Centre de Développement.

Ministère de la Santé et du Bien-Être (Japon). 2003a. *The social security system in the prewar days.* Tokyo : Ministère de la Santé et du Bien-Être (http://www1.mhlw.go.jp/english/).

Ministère de la Santé et du Bien-Être (Japon). 2003b. *Emergency relief and rebuilding of the foundation in the postwar days : 1945–1954.* Tokyo : Ministère de la Santé et du Bien-Être (http : //www1.mhlw.go.jp/english/).

Miranda, G. 1994. *La seguridad social y el desarrollo en Costa Rica.* San José, Costa Rica : Editorial Nacional de Salud y Seguridad Social EDNASSS.

Moens, F., et G. Carrin. 1992, « Prepayment for hospital care in the Bwamanda health zone », dans G. Carrin et M. Vereecke (éditeurs), *Strategies for health care in developing countries.* Londres : MacMillan Press Ltd.

Moon, O. R. 1998. « The Korean health insurance programme », dans S. Nitayarumphong et A. Mills, *Achieving universal coverage of health care.* Nontaburi, Thailand : Ministry of Public Health.

Mossialos, E., et J. Le Grand. 1999. « Cost containment in the EU : An overview », dans E. Mossialos et J. Le Grand (éditeurs), *Health care and cost containment in the European Union.* Aldershot : Ashgate.

National Bureau of Statistics 1980. *Social indicators in Korea.* Seoul : Economic Planning Board.

Normand, C., et C. Weber. 1994. *Social health insurance. A guidebook for planning.* Genève : World Health Organization et International Labour Organization.

Ogawa, S., T. Hasegawa, G. Carrin, et K. Kawabata. 2003. « Scaling up community health insurance : Japan's experience with the 19th century Jyorei scheme ». *Health Policy and Planning* 18(3) : 270–278.

Organisation for Economic Co-operation and Development (OECD). 2001. *OECD health data 2001 : Comparative analysis of 30 countries.* Paris : Organisation for Economic Co-operation and Development.

World Health Organization. 2000. *Rapport sur la santé dans le monde : Pour un système de santé plus performant.* Genève : World Health Organization.

Perrot, J. 2002. « Analyse de l'allocation des Ressources Financières au Sein d'un Système de Santé ». Discussion paper WHO/EIP/FER/DP.F.02.1. Genève : World Health Organization (http : //www.who.int/contracting).

Richardson, J., J. Wildman, et I. K. Robertson. 2003. « A critique of the World Health Organisation's evaluation of health system performance ». *Health Economics* 12(5) : 355–366.

Ron, A. 1993. « Planning and implementing health insurance in developing countries : Guidelines and case studies ». Macroeconomic, Health and Development Series n° 7. Genève : World Health Organization.

Ron, A. 2003. « Social health insurance. Applicability to Sub-Saharan Africa ». Brazzaville : World Health Organization.

Rossetti, A. 2002. « Social health insurance in Latin America ». Background paper for the DFID Health Insurance Workshop, April 9–10. Londres : DFID Health Systems Resource Centre.

Savedoff, W. D. 2000. « Reaching the poor through demand subsidies : The Colombian Health Reform ». Discussion paper. Washington, DC. : Inter-American Development Bank.

Savedoff, W. D., et G. Carrin. 2003. « Developing health financing policies », dans C. J. Murray et D. B. Evans, *Health systems performance assessment : Debates, methods and empiricism.* Genève : World Health Organization.

Savedoff, W. D., G. Carrin, K. Kawabata, et A. Mechbal. 2003. « Monitoring the health financing function », dans C. J. Murray et D. B. Evans, *Health systems performance assessment : Debates, methods and empiricism.* Genève : World Health Organization.

Sekhri, N., et W. D. Savedoff. 2003. « Private health insurance : Implications for developing countries ». Discussion paper EIP/FER/DP.04.3. Genève : World Health Organization.

Schokkaert, E., et C. Van de Voorde. 2002. « Belgium : Risk adjustment and financial responsibility in a centralised system ». *Health Policy* 65(1) : 5–19.

Tung-liang, C. 1997. « Taiwan's 1995 health care reform ». *Health Policy* 39(3) : 225–239.

van de Ven, W. P. M. M., K. Beck, F. Buchner, D. Chernichovsky, et al. 2002. « Risk adjustment and risk selection on the sickness fund insurance market in five European countries ». *Health Policy* 65(1) : 75–98.

Van Ginneken, W. (éditeur). 1999. *Social security for the excluded majority : Case studies of developing countries.* Genève : International Labour Organisation.

Witter, S., T. Ensor, M. Jowett, et R. Thompson. 2000. *Health economics for developing countries : A practical guide.* Londres et Oxford : MacMillan Education Ltd.

Xu, K., J. Klavus, K. Kawabata K., D. B. Evans, P. Hanvoravongchai, J. P. Ortiz, R. Zeramdini., et C. J. Murray. 2003. « Household health system contributions and capacity to pay : definitional, empirical and technical challenges », dans C. J. Murray et D. B. Evans, *Health systems performance assessment : Debates, methods and empiricism.* Genève : World Health Organization.

Zweifel, P., et W. G. Manning. 2000. « Moral hazard and consumer incentives in health care », dans A. J. Culyer et J. P. Newhouse (éditeurs), *Handbook of health economics*, Vol. 1A. Amsterdam : Elsevier Science.

CHAPITRE 17

Offre de soins et assurance : Les enjeux en Afrique francophone

Pierre Fournier, Caroline Tourigny

Résumé : *Le développement de l'assurance maladie en Afrique permettrait une dissociation des fonctions de paiement et de dispensation des services qui est au cœur de toutes les réformes de santé. En Afrique, l'assurance maladie se développe selon différentes modalités mais elles sont toutes indissociables de l'offre de soins. Bien souvent cette dernière, très largement dominée par le secteur public, n'est pas de qualité satisfaisante. L'absence de concurrence limite le potentiel d'amélioration de la qualité attendue des ententes contractuelles entre l'assureur et le prestataire. Ce chapitre synthétise les expériences rapportées et les leçons apprises durant le colloque « L'amélioration de l'accès aux services de santé en Afrique francophone : le rôle de l'assurance » (Institut de la Banque mondiale – Institut Multilatéral d'Afrique – Collège des Économistes de la Santé – Paris, 28–29 avril 2004) en distinguant les différentes formes d'assurances et situations de l'offre de soins. Il développe plus particulièrement la situation la plus fréquente à savoir la mise en place de la micro assurance volontaire dans un contexte d'offre quasi exclusivement publique. Actuellement, la capacité de l'assurance d'influencer la disponibilité et la qualité de l'offre des soins est limitée. Quelques stratégies que les assurances pourraient utiliser pour améliorer l'offre de soins dans différents contextes sont identifiées et discutées.*

L'assurance dans le domaine de la santé présente plusieurs avantages directs du fait de la protection qu'elle confère aux assurés et en tant que mécanisme de financement. L'offre de soins est indissociable de ces avantages : la protection contre le risque maladie n'est réellement effective que si les soins sont appropriés et de qualité, et l'efficacité d'un mécanisme de financement de la santé n'a d'utilité que si les autres composantes du système de santé, et en particulier le système de soins, jouent convenablement leur rôle.

La dissociation des fonctions de paiement des soins et de leur dispensation a été et demeure partout au cœur des réformes de santé. Ce n'est pas sous cet angle que la perspective des liens entre l'offre de soins et l'assurance sera développée dans ce chapitre. Nous nous efforcerons plutôt de faire une synthèse des éléments empiriques apportés par le colloque « L'amélioration de l'accès aux services de santé en Afrique francophone : le rôle de l'assurance »[1] qui s'est centré sur l'état des lieux et l'extension de l'assurance maladie dans ses différentes formes.

Cette perspective sera développée sous l'angle de l'extension de l'assurance maladie selon différentes situations de l'offre de soins. Préalablement un bref tableau de la situation générale de l'offre de soins en Afrique au sud du Sahara (ASS) sera brossé. Ensuite nous regrouperons les expériences rapportées, à l'occasion complétées par des éléments probants de la littérature, selon trois cas de figure qui ne sont pas tous mutuellement exclusifs : (1) l'assureur est établi et ses expériences avec les prestataires de soins facilitent ou limitent ses opérations, (2) l'assureur vise à s'établir et ses liens avec les prestataires sont déterminants pour le démarrage de l'assurance et (3) l'assureur et les prestataires ont des liens étroits qui peuvent aller jusqu'à l'intégration. Pour terminer, nous verrons comment agir sur l'offre de soins avec les leviers qu'une assurance peut apporter.

LA SITUATION DE L'OFFRE DE SOINS EN ASS

Elle a connu des évolutions importantes. Les aspects qui seront succinctement mis en exergue dans cette section concerneront : l'extension de la couverture géographique, la disponibilité des médicaments essentiels, la qualité des services, leurs coûts et leurs liens avec l'utilisation. Nous n'aborderons pas les questions relatives à l'efficience des soins ou à leur impact sur la santé. Le rôle du secteur privé constitue également un enjeu important dans le développement de l'offre de soins en ASS. Nous en discuterons dans la perspective plus générale de la concurrence entre différentes formes de l'offre, ou au contraire de situations quasi monopolistiques.

Il est clair que depuis les indépendances des progrès considérables ont été réalisés en matière de couverture des soins à tous les niveaux de la pyramide sanitaire, et en particulier au niveau des soins de première ligne. Pour certains pays étendus et à faible densité démographique, cela constitue toujours la première priorité de développement du système de soins[2]. Cette extension géographique a permis dans certains cas de corriger des inégalités de couverture héritées de l'époque coloniale[3]. Bien qu'elle ne constitue plus de façon univoque la barrière la plus importante à l'accès aux soins, l'accessibilité géographie demeure un problème, à considérer en lien avec les coûts et la qualité des soins (Noor et al. 2003).

La qualité des soins est devenue une préoccupation quand les investissements qui ont permis l'extension de la couverture n'ont pas produit les effets attendus en termes d'utilisation des services de santé. Dans cette perspective, c'est vers la qualité des soins perçue et ses dimensions culturelle et inter personnelle que l'attention s'est tournée et qu'on a cherché à la caractériser (Haddad et al., 1998) et à la mesurer (Haddad, Fournier, Potvin 1998). La qualité technique (et son impact sur la santé) a toujours été d'actualité dans les domaines où ses déficiences ont un effet immédiatement néfaste et directement attribuable sur la santé, comme par exemple ceux des soins obstétricaux et néonataux (Kwast 1996, 1998). Avec ces deux aspects de la qualité, perçue et technique (ou profane et professionnelle), on touche deux dimensions centrales des services de santé dont l'utilisation est la charnière : la perception de la qualité des services par les populations détermine leur utilisation et leur qualité technique rend cette utilisation efficace.

Les coûts des services de santé sont devenus une préoccupation majeure quand on a institutionnalisé le transfert d'une partie des charges du financement public au privé et plus particulièrement aux malades. Ce tournant qu'incarne l'Initiative de Bamako (McPake, Hanson, Mills 1993) a depuis été documenté en termes de ses effets généralement négatifs sur l'utilisation des services de santé et sa contribution à l'appauvrissement (Palmer et al., 2004). Là où ils ont été institutionnalisés, l'abolition totale des paiements directs aux usagers est toujours un sujet d'actualité (Xu et al., 2006).

S'il y a un domaine où on note une amélioration tangible, c'est celui de la disponibilité et de l'accessibilité des médicaments essentiels. Les initiatives de l'Organisation Mondiale de la Santé (OMS) dans les années 70 – 80 sont à l'origine de cette situation. L'Initiative de Bamako a d'une part capitalisé à partir des premiers acquis des politiques nationales des médicaments essentiels, et d'autre part permis de sécuriser le financement de l'acquisition des médicaments à partir du recouvrement des coûts. Il faut rappeler que la disponibilité du médicament est une composante majeure de la qualité des soins perçue par les usagers.

Le secteur privé occupe une place de plus en plus importante en ASS. Le vocable « secteur privé » regroupe des modalités organisationnelles et des pratiques très diverses : secteur privé de la médecine moderne orienté vers la clientèle aisée, pratiques privées plus ou moins légales de professionnels du secteur public, pratiques illégales, secteur sans but lucratif et souvent confessionnel, secteurs coopératif et communautaire, etc . . .

On s'accorde pour reconnaître que le secteur privé occupe une place grandissante en ASS, mais la contribution effective qu'il peut apporter au système de santé n'est pas clairement établie, surtout pour le privé à but lucratif. D'une part on enregistre un plaidoyer vigoureux pour le développement de ce secteur pour le bénéfice de tous (Mills et al. 2002 ; Prata, Montagu, Jefferys 2005) et d'autre part la qualité des services qui y sont produits est mal connue, et surtout elle semble difficile à améliorer (Zwi, Brugha, Smith 2001).

Il faut également mentionner, comme le montre Streefland (2005) en Ouganda, que le développement du secteur privé se fait parfois à l'occasion de l'affaiblissement du secteur public et en détournant des ressources du public vers le privé[4], ce qui a justement pour effet d'accroître l'affaiblissement du secteur public. Dans leur présentation détaillée du fonctionnement et des pratiques d'un centre de santé urbain public à Conakry (Guinée), Diallo et Campel-Camara (2003) décrivent une situation analogue : les employés de ce centre (soignants et non soignants) surfacturent à leur profit certaines catégories de patients.

En ASS, où la majorité de la population réside en milieu rural, la diversité de l'offre est radicalement différente selon que l'on se situe en milieu urbain ou rural. En milieu urbain, l'offre de soins est diversifiée tant en termes des niveaux de soins que des secteurs d'activités des prestataires. En milieu rural, l'offre est souvent exclusivement publique[5]. De ce fait, les situations de concurrence y sont plutôt rares et les incitatifs (souvent financiers) qui permettraient d'influencer l'offre sont donc inopérants. Une lecture de cette situation peut se faire par le biais des études portant sur l'utilisation des services de santé. En milieu urbain, les utilisateurs peuvent exercer leurs préférences, et quand ils en ont les moyens, ils préfèrent se diriger vers le secteur privé où l'accueil est meilleur, mais la qualité technique inconnue voir douteuse pour certains prestataires. En milieu rural, même si l'offre publique est reconnue de mauvaise qualité, les populations n'ont généralement pas d'autre alternative que d'y recourir[6]. La diversité des situations de l'offre ne peut se résumer à ces deux extrêmes : dans les villes de taille intermédiaires comme les capitales régionales, on assiste à l'émergence d'une offre privée lucrative qui présente une amélioration qualitative notable et qui du fait du pouvoir d'achat limité des populations, ne vise pas exclusivement la population très nantie qui ne se retrouve que dans les capitales nationales[7]. L'interrelation entre les différents secteurs se réalise également par les influences qui s'exercent sur les professionnels selon la situation de concurrence dans laquelle ils se trouvent. Maïga et al. (2003) ont montré qu'au Mali les comportements des prescripteurs du secteur public variaient selon qu'ils se trouvaient ou non en présence d'une offre privée concurrente.

ASSURANCE MALADIE ET OFFRE DE SOINS

Cette section passera en revue les expériences entre les assurances et les prestataires de soins, le rôle de la situation de l'offre de soins sur la mise en place et le développement des assurances et les solutions proposées ou expérimentées pour pallier aux difficultés rencontrées. Les expériences rapportées ici présentent deux caractéristiques limitantes : d'une part elles font généralement état des difficultés entre l'assureur et les prestataires, les expériences positives rapportées étant beaucoup plus rares et, d'autre part, ces situations ne sont rapportées que du point de vue des assureurs et non de celui des prestataires. Une large part de ces expériences concerne la micro assurance, ce qui n'est pas étonnant vu l'engouement dont est l'objet cette innovation.

L'assureur est établi

Une partie importante des problèmes rencontrés relèvent du non respect du contrat entre l'assureur et le prestataire. Dans le cas de la micro assurance, cette notion de contrat est souvent toute relative car dans bien des cas, il n'a pas fait pas l'objet d'un document écrit[8]. Les différents problèmes qui ont été recensés relèvent : (1) de la reconnaissance des bénéficiaires et de leurs droits, (2) du respect (ou du non respect) de la tarification, du contrôle des actes médicaux et des règles de prescriptions, et (3) de la disponibilité et la qualité de l'offre.

Reconnaissance des bénéficiaires

Ce point est critique car un bénéficiaire qui ne peut faire valoir ses droits lorsqu'il veut accéder aux soins perdra confiance dans son assurance et ce lien est fondamental.

- Au Sénégal, on a rapporté que les assurés de certains Instituts de Prévoyance Maladie (IPM) se voient refuser la prise en charge de leurs soins ou de leurs ordonnances médicales par des fournisseurs vis-à-vis desquels les IPM ont des retards de paiements du fait de leurs difficultés financières. (Diallo, Diongue et Wade, 2004).

- Au Togo, certaines structures sanitaires publiques refusent les attestations de prise en charge médicale des fonctionnaires et autres agents de l'État (Bawe et al. 2004). Il en est de même au Gabon où les prises en charge délivrées par la CNGS (Caisse Nationale de Garantie Sociale) sont refusées par les hôpitaux (Biyogo Bi-Ndong et al., 2004).

Tarification, contrôle des actes médicaux et règles de prescriptions

- Au Sénégal, les IPM remboursent les soins dispensés dans le secteur privé pour lesquels ils bénéficient de tarifs privilégiés. En l'absence de nomenclature générale des actes médicaux et d'un contrôle médical des actes, la situation est très défavorable pour les IPM qui sont confrontées à des pratiques de surprescriptions et de surconsommation médicamenteuse qui mettent leur équilibre financier en péril (Diallo et al., 2004)

- Au Mali, l'UTM (Union Technique de la Mutualité) a de grandes difficultés à faire respecter les dispositions contractuelles qui prévoient que les médecins prescrivent des médicaments sous DCI (Dénomination Commune Internationale ou « médicaments génériques »), et de ce fait envisage de créer prochainement plusieurs pharmacies mutualistes qui appliqueront le principe de substitution sur les ordonnances de médicaments de marque (Ouattara 2004). Toujours au Mali, on a rapporté des situations où les prestataires « détournent » les mutualistes qui sont une clientèle solvable, des établissements publics vers des établissements privés pour lesquels ils ne disposent pas de couverture (Letourmy et al., 2005). Le Burundi envisage également de créer un réseau de pharmacies mutualistes afin de contenir les coûts du régime des agents publics et assimilés (Nzohabonimana et al., 2004a). Au Rwanda, la Rwandaise d'Assurance-Maladie (RAMA) dispose déjà de son réseau de pharmacies mutualistes (Gakwaya et al., 2004).

- Au Bénin, les assureurs souhaitent standardiser les schémas thérapeutiques et assurer un contrôle par un médecin conseil (Affo et al., 2004), pratique aussi envisagée par le Togo (Bawe et al., 2004).

Disponibilité et qualité de l'offre

Les faiblesses quantitatives et qualitatives de l'offre constituent une contrainte majeure dans le fonctionnement des assurances santé en ASS, cette préoccupation a clairement été formulée dans le cas du Burundi, du Tchad, du Rwanda, de la Mauritanie, du Bénin, du Mali, du Gabon, de la Côte d'Ivoire et du Burkina Faso. Une revue exhaustive des enjeux entourant le développement des mutuelles de santé en ASS établit le même constat (Waelkens, Criel 2004).

- Au Burundi, les inégalités de couverture géographique du réseau public ne permettent pas aux assurés résidant loin des grands centres de bénéficier des prestations couvertes par la Mutuelle de la Fonction Publique. Cela a conduit ses opérateurs à envisager de passer des conventions avec d'autres prestataires et en particulier privés (Nzohabonimana et al., 2004b).

- Au Tchad, où les défis de couverture géographique demeurent considérables, l'offre publique limite l'effectivité de l'assurance et on envisage également d'inclure les prestataires privés dans l'offre de soins assurée (Kadaï, Nouhou, Ndoundo 2004).

- Au Rwanda, on a essayé d'introduire des mécanismes de rémunération des prestataires basés sur la performance ou sur de nouvelles bases (capitation) pour inciter à l'amélioration de la qualité et de l'efficience de l'offre de soins (Gakwaya et al., 2004).

L'assureur cherche à s'établir

Quand l'assureur cherche à s'établir, la disponibilité et la qualité de l'offre de soins déterminent en grande part la propension à s'assurer. Les études sur la disposition à payer les primes d'assurances qui ont inclus comme facteur de contrôle l'offre de soins, montrent qu'elle constitue un facteur déterminant du montant d'argent que les populations sont prêtes à payer pour contracter une assurance santé. Il en est bien entendu de même pour d'autres variables, comme les revenus et d'autres caractéristiques des individus et des communautés. A Nouna, au Burkina Faso, plus la distance qui sépare le domicile du centre de santé est grande, moindre est la disposition à payer pour une prime d'assurance (Dong et al., 2004)[9].

Les études qui ont porté sur les préférences des utilisateurs potentiels des micro assurances de santé ou qui ont analysé les difficultés lors de leur mise en œuvre mettent toutes en relief l'importance de l'offre de soins. Toujours à Nouna, De Allegri, Sanon et Sauerborn (2006) montrent que les populations attendent de la mise en place d'une mutuelle de santé qu'elle conduise à des changements d'attitudes du personnel de santé (plus aimable, plus accueillant) dont elles reconnaissent par ailleurs les compétences techniques. Les populations de cette zone sont prêtes à accepter que l'on établisse un système de triage au premier niveau (« gatekeeper ») mais elles refusent l'idée de se voir imposer un centre de santé déterminé comme unique porte d'entrée, elles veulent pouvoir recourir au centre de santé de leur choix (De Allegri et al., 2005).

Explorant différentes dimensions de la confiance entre les assurés et le dispositif de protection qui leur est proposé au Rwanda, Schneider (2005) relève que le manque de confiance vis-à-vis des prestataires est la principale raison de la décision de ne pas adhérer à une micro assurance de santé.

L'analyse de l'échec de l'implantation d'une micro assurance de santé en Guinée a montré que les populations saisissaient bien l'intérêt pour elles d'adhérer à cette assurance, qu'elles étaient prêtes à payer les primes demandées, mais que la principale raison pour ne pas adhérer était la faible qualité des soins disponibles (Criel, Waelkens 2003).

Assureur et prestataire sont étroitement liés

Ces situations sont plutôt rares en ASS francophone mais elles ont été évoquées à quelques reprises comme étant une alternative à la piètre qualité de l'offre de soins disponible. Cette alternative n'est envisageable que pour les services de type ambulatoire qui ne requièrent pas des investissements importants. Dans le cas des soins hospitaliers, il est peu probable de voir cette option se développer car les coûts sont trop importants pour les organismes assureurs (De Roodenbeke 2006)

Il faut également noter que quelques pays disposent d'une médecine d'entreprise qui sans constituer une entité de type « assureur/offreur de soins », s'y apparente. Généralement il s'agit de situations où des dispositions légales exigent des entreprises qu'elles couvrent certaines dépenses de santé de leurs employés et dans certains cas, des entreprises préfèrent offrir directement ces services, plutôt que de les contracter auprès de prestataires de soins extérieurs[10]. Ainsi en Côte d'Ivoire où cette disposition existe mais où elle est inégalement appliquée, certaines grandes entreprises disposent de structures de soins accessibles aux employés (Ouegnin 2004).

Outre la médecine d'entreprise, on retrouve dans certains pays d'ASS, des réseaux, souvent modestes, d'établissements de soins qui appartiennent à des systèmes d'assurances obligatoires ou volontaires qui couvrent une fraction limitée de la population, généralement les salariés du secteur formel. Ainsi au Mali, l'INPS (Institut National de Prévoyance Sociale) dispose d'une quinzaine d'établissements (centres de santé, centres de protection maternelle et infantile) (Letourmy, Ouattara 2006).

On a rapporté plusieurs situations dans lesquelles assurance et prestation de soins étaient liés ou souhaitaient le devenir. En Guinée forestière où l'on retrouve une association dynamique des mutuelles et où l'offre de soins limite son développement, « le réseau mutualiste est tenté par la recherche d'une offre privée alternative, voire par la mise en place de ses propres formations de soins ou d'une pharmacie dont l'approvisionnement serait autonome » (Letourmy et al., 2005).

Au Mali, dans la Région de Mopti, la mutuelle *Kénèya So* après plusieurs années de fonctionnement, a décidé de créer son propre centre de santé pour pallier à la mauvaise qualité des soins (Letourmy, Pavy-Letourmy 2003). Il faut mentionner que dans ce pays, le mouvement mutualiste est né à partir d'une mutuelle des enseignants qui a créé son propre centre de santé qui bénéficie d'une réputation enviable et qui est ouvert au public.

Au Sénégal, dans les mutuelles communautaires qui offrent directement des services (donc permettent d'éviter les différents obstacles liés au recours à un prestataire avec lequel la mutuelle a un contrat) on a noté des niveaux de satisfaction et de confiance plus grands parmi les adhérents, ce qui se traduit par une meilleure disposition à payer. Ces différents points (confiance, satisfaction, disposition à payer) témoignent de processus d'interactions positifs entre les mutuelles qui offrent directement des services et leurs adhérents. Ce qui constitue des facteurs potentiels de succès, et surtout de pérennité (Fournier et al., 2005).

DÉFIS ET PERSPECTIVES

Cette section abordera la question des effets de l'assurance santé sur l'offre de soins, en particulier des conditions qui lui permettent ou lui permettraient d'avoir un effet positif, et sur le point de vue des prestataires vis-à-vis de l'assurance.

Globalement, il ne semble pas que le développement de l'assurance maladie en ASS ait contribué à l'amélioration de la qualité des soins (Waelkens, Criel 2004 ; Ekman 2004) mais ce type d'évidence est difficile à établir et l'on en est réduit à analyser des expériences ponctuelles en spéculant sur leur potentiel de généralisation. En principe, les systèmes d'assurance maladie sont en mesure d'améliorer la qualité des soins via différents leviers dont l'apport financier et la contractualisation mais dans la pratique ils s'avèrent faibles ou inopérants (Criel et al., 2006).

Ba, Waelkens et Criel (2005) rapportent qu'en Guinée où un réseau de mutuelles s'est impliqué directement dans l'offre de soins pour contribuer à son amélioration, ce réseau a constitué un stock de médicaments auprès des formations sanitaires, car les ruptures de stock constituaient un profond motif d'insatisfaction des mutualistes.

Au Bénin, dans le cadre de la contractualisation, une mutuelle a réussi pendant un temps limité à faire adopter par un centre de santé, une tarification simplifiée à l'épisode qui a amélioré la continuité des soins, et qui a satisfait les mutualistes (Letourmy 2006).

Au Rwanda, des mutuelles qui ont atteint un nombre d'adhérents suffisant ont installé des agents au sein des formations sanitaires ; ces derniers facilitent les démarches des mutualistes, mais aussi permettent d'éviter que des abus ou des fraudes soient commis (Musango, Criel, Dujardin 2005).

Outre ces interventions ponctuelles, le Rwanda présente un cas intéressant où l'intervention sur la qualité est plus structurée et de plus grande envergure. Sa perspective est également inusitée ; au lieu de voir l'amélioration de la qualité des soins comme une conséquence de la contractualisation elle est considérée comme « un moyen d'amélioration du système de mutualisation dénommé *Initiative pour la performance* ». Cette initiative avait pour objectifs d'améliorer la productivité des services de santé et elle comprenait une dimension de mesure de la qualité des services. Après deux années d'expérience cette initiative s'est avérée avoir des effets positifs sur l'utilisation des services de santé par les mutualistes et également sur le taux d'adhésion à la mutuelle des nouveaux membres quand l'obstacle financier était levé via l'octroi d'un crédit bancaire (Musango et al., 2005).

La perspective des prestataires sur leur rôle dans le développement des mutuelles est peu ou mal documentée. Analysant les causes de l'échec de l'expérience mutualiste *Maliando* en Guinée, en mettant l'accent sur la perspective des prestataires, Criel et al. (2005) rapportent que les professionnels de santé comprennent bien les objectifs et le fonctionnement de la mutuelle, mais que la situation de dialogue avec les populations dans laquelle ils se retrouvent est à la fois inusitée et dérangeante pour eux. Poussant un peu plus loin l'analyse, il s'avère que les professionnels acceptent l'augmentation de la charge de travail induite par les relations particulières avec la mutuelle, mais les modifications du système des primes et la diminution des possibilités de surtarification semblent constituer les motifs d'insatisfaction plus profonds qui les amènent à une attitude peu collaboratrice avec les promoteurs de la mutuelle.

On a également rapporté que les mutualistes étaient plus exigeants et que cela irritait les professionnels sans toutefois documenter le caractère bien fondé de ces exigences (Criel et al. 2005 ; Schneider 2005 ; Hygea 2004).

Au Sénégal, quand les prestataires en liens avec des mutuelles communautaires de santé ont été invités à formuler des propositions relatives au développement de ces mutuelles, ils ont d'abord recommandé qu'elles améliorent leurs bases financière et gestionnaire, et ensuite ils ont mentionné qu'ils devraient être impliqués plus fortement dans le fonctionnement des mutuelles du fait de leur expertise médicale (Hygea 2004).

Au-delà des stratégies ponctuelles ou plus larges de la part des assurances pour améliorer l'offre de soins et quelles que soient les attitudes des prestataires, la question de fond tient dans les rapports de forces entre prestataires et assurances[11]. Actuellement le rapport de forces est généralement défavorable aux assurances, car elles sont souvent de petite taille et leurs capacités techniques sont limitées. Dans certains pays ou régions, on assiste à des regroupements des micro assurances qui ont le potentiel de faire évoluer ce rapport de forces en faveur des assureurs. Au Sénégal et en Guinée, des regroupements régionaux de mutuelles se constituent soit pour favoriser l'établissement de conventions hospitalières harmonisées et obtenir des tarifs préférentiels (Région de Thiès au Sénégal), soit pour mettre en commun des ressources et développer une meilleure capacité d'interagir avec les prestataires (Région de la Guinée Forestière) (Ba et al., 2005). C'est aussi une option que proposent Letourmy et Pavy-Letourmy (2003) quand ils analysent la contribution potentielle de l'extension des mutuelles sur le système de santé.

Ces regroupements devraient avoir également pour effet d'améliorer les capacités techniques (administration, gestion financière, gestion du risque) qui font cruellement défaut au micro assurances et qui entravent le développement du mouvement mutualiste.

CONCLUSION

En ASS, le développement de l'assurance maladie et l'offre de soins sont indissociables. Leur interdépendance est probablement plus forte qu'ailleurs, car la diversité de l'offre n'est pas suffisamment grande pour que les effets de concurrence puissent jouer pleinement, et le développement de l'assurance se fait en majeure partie via la micro assurance qui ne dispose pas du poids et de l'expertise permettant de jouer un rôle déterminant dans l'amélioration de l'offre de soins.

Ce constat étant établi, quelles sont les stratégies les plus appropriées pour améliorer la situation ? Il paraît inévitable de devoir agir soit simultanément sur les deux, soit de renforcer le poids des assurances. Les initiatives qui, comme au Rwanda, associent les assureurs et les prestataires sont de nature à générer simultanément des effets bénéfiques pour le développement de l'assurance et sur l'offre de soins.

Pour pallier au désavantage du rapport des forces entre les prestataires et les assureurs, au détriment de ces derniers, deux voies non exclusives se présentent : renforcer le poids, les capacités techniques et de négociation des assureurs par la création de réseaux qui constitueront des entités plus aptes à négocier avec les prestataires et capables d'influer indirectement sur l'offre de services ; ou créer une offre concurrente qui se limitera forcément aux soins peu onéreux et aux médicaments. La création de pharmacies mutualistes, de cabinets de soins dépendant directement des assureurs est un mouvement qui se dessine et qui pourrait avoir à moyen terme un effet bénéfique sur l'offre de soins publique et privée quand les assureurs deviendront un acteur de poids dans le marché de la santé en ASS.

NOTES

1.   Paris, 28 – 29 avril 2004. Institut de la Banque mondiale – Institut Multilatéral d'Afrique – Collège des Économistes de la Santé. http://www.ces-asso.org/docs/Colloque_WBI-IMA-CES-MAE-OMS_avril_2004.pdf .

2.   Audibert et De Roodenbeke (2005) rapportent qu'au Mali, en 2002, 80 % des ressources du plan de développement sanitaire a été consacré à l'extension de la couverture sanitaire.

3.   Au Burkina Faso (anciennement Haute Volta), l'occupation de l'espace à l'époque coloniale s'est faite selon deux logiques différentes et parfois opposées : celle du colonisateur et celle de l'église catholique et ces empreintes ont fortement marqué l'organisation spatiale du système de soins (Meunier 1999).

4.   Pour cet auteur, en Ouganda, la diminution de ressources dans le secteur public, qu'il qualifie de « contraction », entraîne des stratégies de survie du personnel de santé parmi lesquelles des pratiques privées avec des ressources publiques (essentiellement des médicaments). Il dénomme « puvate » (contraction de « public » et « private ») cet espace dans lequel les professionnels combinent leurs différentes pratiques.

5. Ou « quasi publique » comme au Mali, où le mouvement des centres de santé communautaires est fortement encadré par les pouvoirs publics.

6. Criel et Waelkens (2003), rapportent qu'après la mise en place d'une micro assurance de santé en Guinée, les adhérents utilisent plus les services publics de santé qui sont les seuls disponibles, mais qu'ils n'en sont pas satisfaits.

7. Fournier et al. (2002) rapportent une situation au Mali où dans une capitale régionale, une sage femme installée dans le secteur privé lucratif dispose d'un échographe qu'elle utilise lors des consultations pré natales. Sa notoriété est excellente, elle dépasse largement les limites de la ville et sa clientèle est considérable.

8. N'Diaye (2006) rapporte que dans l'inventaire de 622 dispositifs d'assurance maladie de 11 pays d'Afrique francophone, seulement 64 % d'entre eux ont une convention écrite avec un prestataire, 18 % ont une « convention orale » et 16 % n'en n'ont pas.

9. En Inde, Mathiyazhagan (1998) a établi le même constat.

10. Il faut rappeler qu'en République Démocratique du Congo (ex-Zaïre), la médecine d'entreprise jouait un rôle important dans l'offre de soins. En milieu rural, les hôpitaux des entreprises forestières et minières étaient parfois les seuls disponibles et dans certains cas ils constituaient la pièce maîtresse du système de soins du district destiné à l'ensemble de la population (dénommé Zone de santé).

11. Ce terme ne doit pas être exclusivement pris dans sons sens propre, les manifestations de bonne volonté et de collaboration entre prestataires et assureurs existent et doivent être encouragées. Comme par exemple le fait que des représentants des mutuelles siègent sur les Conseils d'administration des hôpitaux au Mali (Ba et al., 2005).

BIBLIOGRAPHIE

Affo, A. M., M. Ayi, A. O. Diogo, A. Koto-Yerima, et al. 2004. « Couverture du risque maladie au Bénin ». Colloque 'amélioration de l'accès aux services de santé en

Afrique francophone : le rôle de l'assurance, Paris, 28–29 avril (http://www.ces-asso.org/docs/WBI_IMA_Rapport_Benin.pdf).

Audibert, M., et E. de Roodenbecke .2005. « Utilisation des services de santé de premier niveau au Mali : Analyse de la situation et perspectives ». Document de travail. Washington, DC. : World Bank, Africa Region, Department of Human Development.

Ba, A. S., M. P. Waelkens, et B. Criel. 2005. « La mise en réseau des mutuelles de santé : une stratégie pour mieux couvrir les soins de santé au niveau hospitalier ? » Colloque financement de la santé dans les pays en développement, CERDI, Clermont-Ferrand, 1–2 Décembre (http://www.cerdi.org/Colloque/FSPD2005/papier/Ba_txt.pdf).

Bawa, K. N., G. Napo Koura, J. Gavon, A. V. Agbogbe, K. Kutowogbe, et B. Adom'ako. 2004. « Colloque sur l'assurance maladie. Présentation de l'équipe du Togo ». Colloque l'amélioration de l'accès aux services de santé en Afrique francophone : le rôle de l'assurance, Paris, 28–29 avril (http://www.ces-asso.org/docs/WBI_IMA_Rapport_Togo.pdf).

Biyogo Bi-Ndong, G., A. Inoua, J. P. Mbeng Mendou, et J. C. Nkoghe Eny. 2004. « assurance maladie au Gabon ». Colloque L'amélioration de l'accès aux services de santé en Afrique francophone : le rôle de l'assurance, Paris, 28–29 avril (http://www.ces-asso.org/docs/WBI_IMA_Rapport_Gabon.pdf).

Criel, B., A. A. Diallo, J. Van der Vennet, M. P. Waelkens, et A. Wiegandt. 2005. « La difficulté du partenariat entre les professionnels de santé et les mutualistes : Le cas de la mutuelle de santé Maliando en Guinée-Conakry ». *Tropical Medicine and International Health* 10(5) : 450–463.

Criel, B., P. Blaise, M. P. Waelkens, et D. Frette, D. 2006. « Mutuelles de santé en Afrique et qualité des soins dans les services : Une interaction dynamique », dans G. Dussault, P. Fournier, et A. Letourmy (éditeurs), *L'Assurance maladie en Afrique francophone*. Washington, DC. : World Bank.

Criel, B., et M. P. Waelkens. 2003. « Declining subscriptions to the Maliando Mutual Health Organization in Guinea-Conakry (West Africa) : What is wrong ? » *Social Science and Medicine* 57(7) : 1205–19.

De Allegri, M., M. Sanon, et R. Sauerborn, 2006. « To enrol or not to enrol ? : A qualitative investigation of demand for health insurance in rural West Africa ». *Social Science and Medicine* 62(6) 1520–7.

De Allegri, M., M. Sanon, J. Bridges, et R. Sauerborn. En préparation. « Understanding consumers' preferences to enroll in community-based health insurance in rural West Africa ». *Health Policy* (accepté).

De Roodenbeke, E. 2006. « L'assureur face à l'hôpital : questions pour un dialogue », dans G. Dussault, P. Fournier, et A. Letourmy (éditeurs), *L'Assurance maladie en Afrique francophone*. Washington, DC. : World Bank.

Diallo, M. D., B. Diongue, et A. Wade. 2004. Document colloque sur la couverture du risque maladie en Afrique francophone (rapport du Sénégal). Colloque l'amélioration de l'accès aux services de santé en Afrique francophone : le rôle de l'assurance, Paris, 28–29 avril (http://www.ces-asso.org/docs/WBI_IMA_Rapport_Senegal.pdf).

Diallo, Y., et M. Campel-Camara. 2003. « Conakry : Le centre de santé public de Gbessia-port », dans Y. Jaffré et J.-P. Olivier de Sardan (éditeurs), *Une médecine inhospitalière. Les difficiles relations entre soignants et soignées dans cinq capitales d'Afrique de l'Ouest.* Paris : APAD-Kartala.

Dong, H., B. Kouyate, J. Cairns, et R. Sauerborn. 2004. « Differential willingness of households to pay community-based health insurance premia for themselves and the other household members ». *Health Policy and Planning* 19(2) : 120–126.

Fournier, P., M. Drave, S. Haddad, et V. Piche, 2002. « Analyse des systèmes de santé de kayes et de ségou (Mali) ». Bamako : Ministere de la Sante Mali et Agence Canadienne De Developpement International.

Fournier, P., I. Diop, A. Koné, et S. Haddad. 2005. « Performance des mutuelles communautaires au Sénégal : le rôle de l'offre de soins ». Colloque financement de la santé dans les pays en développement, CERDI, Clermont-Ferrand, 1–2 (http://www.cerdi.org/Colloque/FSPD2005/papier/fournierD3_txt.pdf).

Gakwaya, I., G. Gatakiri, H. Inyarubuga, A. Rulisa, et J. D. Butera. 2004. « L'amélioration de l'accès aux services de santé au Rwanda. Le rôle de l'assurance ». Colloque L'amélioration de l'accès aux services de santé en Afrique francophone : le rôle de l'assurance, Paris, 28–29 avril (http://www.ces-asso.org/docs/WBI_IMA_Rapport_Rwanda.pdf).

Haddad, S., P. Fournier, F. Yattara, et P. Augoyard. 1998. « How communities evaluate primary health care services : A study on representations of quality in Guinea Conakry ». *Social Science and Medicine* 47(3) : 381–94.

Haddad, S., P. Fournier, et L. Potvin 1998. « Measuring lay people's perceptions of primary health care services in developing countries. Validation of a 20-item scale ». *International Journal for Quality in Health Care* 10(2) : 93–104.

Hygea. 2004. « Équité et mutualité au Sénégal. Rapport étude qualitative : administrateurs des mutuelles de santé, Prestataires, Responsables des structures d'appui ». Dakar : Hygea-CRDI-Université de Montréal.

Kadaï, A., H. Nouhou, et R. Ndoundou. 2004. « Document de la République du Tchad ». Colloque l'amélioration de l'accès aux services de santé en Afrique francophone : le rôle de l'assurance, Paris, 28–29 avril (http://www.ces-asso.org/docs/WBI_IMA_Rapport_Tchad.pdf).

Kwast, B. E. 1996. « Reduction of maternal land perinatal mortality in rural and peri-urban settings : What works ? » *European Journal of Obstetrics, Gynecology, & Reproductive Biology* 69(91) : 47–53.

————. 1998. « Quality of care in reproductive health programmes : Concepts, assessments, barriers and improvements—an overview ». *Midwifery* 14(2) : 66–73.

Letourmy, A. 2006. « Les mécanismes, l'organisation et les aspects pratiques de l'assurance maladie », dans G. Dussault, P. Fournier, et A. Letourmy (éditeurs), *L'Assurance maladie en Afrique francophone*. Washington, DC. : World Bank.

Letourmy, A., et O. Ouattara. 2006. « L'assurance maladie obligatoire au Mali : Discussion d'un processus en cours », dans G. Dussault, P. Fournier, et A. Letourmy (éditeurs), *L'Assurance maladie en Afrique francophone*. Washington, DC. : World Bank.

Letourmy, A., P. N'Diaye, B. Galland, et A. Pavy-Letourmy. 2005. « Le développement des mutuelles de santé en Afrique de l'Ouest : Enjeux révélés par l'inventaire de la concertation et situations concrètes du Mali et de la Guinée ». Colloque financement de la santé dans les pays en développement, CERDI, Clermont-Ferrand, 1–2 Décembre (http://www.cerdi.org/Colloque/FSPD2005/papier/LetourmyD3_txt.pdf).

Letourmy, A., et A. Pavy-Letourmy. 2003. « La micro-assurance de santé dans les pays à faible revenu : Vue d'ensemble, analyse d'expériences et apport au développement social ». Rapport d'étude à l'Agence Française de Développement. Paris : CERMES-CNRS.

Maïga, F. I., S. Haddad, L. Gauvin, et P. Fournier. 2003. « Public and private sector responses to essential drugs policies : A multilevel analysis of drug prescription and selling practices in Mali ». *Social Science and Medicine* 57(5) : 937–948.

Mathiyazhagan, K. 1998. « Willingness to pay for rural health insurance through community participation in India ». *International Journal of Health Planning and Management* 13(1) : 47–67.

McPake, B., K. Hanson, K., et A. Mills 1993. « Community financing of health care in Africa : An evaluation of the Bamako initiative ». *Social Science and Medicine* 36(11) : 1383–95.

Meunier, A. 1999. *Système de soins au Burkina Faso. Le paradoxe sanitaire*. Paris : L'Harmattan.

Mills, A., R. Brugha, K. Hanson, et B. McPake. 2002. « What can be done about the private health sector in low-income countries ? ». *Bulletin of the World Health Organization* 80(4) : 325–30.

Musango, L., B. Criel, et B. Dujardin. 2005. « Les axes stratégiques développés pour le renforcement des mutuelles de santé au Rwanda ». Colloque financement de la santé dans les pays en développement, CERDI, Clermont-Ferrand, 1–2 Décembre (http://www.cerdi.org/Colloque/FSPD2005/papier/Musango_txt.pdf).

N'Diaye, P. 2006. « Le développement des mutuelles de santé en Afrique », dans G. Dussault, P. Fournier, et A. Letourmy (éditeurs), *L'Assurance maladie en Afrique francophone*. Washington, DC. : World Bank.

Noor, A., D. Zurovac, S. Hay, S. Ochola, et R. Snow. 2003. « Defining equity in physical access to clinical services using geographical information systems as part of malaria planning and monitoring in Kenya ». *Tropical Medicine and International Health* 8(10) : 917–26.

Nzohabonimana, D., G. Nsengiyumva, S. Hicuburundi, A. Ntijinama, A. Nkengurutse, et G. Rutamucero. 2004a. « Les régimes couvrant les salaries et/ou les fonctionnaires et les réformes en vue de la couverture universelle par l'assurance maladie obligatoire. Situation du Burundi ». Colloque l'amélioration de l'accès aux services de santé en Afrique francophone : le rôle de l'assurance, Paris, 28–29 avril (http://www.ces-asso.org/docs/WBI_IMA_CES_Session2_Burundi.ppt).

———. 2004b. « Dispositif de financement de la santé et de couverture du risque maladie au Burundi ». Colloque l'amélioration de l'accès aux services de santé en Afrique francophone : le rôle de l'assurance, Paris, 28–29 avril (http://www.ces-asso.org/docs/WBI_IMA_Rapport_Burundi.pdf).

Ouattara, O. 2004. « Expérience malienne en matière d'appui aux mutuelles de santé ». Colloque l'amélioration de l'accès aux services de santé en Afrique francophone : le rôle de l'assurance, Paris, 28–29 avril (http://www.ces-asso.org/docs/WBI_IMA_CES_Session3_Ouattara.ppt).

Ouegnin, G.-A. 2004. « Les systèmes de couverture obligatoires des salariés et des fonctionnaires et les réformes, en vue de la couverture universelle par l'assurance maladie obligatoire. Cas de la Côte d'Ivoire ». Colloque l'amélioration de l'accès aux services de santé en Afrique francophone : le rôle de l'assurance, Paris, 28–29 avril (http://www.ces-asso.org/docs/WBI_IMA_CES_Session2_RCI.ppt).

Palmer, N., D. H. Mueller, L. Gilson, A. Mills, et A. Haines. 2004. « Health financing to promote access in low income settings—how much do we know ? » *The Lancet* 364 : 1365–70.

Prata, N., D. Montagu, et E. Jefferys. 2005. « Private sector, human resources and health franchising in Africa ». *Bulletin of the World Health Organization* 83(4), 274–9.

Schneider, P. 2005. « Trust in micro-health insurance : An exploratory study in Rwanda ». *Social Science and Medicine* 61(7) : 1230–38.

Steefland, P. 2005. « Public health care under pressure in sub-Saharan Africa ». *Health Policy* 71 : 375–82.

Waelkens, M. P., et B. Criel. 2004 Les « Mutuelles de santé en Afrique sub-Saharienne ». HNP Discussion Paper. Washington, DC. : World Bank.

Xu, K., D. B. Evans, P. Kadama, J. Nabyonga, P. O. Ogwal, P. Nabukhonzo, et N. Aguilar. 2006. « Understanding the impact of eliminating user fees : Utilization and catastrophic health expenditures in Uganda ». *Social Science and Medicine* 62(4) : 866–876.

Zwi, A., R. Brugha, et E. Smith. 2001. « Private health care in developing countries ». *British Medical Journal* 323 : 463–4.

CHAPITRE 18

Assurance maladie : Facteurs de lutte contre l'inégalité et la vulnérabilité et relation positive vis-à-vis de la croissance

Pascal Brouillet

Résumé : *Les politiques d'Aide Publique au Développement (APD) ont connu une forte évolution au cours des dernières années. Avec les Objectifs du Millénaire (ODM) retenus par la Communauté internationale en Septembre 2000, l'orientation de l'aide publique au développement, outre la poursuite des mesures en faveur de la croissance, est désormais officiellement engagée dans l'atteinte d'objectifs sociaux explicitement définis. Plus récemment, la lutte contre les inégalités a été ajoutée à l'agenda des agences d'aide. Les interventions de l'APD dans le secteur social disposent ainsi d'une légimité élargie. L'impact des mesures sociales sur la croissance fait néanmoins toujours l'objet de débat. Ce chapitre vise, à travers l'examen de la littérature, à tracer des points de repères autour des relations économiques entre les grands thèmes du développement (croissance, pauvreté et inégalité) et les interventions en santé, en particulier avec le risque maladie. Il en résulte que les interventions dans le secteur de la santé offrent désormais des opportunités favorables pour la croissance. L'assurance maladie à vocation sociale a pour résultat, d'une part d'améliorer l'accès aux soins et donc de contribuer aux ODM, et d'autre part de réduire la vulnérabilité de la maladie et ses conséquences économiques sur les ménages les plus pauvres et ainsi de lutter contre les inégalités. Peu développée dans les Documents Stratégiques de Réduction de la Pauvreté (DSRP), cette stratégie contrairement aux actions habituelles en faveur* *de l'offre, est insuffisamment prise en compte par les agences d'aide. Destinée à renforcer la demande des usagers et à renforcer la pression pour la fourniture d'une offre de qualité, toute intervention en faveur de l'assurance maladie pose ainsi la question de la gouvernance du système de santé.*

INTRODUCTION

Le rôle des politiques sociales dans les politiques de développement est devenu une priorité en raison de l'accent mis par la communauté internationale sur la lutte contre la pauvreté à travers les Objectifs du Millénaire (ODM). La Banque mondiale (BM) aborde maintenant de front la lutte contre les inégalités et s'interroge sur les rapports entre équité et développement, et sur leur impact sur la croissance (Bourguignon 2004).

La santé, élément important des politiques sociales, occupe une place de choix dans les indicateurs des ODM. Comme l'éducation ou l'environnement avec lesquels elle a des liens avérés, la santé entretient des relations complexes avec les facteurs du développement (croissance, lutte contre la pauvreté et les inégalités et réduction de la vulnérabilité). Certaines de ses activités ont de fortes externalités, et sont maintenant considérées comme des Biens Publics Mondiaux (BPM). La maladie est un risque qui accroît la vulnérabilité économique des plus pauvres, et le problème de la mitigation de ce risque se pose. L'assurance maladie, qui répond à un des trois objectifs fondamentaux[1] de tout système de santé selon l'Organisation Mondiale de la Santé (OMS), apparaît comme une des stratégies possibles de réduction du risque.

L'argument économique n'est pas la seule justification de l'intérêt porté aux politiques sociales. Le thème des droits donne aussi une légitimité à l'extension de la protection sociale. A côté des organisations traditionnelles comme le Bureau International du Travail (BIT), différents mouvements issus de la société civile adhèrent à ce point de vue[2]. Pour eux, le développement ne doit pas être limité à sa seule dimension économique ; la question des droits sociaux et culturels est tout aussi légitime. Certaines interventions de politique sociale, comme l'assurance maladie, acquièrent, dans cette perspective, une triple légitimité, économique, sociale et politique.

Ce chapitre vise, à travers un survol de la littérature, à tracer des points de repères autour des relations économiques entre les grands « marqueurs » du développement (croissance, pauvreté et inégalité) et les interventions en santé, en particulier en rapport avec la couverture du risque maladie par l'assurance.

Nous examinerons d'abord comment les théories du développement traitent des relations entre santé, lutte contre la pauvreté, inégalités et croissance. L'effet de l'assurance maladie sur l'état de santé, et éventuellement sur la croissance, sera exploré, en mettant en balance ses effets positifs par sa contribution à la réduction de la vulnérabilité, et son impact négatif par l'augmentation des charges sociales.

Nous passerons brièvement en revue les politiques d'aide publique au développement (APD), qui ont vu cette dernière reprendre[3] sa croissance après la diminution des années 90 liée à la fin de la guerre froide et aux critiques formulées à son encontre. Nous analyserons comment les agences d'aide abordent, à travers les Documents Stratégiques de Réduction de la Pauvreté (DSRP), la lutte contre la pauvreté et les inégalités en santé, ainsi que la réduction de la vulnérabilité via l'assurance maladie à vocation sociale. Enfin, nous proposerons un jugement d'ensemble sur les stratégies d'intervention aux agences d'aide et sur les perspectives d'évolution à imaginer.

DÉTERMINANTS SOCIAUX DU DÉVELOPPEMENT ET CROISSANCE : LA SANTÉ ET L'ASSURANCE MALADIE EN EXAMEN

Les politiques sociales[4] dans les pays pauvres, bien que soutenues par la société civile et par des institutions comme le BIT, ont été négligées durant la période d'ajustement structurel, en raison des réserves exprimées par les institutions financières internationales. Ces dernières considéraient qu'un système élargi de protection sociale comportait des effets négatifs[5] pour l'efficacité économique et conduisait à une impasse pour le développement.

L'analyse des théories économiques des défaillances des marchés et la crise asiatique ont conduit à remettre en cause la conception de politiques sociales limitées à des « filets de sécurité » après un ajustement structurel ou une crise importante. Des études ont montré, que les États incapables de construire des institutions aptes à gérer les conflits sociaux, sont plus vulnérables aux chocs extérieurs, et ont une plus faible croissance (Rodrik 1997, 1998). La cohésion sociale est perçue comme un facteur essentiel au développement économique à moyen terme tandis que de trop fortes inégalités sociales sont perçues comme un facteur défavorable.

Avec le déclin du consensus de Washington, les politiques sociales sont redevenues un des instruments des politiques d'aide. La lutte contre les inégalités s'ajoute[6] désormais à la lutte contre la pauvreté, une approche qu'on retrouve dans le rapport 2006 de la Banque mondiale (BM) : il n'est plus nécessaire de faire le choix entre efficacité économique et équité. Favoriser l'équité est efficace d'un point de vue économique.

LUTTE CONTRE LES INÉGALITÉS ET RÉDUCTION DE LA VULNÉRABILITÉ : FACTEURS DE CROISSANCE ?

Croissance et pauvreté : le rôle de la redistribution

A l'échelle macro économique, il n'y a pas de relation claire entre taux de croissance et pauvreté ou entre croissance et inégalités (Cogneau 2002). Toutefois, les analyses économétriques montrent que la croissance du PIB/habitant est un facteur important de réduction de la pauvreté (Cling, Roubaud, Mazafindrakoto; 2002) : en moyenne 1 % de PIB/habitant de plus conduit à une augmentation de 1 % de la consommation[7] du quintile le plus pauvre. Cette relation n'est cependant pas universelle.

Les politiques de développement ont longtemps considéré que la pauvreté était un problème temporaire qui devrait disparaître avec la croissance. Il n'était donc pas nécessaire de mettre en place des politiques sociales, l'accumulation du capital serait suffisante (Marniesse, Peccoud 2004). Les études empiriques ont permis de constater que la réalité est différente : la croissance ne profite pas toujours aux pauvres. Seul un niveau de croissance satisfaisant (CNUCED 2002) soutenu par une politique de redistribution et la création d'emplois peut donner des marges de manœuvre pour la réduction de la pauvreté.

Les réflexions théoriques sur la problématique des opportunités au sens de Sen (1999) ont contribué à élargir la problématique du développement. Les nombreuses discussions sur les effets (positifs et négatifs) de la mondialisation sur les individus et les États, le constat d'une croissance économique sans réduction des inégalités (Cling, De Vreyer, Razafindrakoto, Roubaud 2003), les remises en cause d'un manque de prise en compte de l'impact des politiques de redistribution sur la croissance, ont conduit à promouvoir la distribution d'actifs[8] dans les pays pauvres et à mettre plus souvent la question de la redistribution sur l'agenda des réformes.

Réduction de la vulnérabilité : facteur de croissance ?

Contrairement aux hypothèses de la théorie néo-classique, l'environnement économique se caractérise par des imperfections des marchés, notamment la difficulté de l'accès au crédit, comme l'indiquent les études théoriques (Dercon 2004)[9] mettant l'accent sur la vulnérabilité. Ces études montrent que les pauvres, en plus de certaines inégalités de départ ou d'absences d'opportunités de développement, sont soumis aux aléas et à des chocs divers (naturels ou sociaux). L'absence de mécanismes d'assurance ou de protection contre les risques, adaptés aux pauvres, ajoute ainsi un niveau supplémentaire de contraintes à leur sortie de la pauvreté. La répartition inégale des actifs (économiques ou en capital humain), des opportunités plus faibles et les défaillances des marchés enferment ainsi les pauvres dans des « trappes de pauvreté ».

DÉPENSES SOCIALES, CROISSANCE ET INÉGALITÉS : UN MÊME OBJECTIF, LE DÉVELOPPEMENT ?

Protection sociale et croissance économique

Une revue de la littérature réalisée par l'OCDE (Arjona, Ladaique, Pearson 2002) aborde les relations entre équité et croissance à travers la protection sociale dont un des grands objectifs est de réduire les inégalités de revenus. Les auteurs distinguent l'effet lié à la distribution de revenus sur la croissance indépendamment des interventions de la protection sociale, de l'effet lié aux politiques sociales elles-mêmes.

Selon la théorie classique (Mirlees 1971) si les régimes de protection sociale découragent les individus de travailler, l'offre de travail diminue, ce qui réduit le niveau de protection sociale et, dans certains cas, de l'investissement et, de ce fait, de la croissance. Quand le système de protection sociale décourage l'épargne, à moins que l'épargne publique n'augmente d'un montant équivalent, le capital disponible pour réinvestir diminue. De plus, les impôts à prélever pour le financement de la protection sociale peuvent rendre l'innovation moins rentable.

A l'inverse, la sécurité sociale peut contribuer à l'amélioration du bien-être social dans les économies où il n'existe pas de marchés de rente (Hubbard 1987) et où les individus ont des difficultés à emprunter (Imrohoglu 1995). Dans ce cas, la présence d'un système de sécurité favorise le bien être général dans la mesure où il procure à la population une assurance contre les risques que le secteur privé a du mal à mutualiser et à gérer – maladie, chômage, etc. En outre, cette assurance permet aux individus de prendre plus de risques dans leur capacité d'investissement. Si le principe qu'il existe une relation positive entre le degré de risque d'un projet et son taux de rendement attendu est validé, l'assurance offerte par la protection sociale peut favoriser la croissance (Ahamad, Dreze, Hills, Sen 1991).

D'autres considérations peuvent aussi illustrer l'impact positif de la protection sociale sur la croissance. Elle garantit une meilleure cohésion sociale, l'insertion de populations marginales dans l'économie marchande, la mise à l'abri de la pauvreté de jeunes générations permettant le développement de leurs capacités à l'âge adulte. La protection sociale peut être considérée comme un investissement public (Bassanini, Scarpeta, Hemmings 2001) favorable à la croissance si elle contribue à accroître l'offre de travail futur.

Les estimations empiriques de l'OCDE montrent que la protection sociale a une incidence modérée[10] sur le PIB à long terme. L'interprétation de ce résultat est que l'effet sur la croissance ne résulte pas de la protection sociale en elle-même, mais de la fiscalité. A mesure que les dépenses sociales augmentent, la fiscalité s'alourdit et c'est la fiscalité qui ralentit (Bassanini, Scarpeta, Hemmings 2001) la croissance et non les dépenses sociales. Aucun élément ne permet ainsi de conclure si c'est le niveau des dépenses sociales ou l'ampleur de la redistribution qui a le plus d'effets sur la croissance (Arjona, Ladaique, Pearson 2001).

En conclusion, il apparaît qu'un accroissement des dépenses de protection sociale réduit la production, même si cet effet n'est pas très marqué. Néanmoins, pour interpréter définitivement ce résultat, il faudrait analyser les effets éventuellement divergents sur la croissance des différents types de dépenses sociales. Par ailleurs, il faudrait pouvoir estimer les autres effets positifs de la protection sociale comme la cohésion sociale, etc.

Si on ne peut apporter une réponse définitive à la question des relations entre croissance économique et protection sociale, l'examen de deux des composantes essentielles de la protection sociale, la santé et l'assurance maladie, permet-il d'aller plus loin ?

La santé, résultat ou déterminant du développement et de la croissance ?

L'accès aux services de santé a toujours été une composante très importante des politiques sociales. La croissance continue des dépenses de santé, tant dans les pays riches que dans les pays à faible revenu, montre qu'il y a partout une préférence pour leur consommation. L'intérêt manifesté dans les pays plus pauvres pour le court terme, renforce l'importance donnée aux dépenses de santé par rapport à d'autres dépenses sociales (retraite, accident du travail, etc.). Il est donc pertinent de s'intéresser à ce secteur pour examiner les relations entre protection sociale et croissance.

La santé a longtemps été considérée comme un coût pour l'économie et un poids sur la croissance. La santé est de plus en plus conçue au niveau international[11] non seulement comme une fin en elle-même, dans la logique inscrite dans les grands principes de l'Organisation Mondiale de la Santé (OMS) ou dans la déclaration universelle des droits de l'homme, mais aussi comme un facteur du développement économique et social. L'impact positif de la santé sur l'économie est désormais reconnu (Sachs 2001), la santé étant un investissement en capital humain. Certaines prestations de santé présentent de fortes externalités (vaccination, etc.) et sont considérées par la théorie économique comme des biens publics (absence de rivalité ou d'exclusion : cas d'une agence de surveillance épidémiologique) La garantie du financement adéquate de ces biens relève de l'État. Certains de ces biens, en raison de leur impact au niveau international ou « global », sont en outre considérés[12] comme des Biens Publics Mondiaux (BPM) justifiant un financement international. Dans la santé, seul le contrôle des pandémies fait partie de la liste restreinte des BPM[13].

Assurance maladie, amélioration de la santé, lutte contre la pauvreté[14] et contre les inégalités et croissance

Il est notoirement difficile de mesurer l'impact direct de l'assurance sur les inégalités sociales en matière de santé[15]. Il faut passer par une démarche indirecte qui examine les différents effets de l'assurance maladie sur la consommation des soins et l'effet protecteur de l'assurance maladie.

Deux grands mécanismes sont disponibles pour permettre à l'assurance maladie d'avoir un impact sur la santé. Premièrement, l'assurance, en réduisant le coût des soins pour les ménages, facilite, en principe, l'accès à des soins de qualité. Deuxièmement, en évitant la baisse des revenus liés à un épisode de maladie, elle permet de protéger d'autres dépenses supposées avoir un effet positif sur la santé. Une condition générale est requise pour conforter ces hypothèses : le coût de la prime d'assurance ne doit conduire pas à une baisse des revenus. Un système de financement équitable des primes doit ainsi être proposé, basé sur une subvention, via le paiement des primes, des riches vers les pauvres.

Une étude réalisée aux États-Unis dans les années 1990 par la Rand Corporation (Newhouse 1993) montre que l'ouverture des droits à l'assurance augmente (Currie 2000) le recours aux soins des plus pauvres. Pour prouver que ce recours aux soins améliore l'état de santé, il convient de s'appuyer sur différentes études qui montrent que l'accroissement de la consommation de soins en raison de l'existence d'une assurance est liée à des prestations de santé dont l'efficacité médicale a été prouvée, en particulier sur le plan préventif. Certaines études menées aux États-Unis sur certaines prestations (l'examen de mammographie, la surveillance de certaines maladies chroniques, les soins prénataux, etc.) répondent positivement à cette question.

D'autres travaux montrent le lien entre la qualité ou l'absence d'assurance avec, d'une part la consommation de soins et, d'autre part, l'état de santé en général, en retenant sans la prouver l'hypothèse que les soins ont un impact positif sur la santé. Ces études moins rigoureuses que l'étude de la Rand, donnent des résultats assez contradictoires (Kaspar, Giovannini, Hoffman 2000 ; Currie 2000) : il est ainsi difficile de conclure sur cette relation.

Dans les travaux précédents, il est implicitement supposé que les soins sont le « chaînon entre l'extension de l'assurance et l'amélioration éventuelle de l'état de santé ». Une approche alternative consiste à supposer que l'extension de l'assurance maladie améliore l'état de santé sans pour autant que les assurés consomment plus de soins. Une autre série d'études montrent ainsi que l'assurance pourrait avoir un effet protecteur sur la santé en évitant les difficultés économiques auxquelles sont soumises les populations confrontées à un épisode de maladie (Ross, Mirowsky 2000 ; Wyszewianski 1986). Elles montrent que l'augmentation de maladies chroniques est corrélée avec les difficultés de trésorerie, et que l'assurance réduit les difficultés de paiement des soins nécessaires. Les chercheurs en déduisent que l'assurance peut avoir un effet sur la santé en évitant que les dépenses de soins nécessaires soient une source de difficultés de trésorerie. Ces constatations rejoignent l'idée de certains promoteurs de l'assurance maladie dans beaucoup de pays en Europe, cette dernière étant conçue comme une garantie contre les pertes de revenus liées à l'arrêt de travail du père de famille salarié.

Ces sujets qui intéressent les pays en développement ont été peu explorés dans les pays à faible revenu, à l'exception de l'effet de l'assurance maladie sur la consommation de soins (Kelley, Kelley, Simpara, Sidibé, Makinen 2002). La question de la vulnérabilité, et donc de la gestion des risques qui est apparue récemment dans la problématique du développement (Holzmann, Jorgensen 2000 ; Dercon 2002), offre de nouvelles opportunités à d'engager une réflexion sur l'effet protecteur de l'assurance maladie.

Un certain nombre de travaux, majoritairement théoriques (Dercon, Bold, Calvo 2004) ont été effectués sur le risque sanitaire (Dercon, Hoddinott 2004). Une étude au Cambodge montré que 60 % des ventes de terre par les paysans sont dues aux conséquences financières d'un épisode de maladie (Biddulph 2004). Une seconde étude dans ce même pays a montré les conséquences négatives sur le budget des ménages d'un épisode de maladie (Damme, Leempt, Por, Hardeman, Meesen 2004). Une autre étude sur la consommation des ménages au Pérou montre que les dépenses de santé augmentent jusqu'à 8,9 % les dépenses mensuelles d'un ménage quand un de ses membres est malade. Une analyse en milieu rural en Inde (Snodgrass 2001), a montré que la maladie est également le risque le plus important auquel sont soumis les pauvres.

Plus généralement, des études internationales ont montré l'impact négatif de la maladie sur le bien-être (Xu, Kawabata et al. 2003 ; Damme, Meesen, Por, Kober 2003 ; Kawabata, Xu, Carrin 2002 ; Pradhan, Prescoot 2002 ; Ranson 2002) et cette relation est désormais considérée comme un problème sérieux (Commission 2000) ; OMS 2000). La définition de stratégies de gestion des épisodes catastrophiques de maladies s'avère nécessaire (Sauebron, Adams, Hien 1996). Les auteurs de travaux sur la relation entre assurance maladie et inégalités de santé montrent que les études convergent sur l'évidence d'un lien positif entre niveau d'assurance et niveau de recours aux soins (Dourgon, Grignon, Jusot

2001). En revanche, l'impact de la consommation de soins sur l'état de santé n'est démontré que dans des domaines particuliers : la vision et l'hypertension artérielle dans l'expérience de la Rand, la mortalité des enfants par des études sur Medicaid, la prévention primaire ou secondaire pour les études normatives[16]. Ces travaux montrent aussi que les gains observés sur l'état de santé sont plus importants pour les bas revenus. Ainsi, le fait que l'assurance santé ait un rôle plus protecteur de la santé des pauvres que sur celle des riches tant à confirmer l'hypothèse de l'efficacité de l'assurance maladie en tant qu'instrument de lutte contre les inégalités sociales de santé. Une étude au Vietnam le confirme : l'assurance maladie réduit de 200 % les dépenses directes « out-of-pocket » des ménages et l'assurance maladie a un impact positif sur les inégalités en réduisant significativement plus les dépenses des pauvres (Jowtt, Contoyannis, Vinh 2003).

Au-delà des questions sur l'efficacité et l'efficience des dépenses d'assurance maladie, une question d'une autre nature, mais importante pour le renforcement des systèmes de santé, se pose. L'assurance maladie peut-elle accroître les ressources pour le secteur et ces ressources peuvent-elles être réparties de façon équitable ?

La Commission Macroéconomie et Santé (CMS) de l'OMS a evalué que la dépense nécessaire, par an, pour couvrir les interventions essentielles[17] dans les pays à faibles revenus était de 34$[18], ce qui est au-delà de leur capacité de payer. Une pression fiscale modérée[19] et des marges de manœuvre économique limitées dans ces pays exigent des sources de financement alternatives. Or, une part déjà trop élevée du financement de la santé relève des ménages et de nombreux travaux ont montré le caractère inégalitaire et négatif de certaines modalités de recouvrement des coûts[20]. L'assurance maladie, dont les objectifs principaux sont l'amélioration de l'accès aux soins et la limitation de leurs conséquences financières, s'avère une bonne option. La mise en place d'institutions de mobilisation de ressources et de remboursement des prestations s'avère pertinente.

L'accès à de nouvelles ressources pour améliorer l'accès aux soins n'est pas une garantie d'amélioration des résultats de santé : encore faut-il que ces ressources soient utilisées de façon appropriée et efficiente. Dans beaucoup de cas, une amélioration de la gouvernance du secteur s'impose. La mise en place de systèmes d'assurance maladie pourrait-elle contribuer simultanément à l'amélioration de la gouvernance et à la croissance des ressources du secteur? Si une corrélation entre croissance économique et dépenses sociales est démontrée[21], peu d'études décrivent les effets de l'assurance maladie sur l'augmentation des ressources ou l'amélioration de la gouvernance; c'est ce qui ressort de l'observation de projets de développement de micro assurances de santé.

L'aide externe apparaît donc nécessaire, à la fois sous la forme d'aide financière et technique. Toutefois, malgré la croissance de l'aide publique au développement, dans la santé, le niveau de ressources rendues disponibles reste faible[22]. De surcroît, leur efficacité est limitée par les choix de politiques sous-jacents, d'où la nécessité de revoir les stratégies des bailleurs.

QUELLE POLITIQUE D'AIDE ?

Faisons d'abord un retour sur l'évolution des politiques d'aide des 15 dernières années, en matière de politique sociale, et sur les critiques qui leur ont été adressées.

Au début des années 80, un débat international sur l'impact des programmes d'ajustement structurel (PAS) sur la pauvreté et les groupes vulnérables, a porté plus particulièrement sur les secteurs sociaux. Il est généralement reconnu que les PAS peuvent en effet, avoir des effets temporairement récessifs ou comporter des effets pervers en termes de distribution de richesse au profit de la croissance supposée à terme permettre une redistribution. Dans le secteur de la santé, l'impact de l'ajustement sur les dépenses publiques, sur la qualité des services de santé et sur les taux de mortalité infantile et infanto-juvénile a fait l'objet de nombreuses études. Ces discussions se sont amplifiées au milieu des années 1990[23]. Une étude[24] montre qu'en Afrique la majorité des publications concluent à un effet défavorable des PAS sur la santé, bien que le problème méthodologique demeure de distinguer empiriquement ce qui relève de la récession économique et de l'ajustement, de ce qui résulte de l'évolution des autres facteurs qui influencent la santé.

Les critiques des politiques d'aide au développement proviennent à la fois des institutions d'aide qui cherchent à évaluer leurs propres actions pour asseoir leur crédibilité et de la société civile qui observe la faiblesse de leurs résultats en Afrique. Ce débat porte d'abord sur la pertinence des approches, pour se poser ensuite sur la légitimité même des institutions bilatérales[25] ou multilatérales. Une étude de la Banque mondiale (1998) a montré que les politiques d'aide des années 80 et 90 ont eu des résultats décevants. Si la croissance reste une condition indispensable à la réduction de la pauvreté[26], elle n'est pas suffisante. La réduction de la pauvreté attendue devrait être importante en Asie (Chine et Inde notamment), mais moindre en Afrique Sub-Saharienne (Cling , De Vreyer, Razafindrakoto , Roubaud 2003).

Deux résultats importants de l'analyse critique des politiques d'aide sont examinés ici : l'aide aurait un impact positif[27] seulement dans le contexte de bonnes politiques, et globalement les politiques d'aide n'ont qu'un impact limité sur la réduction de la pauvreté et l'amélioration des indicateurs sociaux comme la santé et l'éducation (Feyzioglu et al., 1997). Il faudrait donc proposer d'autres politiques afin de réduire les fossés entre les pays et les individus. Deux types d'approches, contradictoires dans leurs objectifs, ont été alors proposées : la première privilégie une approche sélective de l'aide, l'autre met l'accent sur la lutte contre la pauvreté.

A la fin des années 90, le débat a été alimenté le constat d'une différenciation importante de la situation des pays pauvres eu égard à leur performance économique. De ce constat est née la thèse de sélectivité de l'aide visant à réserver les ressources là où l'environnement est le meilleur[28]. Cependant, cette solution apparemment efficace du point de vue économique est politiquement difficile à tenir et les agences de développement n'ont pu la mettre que partiellement en œuvre. Une critique basée sur des considérations éthiques (Naudet 1997), est que les citoyens de pays à mauvaise gouvernance seraient doublement pénalisés, à la fois par les mauvaises politiques menées par leurs dirigeants et par la suppression des ressources apportées par l'aide externe.

Au-delà de la question de l'efficacité et l'impact de l'aide, le problème qui apparaît central au cours des années 90 est l'endettement des pays pauvres, surtout en Afrique, qui n'ont pas connu de croissance économique sur une longue période. Vingt ans de prêts multilatéraux non rééchelonnables ont créé une situation insupportable : i) il n'existe aucun échappatoire financier, sauf à modifier les règles du jeu, ii) les flux nets en faveur des pays pauvres très endettés (PPTE) deviennent négatifs, iii) dans certains pays, il devient politiquement et socialement difficile d'exiger le remboursement des échéances si les salaires ne sont pas payés.

En 1996, la Banque mondiale et le Fonds monétaire international ont approuvé l'initiative PPTE avec comme objectif la réduction, sous conditions, de la charge de la dette. En 1999, les résultats modestes de la première version de l'initiative conduisent à proposer l'initiative PPTE renforcée[29] qui vise une accélération de la réduction de la dette et un renforcement du lien entre la réduction de la dette et la réduction de la pauvreté. La mise en oeuvre de politiques de réduction de la pauvreté constitue une condition pour l'allègement de la dette dans le cadre de l'IPPTE qui est censée elle-même dégager les moyens financiers nécessaires à leur application. Depuis 1999, les pays qui souhaitent bénéficier de financement à taux privilégiés ou d'un allègement de leur dette (IPPTE), doivent formuler une stratégie de lutte contre la pauvreté présentée dans un document unique de politique économique, le Document Stratégique de Réduction de la Pauvreté (DSRP ou PRSP en anglais).

LES DSRP, LES DÉPENSES SOCIALES ET L'ASSURANCE MALADIE

De nombreuses évaluations des DSRP ont été réalisées (Banque mondiale 2004 ; Cling, Roubaud, Mazafindrakoto 2002). Il est difficile de généraliser, la teneur des DSRP étant inégale[30] en termes de qualité des analyses et de formulation des politiques proposées. Toutefois, un constat général est fait : la gestion des conflits d'intérêt des acteurs nationaux dans le partage inégalitaire des ressources et les questions liés à la redistribution ou à la fiscalité sont peu évoquées. L'accent est mis sur la pauvreté plutôt que sur les inégalités.

L'OMS a fait état de la faible implication des ministères de la santé dans l'élaboration des DSRP et dans l'analyse des liens entre santé et réduction de la pauvreté. Une analyse de la Banque mondiale au début du processus[31] montre une situation plutôt ambivalente : i) les forces qui se dégagent sont l'accent en faveur des résultats sanitaires et les modifications d'allocation des ressources budgétaires, ii) les faiblesses tiennent principalement à une analyse insuffisante du contexte et des déterminants de la pauvreté, liée souvent à une médiocre exploitation des maigres données existantes.

A contrario et de manière plus positive, l'élaboration des DSRP a imposé aux pays de réviser ou d'actualiser leurs politiques sanitaires[32] en regard des trois principales[33] mesures en faveur des plus pauvres : l'augmentation de la couverture sanitaire[34], la réforme des systèmes de santé[35], l'augmentation du financement[36]. L'augmentation des dépenses publiques en faveur des soins de santé primaires est une des caractéristiques des DSRP[37]. Souvent, ces derniers limitent la gratuité des traitements médicaux à quelques interventions spécifiques et encouragent les soins privés, qui doivent être financés au moyen du recouvrement des coûts ou de cotisations. Cette approche est contestée par les pauvres eux-mêmes qui considèrent que si la prévention est importante, la médecine curative doit être privilégiée (Narayan et al., 2000).

Une analyse des DRSP réalisée dans le cadre des ateliers[38] de préparation des cadres africains à l'élaboration de ces documents, portant sur 10 pays africains dont 5 francophones (Burkina Faso, Mauritanie, Niger, Rwanda et Guinée) a montré la faiblesse de l'analyse de l'impact sur les pauvres. Pour ce qui concerne plus spécifiquement les aspects financiers, il est observé :

• Très peu d'analyses sur le rôle protecteur du système de santé à préserver les individus contre les chocs financiers liés à la maladie.

• Rares analyses de l'impact négatif du paiement excessif des soins ou de l'absence de systèmes de partage des risques.

• Rien sur l'impact négatif ou positif de l'organisation du système de santé sur la pauvreté.

• Des recommandations portant sur l'extension de la couverture des soins des pauvres et jamais sur le partage des risques ou les stratégies de protection financière.

Ces résultats sont conformes à l'analyse que le BIT a réalisée dans 5 pays pilotes en 2002 (Népal, Mali, Cambodge, Tanzanie, Honduras) : les questions d'emploi et de dialogue social ont été développées, la protection sociale marginalisée et les droits du travail exclus. Une évaluation[39] de la GTZ montre qu'aucun document n'a mis l'accent sur la relation entre la croissance pro-pauvre et la sécurité sociale et sur le traitement insuffisant réservé à la question des inégalités et la relégation à la seconde place qui est réservée aux politiques d'insertion et de protection (filets de sécurité ou systèmes d'assurance) dans les DRSP. Ce constat montre l'important décalage entre la sphère du savoir (recherche) et celle de l'action (politiques de santé ou de lutte contre la pauvreté), même si la protection financière et le partage des risques en santé, comme stratégies à développer, figurent dans les documents de référence (« Sourcebooks ») pour l'élaboration des DSRP.

QUELLES PERSPECTIVES POUR LA PROTECTION SOCIALE EN SANTÉ ET L'ASSURANCE MALADIE ?

Les analyses économiques récentes qui ont remis en question certains préceptes de l'économie du développement et la priorité de la lutte contre la pauvreté ont conduit à un changement de paradigme. La justification de l'aide au développement a trouvé d'autres motivations, comme la production des BPM, qui nécessitent d'autres modalités de financement.

Si on accepte l'hypothèse voulant que l'aide favorise la croissance dans les pays bien gérés (Severino, Chamoz 2005; Burnside, Dollar 1997, 2000) et réduit la pauvreté (Ravallo, Chen 1997 ; Dollar, Kraay 2000), et celle voulant que la santé ait un impact positif sur la santé, l'augmentation de l'aide au développement en général, et en faveur de la santé en particulier, devrait avoir un impact positif sur la lutte contre la pauvreté.

En Afrique, l'étendue des besoins sanitaires et des inégalités, la croissance démographique soutenue, les grandes endémies et la mauvaise gouvernance, tempèrent l'impact potentiel de l'augmentation de l'aide externe sur la réduction de la pauvreté. Le constat de l'insuffisance des marchés, dont celui de l'assurance et la persistance des inégalités en termes d'état de santé obligent à développer une palette d'interventions plus large que celle qui est actuellement proposée.

Les interventions en santé restent encore trop axées sur la fourniture de services, dans une logique d'offre, qui n'a pas toujours réussi à prouver sa pertinence. En termes de priorités sectorielles, la place de l'assurance dans l'aide est encore insuffisante et ne permet pas de résoudre les insuffisances du marché. La gestion des risques sociaux est négligée comme le sont les interventions en faveur de la demande, alors que le développement du secteur privé est attesté, mais reste encore sous estimé, sous évalué et non régulé.

Pour certains services et sous certaines conditions, définies dans un cadre contractuel, la production par le privé de biens publics ou de services à fortes externalités, serait efficiente et permettrait d'améliorer la qualité et de répondre à la demande de soins. Une des conditions du développement de services de santé de qualité par l'offre privée, sous contrainte d'équité, reste l'augmentation de la couverture financière par des systèmes de prépaiement et de partage des risques.

Plusieurs années après l'Initiative de Bamako et la mise en place de la participation des usagers, le débat sur la gratuité des soins a récemment rebondi, notamment avec la déclaration du Secrétariat Général des Nations Unies en 2005 sur les prestations de base en éducation et en santé et les propositions du Royaume-Uni lors de sa présidence du G8. Dans plusieurs pays, certaines prestations (soins prénataux, certaines maladies de l'enfant, etc.) deviennent ou redeviennent[40] « gratuites ». La lutte contre les maladies infectieuses a par ailleurs conduit à la mise en place de grands fonds internationaux : Fonds Mondial contre le Sida, la Tuberculose et le Paludisme, initiative GAVI, etc.

Si les efforts financiers consacrés à la lutte contre le VIH-Sida et aux autres grandes endémies ont considérablement augmenté, des critiques ont été formulées[41] sur leur gestion et leur impact. Au-delà des critiques sur leur gouvernance ou sur leur verticalité, la question de la pérennité de leurs financements se pose dès lors qu'ils sont liés à des contributions volontaires, dont le renouvellement n'est pas garanti. La proposition d'asseoir leurs financements sur des ressources plus stables (IFF, taxes sur les billets d'avion), va dans ce sens.

Développer les systèmes d'assurance maladie pour permettre qu'une partie au moins des dépenses de santé de maladies devenues chroniques (traitement du Sida, etc.), en plus de la couverture des biens publics prioritaires, s'avère donc pertinent.

Les agences d'aide commencent d'ailleurs à intervenir en matière d'assurance maladie obligatoire, dans les pays à revenu intermédiaire en Afrique (Norton, Conway, Foster 2001). Ces interventions pourraient être amplifiées alors que la demande de renforcement de la protection contre les maladies est forte. Dans ce domaine, les agences doivent agir avec pragmatisme et efficacité : i) privilégier selon les cas, le renforcement de l'existant plutôt que de soutenir des réformes trop ambitieuses (Sénégal, Côte d'Ivoire, etc.); ii) favoriser l'articulation de différents systèmes (adhésion volontaire ou obligatoire, remboursement « au premier franc » ou complémentaire, gouvernance soit publique, soit privée, etc.), iii) une gestion professionnelle « indépendante » et décentralisée des jeux politiques et sociaux; iv) utiliser les outils modernes de management (contractualisation et évaluation de l'offre, évaluation des prestations d'un point de vue sanitaire et de leur coût efficacité, etc.) .

Malgré des résultats encore modestes, le secteur de la micro-assurance (Jutting 2004) qui est adapté à une économie informelle prédominante et aux caractéristiques des pauvres, présente des avantages pour les agences d'aide, notamment en termes d'apprentissage et de visibilité, et cela à faible coût. Toutefois, pour avoir un impact significatif et être pérennes, ces expériences doivent être nécessairement adossées à d'autres instruments, comme les prestations d'assistance ciblées, ou des systèmes d'assurance maladie « sociale »[42], concept préféré ici à celui d'assurance maladie universelle, inefficace voire dangereux[43] car irréaliste.

La prise en compte de la problématique économique dans le secteur de la santé se limite souvent aux insuffisances de financement[44] plutôt qu'à la mesure de son efficacité et de son efficience et à l'exploration des différentes autres modalités d'intervention financière. Les cadres de référence traditionnels de l'aide n'offrent pas les motivations suffisantes aux décideurs pour investir dans la mise en place de systèmes d'assurance maladie. Les problèmes de gouvernance sont souvent évoqués pour justifier cette attitude[45].

Dans un environnement politique et intellectuel plus favorable, alors que les besoins sont énormes, mettre l'accent sur les politiques de lutte contre la pauvreté, les inégalités et la vulnérabilité est justifié d'un point de vue éthique (Naudet 2005). Pour le secteur de la santé, on s'attend à ce que les agences d'aide se donnent des objectifs précis[46] (contrôle des épidémies majeures, lutte contre la pauvreté, développement de l'offre de soins, diversification des modalités de financement et de gouvernance des systèmes de santé, extension du marché de l'assurance privée, etc.), et qu'elles mobilisent les moyens requis. Ensuite, elles devront choisir les interventions correspondantes dans le champ du financement de la protection sociale en santé (assistance sociale et assurance en santé).

Les agences sont-elles prêtes à ajouter un nouvel objectif aux ODM, celui de la réduction des inégalités (Maxwell 2000) et de la vulnérabilité, conformément à l'idée que le développement n'est pas seulement un concept économique, mais inclut aussi le respect des droits humains, dont l'égalité des chances et l'absence de pauvreté absolue (Cling, Cogneau, Loup, Naudet, Razafindrakoto, Roubaud 2005), et donc à se donner un mandat de justice sociale internationale ? Le financement de systèmes d'assurance maladie sociale nationale, ou peut-être même mondiale, pour certains biens de santé au delà des seuls BPM en santé, pourrait en être une première manifestation dans le secteur de la santé.

NOTES

1. Les trois objectifs poursuivis par un système de santé selon le rapport 2000 de l'Organisation Mondiale de la Santé (OMS) sont : i) améliorer la santé de la population desservie ; ii) favoriser la réactivité (répondre aux attentes des populations autres que celles concernant les soins) ; iii) assurer une protection financière contre les coûts de la mauvaise santé.

2. Réseau Impact, « Lutte contre la pauvreté et droits de l'homme : une approche de l'extension de la protection sociale en termes de droits économiques, sociaux et culturels », étude financée par le HCCI, Ministère des Affaires Etrangères, version décembre 2005.

3. Cet accroissement récent bénéficie en priorité à l'Afrique subsaharienne et aux secteurs sociaux conformément aux engagements internationaux en faveur des ODM (éducation, santé, eau, population, gouvernance), qui représentent environ 57 % de l'APD en 2003 contre 39% en 1973 (Sources : Comité d'aide au développement 'CAD' de l'OCDE).

4. Le concept de politique sociale plutôt que celui de protection sociale a été retenu ici. En effet, ce dernier ne repose pas sur un consensus international. Les institutions internationales comme la Banque Mondiale et le Bureau International du Travail (BIT/ILO) en ont une compréhension différente. Indépendamment de cette première difficulté qui est traité par ailleurs, il convient de retenir que les politiques de prévention et de gestion des risques qui sont soutenues par ces différentes institutions, divergent également. Celles-ci s'expliquent en partie pour des raisons liés au cadre « idéologique » propre à ces institutions, mais aussi par les finalités qu'elles poursuivent, entre d'une part, la primauté en faveur des stratégies de croissance (avec depuis peu un accent sur les stratégies « pro-growth »), et de l'autre, les interventions ciblées en majorité en faveur de la lutte contre la pauvreté manifesté

notamment à travers les Objectifs du Millénaire. La place des droits est un autre sujet de divergence.

5. Pour le BIT, aucune étude n'apporte de réponse univoque et définitive sur le thème de la relation positive ou négative entre protection sociale et croissance économique (cf. BIT « Rapport sur le Travail dans le Monde du BIT », 2000 et Euzeby A. « Le financement de la protection sociale à l'épreuve de la mondialisation de l'économie », dans La sécurité dans le village global, sous la direction de Sigg R., Behrendt C., AISS, 2000. Ce point sera approfondi dans la partie suivante.

6. Pour la plupart des acteurs de la société civile qui ont animé le débat au cours des dernières années, cette évolution devait répondre à leur demande d'inclure les questions sociales dans les mandats des IBW (Alice Sindzingre « Les bailleurs de fonds en quête de légitimité », dans Esprit, La nouvelle question Nord Sud, juin 2000). Ces dernières devraient dépasser les recommandations macro-économiques standards centrées sur l'amélioration de la balance des paiements et l'ouverture des économies censés redonner confiance aux investisseurs étrangers.

7. Ce résultat dépend du degré d'inégalité de revenu et de patrimoine initial.

8. La redistribution d'actifs financiers est jugée pour François Bourguignon, économiste en chef de la Banque Mondiale, impossible dans les pays à faible gouvernance (Bourguignon 2004).

9. Dercon S. « The Microeconomics of Poverty et Inequality : The Equity-Efficiency Trade-Off Revisited », Notes et documents N°10, AFD, 2004.

10. Selon le modèle MRW utilisée par l'OCDE, si les dépenses publiques passaient d'environ 18,5 % du PIB (moyenne arithmétique observée sur la période étudiée) à 19,5 %, le PIB se trouverait réduit à long terme de 0,7 %.

11. Le secteur de la santé est concerné par 3 des 8 Objectifs du Millénaire (Millennium Development Goals ou MDG) et 17 des 48 indicateurs

retenus pour 2015 par la communauté internationale suite à l'Assemblée Générale des Nations Unies de septembre 2000.

12.   Lancée par le PNUD en 1999, la notion de BPM fait l'objet d'un processus de définition et d'analyse par un groupe de travail (Groupe de travail international sur les BPM) dont le secrétariat, le GTIBPM, est basé à Stockholm). « La production de BPM concernerait uniquement les BP que le marché ne peut produire et qui nécessitent une coopération international » dans Marniesse S, « Biens publics mondiaux et développement : de nouveaux arbitrages pour l'aide », document de travail n° 3, département de la recherche, Agence française de développement, septembre 2005.

13.   Ni le secteur de la santé dans son ensemble, ni également l'assurance maladie ne sont considérés comme des BPM. Les autres BPM sont : la paix et la sécurité, les biens communs naturels, l'ouverture commerciale, la stabilité financière internationale et la connaissance.

14.   Cette partie doit beaucoup à Dourgon, Grignon, Jusot (2003).

15.   Il serait encore plus difficile de vouloir mesurer l'impact de l'assurance sur la pauvreté.

16.   Sur les états plus généraux de santé, les études mentionnées ne permettent pas de mesurer d'un point de vue scientifiquement solide, une amélioration.

17.   Les interventions essentielles sont : le VIH/Sida, le paludisme, la tuberculose, les pathologies maternelles et périnatales, les causes fréquentes de décès de l'enfant (rougeole, tétanos, diphtérie, infections respiratoires aiguës, maladies diarrhéiques), la malnutrition (qui aggrave toutes ces maladies), les autres infections qui pourraient être évitées par la vaccination, les maladies liées au tabac.

18.   Les pays concernés ont un PNB inférieur à 1200$ par habitant.

19.   Cette pression fiscale est souvent jugée insuffisante selon les critères que se sont donnés certains pays comme c'est le cas des pays membres de l'Union Monétaire Ouest Africaine (UEMOA).

20.   L'impact du recouvrement des coûts sur l'accès et l'équité dépend de la manière dont les initiatives sont conçues et mises en œuvre. (Leighton 1995).

21.   L'analyse des données dans les pays de l'OCDE montre une corrélation positive entre la variation du niveau de dépenses sociales (y compris la santé mais sans l'éducation) et le PIB par habitant, témoignant d'une élasticité positive entre dépenses sociales et croissance.

22.   Notamment à travers la vulnérabilité de tous face à la circulation mondiale des épidémies (SRAS, grippe aviaire, VIH-Sida, etc).

23.   Notamment après l'ouvrage de Cornia, Jolly, Stewart (1987).

24.   Voir Breman, Shelton (2001). En général, les études de cas pays sont plutôt négatives, les études comparatives entre pays sont à la fois positives et négatives, sans que des résultats déterminants puissent être tirés des études et publications étudiées (76 articles ont été sélectionnés dont 28 présentent des analyses empiriques). Ces dernières sont plus nuancées.

25.   L'aide ne va pas forcément là où les politiques sont bonnes. Les déterminants des choix ne sont pas liés à l'efficacité de l'aide. Berthélémy J.C., Tichit A. « Bilateral donors'aid allocation decision : A three-dimensional panel analysis », miméo 2002

26.   La croissance est bonne pour les pauvres comme le montrent les travaux de Dollar et Kraay (2000).

27.   De nombreux auteurs ont soulignés divers impacts négatifs de l'APD. (Naudet 1994, 1997).

28.   C'est aujourd'hui le support théorique de l'Initiative Fast Track pour le secteur de l'éducation.

29.   L'initiative PPTE a été conçue pour des pays répondant à des critères précis. Les pays concernés: (i) disposent d'une dette jugée insoutenable selon des ratios techniques mis au point par le FMI et la BM, (ii) sont éligibles aux prêts de l'AID et du FMI, (iii) ont mis en œuvre et suivi une politique macro économique, (iv) ont produit un

DSRP intérimaire et, (v) ont négocié leurs dettes avec leurs différents créditeurs. Les obligations pour bénéficier de la réduction de la dette sont d'avoir restructurer les allocations budgétaires en faveur des dépenses sociales et d'avoir mis en place des systèmes effectifs de suivi des dépenses.

30. Leurs lacunes sont : le manque d'articulation entre les politiques économiques et sectorielles, le lien insuffisant entre pauvreté et inégalité, la prise en compte modeste de la nature multi-dimensionnelle de la pauvreté qui ne conduit pas à des proposition convaincantes, l'absence d'élaboration d'une stratégie d'insertion internationale, l'oubli des politiques de redistribution ou le manque de hiérarchisation des priorités dans un contexte de fortes contraintes financières et humaines, malgré les ressources rendues disponibles par la réduction de la dette.

31. Analyse réalisée dans le cadre de l'atelier pays francophones organisé par la Banque Mondiale, l'UNICEF et l'OMS à Dakar, avril 2001.

32. Dans certains pays, comme la Mauritanie, le processus IPPTE a permis de prévoir : (i) d'augmenter les salaires du personnel de santé de manière importante, (ii) de créer des bonus pour le personnel confronté à des conditions de travail défavorables ou en fonction des performances realisées; (iii) d'accroître les dépenses spécifiques de santé pour la vaccination, le paludisme, le SIDA; et (iv) de créer des fonds contre la pauvreté dans chaque région.

33. La dimension multi-sectorielle des DSRP a conduit également à favoriser la prise en compte de l'impact des déterminants de la santé provenant des autres secteurs (éducation, hydraulique, politique agricole . . .). L'articulation des politiques sectorielles restent néanmoins un important chantier. Peu de DRSP font des proposition satisfaisantes en la matière.

34. Vaccination des enfants, prévention VIH/SIDA, moustiquaire, santé de la reproduction.

35. Personnel de santé, approvisionnement et disponibilité des médicaments.

36. Dépenses publiques, réallocation aux services de base et zones rurales.

37. Cela est également le cas dans le secteur de l'éducation.

38. En particulier celui réalisé à Dakar au printemps 2001 en collaboration avec l'OMS et la Banque mondiale.

39. « Making Poverty Reduction Strategies Work : Good Practices, Issues and Stakeholder View », GTZ, Août 2005. Elle rejoint celle de l'ODI qui met l'accent sur l'insuffisance prise en compte des chocs dans les DSRP, mais qui critique aussi l'accent trop important mis par les bailleurs dans les secteurs sociaux au détriment de l'accent sur la « croissance pro-pauvre », dans « Second Generation Poverty Reduction Strategies », Overseas Development Institute, septembre 2004.

40. Un mauvais usage du paiement des soins à travers l'Initiative de Bamako (IB) a conduit à réduire, voire supprimer les prestations de service qui étaient destinées à être gratuites comme l'UNICEF l'a souvent constaté.

41. A ce sujet, voir le compte rendu qui reprend des critiques formulées sur le Fonds Mondial Sida, Tuberculose et Paludisme lors du Forum de Haut Niveau sur la santé de novembre 2005 à Paris.

42. Ce concept d'« assurance maladie sociale » a notamment été utilisé par le consortium OMS/ILO et GTZ lors de la conférence de Berlin les 5 et 6 décembre 2005 mais sans qu'une définition univoque n'en ait été donnée, par chacune de ces organisations.

43. C'est le cas lorsque ce concept est utilisé à des fins politiques (notamment au Sénégal au milieu des années 90 ou en Côte d'Ivoire à la fin de la dernière décennie).

44. La réflexion que souhaite mener en 2006 différentes agences internationales en Afrique est d'élargir le discours des ministres de la santé aux différentes problématiques du champ du financement de la santé.

45. Le mode et la pratique de la gouvernance des caisses d'assurance maladie ou de retraite ne facilitent pas toujours l'intervention des bailleurs.

46. L'APD doit en outre préciser en fonction de leur pertinence et de leurs impacts, les modalités d'intervention à privilégier (aide budgétaire globale, aide budgétaire ciblée, aide projet et autres mécanismes d'incitations, etc.).

BIBLIOGRAPHIE

Ahamad, E. J., J. Dreze, J. Hills, et A. K. Sen. 1991. *Social security in developing countries.* Oxford : Oxford University Press.

Arjona, R., M. Ladaique, et M. Pearson. 2001. « Growth, inequality and social protection ». Politique du marché du travail et politique sociale. Document hors série n° 51. Paris : OCDE.

Arjona, R., M. Ladaique, et M. Pearson. 2002. « Protection sociale et croissance ». *Revue économique de l'OCDE* 35(2) : 7–47.

Bassanini, A., S. Scarpeta, et P. Hemmings. 2001. « Economic growth : The role of policies and institutions : Panel data evidence from OECD countries ». OECD Economic Department Working Papers No. 283. Paris : Organisation for Economic Co-operation and Development.

Berthélémy, J. C., et A. Tichit. 2003. « Bilateral donors' aid allocation decision : A three-dimensional panel analysis ». *International Review of Economics and Finance* 13(3) : 253–274.

Biddulph, R. 2004. « Poverty and social impact assessment of social land concessions in Cambodia : Landlessness assessment ». Phnom Penh : OXFAM.

Bourguignon, F. 2004. « The poverty-growth-inequality triangle », dans *Poverty, inequality and Growth, Proceedings of the AFD-EUDN Conference 2003, Notes et documents N° 10.* Paris : Agence Française de Développement.

Breman, A., et C. Shelton. 2001. « Structural adjustment and health ». Commission on Macroeconomics and Health, Paper WG6. Genève : World Health Organization.

Burnside, C., et D. Dollar. 1997. « Aid, policies and growth ». Policy research working paper, Development Research Group. Washington, DC. : World Bank.

———. 2000. « Aid policy and growth ». *American Economic Review* 90(4) : 847–68.

Chen, M., et D. Snodgrass. 2001. *Managing resources, activities, and risk in urban India: The Impact of SEWA Bank.* Accessing the Impact of Micro Enterprise Services Project. Washington, DC. : Management Systems International.

Cling, J. P., D. Cogneau, J. Loup, J. P. Naudet, M. Razafindrakoto, et F. Roubaud. 2005. « Le développement une question de chances ». Document de travail N° 8. Paris : Agence Française de Développement.

Cling, J. P., P. De Vreyer, M. Razafindrakoto, et F. Roubaud. 2003. « La croissance ne suffit pas pour réduire la pauvreté : le rôle des inégalités ». *Revue française d'économie* XVIII(3) : 137–188.

Cling, J. P., F. Roubaud, et M. Razafindrakoto. 2002. *Elaboration, mise en œuvre et contenu des DSRP.* Paris : Dial-Economica.

Cling, J. P., F. Roubaud, et M. Razafindrakoto (éditeurs). 2002. *Nouvelles stratégies de lutte contre la pauvreté.* Paris : Dial-Economica.

CNUCED. 2002. « Développement Economique en Afrique. De l'ajustement à la réduction de la pauvreté : qu'y a-t-il de nouveau ». New York : Conférence des Nations Unies sur le Commerce et le Développemment.

Cogneau, D. 2002 « Nouvelles stratégies de lutte contre la pauvreté », dans J. P. Cling, F. Roubaud, et M. Razafindrakoto (éditeurs), *Nouvelles stratégies de lutte contre la pauvreté.* Paris : Dial-Economica, pp 57–82.

Commission Macroéconomique et Santé. 2000. *Investir dans la santé.* Genève : World Health Organization.

Cornia, G. A., R. Jolly, et F. Stewart (éditeurs). 1987. *Adjustment with a human face.* New York. UNICEF.

Currie, J. 2000. « Child health in developing countries », dans A. Culyer et J. P. Newhouse (éditeurs), *A handbook of health economics.* Amsterdam : Elsevier.

Dercon, S. 2002. « Income risks, coping strategies and safety nets ». *World Bank Research Observer* 17(2) 141–66.

———. 2004. « The microeconomics of poverty and inequality : The equity-efficiency trade-off revisited », dans *Poverty, inequality and growth : Proceedings of the AFD-EUDN Conference 2003 : Notes et documents N° 10.* Paris : Agence Française de Développement.

Dercon, S., B. Bold, et C. Calvo. 2004. « Insurance for the poor ». Working paper N° 125, QEH. Oxford : Oxford University (http://www.qeh.ox.ac.uk/research/wpaction.html ?jor_id=282).

Dercon, S., et J. Hoddinott. 2004. « Health, shocks and poverty persistence », dans S. Dercon (éditeur), *Insurance against poverty.* Oxford : Oxford University Press.

Dollar, D., et A. Kraay 2000 « Growth is good for the poor ». Working Paper 2587, Development Research Group. Washington, DC. : World Bank.

Dourgnon P., M. Grignon, et F. Jusot. 2001. « L'assurance maladie réduit-elle les inégalités sociales de santé[question mark here ?]: Une revue de la littérature ». *Questions d'économie de la santé* 43. Paris : CREDES.

Driscoll, R., et A. Evans. 2004. « Second generation poverty reduction strategies ».
Londres : Overseas Development Institute (http://www.prspsynthesis.org/synthe-
sis10.pdf).

Euzeby, A. 2000. « Le financement de la protection sociale à l'épreuve de la mondialisation de l'économie », dans R. Sigg et C. Behrendt (éditeurs), *La sécurité dans le
village global.* Berne : Lang.

Feyzioglu, T., et al. 1996. « Foreign's aid impact on public spending ». Policy Research
Working Paper 1610. Washington, DC. : World Bank.

Holzmann, R., et S. Jorgensen. 2000. « Gestion du risque social : Cadre théorique de la
protection sociale ». Document de travail n°006 sur la protection sociale. Washington, DC. : World Bank.

Hubbard, R. G., et K. L. Judd. 1987. « Social security and individual welfare ». *American Economic Review* 77(4) : 630–46.

International Labour Organisation. 2000. *Rapport sur le travail dans le monde.* Genève :
International Labour Organisation.

Imrohoglu, A., S. Imrohoglu, et D. Joines. 1995. « A life cycle analysis of social security ». *Economic Theory* 6(1) : 83–114.

Jowtt, M., P. Contoyannis, et N. D.Vinh. 2003. « The impact of public voluntary
health insurance on private health expenditure in Vietnam ». *Social Science and
Medicine* 56(2) : 333–42.

Jütting, J. 2004. *Health insurance for the poor in developing countries.* Abingdon (Anglet-
tere) : Ashgate.

Kasper, J. P., T. A. Giovannini, et C. Hoffman. 2000. « Gaining and losing health
insurance : Strengthening the evidence for effects on access to care and health
outcomes ». *Medical Care Research and Review* 57(14) : 298–318.

Kawabata, K., K. Xu, et G. Carrin. 2002. « Preventing impoverishment through protection against catastrophic health expenditure ». *Bulletin of the World Health
Organization* 80(2) : 134–46.

Kelley, A. G., E. Kelley, C. Simpara, O. Sidibé, et M. Makinen. 2001 « Initiative pour
l'équité au Mali ». Bethesda, Maryland : Projet PHRplus.

Leighton, C. 1995. « Overview : Health financing reforms in Africa ». *Health Policy and
Planning* 10(3) : 213–22.

Marniesse, S. 2005. « Biens publics mondiaux et développement : De nouveaux arbitrages pour l'aide ». Document de travail n° 3. Paris : Agence française de développement.

Marniesse, S., et R. Peccoud. 2004. « Pauvreté, inégalité et croissance : Quels enjeux pour l'aide publique au développement ». *Notes et documents* N°10. Paris : Agence française de développement.

Maxwell, S. 2000. « Innovative and important, yes, but also instrumental and incomplete : The treatment of redistribution in the New Poverty Agenda ». *Journal of International Development* 13(3) : 333–41.

Mirrlees, J. A. 1971 « An exploration into the theory of optimun income taxation ». *Review of Economic Studies* 38 (114) : 175–208.

Narayan, D., et al. 2000. *Voices of the Poor.* Washington, DC. : World Bank.

Naudet J. D. 1994. *Etudes des perspectives à long terme en Afrique de l'Ouest, réflexions sur l'aide au développement en Afrique de l'Ouest (1960—1990).* Paris : Dial-Economica.

———. 1997. « 20 ans d'aide au Sahel, un bilan pour envisager la coopération de la génération à venir ». Document de travail, Club du Sahel. Paris : Dial-Economica.

———. 2005. « Les OMD et l'aide de cinquième génération ». Working paper N° 2. Paris : Département de la recherche, Agence Française de Développement.

Newhouse, J. P 1993. *Free for all : The lessons from the RAND experiment.* Cambridge : Harvard University Press.

Norton, A., T. Conway, et M. Foster. 2001. « Social protection concepts and approaches : Implication for policy and practive in international development ». Working Paper 143. Centre for Aid and Public expenditure. Londres : Overseas Development Institute.

Pradhan, M., et N. Prescott. 2002. « Social risk management options for medical care in Indonesia ». *Health Economics* 11 : 431–46.

Ranson, M. K. 2002. « Reduction of catastrophic health care expenditures by a community-based health insurance scheme in Gujarat, India ». *Bulletin of the World Health Organization* 80(8) : 613–21.

Ravallion, M., et S. Chen. 1997. « What can new data survey data tell us about recent change in distribution and poverty ?». *World Bank Economic Review* 11(2) : 357–82.

Réseau IMPACT. 2005. « Lutte contre la pauvreté et droits de l'homme : Une approche de l'extension de la protection sociale en termes de droits économiques, sociaux et culturels ». Paris : Ministère des Affaires Etrangères.

Rodrik, D. 1997. *Has Globalization Gone Too Far ?* Washington, DC. : Institute for International Economics.

Rodrik, D. 1998. « Where did the growth go ? External shocks, social conflict and growth collapses ». Discussion Paper 1789. Londres : CEPR.

Ross, C. E., et J. Mirowsky. 2000. « Does medical insurance contribute to socioeconomic differentials in health ? » *The Milbank Quaterly* 78(2) : 291–321.

Sachs, J. 2001. *Investir dans la santé.* Genève : Commission macroéconomie et santé, World Health Organization.

Sauerborn, R., A. Adams, et M. Hien. 1996. « Household strategies to cope with economic costs of illness ». *Social Science and Medicine* 43(3) : 291–301.

Sen, A. 1999. *Development as freedom.* New York : Albert Knopf.

Severino, J. M., et O. Charnoz. 2005. « Les mutations impromptues. État des lieux de l'aide publique au développement ». *Afrique Contemporaine* 213 : 13–131.

Sindzingre, A. 2000. « Les bailleurs de fonds en quête de légitimité ». *Esprit* 234 : 79–175.

Van Damme, W., L. Leemput, I. Por, W. Hardeman, et B. Meessen. 2004. « Out-of-pocket health expenditure and debt in pour households : Evidence from Cambodia ». *Tropical Medicine and International Health* 9(2) : 273–280.

Van Damme, W., B. Meesen, I. Por, et K. Kober. 2003. « Catastrophic health expenditure ». *The Lancet* 362 : 996–7.

World Bank. 1998. *Assessing aid : What works, what doesn't.* Washington, DC. : World Bank.

———. 2004. « L'initiative de la stratégie de réduction de la pauvreté : Evaluation indépendante du soutien de la World Bank ». Operations Evaluation Department. Washington, DC. : World Bank.

———. 2005. « L'initiative de la stratégie de réduction de la pauvreté : conclusions de 10 études de cas pays ». Operations Evaluation Department. Washington, DC. : World Bank.

World Health Organization. 2000. Rapport sur la santé dans le monde. Genève. World Health Organization.

Wyszewianski, L. 1986. « Families with catastrophic heath care expenditures ». *Health Services Research* 21(5) : 617–34.

Xu, K., D. B. Evans, K. Kawabata, R. Zeramdini, J. Klavus, et C. J. Murray. 2003. « Household catastrophic health expenditure : A multicountry analysis ». *The Lancet* 362 : 111–117.

Présentation des éditeurs et des contributeurs

Martine Audibert est directeur de recherches au CNRS et membre du CERDI (Centre d'Études et de Recherches sur le Développement International – UMR CNRS 6587). Elle a publié de nombreux chapitres et articles sur l'économie de la santé dans les pays en développement. Elle est consultante pour différents organismes et codirige au CERDI le Master en « Économie de la santé dans les pays en développement et en transition ».

Pierre Blaise est médecin de santé publique, titulaire d'un doctorat. Il a travaillé en Afrique de 1988 à 1990 comme coordinateur médical pour Médecins du Monde en Guinée, puis de 1992 à 1995 comme médecin de district pour le ministère de la santé du Zimbabwe et Medicus Mundi Belgium. Dans ce cadre, il a participé à des projets de recherche visant au renforcement du management des services de santé de district. Entre 1996 et 1998 il a effectué de nombreuses missions comme consultant pour différents organismes internationaux et ONG. Il a rejoint le département de santé publique de l'Institut de Médecine Tropicale d'Anvers en 1998 où il enseigne l'organisation des systèmes de santé, la gestion des ressources humaines, le management et l'assurance de la qualité dans les cours internationaux de Master of Public Health. Ses recherches se concentrent sur la promotion des soins centrés sur le patient et sur l'étude des dynamiques de changement et d'amélioration de la qualité dans les systèmes de santé des pays en développement.

Pascal Brouillet, est économiste de la santé. Après plusieurs années dans le conseil en planification stratégique dans le secteur hospitalier et social français, il a été directeur des programmes de l'organisation non gouvernementale Action Nord Sud/Handicap International. Ensuite, il a été conseiller économique du Ministre de la santé du Sénégal et conseiller économique du Directeur de la planification du ministère de la santé et de la population en Haïti au titre de la politique de coopération du Ministère des Affaires Etrangères français. Il a également occupé un poste d'expert au sein du programme « Strategies and Tools against Exclusion and Poverty » (STEP) au siège du Bureau International du Travail. Il est actuellement chargé de mission dans la division santé de l'Agence française de développement où il est en charge des financements accordés dans le secteur de la santé de différents pays. Il est également responsable d'études sectorielles (assurance-maladie, macro-économie et santé, etc.). Il est depuis 4 ans chargé de cours à l'Université d'Auvergne (Centre d'Études et de Recherche en Développement International).

Guy Carrin détient un M.A. en économie de l'University of New Hampshire (USA) et un doctorat en sciences économiques de Katholieke Universiteit Leuven (Belgique). En 1985 – 1986, il était Takemi Fellow en Santé Internationale à l'Ecole de Santé Publique de Harvard University. Depuis 1986, il occupe des positions de professeur à Universiteit Antwerpen (Belgique) et Boston University (USA). Il est actuellement coordinateur au Département de Financement des Systèmes de Santé à l'OMS à Genève. Il est l'auteur de *Economic Evaluation of Health Care in Developing Countries* et de *Strategies for Health Care Finance in Developing Countries*, co-éditeur de *Macroeconomic Environment and Health* et de *Health Financing for Poor People*. Il a co-édité un numéro spécial de la revue *Social Science and Medicine* sur "The Economics of Health Insurance in Low and Middle-income countries."

Bart Criel est spécialiste en analyse et organisation de systèmes de santé. Il est médecin de formation, et total aire d'une maîtrise en santé publique de la London School of Hygiene & Tropical Medicine, et d'un doctorat à l'Université Libre de Bruxelles. Sa thèse de doctorat portait sur les systèmes d'assurance-maladie au niveau district en Afrique sub-Saharienne.

De 1983 – 1990, il a travaillé comme médecin de district dans les services de santé publics en ex-Zaïre. Depuis 1990, il est basé au département de santé publique de l'IMT où il participe à l'enseignement sur l'organisation des services de santé et où il a développé des activités de recherche autour de la problématique de l'accès à des soins de santé de qualité et sur l'étude des systèmes mutualistes en Afrique.

Ole Doetinchem est analyste des systèmes de santé dans le département de Financement des systèmes de santé de l'Organisation mondiale de la Santé. Il a eté gestionnaire de projet dans le domaine d'assurances maladie sociales à la Deutsche Gesellschaft für Technische Zusammenarbeit (GTZ) en Allemagne. Il est titulaire d'un MSc en Health Policy, Planning and Financing de la London School of Economics and Political Science (LSE) et la London School of Hygiene and Tropical Medicine.

Gilles Dussault est « Senior Health Specialist (Policy) », à l'Institut de la Banque mondiale. Il est responsable d'activités d'apprentissage destinées aux cadres de la santé des pays d'Afrique francophone où la Banque mondiale est active. Il a été Professeur titulaire (1985 – 2000), et Directeur (1990 – 1991, 1998 – 2000) du Département d'administration de la santé, Faculté de médecine, Université de Montréal. Il est titulaire d'un PhD. en sociologie, de l'Université de Londres (1981). Il a été Professeur-invité, à l'École de santé publique du Brésil (Escola Nacional de Saúde Pública), à Rio de Janeiro en 1991 – 1992. Ses champs d'intérêt sont la production des services de santé, le développement des ressources humaines en santé, la formation des gestionnaires des services de santé. En 2002 – 2004, il a été membre du Groupe de travail de la Fondation Rockefeller sur les ressources humaines pour la santé, qui a publié *Human Resources for Health : Overcoming the Crisis* (Harvard University Press, 2004).

David Evans est économiste et a fait une carrière universitaire dans des facultés d'économie et de médecine. Il s'est joint à l'OMS en 1990 et pendant 8 ans il a travaillé au développement et à la promotion de la recherche sur les aspects sociaux et économiques des maladies tropicales. Il a ensuite été Directeur du Programme des données probantes pour les politiques de santé et plus récemment du Département de financement de la santé. Il est, entre autres, responsable du programme

OMS-CHOIX qui a évalué les coûts et l'efficacité d'environ 800 interventions, et les coûts de leur mise à échelle. Ses travaux touchent aussi les comptes nationaux de santé, les effets appauvrissants des dépenses de santé sur les ménages, et les mécanismes de couverture du risque maladie.

Daniel Ferette. Licencié en droit, il est entré en 1976 au service de l'Union Nationale des Mutualités Libres, dont il est devenu le Secrétaire Général. De mars 2003 à octobre 2004, il a exercé des fonctions dans deux cabinets Ministériels (suivi de la protection sociale). En 2005, consultant indépendant, il a été chargé par le BIT et la Coopération Belge d'une étude de faisabilité d'une mutuelle pour les agents de l'État au Niger

Pierre Fournier est professeur titulaire au Département de médecine sociale et préventive membre de l'Unité de santé internationale chercheur au Groupe de Recherche Interdisciplinaire en Santé et au Centre de Recherches du Centre Hospitalier de l'Université de Montréal. Il est actif dans le domaine de la santé publique dans des milieux académiques et professionnels depuis plus de 25 ans et dans différents pays. A occupé les postes de Médecin de district (Burkina Faso ; 1978 – 1979), Professeur adjoint (France ; 1981 – 1982), Expert en santé publique à la Banque Africaine de Développement (Côte d'Ivoire ; 1982 – 1986) avant d'intégrer l'Université de Montréal en 1986, il est à l'Université de Montréal où il a développé des enseignements en gestion de projets, santé internationale et santé publique. Ses intérêts de recherche concernent les politiques et l'organisation des services de santé dans les pays en développement, les pratiques et l'histoire de la santé publique. Il a été directeur de l'Unité de santé internationale de l'Université de Montréal (1989 – 1996) et directeur du Département de médecine sociale et préventive (1996 – 2002).

Bruno Galland, Docteur en Médecine est Directeur de recherche au Centre International de Développement et de Recherche (depuis 1985). Il s'est spécialisé dans deux secteurs de la micro économie de la santé, la micro assurance santé (à gestion mutualiste ou articulée avec des systèmes de micro finance) et la décentralisation de la gestion des services de santé. Il apporte un appui technique et méthodologique aux programmes menés par le CIDR et par d'autres organismes de coopération en Afrique l'Ouest et en Afrique de l'Est. Il contribue à la diffusion des enseignements tirés de programmes suivis en publiant des travaux de capitalisation et des outils méthodologiques, en organisant ou participant à des cursus internationaux de formations, ou à l'occasion de consultations.

Slim Haddad est médecin spécialiste en santé publique (Université d'Aix Marseille, France), docteur en économie de la santé (Université Claude Bernard, Lyon, France). Il est Professeur au département de médecine sociale et préventive de l'Université de Montréal et chercheur au Centre de Recherche du Centre Hospitalier Universitaire de Montréal.

Ses principaux intérêts de recherche portent sur : (1) l'évaluation des politiques de santé (réformes et financement des systèmes de santé, assurance et partage des risques en santé, impacts distributifs), (2) les déterminants de l'utilisation des services de santé (capacités à payer, accessibilité, coûts, qualités des soins) et (3) la qualité des soins et services de santé.

Chris James est docteur en économie de la santé à la London School of Hygiene and Tropical Medicine. Son activité professionnelle l'a amené à occuper différents postes dans les grandes organisations internationales et participer à la rédaction de plusieurs rapports, à l'OMS, à l'UNICEF et à Save the Children Fund – UK.

Alain Letourmy est ingénieur de formation (École des Mines de Paris), puis diplômé de l'ENSAE et de l'Université Paris-IX-Dauphine. Il est chercheur au CNRS depuis 1976. Spécialisé en économie de la santé, il a conduit diverses recherches sur le système français et les systèmes européens. Depuis 1990, il travaille régulièrement avec la Coopération française, comme expert sur les questions de financement de la santé. Il a collaboré aussi comme consultant avec des ONG et des d'Afrique de l'Ouest. Il participe activement au développement des mutuelles de santé au Mali, au Sénégal, en Guinée, au Bénin et au Burkina Faso. Il a réalisé des études de faisabilité sur l'assurance maladie obligatoire au Mali et au Sénégal.

Jacky Mathonnat est professeur de sciences économiques à l'université d'Auvergne et membre du CERDI (Centre d'Études et de

Recherches sur le Développement International – UMR CNRS 6587). Il a écrit de nombreux articles et chapitres d'ouvrages sur l'économie de la santé, notamment sur le financement et la réforme des systèmes de santé dans les pays d'Afrique et d'Asie en relation avec les politiques macroéconomiques. Il est également consultant pour différents organismes français et internationaux. Il dirige au CERDI le Master en « Économie de la santé dans les pays en développement et en transition ».

Florence Morestin est diplômée de Sciences-Po (Institut d'Études Politiques d'Aix en Provence, France), titulaire du DESS de Coopération de l'Institut des Hautes Études de l'Amérique Latine (Université Paris 3 Sorbonne Nouvelle, France) et d'une licence en ethnologie (Université Montpellier 3, France). Actuellement étudiante en Maîtrise en santé communautaire à l'Université de Montréal, et assistante de recherche au Centre de Recherche du Centre Hospitalier Universitaire de Montréal, après deux ans d'engagement professionnel comme assistante technique auprès des autorités de santé en Afghanistan et au Burundi.

Pascal N'Diaye est diplômé en Géographie humaine à l'Université Cheikh Anta Diop de Dakar. Il a été responsable du volet diffusion/partenariat du programme ACOPAM (Appui associatif et coopératif aux Initiatives de Développement à la Base) du Bureau International du Travail. Ce programme est en appui aux organisations de base dont les activités sont liées aux besoins fondamentaux de développement en Afrique : sécurité et autosuffisance alimentaires, gestion durable des ressources naturelles, questions du genre, accès au crédit, à l'épargne, aux services financiers et à la protection sociale. A partir de 1999, il a été le premier coordinateur de La Concertation entre les acteurs du développement des mutuelles de santé en Afrique de l'Ouest et du Centre, un réseau, soutenu par plusieurs partenaires d'appui technique et financier, qui intervient dans 11 pays francophones.

Mathieu Noirhomme, licencié en sciences économiques appliquées, a travaillé trois ans pour Médecins Sans Frontières en Afrique et dans les Caraïbes après une première expérience professionnelle en Belgique comme consultant financier. En 2003, il a rejoint l'Institut de Médecine Tropicale d'Anvers en tant que chercheur en économie de la santé. Ses principaux centres d'intérêts sont le financement de la santé, les mécanismes de protection sociale, les modèles de ciblage et les stratégies de réduction de la pauvreté. Il se consacre à des activités de recherches et de consultance sur les Fonds d'Équité au Cambodge, et le développement de l'approche sur les pays africains.

Oumar Ouattara est Directeur Général de l'Union Technique Mutualité Malienne depuis 1998 et Président du Conseil d'Administration de l'Institut d'ophtalmologie pour l'Afrique Tropicale depuis Mai 2005. Il est également Point focal de la Concertation des mutuelles de santé en Afrique et membre de l'Association Internationale de la Mutualité. Spécialiste des questions de planification sanitaire et de couverture du risque maladie notamment par les mutuelles de santé, il a une longue expérience de développement communautaire au Mali et dans la sous région ouest africaine. Il a été médecin praticien, Directeur d'un CSCom au Mali, Chef de la Cellule d'appui aux centres de santé communautaire et aux médecins de campagne. Diplômé de médecine générale de l'École nationale de médecine et de pharmacie Point G Bamako, il est aussi titulaire d'un DEA de santé publique de l'Université Paris VI.

Alexander Preker est économiste principal (Lead Economist) à la Vice-présidence Afrique de la Banque mondiale, où il est responsable du dossier du financement de la santé. Il a été responsable de la publication de la Stratégie sectorielle en Santé, Nutrition et Population (1997) de la Banque mondiale et a publié plusieurs ouvrages sur les questions d'assurance maladie et de financement de la santé. Il est l'Editeur de la collection de publications Santé, Nutrition et Population de la Banque. Il a participé étroitement à la publication du Rapport mondial sur la Santé 2000, *Pour un système de santé plus performant*, ainsi qu'aux travaux de la Commission Macroéconomie et santé créée par l'OMS. Il est titulaire d'un Ph.D. en Économie du London School of Economics and Political Science, d'un Fellowship en Médecine du University College de Londres, d'un Diplôme en Droit Médical et Éthique du King's College de Londres, et d'un MD de l'University of British Columbia/McGill (Canada).

Éric de Roodenbeke est économiste et diplômé de l'ENSP-RENNES. Depuis 1983, il a occupé différents postes de responsabilité dans des hôpitaux en France et en Afrique. Entre 1996 et 2001 il est chargé de mission sur l'offre et le financement de la santé au Ministère des Affaires Etrangères en France. En janvier 2004, il rejoint la Banque mondiale à Washington pour concourir à la formation en politiques hospitalières (WBI) et soutenir des opérations en Afrique.

Jean-Pierre Sery travaille depuis dix ans sur la réforme du financement de la santé en Côte d'Ivoire, en particulier, la conception et l'exécution du programme national d'assurance maladie. Il a aussi mené des activités de consultance au Togo, Gabon, Sénégal, Tchad et en Ouganda, dans le cadre des politiques de réforme du secteur de la santé dans ces pays. Il est point focal en Côte d'Ivoire, de la Concertation entre les acteurs du développement des mutuelles de santé en Afrique. M. Sery est diplômé de l'École Nationale de la sécurité sociale de Saint-Étienne, en France et s'est spécialisé dans l'économie et le financement de la santé dans les pays en voie de développement, au Centre pour la Santé Internationale de la Faculté de la Santé Publique, à l'université de Boston aux États-Unis.

Jean-Marc Thomé est consultant indépendant en gestion et en économie de la santé. Il s'est spécialisé dans la problématique du financement de santé en R.D.P. Lao (depuis 13 ans) et au Cambodge (8 ans) où il assure le suivi technique d'une dizaine de projets. Son appui consiste principalement en études de faisabilité, évaluations, négociations d'accords entre partenaires, appuis technique à la mise en place et monitoring régulier sur des sujets tels que la gestion transparente, les modes de paiement, la motivation du personnel, le financement à la performance, l'approche contractuelle, les fonds d'équité etc. En Afrique, il a principalement travaillé sur ces sujets au Mali et dans une moindre mesure en R.D. Congo. (jmthome@compuserve.com, jeanmarc.thome@bluewin.ch)

Caroline Tourigny est assistante de recherche à l'Université de Montréal, à l'Unité de Santé internationale et à l'Unité de Recherche Clinique en Périnatalité du Centre Hospitalier Universitaire Ste-Justine. Elle détient une maîtrise en santé communautaire et un baccalauréat en sciences infirmières. Elle a travaillé avec Médecins Sans Frontières et détient une expérience étendue en Afrique Sub-Saharienne et en Europe de l'Est. Ses intérêts de recherche sont l'évaluation de programme, les mutuelles de santé, les soins de santé primaires et la mortalité maternelle.

Edit Velenyi est actuellement candidate au PhD au Centre d'Économie de la santé de l'Université de York en Angleterre. Elle détient une Maîtrise de la University of Economics, de Budapest (Hongrie), et une autre en Économie et droit international de la School of Advanced International Studies, Johns Hopkins University, Washington. Elle travaillé à la Banque mondiale dans l'équipe du Réseau Santé, Nutrition et Population, ainsi que dans les Départements Europe et Asie Centrale, et Afrique. Ses travaux ont principalement porté sur des questions d'allocation et d'utilisation des ressources financières, sur l'assurance maladie volontaire et sur le rôle des gouvernements dans la mise en place de programmes d'assurance maladie obligatoire.